U0919328

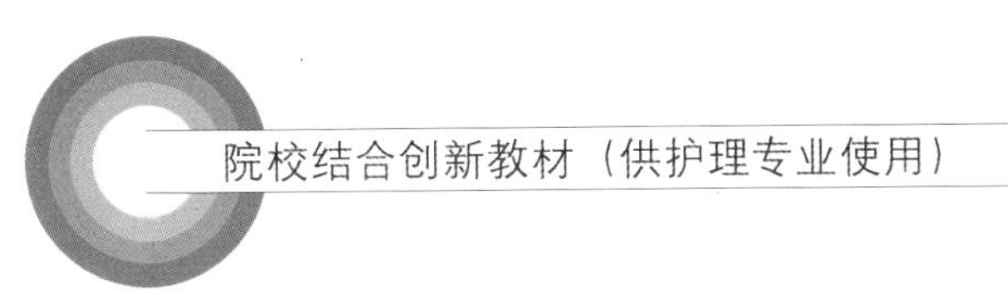

妇产科护理

FUCHANKE HULI

初钰华　徐振彦 ◎ 主 编

山东人民出版社
国家一级出版社　全国百佳图书出版单位

《妇产科护理》编委会

主　编　初钰华　徐振彦

副主编　赵　雪　陈少蕾　李晓红　张国华

编　委（按姓氏笔画排序）

朱柳梅（滨州医学院烟台附属医院）

李晓红（烟台市毓璜顶医院）

宋秀彩（莱阳市中医医院）

严廷红（滨州医学院烟台附属医院）

赵　雪（山东中医药高等专科学校）

陈少蕾（山东中医药高等专科学校）

张国华（烟台市烟台山医院）

初钰华（山东中医药高等专科学校）

徐振彦（滨州医学院烟台附属医院）

武丽丽（山东中医药高等专科学校）

林晓燕（山东中医药高等专科学校）

杨　柳（滨州医学院烟台附属医院）

臧雪红（烟台市莱阳中心医院）

前言

本教材以项目为导向、基于工作过程、以“必需、够用”为度编写而成。坚持体现“三基”（基本理论、基本知识、基本技能）和“五性”（思想性、科学性、先进性、启发性、适用性）的原则，突出护士职业教育和岗位需求的特点，注重培养学生临床批判性思维和发现、分析、解决问题的能力。通过“工学结合、院校结合”的方式把握好教材内容的深度和广度，注重知识和技能的结合，强调针对性和实用性，选取妇产科护理必备的基本理论和基本知识为教学内容。以学生为中心、以护理程序为主线、以任务为引导，将正常产科、异常产科及妇科常见病和多发病的护理编写成二十二个项目、七十四个任务。内容的编写注重理论与实践的对接，力求与护士执业资格考试紧密接轨。做到深入浅出、简洁易懂，使学生能在最短的时间内融入临床一线中。同时，依托我校中医药专业的优势，加入相关的中医妇科学的知识与技能，使学生能结合中医知识辨证施治，对患者实施整体护理。学生的职业技能和就业竞争力获得提升的同时，中医护理特色得以继承和发展。

本教材在编写、审定、出版过程中，得到了滨州医学院烟台附属医院、烟台市莱阳中心医院、莱阳市中医医院、烟台市毓璜顶医院、烟台市烟台山医院等各参编单位的领导和专家的大力支持和帮助，在此深表感谢！

由于护理专业的快速发展及编者们的知识面局限性，本教材难免存在不足，热忱欢迎广大读者的批评指正及提出宝贵意见。

编者

2015 年 11 月

目　录

项目一

女性生殖系统解剖与生理

学习目标

1. 掌握内生殖器及骨盆的解剖与组织结构，雌激素和孕激素的生理作用，卵巢与子宫内膜的周期性变化及月经。

2. 熟悉内生殖器的邻近器官、骨盆底及会阴的组织特点。

3. 了解外生殖器的解剖特点，妇女一生中各阶段的生理特点，生殖器官其他部位的周期性变化。

4. 能对月经期的女性进行健康指导。

案例导入

女，13 岁，月经来潮半年，月经周期 1～2 个月，经期 6～8 天，经量约 50mL，经前有下腹坠胀感。

请思考： 1. 该女孩的月经是否正常？

2. 如何对其开展月经期健康指导？

任务一 女性生殖系统解剖

女性生殖系统包括内、外生殖器及其相关组织和邻近器官。

一、外生殖器

女性外生殖器是指生殖器官的外露部分，又称外阴。位于两股内侧之间，前为耻骨联合，后为会阴，包括阴阜、大阴唇、小阴唇、阴蒂和阴道前庭（图 1－1）。

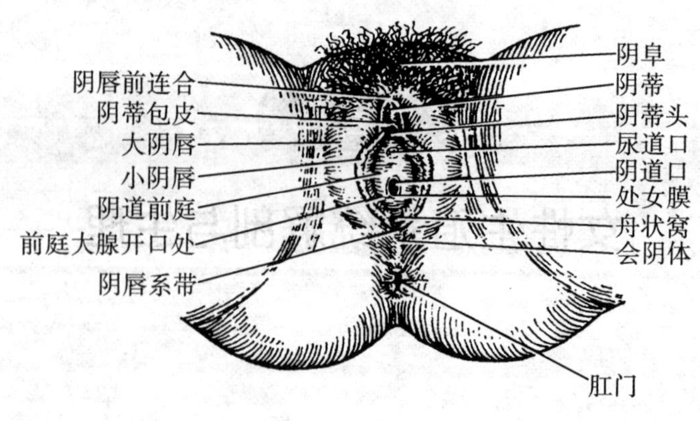

图1-1 女性外生殖器

（一）阴　阜

即为耻骨联合前面隆起的脂肪垫。青春期，此处皮肤开始生长阴毛（为第二性征表现之一），呈倒三角形分布。阴毛的色泽、疏密、粗细因个体或种族而异。

（二）大阴唇

即为两股内侧一对隆起的纵行皮肤皱襞，起自阴阜，止于会阴。大阴唇外侧面为皮肤，青春期长有阴毛，内含皮脂腺和汗腺；内侧面皮肤湿润似黏膜。皮下为脂肪组织和疏松结缔组织，内含丰富的血管、淋巴管和神经，局部受伤时易出血形成血肿。未产妇两侧大阴唇自然合拢，遮盖阴道口及尿道口，经产妇的大阴唇因受分娩的影响向两侧分开，绝经后呈萎缩状、阴毛稀少。

（三）小阴唇

即为位于大阴唇内侧的一对薄皮肤皱襞。表面湿润、褐色、无毛，富含神经末梢，是性兴奋敏感部位。两侧小阴唇前端融合，再分成两叶包绕阴蒂，前叶形成阴蒂包皮，后叶与大阴唇于后端会合，在正中线形成阴唇系带。经产妇因分娩的影响此系带不明显。

（四）阴　蒂

即为位于两侧小阴唇顶端下方，与男性的阴茎海绵体类似，有勃起性，富含神经末梢，极敏感。自前向后分为阴蒂头、阴蒂体、阴蒂脚三部分。

（五）阴道前庭

即为两侧小阴唇之间的菱形区域，前端为阴蒂，后方为阴唇系带。此区域内，前有尿道外口，后有阴道口。该部位主要结构如下。

1. 前庭球　又称球海绵体。位于前庭两侧，由有勃起性的静脉丛组成，其表面被球海绵体肌覆盖。

2. 前庭大腺　又称巴多林腺。位于大阴唇后部，被球海绵体肌覆盖，如黄豆大小，左右各一，腺管细长（1～2cm），开口于小阴唇与处女膜之间的沟内。性兴奋时，分泌黄白色黏液，起润滑作用。正常情况下不能触及此腺，前庭大腺炎时，分泌物易堵塞腺管口，形成前庭大腺囊肿或脓肿。

3. 尿道外口　位于阴蒂头后下方及前庭前部，其后壁上有1对尿道旁腺。腺体开口小，常为细菌潜伏之处。

4. 阴道口及处女膜　阴道口位于尿道口后方及前庭后部，周围覆有一层薄黏膜，称为处女膜，处女膜多在中央有一孔，孔的大小和形状因人而异。处女膜可在初次性交或剧烈运动时破裂，受阴道分娩影响，产后仅留有处女膜痕。

二、内生殖器

女性内生殖器位于真骨盆内，包括阴道、子宫、输卵管和卵巢（图1－2）。输卵管和卵巢合称为子宫附件。

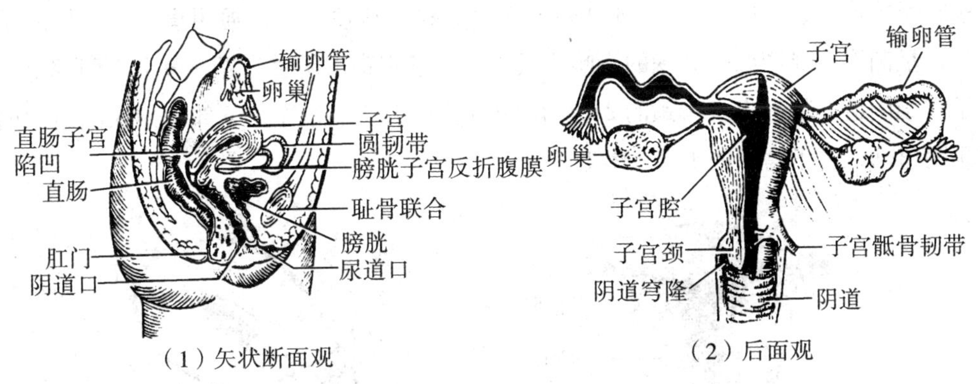

图1－2　女性内生殖器

（一）阴　道

阴道为性交器官，也是月经排出及胎儿娩出的通道。

1. 位置和形态　位于骨盆下部中央，为上宽下窄的管道，前壁短（7～9cm），与膀胱和尿道相邻，后壁长（10～12cm），与直肠贴近，平时阴道前后壁相互贴合。上端包绕子宫颈，形成一向上的圆形隐窝，称为阴道穹隆，有前、后、左、右四部分，阴道后穹隆最深，其顶端与直肠子宫陷凹紧密相贴，为盆腹腔最低位置，临床上可经此穿刺或引流，是诊断某些疾病或实施手术的途径。下端开口于阴道前庭后部。

2. 组织结构　阴道壁由黏膜、肌层和纤维组织膜构成。黏膜层由非角化复层鳞状上皮覆盖，淡红色，无腺体，横纹皱襞多，伸展性大。阴道黏膜受性激素影响产生周期性的变化。幼女与绝经后妇女阴道黏膜上皮薄，皱襞少，伸展性少，容易受伤及感染。肌层由外纵和内环两层平滑肌组成，和纤维组织膜紧密黏贴。阴道壁富有静脉丛，损伤后易出血或形成血肿。

（二）子　宫

子宫为产生月经、孕育胚胎和胎儿的器官，也是精子到达输卵管的通道。

1. 位置与形态　位于盆腔中央，膀胱与直肠之间，下端接阴道，两侧与输卵管相通。女性直立时，子宫底位于骨盆入口平面以下，子宫颈外口位于坐骨棘水平稍上方，多呈前倾前屈位。为一空腔肌性器官，壁厚，似倒置扁梨形，长7～8cm，宽4～5cm，厚2～3cm，非孕时重50～70g，容量约5mL。子宫上部较宽，称子宫体。子宫体顶部隆起部分称子宫底。宫底两侧称子宫角，与输卵管相通。子宫下部较窄呈圆柱状，称子宫颈。子宫体与子宫颈的比例因卵巢功能和年龄而异，青春期前为1∶2，育龄期为2∶1，绝经后为1∶1。

子宫腔为上宽下窄的三角形，两侧通输卵管，下通子宫颈管。子宫体与子宫颈之间最狭窄的部分，称子宫峡部。其上端在解剖上最为狭窄，称解剖学内口；其下端的黏膜组织由子宫内膜转变为子宫颈黏膜，称组织学内口。子宫峡部在非孕期长约1cm，妊娠期子宫峡部逐渐变长，妊娠末期可达7～10cm，成为子宫下段，为软产道的一部分。子宫颈管呈梭形，成年妇女2.5～3.0cm，其下端称子宫颈外口，通阴道。未产妇的子宫颈外口呈圆形，经产妇受分娩的影响成横裂状。子宫颈以阴道为界，分上下两部，上部为子宫颈阴道上部，占子宫颈的2/3，两侧与子宫主韧带相连；下部为伸入阴道内的子宫颈阴道部，占子宫颈的1/3（图1－3）。

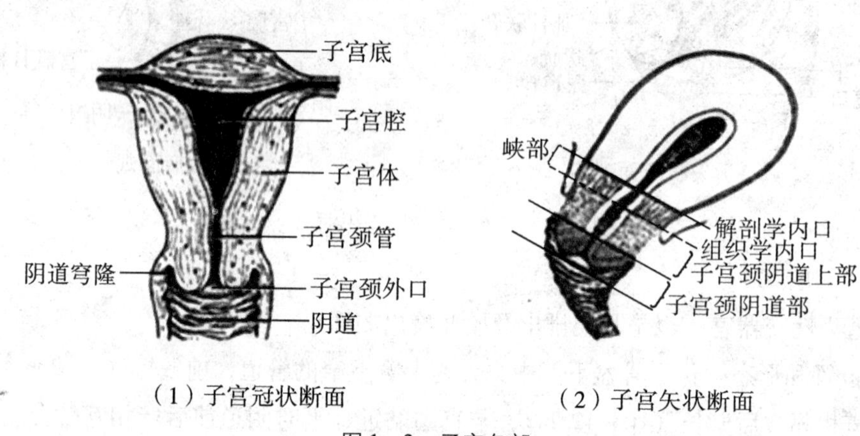

图1－3　子宫各部

2. 组织结构

（1）子宫体：子宫体壁自内向外由子宫内膜、肌层和浆膜层构成。

1）子宫内膜：为黏膜层，由功能层和基底层构成。内膜表面的2/3为功能层，由致密层和海绵层构成，受卵巢性激素影响，发生周期变化而脱落；靠近子宫肌层的1/3为基底层，不受性激素影响，无周期性变化，功能层脱落后由此层再生。

2）子宫肌层：较厚，由大量平滑肌束、少量胶原纤维和弹力纤维组成，大致分外、中、内三层：外层肌纤维纵行排列，是子宫收缩的起始点；中层肌纤维围绕血管交叉排列如网状，收缩时压迫血管，起到止血作用；内层肌纤维环行排列，痉挛性收缩时可形成子宫收缩环。

3）子宫浆膜层：为覆盖在子宫底部及其前后面的脏腹膜，与肌层紧贴。在近子宫峡部处向前反折覆盖膀胱，形成膀胱子宫陷凹；在子宫颈后方及阴道后穹隆向后反折覆盖直肠，形成直肠子宫陷凹，也称道格拉斯陷凹，是盆腔位置最低的部位。

（2）子宫颈：由较多结缔组织、少量平滑肌纤维、血管及弹力纤维组成。宫颈管黏膜为单层高柱状上皮，内有腺体可分泌碱性黏液形成黏液栓堵塞子宫颈管，有阻止病原体入侵的作用，黏液栓成分及性状受卵巢性激素的影响发生周期性变化。子宫颈阴道部由复层鳞状上皮覆盖，表面光滑。子宫颈外口柱状上皮与鳞状上皮交界处是宫颈癌的好发部位。

3. 子宫韧带　子宫韧带共有4对（图1－4）。韧带与骨盆底肌肉和筋膜共同维持子宫的正常位置。

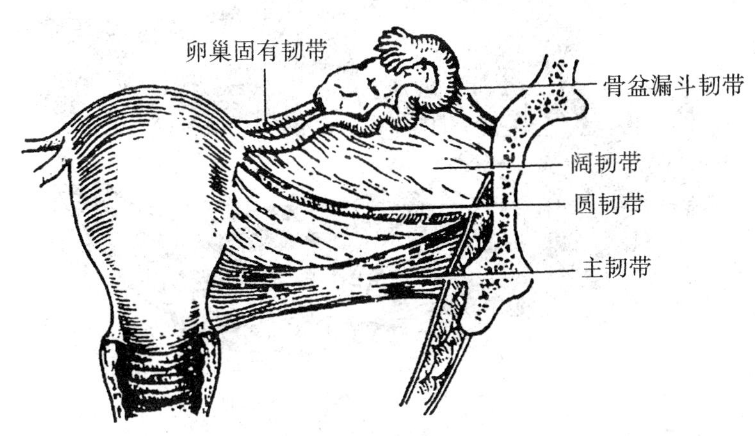

图1－4　子宫各韧带（前面观）

（1）圆韧带：呈圆索状，起于两侧子宫角前、输卵管的稍下方，向前外侧走行达两侧骨盆壁，经腹股沟管终止于大阴唇前端。具有维持子宫前倾的作用。

（2）阔韧带：为子宫体两侧的一对翼形腹膜皱襞，由覆盖于子宫前后壁的腹膜从子宫体两侧向外延伸达骨盆壁而成，分为前后两叶，上缘游离，内侧2/3包绕输卵管，外侧1/3从输卵管伞部向外延伸达盆壁，称为骨盆漏斗韧带或卵巢悬韧带。卵巢与阔韧带的后叶连接处称卵巢系膜，输卵管以下，卵巢附着处以上的阔韧带称输卵管系膜。卵巢内侧与子宫角之间的阔韧带稍增厚，称卵巢固有韧带或卵巢韧带。宫体两侧的阔韧带中有丰富的血管、神经、淋巴管及大量疏松结缔组织，称为宫旁组织。子宫动、静脉和输尿管均从阔韧带基底部穿过。阔韧带的作用是维持子宫位于盆腔中央。

（3）主韧带：又称子宫颈横韧带。横行于宫颈两侧和骨盆侧壁之间，位于阔韧带的下部。有固定宫颈正常位置的作用，若主韧带松弛，可致子宫脱垂。

（4）宫骶韧带：起于宫颈后上侧方，向两侧绕过直肠，止于第2、3骶椎前面的筋膜。向后上牵引宫颈，间接保持子宫前倾位置。

（三）输卵管

输卵管是受精的场所，也是输送卵子、精子与受精卵的通道。

输卵管为细长而弯曲的肌性管道，左右各一，长8～14cm，内侧与子宫角相通，外端游离呈伞状，与卵巢接近。根据输卵管的形态由内向外分为4部分：①间质部：穿行于子宫角内的部分，长约1cm，管腔最窄；②峡部：位于间质部外侧，较细，长2～3cm，短而直，管腔较窄，血管分布少，为输卵管结扎术的结扎部位；③壶腹部：位于峡部外侧，管腔较宽大且弯曲，长5～8cm，为正常受精部位；④伞部：呈漏斗状，长1～1.5cm，开口于腹腔，有“拾卵”作用（图1－5）。

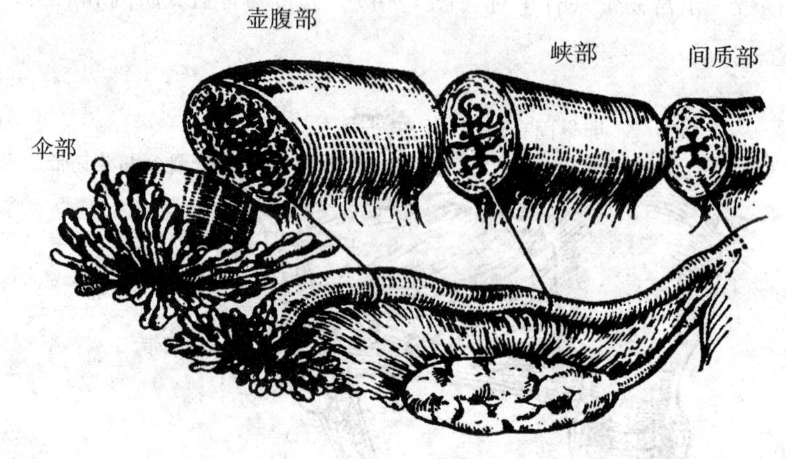

图1－5　输卵管各部及其横断面

输卵管壁由外向内由浆膜层、肌层、黏膜层构成。浆膜层为腹膜的一部分，即阔韧带上缘。肌层由内环、外纵两层平滑肌组成。黏膜层由单层高柱状上皮构成，上有朝向宫腔摆动的纤毛细胞，纤毛细胞在阻止经血逆流、宫腔感染向腹腔扩散和运送孕卵等方面都有一定作用。输卵管黏膜受卵巢性激素的影响，有周期性的变化。

（四）卵巢

卵巢是女性性腺器官，具有产生与排出卵子，并分泌性激素的功能。

卵巢为一对扁椭圆形的腺体，位于输卵管的后下方，借内侧的卵巢固有韧带和外侧的骨盆漏斗韧带，悬于子宫与盆壁之间，借卵巢系膜与阔韧带相连。其大小、形状随年龄不同而有差异，育龄期卵巢的大小约4cm×3cm×1cm，重5～6g，灰白色，绝经后卵巢萎缩变小变硬；青春期前表面光滑，青春期排卵后，表面逐渐凹凸不平。

卵巢表面无腹膜，由单层立方上皮覆盖，称为生发上皮。利于排卵，但也易于导致卵巢癌扩散。卵巢实质由外层的皮质和内层的髓质组成，皮质内有数以万计的各级发育卵泡及致密结缔组织；髓质内无卵泡，含有疏松结缔组织、丰富的血管、神经、淋巴管及少量平滑肌纤维（图1－6）。

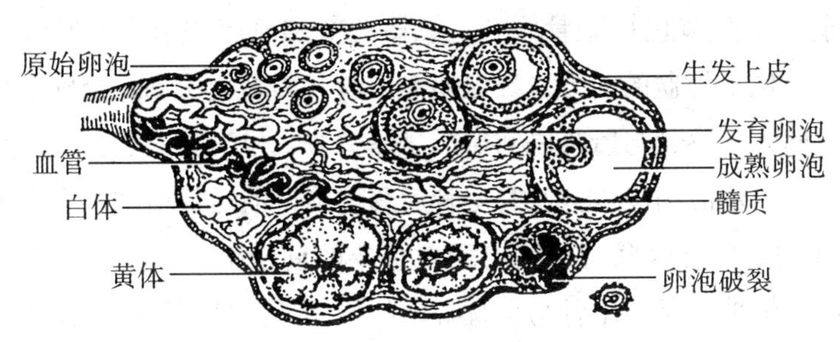

图1-6 卵巢的结构

三、血管、淋巴及神经

女性生殖器官的血管与淋巴管伴行，各器官间静脉及淋巴管以丛网状相吻合。

（一）血 管

女性内、外生殖器官主要由卵巢动脉、子宫动脉、阴道动脉及阴部内动脉供应血液。盆腔静脉与同名动脉伴行，数量上较多，在相应器官及其周围形成静脉丛，且相互吻合，导致盆腔感染容易蔓延。

（二）淋 巴

女性生殖器官及盆腔具有丰富的淋巴系统，淋巴管与淋巴结均与相应的血管伴行，成群或成串分布，分外生殖器淋巴与盆腔淋巴两组。当内外生殖器官发生恶性肿瘤或感染时，常沿各部回流的淋巴管转移或扩散，导致相应的淋巴结肿大。

（三）神 经

女性外生殖器主要由阴部神经（第Ⅱ、Ⅲ、Ⅳ骶神经分支）支配。内生殖器主要由交感神经和副交感神经支配。子宫平滑肌有自主节律活动，完全切断其神经后仍能节律性收缩，完成分娩。临床上可见低位截瘫产妇完成自然分娩。

四、骨 盆

骨盆具有支持躯干及保护盆腔脏器的重要作用，同时又是胎儿娩出的骨性产道，其大小、形状直接影响分娩能否顺利进行。

（一）组 成

1. 骨骼 骨盆由一块骶骨、一块尾骨及左右两块髋骨组成。每块髋骨由髂骨、坐骨和耻骨融合而成，骶骨由5~6块骶椎融合而成，其上缘明显向前突出，称为骶岬，是骨盆内测量的重要骨性标志。尾骨由4~5块尾椎融合而成（图1-7）。

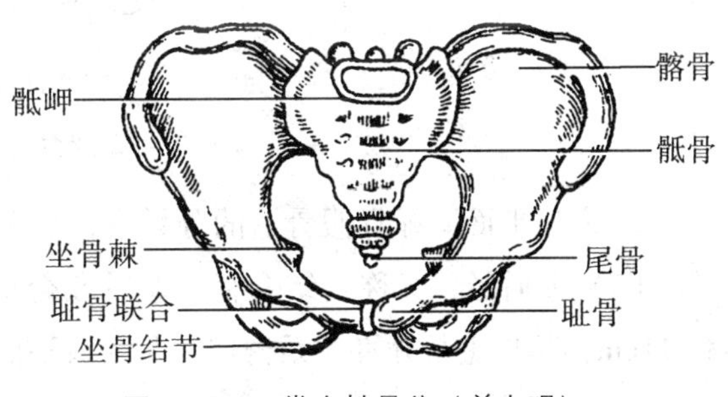

图1-7 正常女性骨盆（前上观）

2. 关节　骨盆的关节包括耻骨联合、骶髂关节和骶尾关节。两耻骨之间的纤维软骨构成耻骨联合，位于骨盆的前方，妊娠期受性激素影响变松动，分娩中可出现轻度分离，有利于娩出胎儿。髂骨与骶骨之间形成骶髂关节，位于骨盆后方。骶骨与尾骨之间形成骶尾关节，有一定活动度，分娩时尾骨后移使出口前后径增加，有利于分娩。

3. 韧带　在关节与耻骨联合周围有两对重要的韧带附着。骶、尾骨与坐骨结节之间的韧带为骶结节韧带，骶、尾骨与坐骨棘之间的韧带为骶棘韧带，骶棘韧带宽度即坐骨切迹宽度，是判断中骨盆有无狭窄的重要指标，妊娠期受性激素影响，韧带略松弛，各关节的活动度稍有增加，有利于胎儿娩出。

（二）分　界

以耻骨联合上缘、两侧髂耻缘及骶岬上缘的连线为界，将骨盆分为假骨盆和真骨盆。假骨盆又称大骨盆，位于分界线以上，为腹腔的一部分，与产道无直接关系；真骨盆又称小骨盆，位于分界线以下，是胎儿娩出的骨产道。真骨盆有上、下两个口，即骨盆入口和骨盆出口，两者之间为骨盆腔。

（三）平面及径线

为了便于理解分娩时胎儿先露部通过骨产道的过程，将骨盆分为三个假想的平面（图1－8）。

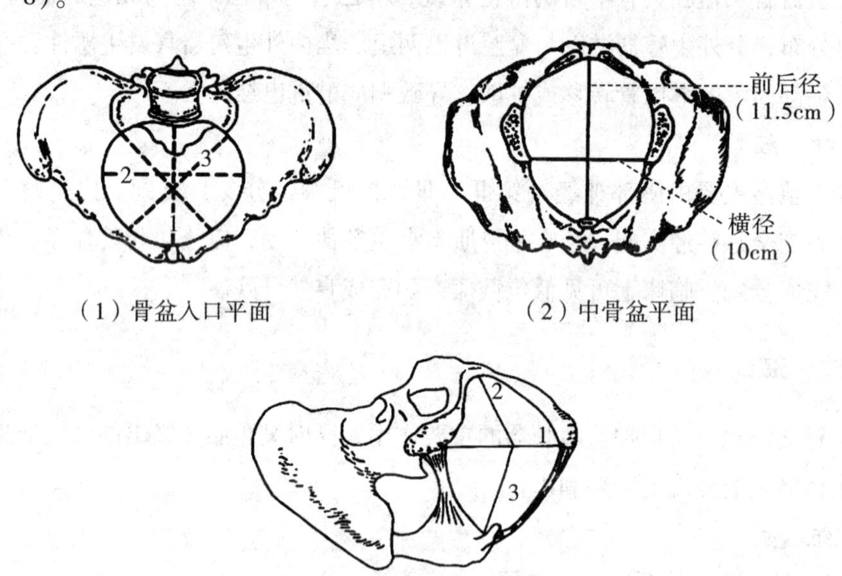

（1）骨盆入口平面　　（2）中骨盆平面

（3）出口平面

图1－8　骨盆各平面及径线

1. 入口平面　即真假骨盆的分界线，呈横椭圆形。此平面有4条径线：

（1）前后径：又称真结合径。耻骨联合上缘中点至骶岬上缘正中间的距离，平均值11cm，其长短与分娩关系密切，是入口平面的重要径线。

（2）横径：为左右髂耻缘间的最大距离，平均值13cm。

（3）斜径：左右各一。左侧骶髂关节至右侧髂耻隆突间的距离为左斜径；右骶髂关节至左髂耻隆突间的距离为右斜径，平均值 12.75cm。

2. 中骨盆平面　为骨盆最小平面及骨盆腔最狭窄部分，呈前后径长的椭圆形。其前方为耻骨联合下缘，两侧为坐骨棘，后方为骶骨下端。此平面有 2 条径线：

（1）前后径：耻骨联合下缘中点通过两侧坐骨棘连线中点至骶骨下端间的距离，平均值 11.5cm。

（2）横径：又称坐骨棘间径。两坐骨棘间的距离，平均值 10cm。

3. 出口平面　由两个在不同平面的三角形组成。坐骨结节间径为两个三角形共同的底边。前三角平面顶端为耻骨联合下缘，两侧为耻骨降支；后三角平面顶端为骶尾关节，两侧为骶结节韧带。此平面有 4 条径线：

（1）前后径：耻骨联合下缘至骶尾关节间的距离，平均值 11.5cm。

（2）横径：也称坐骨结节间径。两坐骨结节前端内侧缘之间的距离，平均值 9cm。

（3）前矢状径：耻骨联合下缘中点至坐骨结节间径中点间的距离，平均值 6cm。

（4）后矢状径：骶尾关节至坐骨结节间径中点间的距离，平均值 8.5cm。若出口横径稍短，而出口横径与出口后矢状径之和 >15cm 时，正常大小的胎头可通过后三角区经阴道娩出。

（四）骨盆轴及骨盆倾斜度

1. 骨盆轴　连接骨盆各平面中点的假想曲线，称为骨盆轴（图 1－9）。此轴上段向下向后，中段向下，下段向下向前。分娩时，胎儿沿此轴完成一系列分娩动作。

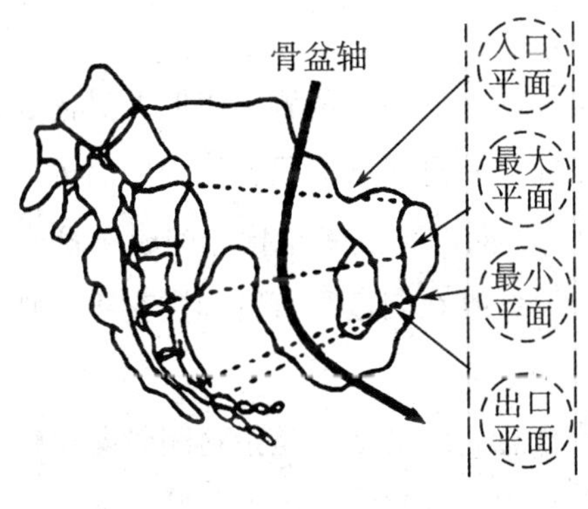

图 1－9　骨盆轴

2. 骨盆倾斜度　妇女直立时，骨盆入口平面与地平面所形成的角度，称为骨盆倾斜度。一般为 60°。

五、骨盆底

骨盆底由三层肌肉和筋膜组成，封闭骨盆出口，有尿道、阴道、肛管穿过。主要作用是承托与保护盆腔脏器于正常位置。若骨盆底松弛，可导致盆腔器官膨出、脱垂。骨盆底的前方为耻骨联合下缘，后方为尾骨尖，两侧为耻骨降支、坐骨升支及坐骨结节。骨盆底由外向内分为3层（图1－10）。

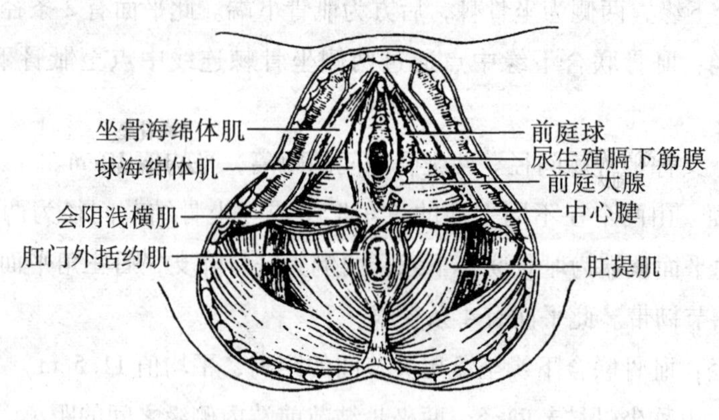

图1－10　骨盆底组织

（一）外　层

即浅层肌肉和筋膜。在外生殖器、会阴皮肤及皮下组织的下面。由会阴浅筋膜及其深面的三对肌肉（球海绵体肌、坐骨海绵体肌、会阴浅横肌）及肛门外括约肌组成。此层肌肉的肌腱汇合于阴道外口与肛门之间，称为会阴中心腱。

（二）中　层

即泌尿生殖膈。由上、下两层坚韧的筋膜及其之间的一对由两侧坐骨结节至中心腱的会阴深横肌和位于尿道周围的尿道括约肌组成。尿道和阴道从此膈穿过。

（三）内　层

即盆膈。为骨盆底最坚韧的一层，由两侧肛提肌及其内、外两层筋膜组成。自前向后依次有尿道、阴道和直肠穿过。每侧肛提肌自前内向后外由耻尾肌、髂尾肌、坐尾肌3部分构成，左右对称，向下、向内合成漏斗状，构成骨盆底的大部分。肛提肌主要起加强盆底托力的作用。部分肌纤维在阴道和直肠周围交织，加强阴道括约肌和肛门括约肌的作用。

会阴有广义与狭义两个概念。广义会阴是指封闭骨盆出口的所有软组织；狭义会阴是指阴道口和肛门之间的软组织，由皮肤、皮下脂肪、筋膜、部分肛提肌和会阴中心腱构成，又称会阴体，厚3～4cm，由外向内逐渐变窄呈楔形。狭义会阴伸展性很大，妊娠后逐渐变软，有利于分娩，但分娩时需注意保护，以免发生会阴裂伤。

六、邻近器官

女性生殖器官与尿道、膀胱、输尿管、直肠及阑尾相邻。而且两者间的血管、淋巴与神经也有密切联系。当某一器官病变时，易相互累及。

（一）尿　道

尿道为肌性管道，位于阴道前，耻骨联合后，起源于膀胱三角尖端，穿过泌尿生殖膈，终止于阴道前庭部的尿道外口，长 4～5cm。直而短，邻近阴道，易发生泌尿生殖系统感染。

（二）膀　胱

膀胱为囊状肌性脏器。空虚膀胱位于子宫与耻骨联合之间，膀胱充盈时可突向盆腔甚至腹腔，影响妇科检查，且妇科手术时易误伤，故妇科检查及手术前必须排空膀胱。膀胱底部与子宫颈及阴道前壁相邻，若盆底肌肉及其筋膜受损，易致膀胱与尿道膨出。

（三）输尿管

输尿管为一对肌性圆索状管道，全长约 30cm，粗细不一。起自肾盂，在腹膜后沿腰大肌前面偏中线侧下行，经髂外动脉起点的前方进入骨盆腔，继续沿髂内动脉下行，于阔韧带基底部向前内至宫颈外侧约 2cm 处，下穿子宫动脉，经阴道侧穹隆斜向前穿越输尿管隧道进入膀胱。故施行子宫切除术需高位结扎卵巢血管、结扎子宫动脉及打开输尿管隧道时，应避免损伤输尿管。

（四）直　肠

直肠位于盆腔后部，前为子宫及阴道，后为骶骨。上接乙状结肠，下接肛管，全长 15～20cm，其中肛管长 2～3cm。会阴体在其与阴道下段之间，若阴道分娩时会阴严重撕裂，常与阴道后壁一并膨出，重者可伤及肛管。

（五）阑　尾

阑尾为盲肠内侧壁的盲端细管，长 7～9cm，位于右髂窝内，形似蚯蚓，其下端有时可达右侧输卵管及卵巢，其位置、粗细、长短变化较大。妊娠期阑尾的位置可随增大的子宫逐渐向外上方移位。女性患阑尾炎时可累及子宫附件。

任务二　女性生殖系统生理

一、女性一生各阶段的生理特点

女性从胚胎发育到衰老是一个渐变的生理过程，体现着下丘脑－垂体－卵巢轴发育、成熟和衰退的生理变化过程。根据年龄和内分泌变化特点分为胎儿期、新生儿期、儿童期、青春期、性成熟期、绝经过渡期和绝经后期 7 个时期。各阶段的生理特点不同，但无截然界限。

（一）胎儿期

从受精卵到胎儿娩出，称为胎儿期。受精卵是由父系和母系来源的 23 对（46 条）染色体组成的新个体，其中性染色体 X 与 Y 决定着胎儿的性别，XX 合子发育为女性，XY 合子发育为男性。胚胎 6 周后原始性腺开始分化，至胚胎 8～10 周性腺组织开始出现卵巢结构。卵巢形成后，由于无雄激素与副中肾管抑制因子，中肾管退化，两条副中肾管发育成女性生殖道。

（二）新生儿期

新生儿期即出生后 4 周内。女性胎儿因在子宫内受母体性激素的影响，出生后数日乳房略肿大或少许泌乳，外阴较丰满。出生后因脱离母体环境，血中性激素水平迅速下降，可出现少量阴道出血，均属生理现象，短期内自然消退。

（三）儿童期

从出生后 4 周至 12 岁左右，称儿童期。儿童期早期即 8 岁之前，女童雌激素水平低，下丘脑、垂体对低水平雌激素的负反馈及中枢性抑制因素高度敏感，因此，下丘脑－垂体－卵巢轴的功能处于抑制状态。此期女童虽身体生长发育很快，但生殖器为幼稚型：阴道上皮薄，细胞内糖原少，阴道酸度低，抵抗力弱，容易发生婴幼儿外阴阴道炎；子宫小，宫颈长，子宫体、颈的比例为 1∶2；输卵管弯曲且细；卵巢长而窄，子宫、输卵管及卵巢位于腹腔内。儿童期后期即 8 岁之后，女童身体继续迅速生长发育，同时体内下丘脑促性腺激素释放激素（GnRH）抑制状态解除，有一定量的促性腺激素合成，卵巢内的卵泡受促性腺激素的影响有一定发育并分泌性激素，但仍不成熟，卵巢逐渐变为扁卵圆形，卵巢、输卵管及子宫逐渐向骨盆腔内下降。女性体征逐渐开始出现，皮下脂肪开始在胸、肩、髋及外阴沉积，乳房开始发育。

（四）青春期

青春期是指从乳房发育等第二性征出现至生殖器官逐渐发育成熟，是儿童到成人的过渡期。世界卫生组织（WHO）规定青春期为 10～19 岁。此期的发动多开始于 8～10 岁，此时中枢性负反馈抑制状态解除，GnRH 开始呈脉冲式释放，引起促性腺激素和卵巢性激素水平升高、第二性征出现等。青春期发动的时间与遗传因素、地理位置、气候、营养及心理精神因素有关。

此期的卵巢分泌的性激素促使内、外生殖器官由幼稚型转为成人型：阴阜隆起，大、小阴唇肥厚；阴道变长变宽，阴道黏膜增厚有皱襞；子宫明显增大，子宫体、颈的比例为 2∶1；输卵管变粗，弯曲度减小，黏膜出现许多皱襞与纤毛；卵巢皮质内有不同发育阶段的卵泡，使卵巢表面稍呈凹凸不平。此时虽初步具有生育能力，但生殖系统的功能尚未稳定与完善。

月经初潮即第一次月经来潮，为青春期的重要标志，提示卵巢产生的雌激素达到一定水平，足以使子宫内膜增生并引起子宫内膜脱落即出现月经。但由于下丘脑－垂体－

卵巢轴功能尚未成熟，卵泡发育成熟却不能排卵，易发生无排卵性功血，月经周期常不规则，多需5~7年调整建立规律的周期性排卵后，月经才逐渐正常。

乳房发育是女性第二性征的最初特征，为女性青春期启动的标志。一般女性约10岁时乳房开始发育，约经过3年半的时间发育为成熟型。此外，第二性征还包括音调变高，出现阴毛及腋毛，一般女孩乳房开始发育数月至1年后，阴毛开始生长，约2年后腋毛开始生长。胸、肩、髋部皮下脂肪增多，骨盆宽大，形成女性特有体态。

青春期女孩心理变化也很大，出现性意识，情绪容易波动，常产生自卑感或焦虑情绪，应给予恰当的心理疏导，引导她们正确认识这一必经的生理过程。

（五）性成熟期

又称生育期，是卵巢生殖机能与内分泌功能最旺盛的时期，一般从18岁左右开始，历时约30年。此期因卵巢生殖功能成熟及性激素的分泌而表现为卵巢周期性排卵和月经，同时，生殖器官各部及乳房在卵巢性激素的作用下发生周期性变化。

（六）绝经过渡期

绝经过渡期是指从开始出现绝经趋势至最后一次月经的时期。一般始于40岁以后，历时长短不一，短则1~2年，长则10余年。此期由于卵巢内的卵泡自然耗尽或剩余的卵泡对垂体促性腺激素无反应，导致卵巢功能逐渐衰退，卵泡发育不全，无排卵，易出现无排卵性月经，表现为月经不规律。最终月经永久性停止，称绝经。我国妇女平均绝经年龄为49.5岁，80%在44~54岁之间。尽管人均寿命已明显延长，但绝经年龄却变化不大，提示人类绝经年龄主要取决于遗传。世界卫生组织（WHO）将卵巢功能开始衰退直至绝经后一年内的时期称围绝经期。此期因雌激素水平降低，许多妇女发生血管舒缩障碍及神经精神症状，表现为潮热、出汗、情绪不稳定、抑郁或烦躁、头痛及失眠等，称绝经综合征。

（七）绝经后期

绝经后期即绝经后的生命时期。初期，卵巢虽因卵泡耗竭而停止分泌雌激素，但卵巢间质仍分泌能少量在外周组织转化为雌酮的雄激素，维持体内较低雌激素水平。妇女60岁以后机能逐渐老化进入老年期，卵巢功能已完全衰竭，雌激素水平低落，不能维持女性第二性征，生殖器官进一步萎缩退化，易感染，易患萎缩性阴道炎；因骨代谢失常导致骨质疏松，易发生骨折。

二、月　经

（一）概　念

月经是指伴随卵巢周期性变化而出现的子宫内膜周期性脱落及出血。规律月经的出现是生殖功能成熟的重要标志之一。月经初潮年龄多为13~14岁，早至11~12岁或迟至15岁，15岁以后月经尚未来潮者应引起重视。月经初潮的早晚受遗传、环境、气候、营养等因素影响。

（二）特　征

月经血一般呈暗红色，主要特点是不凝固。主要成分有血液、子宫内膜碎片、宫颈黏液及脱落的阴道上皮细胞等。经血中含有来自子宫内膜的大量纤溶酶，纤溶酶溶解纤维蛋白，所以，经血多不凝固，但在出血多时可有血凝块。

（三）临床表现

正常月经具有周期性，相邻两次月经第1日的间隔时间，称月经周期。一般为21～35日，平均28日。每次月经持续的时间，称月经期，一般为2～7日。一次月经的总失血量为月经量，正常月经量为20～60mL，超过80mL为月经过多。月经期一般无特殊症状，但因盆腔充血以及前列腺素的作用，有些妇女可出现下腹及腰骶部下坠不适或酸胀感，及腹泻等胃肠功能紊乱症状；少数妇女可有乳房胀痛、头痛及轻度神经系统不稳定症状（如头痛、失眠、疲倦、精神抑郁、易于激动）。一般不影响正常学习与工作，需要注意经期卫生和休息。

（四）健康指导

月经期应解除不必要的思想顾虑，保持精神平和愉快；注意盆腔卫生、避免盆腔压力加大；注意防寒保暖，避免淋雨、冷水浴；保持外阴清洁干燥，勤洗、勤换；禁止阴道冲洗、盆浴、游泳及性生活；少吃寒凉、忌食辛辣等刺激性食物；避免举重、剧烈运动和重体力劳动。

三、卵巢的周期性变化及功能

（一）卵巢的周期性变化

从青春期开始至绝经前，卵巢在形态和功能上发生的周期性变化，称卵巢周期。包括卵泡的发育及成熟、排卵、黄体的形成及退化三个阶段。

1. 卵泡的发育及成熟　卵泡于胚胎形成后便开始自主发育与闭锁，此过程不依赖促性腺激素，机制不明。胚胎6～8周时，原始生殖细胞不断有丝分裂，细胞数增多，体积增大，称为卵原细胞，约60万个。胎儿11～12周时，卵原细胞第一次减数分裂，并静止于前期双线期，称为初级卵母细胞。胎儿16～20周时，生殖细胞数目达到高峰，两侧卵巢共含600万～700万个（卵原细胞占1/3，初级卵母细胞占2/3）。在胎儿期及出生后，卵泡不断闭锁，出生时约剩200万个，至青春期只剩下约30万个。胎儿16周至生后6个月，单层梭形前颗粒细胞围绕着初级卵母细胞形成始基卵泡，这是女性的基本生殖单位，也是卵细胞储备的唯一形式。

青春期后，卵泡在促性腺激素的刺激下生长发育，根据卵泡的形态、大小、生长速度和组织学特征，将卵泡生长过程分为始基卵泡、窦前卵泡、窦卵泡和排卵前卵泡四个阶段。排卵前卵泡为卵泡发育的最后阶段，卵泡液急骤增加，卵泡腔增大，卵泡体积显著增大，直径可达18～23mm，通过B型超声清晰可见，卵泡向卵巢表面突出，其结构从外到内依次包括卵泡外膜、卵泡内膜、颗粒细胞、卵泡腔（腔内充满大量清澈的卵泡液和雌激素）、卵丘（卵细胞深藏其中，丘状突出于卵泡腔）、放射冠（围绕卵细胞的一层颗粒细胞，呈放射状排列）、透明带（在放射冠与卵细胞之间的一层很薄的透明膜）。性成熟期每月有一批卵泡发育，一般只有一个优势卵泡可以成熟并排出卵细胞。妇女一生中一般只有400～500个卵泡发育成熟并排卵。

从月经第1日到卵泡发育成熟，称为卵泡期，一般需10～14日。

2. 排卵　卵细胞和周围的卵丘颗粒细胞一起被排出的过程称排卵。排卵前，卵泡分泌的大量雌二醇正反馈作用于下丘脑，促使GnRH大量释放，继而促使垂体释放促性腺激素，出现黄体生成激素（LH）/卵泡刺激素（FSH）峰。LH峰是即将排卵的可靠指标，出现于卵泡破裂前36小时。在LH峰作用下排卵前卵泡黄素化，产生少量孕酮。LH/FSH排卵峰与孕酮协同作用，激活卵泡液内蛋白溶酶活性，促使卵泡壁的胶原消化，形成排卵孔。另外，排卵前卵泡液中前列腺素显著增加，可促进卵泡壁释放蛋白溶酶，有助于排卵。

排卵多发生在下次月经来潮前14日左右，多发生在两次月经之间。卵子排出到腹腔后，经输卵管伞部拾获至输卵管。一般两侧卵巢轮流排卵，一侧卵巢也可连续排卵。

3. 黄体的形成及退化　排卵后，卵泡液流出，卵泡腔内压下降，卵泡壁塌陷，卵泡颗粒细胞和卵泡内膜细胞向腔内侵入，在LH的作用下黄素化，胞浆内含黄色颗粒状的类脂质，分别形成颗粒黄体细胞及卵泡膜黄体细胞，卵泡外膜将其包围，外观色黄，黄体形成。排卵后7～8日（月经周期第22～23天）黄体成熟，直径达1～2cm。若排出的卵子未受精，黄体在排卵后9～10日开始退化，其功能限于14日，机制不明。黄体退化时黄体细胞逐渐萎缩变小，逐渐由结缔组织所代替，组织纤维化，外观色白，称为白体。正常黄体功能的建立需要理想的排卵前卵泡发育，特别是FSH刺激，以及一定水平的持续性LH维持。若卵子受精，黄体在人绒毛膜促性腺激素作用下增大，转变为妊娠黄体，至妊娠3个月末退化。

从排卵日至月经来潮，称为黄体期，一般为14日。

（二）卵巢的功能

卵巢主要功能有产生并排出卵子和分泌性激素，分别称为生殖功能与内分泌功能。

卵巢主要合成及分泌的性激素有雌激素、孕激素和少量雄激素，均为甾体激素，属于类固醇激素。随着卵泡的生长发育，雌激素合成逐渐增加，于排卵前达高峰。排卵后雌激素出现暂时下降，随着黄体的形成与发育，雌激素水平又逐渐上升，约在排卵后7～8日黄体成熟时，雌激素再次达到高峰，此次峰值较排卵前稍低。此后，黄体萎缩，雌激素水平急剧下降，至月经来潮时达最低水平。

卵泡期早期不合成孕激素，当 LH 排卵峰发生时，排卵前卵泡的颗粒细胞黄素化，开始分泌少量孕激素。排卵后，随着黄体的形成与发育，排卵后 7 ~ 8 日黄体成熟时，分泌量达最高峰，以后逐渐下降，至月经来潮时下降至卵泡期水平。

由上述可知，雌激素在排卵前、排卵后 7 ~ 8 日达高峰；孕激素在排卵后 7 ~ 8 日达高峰。

1. 雌激素的生理作用

（1）子宫：促进子宫平滑肌细胞增生肥大，肌层增厚，增进血运，促使和维持子宫发育；增加子宫平滑肌对缩宫素的敏感性，增强子宫收缩力；促进子宫内膜增生增厚呈增殖期改变；使宫颈口松弛、扩张，宫颈黏液增多，清亮、稀薄、有弹性易拉成丝，有利于精子的穿行。

（2）输卵管：促进输卵管肌层发育，使输卵管节律性收缩加强，使上皮细胞增多与纤毛生长，有利于受精卵的运行。

（3）卵巢：与 FSH 共同促进卵泡生长发育、成熟与排卵。

（4）阴道：促进阴道上皮细胞增生和角化，黏膜增厚，同时细胞内糖原增多经乳酸杆菌分解成乳酸，维持阴道的自净作用。

（5）第二性征：使乳腺导管增生，乳头、乳晕着色；促进第二性征发育：使脂肪沉积于乳房、肩部、臀部等，音调较高，毛发分布呈女性特征。

（6）下丘脑及垂体：雌激素通过对下丘脑 - 垂体产生正、负反馈作用，促进与抑制促性腺激素的分泌。

（7）代谢：促进高密度脂蛋白合成并抑制低密度脂蛋白合成，降低循环中胆固醇含量；促进醛固酮合成，使水钠潴留；维持和促进骨基质代谢。

（8）心血管系统：改善血脂成分，抑制动脉粥样硬化；维持血管正常的舒张与收缩功能等。

（9）神经系统：促神经细胞与营养因子的分泌，绝经前后补充雌激素能有效改善神经症状。

（10）皮肤：促表皮、真皮增厚，胶原分解减慢，有利于保持皮肤弹性与血供。

2. 孕激素的生理作用

（1）子宫：降低子宫平滑肌对缩宫素的敏感性，抑制子宫收缩；促使增殖期子宫内膜呈分泌期改变，有利于晚期胚泡着床和胚胎、胎儿在子宫腔内生长发育，防止流产；宫颈黏液分泌减少、黏稠，形成黏液栓，可有一定阻止精子穿行与病原体入侵的作用。

（2）输卵管：抑制输卵管收缩，调节孕卵运行。

（3）阴道：促使阴道上皮细胞大量迅速脱落，多数为中层上皮细胞。

（4）乳房：在雌激素作用的基础上，促乳腺腺泡发育。

（5）下丘脑及垂体：排卵后，通过对下丘脑－垂体的负反馈作用，抑制促性腺激素的分泌。

（6）代谢：促进水钠的排泄。

（7）体温：对体温调节中枢有兴奋作用，使基础体温在排卵后升高0.3℃～0.5℃，使女性基础体温呈双相型，是临床上判断排卵日期的重要指标之一。

3. 雌激素与孕激素的协同与拮抗　协同作用：雌激素促进女性各生殖器官和乳房的发育，而孕激素在雌激素作用的基础上，进一步促使它们发育。拮抗作用：雌激素促子宫内膜增生及修复，孕激素抑制了内膜的增生幅度，并促使子宫内膜由增殖期转化为分泌期，其他拮抗作用还表现在子宫收缩兴奋性、输卵管收缩、宫颈黏液的分泌、阴道上皮细胞的角化与脱落、水钠潴留与排泄等。

4. 雄激素的生理作用　由卵巢、肾上腺合成。主要有以下生理作用。

（1）生殖系统：适量雄激素与雌激素协同作用，促使阴蒂、阴唇和阴阜的发育，促进阴毛、腋毛的生长。但过多可致多毛症及男性化特征。与性欲有关。

（2）代谢：促蛋白质的合成，肌肉生长，并刺激骨髓中红细胞的增生。性成熟前，促使长骨骨基质生长和钙的保留；性成熟后，导致骨骺闭合，使生长停止。雄激素是合成雌激素的前体。

四、其他生殖器官及乳房的周期性变化

卵巢周期中，卵巢分泌的雌孕激素发生了周期性波动，作用于各生殖器官和乳房使其发生周期性变化，其中以子宫内膜的变化最典型。

（一）子宫内膜

子宫内膜分为功能层和基底层。功能层是胚胎植入的部位，受卵巢激素变化的调节，呈周期性增殖、分泌和脱落；基底层在功能层脱落后再生并修复子宫内膜创面，重新形成子宫内膜功能层。以月经周期28日为例，根据子宫内膜的组织学变化将其周期性变化分为3期。

1. 增殖期　相当于月经周期第5～14日，与卵巢周期的卵泡发育成熟阶段相对应。在雌激素作用下，子宫内膜上皮、腺体、间质和血管不断增殖，腺上皮细胞由低柱状变为高柱状，腺体增长呈弯曲状；间质从致密变疏松，组织水肿明显；螺旋小动脉从壁薄较直较短增生，变为弯曲状，管腔增大。从而使子宫内膜增厚，该期内膜厚度由0.5mm增生至3～5mm，表面高低不平，略呈波浪形。子宫内膜的增殖与修复在月经期便已开始。

2. 分泌期　相当于月经周期第15～28日，与卵巢周期的黄体期相对应。雌孕激素使内膜继续增厚，并使子宫内膜呈分泌反应，细胞内的糖原排入腺腔，子宫内膜的分泌

活动在排卵后7~8日达高峰，恰与胚泡植入同步；分泌期间质高度水肿、疏松；螺旋小动脉继续进一步增生、超出内膜厚度，血管更加弯曲。子宫内膜增厚达10mm，呈海绵状，此时内膜厚且松软，含丰富的营养物质，有利于胚泡植入。

3. 月经期　相当于月经周期第1~4日，是雌孕激素撤退的结果。月经来潮前24小时，雌孕激素水平骤然下降，内膜螺旋动脉节律性收缩及舒张，继而出现动脉持续痉挛性收缩，导致内膜血流减少，组织变性坏死，血管断裂出血，形成内膜底部血肿，促使内膜组织脱离，子宫内膜功能层从基底层脱落，脱落的内膜碎片及血液从阴道流出，形成月经。

（二）阴道黏膜

阴道上皮是复层鳞状上皮，分为底层、中层和表层。排卵前，阴道上皮在雌激素作用下，底层细胞增生，逐渐演变为中层细胞与表层细胞，使阴道上皮增厚，表层细胞角化，其程度在排卵期最明显；排卵后，在孕激素的作用下，促使表层甚至中层细胞脱落。以上周期性改变在阴道上段显著。阴道上皮细胞内含丰富糖原，糖原经乳酸杆菌分解为乳酸，使阴道保持一定酸度，防止致病菌的繁殖。临床上检查阴道脱落细胞的变化，可了解体内雌激素水平和有无排卵。

（三）宫颈黏液

宫颈黏液的物理、化学性质和分泌量在卵巢性激素的影响下，均产生明显的周期性改变。雌激素可刺激宫颈分泌细胞的分泌功能，排卵前（卵泡期），随着雌激素水平不断升高，宫颈黏液分泌量不断增加，黏液变稀薄、透明，至排卵期拉丝可达10cm以上，此时宫颈外口变圆，增大约为3mm，呈“瞳孔”样，利于精子穿行。此期行宫颈黏液涂片检查，镜下可见羊齿植物叶状结晶，这种结晶在月经周期第6~7日开始出现，到排卵期最典型。排卵后（黄体期），随孕激素水平不断升高，黏液分泌量逐渐减少，质地变黏稠且混浊，拉丝易断。涂片检查发现结晶逐渐模糊，至月经周期第22日左右结晶完全消失，可见排列成行的椭圆体。临床通过宫颈黏液检查，可了解卵巢功能。

（四）输卵管

卵巢周期中，受性激素影响，输卵管的周期性变化与子宫内膜相似，但不如子宫内膜明显。在雌激素的作用下，输卵管黏膜上皮纤毛细胞生长，体积增大；非纤毛细胞分泌增加，为卵子提供运输和植入前的营养物质；同时还促进输卵管肌层的节律性收缩振幅。孕激素则抑制输卵管黏膜上皮纤毛细胞的生长、非纤毛细胞的黏液分泌、抑制输卵管的节律性收缩振幅。输卵管在雌孕激素的协同作用下，产生的周期性变化，保证了卵子受精和受精卵在输卵管内的正常运行。

（五）乳　房

雌激素促进乳腺管增生，孕激素则促进乳腺小叶及腺泡生长。某些女性在经前期有乳房肿胀和疼痛感，可能与乳腺管的扩张、充血以及乳房间质水肿有关，月经来潮后上述症状大多消退。

知识链接

“生理性带下” 之古今含义

生理性带下，即阴道排液，俗称生理性白带。古代指润泽女性阴道、阴户之津液，如《沈氏女科辑要·带下》引王孟英按：“带下，女子生而即有，津津常润，本非病也。”今指由阴道黏膜渗出物、宫颈腺体及子宫内膜腺体分泌物混合而成，内含阴道上皮脱落细胞、白细胞和一些非致病性细菌。正常情况下，其质与量受雌孕激素影响，随月经周期而改变。月经净后，阴道排液量少、色白，呈糊状。在月经中期卵巢即将排卵时，白带增多，透明，微黏似蛋清样。排卵2～3天后，阴道排液变混浊，黏稠而量少。行经前后，因盆腔充血，阴道黏膜渗出物增加，白带往往增多。

五、月经周期的调节

周期性变化是女性生殖器官特殊而重要的生理特点，月经是周期性变化最重要的外在标志。下丘脑、垂体、卵巢之间形成完整而协调的神经内分泌系统，统称为下丘脑－垂体－卵巢轴（H－P－O）（图1－11），调节月经周期。

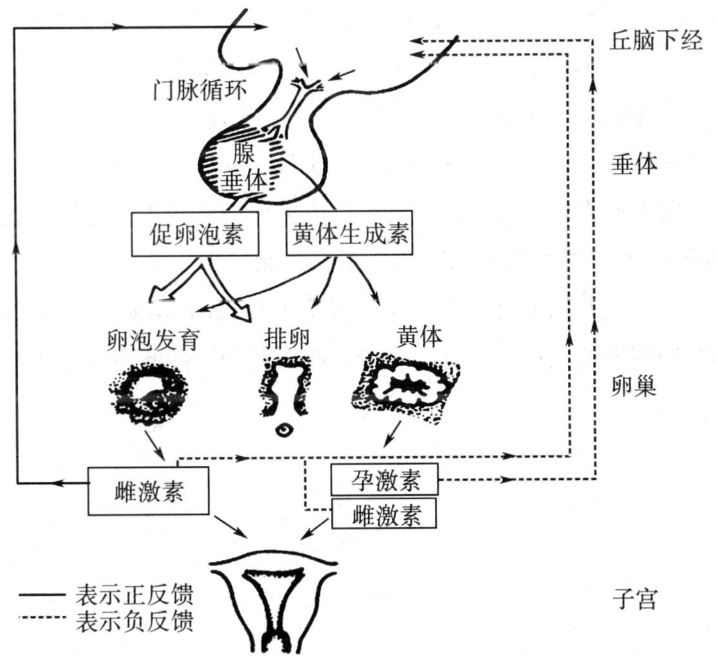

图1－11　下丘脑－垂体－卵巢轴之间的相互关系示意图

1. 下丘脑的调节激素与功能　下丘脑是下丘脑 - 垂体 - 卵巢轴的启动中心。下丘脑呈脉冲式分泌促性腺激素释放激素（GnRH），促进垂体合成与分泌促性腺激素 LH 和 FSH。

2. 腺垂体的调节激素与功能　在 GnRH 的作用下，腺垂体分泌促性腺激素和催乳素。促性腺激素即卵泡刺激素（FSH）和黄体生成激素（LH）。FSH 直接促进卵泡的生长发育并分泌雌激素；LH 促使卵泡成熟及排卵；促进黄体生长发育，并分泌雌激素与孕激素。

3. 卵巢的激素与反馈作用　卵巢分泌的雌孕激素在使子宫内膜及其他生殖器官发生周期性变化的同时，对下丘脑 - 垂体产生正负反馈作用。

（1）雌激素：雌激素对下丘脑可产生负反馈与正反馈两种作用。在卵泡期早期，雌激素负反馈作用于下丘脑，抑制 GnRH 释放，并降低垂体对 GnRH 的反应性，从而抑制垂体促性腺激素的分泌。在卵泡期晚期，雌激素发挥正反馈作用，刺激 LH 分泌高峰。排卵后，协同孕激素对下丘脑有负反馈作用。

（2）孕激素：排卵前，低水平的孕激素可增强雌激素对促性腺激素的正反馈作用。排卵后，高水平的孕激素对促性腺激素产生负反馈作用。

4. 月经周期的调节机制　月经来潮，此时低水平雌孕激素解除对下丘脑、垂体的负反馈，下丘脑开始分泌 GnRH，GnRH 促使垂体分泌 FSH，FSH 使卵泡逐渐发育并分泌雌激素。在雌激素的作用下，子宫内膜发生增殖期变化，随着卵泡逐渐发育，接近成熟时卵泡分泌的雌激素达到第一次高峰值并持续 48 小时，对下丘脑和垂体产生正反馈作用，形成 LH 和 FSH 峰，两者协同作用，促使排卵前卵泡发育成熟。排卵后，LH 和 FSH 急剧下降，在少量 FSH、LH 作用下，卵巢黄体形成并逐渐发育，黄体分泌雌孕激素，使子宫内膜由增殖期转为分泌期，排卵后第 7 ~ 8 日，黄体成熟，孕激素达到高峰，雌激素亦达到又一高峰，对下丘脑 - 垂体产生负反馈作用，垂体分泌的 LH 减少，黄体开始萎缩退化，雌孕激素骤然减少，子宫内膜失去性激素的支持作用，萎缩、坏死、脱落、出血，月经来潮。此时，雌孕激素的减少解除了对下丘脑和垂体的负反馈抑制，FSH 分泌增加，卵泡又开始发育，下一个月经周期重新开始（图 1 - 12）。可见，月经来潮既是一个月经周期的结束，又是一个新周期的开始，如此周而复始。

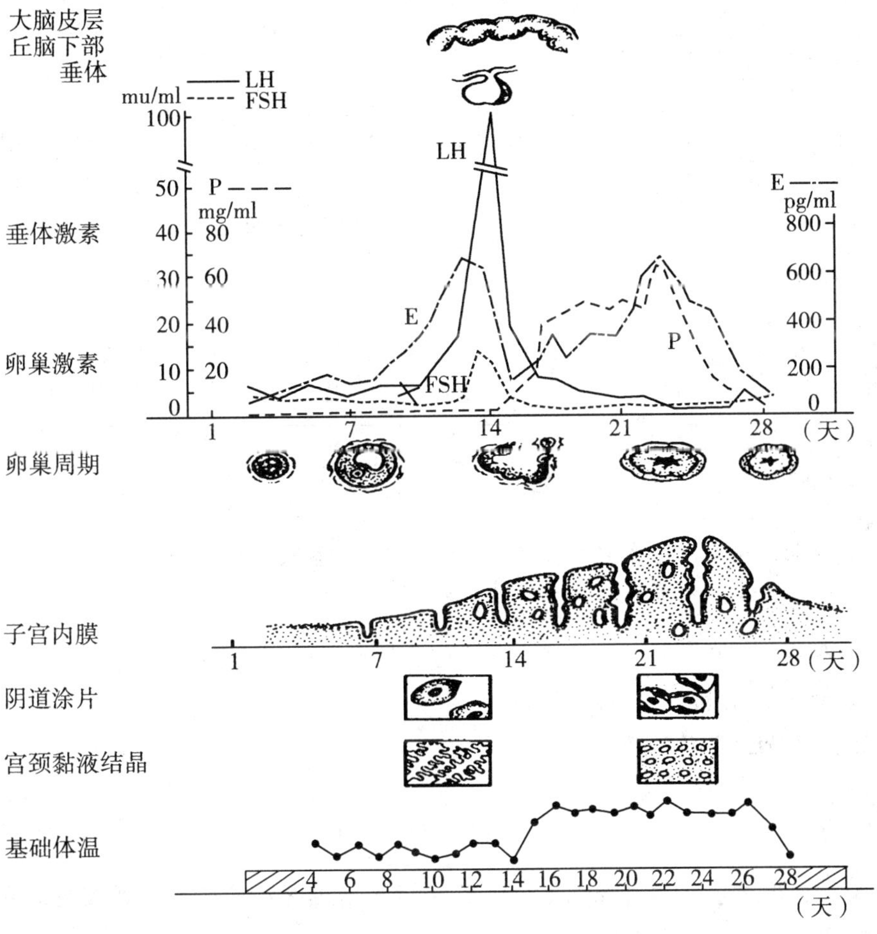

图 1－12　月经周期中激素、卵巢、子宫内膜、阴道涂片、宫颈黏液及基础体温的周期性变化

目标检测题

女，30 岁，月经周期为 30 天。周期第 10 天时，宫颈黏液分泌增多，稀薄，拉丝度长，子宫内膜刮片提示呈增生期变化。

请　问： 1. 引起此变化的激素是什么激素？

2. 若本次月经是 2015 年 10 月 20 日，其排卵日是哪一天？

（初钰华）

项目二

妊娠期妇女的护理

学习目标

1. 掌握胎儿附属物的组织结构与功能；妊娠及各期的概念与诊断；胎产式、胎先露、胎方位的概念及判断；妊娠期的护理管理。

2. 熟悉胎儿的发育特征；妊娠期母体的生理及心理变化及围生期的概念。

3. 了解受精与着床的概念及过程。

4. 能对孕妇进行孕期健康指导。

案例导入

王女士，29 岁，平素月经规律，停经 56 天，晨起恶心、呕吐，到医院就诊。妇科检查：子宫略大，软，宫体与宫颈似不相连，阴道和宫颈充血。

请思考： 1. 此时最有价值的辅助检查是什么？

2. 王女士的医疗诊断是什么？

3. 应给予王女士哪些方面的健康指导？

任务一　妊娠发生

妊娠是胚胎和胎儿在母体内发育成长的过程。妊娠开始于成熟卵子的受精，终止于胎儿及其附属物自母体排出。

一、受　精

成熟精子和卵子结合的过程称为受精。精子进入阴道后，经宫颈管、子宫腔到输卵管腔时，被生殖道分泌物中的 α、β 淀粉酶水解，降低顶体膜的稳定性，使精子具备受精能力，此过程称为精子获能，需 7 小时左右。当获能精子与成熟卵子在输卵管壶腹部与峡部连接处相遇时，精子头部顶体外膜与精细胞膜破裂，释放出顶体酶，溶解卵子外围的放射冠和透明带，此过程称顶体反应。精子穿过放射冠和透明带，与卵子表面接触，开始受精，此时卵子释放溶酶体酶，改变透明带结构，阻止其他精子进入透明带，此过程称透明带反应。透明带反应保证了人类单精子受精。精子进入卵子后，卵原核与精原核融合，形成受精卵或称孕卵，新生命诞生，受精结束。受精一般发生在排卵后12 小时内，整个过程约需 24 小时。

二、受精卵发育与输送

受精卵进行有丝分裂的同时，在输卵管蠕动和输卵管上皮纤毛推动下向宫腔移行，约于受精后 72 小时分裂为 16 个细胞的实心细胞团，称桑葚胚。随即形成早期胚泡。受精后第 4 日早期胚泡进入宫腔，继续分裂发育。受精后第 5 ~6 日，早期囊胚的透明带消失，体积迅速增大，形成晚期胚泡。

三、着　床

晚期胚泡逐渐埋入子宫内膜的过程，称受精卵着床或称受精卵植入。着床约在受精后 6 ~7 天开始，11 ~12 天结束，着床部位多在子宫体上部的前壁、后壁、侧壁，需经过定位、黏附和穿透三个过程。子宫有一个极短的敏感期允许胚泡着床（图 2 –1），其着床必须具备以下条件：①透明带消失；②胚泡分化出合体滋养细胞；③胚泡和子宫内膜同步发育并相互协调；④孕妇体内有足够的孕酮。此外，受精卵产生的早孕因子能抑制母体淋巴细胞活性，防止胚泡被母体排斥，有利于受精卵着床。

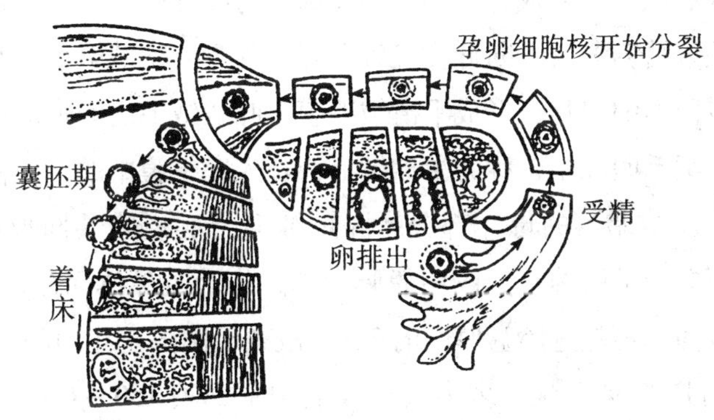

图 2 –1　卵子受精、发育、输送与孕卵植入

四、蜕膜的形成

受精卵着床后，子宫内膜细胞迅速增大变成蜕膜细胞，产生蜕膜样变，妊娠的子宫内膜即为蜕膜。据蜕膜与胚泡的位置关系，将蜕膜分成三部分（图 2 –2）。

1. 底蜕膜　与胚泡滋养层接触的蜕膜，将来发育成胎盘的母体部分。

2. 包蜕膜　覆盖在胚泡表面的蜕膜，随胚泡发育逐渐突向宫腔，于妊娠 14～16 周时与真蜕膜贴近、融合，宫腔消失。

3. 真蜕膜　除底蜕膜及包蜕膜以外覆盖子宫腔其他部分的蜕膜。

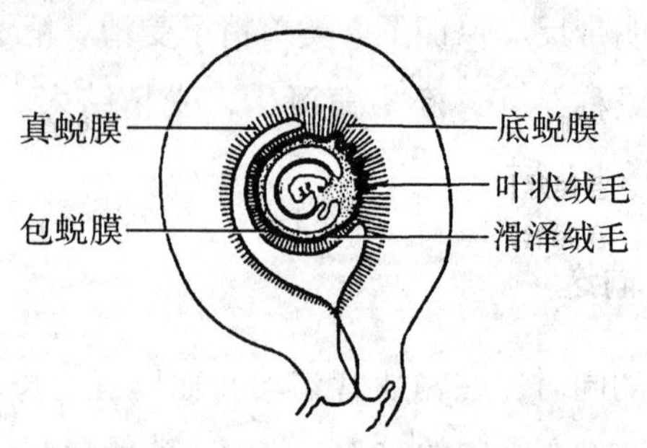

图 2－2　早期妊娠的子宫蜕膜与绒毛的关系

五、胎儿附属物

胎儿附属物包括胎盘、胎膜、脐带和羊水。对维持胎儿宫内的生长发育起重要作用。

（一）胎　盘

1. 组成　胎盘是母儿唯一的结合体。由羊膜、叶状绒毛膜和底蜕膜构成。

（1）羊膜：构成胎盘的胎儿部分，于胎盘最内层，厚度为 0. 02～0. 05mm。为附着在绒毛膜板表面的半透明薄膜、光滑，无血管、神经及淋巴，具有一定弹性。

（2）叶状绒毛膜：构成胎盘的胎儿部分，是胎盘的主要结构。晚期胚泡着床后，滋养层细胞迅速分裂增殖并形成许多不规则突起，与胚外中胚层共同组成绒毛膜。与底蜕膜相接触的绒毛因营养丰富不断分支发育良好，称为叶状绒毛膜；其他绒毛因远离底蜕膜缺乏血液供应而萎缩退化，形成平滑绒毛膜。叶状绒毛之间形成绒毛间隙，大部分叶状绒毛膜悬浮于绒毛间隙中，称为游离绒毛；长入底蜕膜中的绒毛称为固定绒毛。

（3）底蜕膜：构成胎盘的母体部分。固定绒毛与底蜕膜共同形成绒毛间隙的底，称为蜕膜板。此板向绒毛膜伸出分隔叫蜕膜间隔，将胎盘母体面分成肉眼可见的 20 个左右胎盘小叶，该间隔不超过胎盘厚度的 2/3，故绒毛间隙是相通的。

2. 结构　足月胎盘呈盘状，多为圆形或椭圆形，重 450～650g，直径 16～20cm，厚 1～3cm，中央厚，边缘薄。分胎儿面和母体面。胎儿面被覆羊膜，灰白色，光滑半透明，中央或稍偏处有脐带附着，母体面呈暗红色，表面粗糙，有 20 个左右胎盘小叶。

3. 血液循环　底蜕膜的螺旋小动脉与螺旋小静脉均开口于绒毛间隙，螺旋小动脉因血液压力高，将含氧丰富的新鲜母血注入绒毛间隙，故绒毛间隙充满母血；胎儿血经脐动脉输入绒毛毛细血管，在此胎血与绒毛间隙的母血进行氧气与二氧化碳、营养与废物的交换，交换后的胎血经脐静脉输送回胎儿体内，交换后的母血经螺旋小静脉回流入母体血液循环。可见胎儿血液经脐动脉流至绒毛毛细血管，与绒毛间隙中的母血进行物质交换后，再经脐静脉返回胎儿体内。母血经底蜕膜螺旋动脉流向绒毛间隙，经物质交换后再经螺旋静脉返回母体内。母儿间物质交换隔有绒毛毛细血管壁、绒毛间质及绒毛表面细胞层，因此，胎儿血和母血是不相通的（图 2－3）。

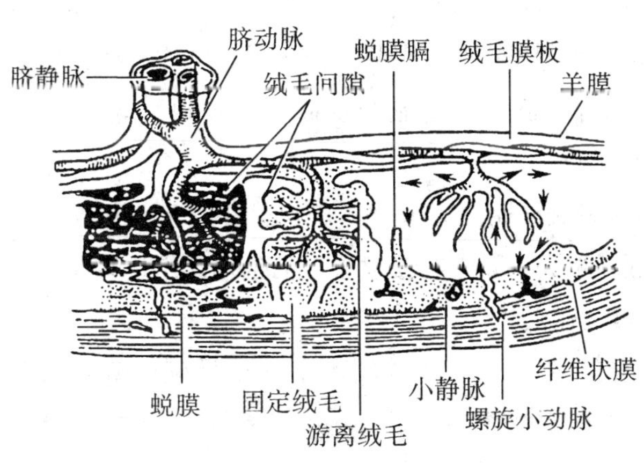

图 2－3　胎盘模式图

4. 功能　胎盘有极复杂的功能，是维持胎儿发育、生命的重要器官。包括气体交换、营养物质供应、胎儿代谢产物排出、防御功能以及合成功能。

（1）气体交换：母儿间 O_2、CO_2 在胎盘以简单扩散方式交换。若孕妇患有心脏病、严重贫血等导致母血 PO_2 明显降低的疾病，胎儿容易缺氧。

（2）供应营养物质：胎儿发育必需的三大营养物质均在胎盘进行交换。葡萄糖均来自母体，是胎儿代谢的主要能源，以易化扩散方式通过胎盘；胎血氨基酸浓度高于母血，氨基酸以主动运输方式通过胎盘；脂肪酸能较快地以简单扩散方式通过胎盘。

（3）排出胎儿代谢产物：胎儿代谢产物如尿素、尿酸、肌酐、肌酸，经胎盘送入母血，再由母体排出体外。

（4）防御功能：即胎盘屏障作用。胎盘能阻止母血中某些有害物质进入胎儿血中，起到一定保护作用，但很有限。各种病毒如流感病毒、风疹病毒、巨细胞病毒，均可通过胎盘，导致胎儿畸形甚至死亡。许多分子量小、脂溶性大的药物可通过胎盘，有些药物对胚胎及胎儿有毒性作用，可以致胎儿畸形、流产等，故孕妇慎重用药。母血中免疫抗体如 IgG 能通过胎盘，使胎儿在出生后即获得免疫力。

（5）合成功能：胎盘能合成多种激素和酶。包括人绒毛膜促性腺激素、人胎盘生乳素、雌激素、孕激素、多种酶与生长因子等。

1）人绒毛膜促性腺激素（hCG）：由合体滋养细胞合成，受精后第 6 日开始分泌，放射免疫法在血清中测出 β-hCG，成为诊断早孕的最敏感方法。至妊娠 8～10 周达高峰，为 50～100kU/L，持续 10 日左右迅速下降，低水平持续至分娩，产后 2 周消失。

hCG的功能主要有：促月经黄体转化成妊娠黄体，维持早期妊娠；促雌孕激素合成；抑制淋巴细胞的刺激作用，以免胚胎被母体淋巴细胞攻击等。

2）人胎盘生乳素（hPL）：由合体滋养细胞合成，最早于妊娠5～6周，放射免疫法于血浆中可测出，hPL随妊娠进展渐增加，至妊娠34～36周达高峰，并维持至分娩。产后迅速下降，产后7小时即不能测出。

hPL的主要功能是促进乳腺腺泡发育，为产后泌乳作准备；促进胰岛素合成，促葡萄糖运送给胎儿，利于胎儿发育；抑制母体对胎儿的排斥作用。所以，人胎盘生乳素是胎儿发育的代谢调节因子。

3）雌、孕激素：妊娠早期由妊娠黄体产生，妊娠8～10周后，由胎盘合成。两者含量均随妊娠进展逐渐增高，雌、孕激素主要的生理作用是共同参与妊娠期母体各系统的生理变化，维持妊娠。

4）酶：胎盘可合成多种酶，如缩宫素酶、耐热性碱性磷酸酶，其生物学意义尚不十分明了，缩宫素酶能灭活缩宫素分子，起到维持妊娠的作用。临床上动态测其数值，可以作为胎盘功能检查的一项指标。

（二）胎　膜

胎膜由平滑绒毛膜和羊膜组成。外层为平滑绒毛膜，妊娠晚期与羊膜紧贴，能与羊膜分开；内层为羊膜，与覆盖胎盘、脐带的羊膜层相连，无血管膜，能转运溶质和水，以维持羊水平衡。胎膜的重要作用是维持羊膜腔的完整性，对胎儿起到保护作用；胎膜含大量花生四烯酸（前列腺素前身物质）的磷脂，有一定发动分娩的作用。

（三）脐　带

脐带是连接胎儿与胎盘的条索状组织，一端连于胎儿腹壁，另一端附着于胎盘，胚胎及胎儿借助脐带悬浮于羊水中。妊娠足月的脐带长30～100cm，平均55cm。脐带表面有羊膜覆盖呈灰白色，内有一条脐静脉和两条脐动脉，血管周围的胶样组织（华通胶），有保护脐血管的作用。脐带是母体及胎儿物质交换唯一的重要通道，若脐带受压，可导致胎儿急性缺氧，甚至危及生命。

（四）羊　水

羊水是充满在羊膜腔内的液体。

1. 来源与吸收　妊娠早期主要来自母体血清的透析液；妊娠中期以后，胎儿尿液成为羊水的主要来源之一。羊水不断地被羊膜吸收（约50%）和胎儿吞咽，使羊水量保持一种动态平衡。

2. 量、性状及成分　羊水量随妊娠进展不断增加，妊娠38周约达1000mL，此后羊水量逐渐减少，妊娠40周约800mL。妊娠足月时，羊水pH值约为7.20，比重为1.007～1.025。妊娠早期羊水为无色澄清液体，足月时略混浊，内含胎脂、胎儿脱落上皮细胞、毳毛、毛发、少量白细胞、白蛋白、尿酸盐等。羊水中含大量激素和酶，通过羊膜腔穿刺抽吸羊水进行染色体分析、测量其代谢物和酶，可以帮助诊断先天性畸形与遗传性代谢性疾病。

3. 功能　羊水有保护胎儿和母体的作用。

（1）保护胎儿：羊水为胎儿提供活动空间，避免胎儿受到挤压，防止胎体畸形及胎肢黏连，防止胎儿直接受到损伤；保持羊膜腔内恒温；适量羊水可避免脐带受压；临产后，羊水使宫缩压力均匀分布，避免胎儿局部受压。

（2）保护母体：减少胎动不适感；临产后，前羊水囊促宫口扩张；破膜后羊水滑润和冲洗阴道，减少疼痛感与感染机会。

任务二　胚胎、胎儿的发育特征及生理特点

一、胚胎、胎儿的发育特征

受精后8周（妊娠10周）内的人胚称为胚胎，是主要器官结构分化时期；受精后9周（妊娠11周）起称为胎儿，是各器官进一步发育逐渐成熟的时期。临床上，以孕妇末次月经第一日作为妊娠的开始，全过程约280天，即40周，通常比受精与着床时间分别提前2周和3周；现以4周（一个妊娠月）为一个孕龄单位来描述胚胎与胎儿的发育，特征大致如下。

4周末　胚胎可以辨认出胚盘与体蒂。

8周末　胚胎初具人形，头大，约为整个胎体的一半，能分辨出眼、耳、鼻、口、手指与足趾。心脏已形成，B型超声可见心脏搏动，易受外界不良刺激导致畸形。

12周末　胎儿身长约9cm，体重约14g。外生殖器已发育，部分可以初辨性别，四肢可活动。

16周末　胎儿身长约16cm，体重约110g。从外生殖器可以辨认胎儿性别。头皮长出毛发，出现呼吸运动。皮肤菲薄呈深红色，无皮下脂肪。部分孕妇能自觉胎动。

20周末　胎儿身长约25cm，体重约320g。听诊器检查能听到胎心音。皮肤暗红，出现胎脂，全身覆盖毳毛。出生后有心跳、呼吸、能吞咽、排尿。从20周起胎儿体重呈线性增长，胎动明显增加。

24周末　胎儿身长约30cm，体重约630g。各脏器已发育，出现眉毛和睫毛，皮下脂肪开始沉积，皮肤仍呈皱缩状，细小支气管和肺泡已经发育。出生后可有呼吸，但生存力极差。

28周末　胎儿身长约35cm，体重约1000g。皮下脂肪不多，皮肤粉红，四肢活动好，有呼吸运动，眼睛半张开。出生后可存活，但易患特发性呼吸窘迫综合征，加强护

理可以存活。

32 周末　胎儿身长约 40cm，体重约 1700g。皮肤深红，仍呈皱缩状。面部毳毛已脱落，睾丸下降，生活力尚可，注意护理能存活。

36 周末　胎儿身长约 45cm，体重约 2500g。指（趾）甲已达指（趾）端，皮下脂肪较多，毳毛明显减少，面部皱褶消失。出生后能啼哭及吸吮，生活力良好，基本能存活。

40 周末　胎儿身长约 50cm，体重约 3400g。胎儿发育成熟，皮肤粉红色，皮下脂肪多，男性睾丸已降至阴囊内，女性大小阴唇发育良好。出生后哭声响亮，吸吮力强，能很好存活。

二、胎儿的生理特点

（一）循环系统

1. 胎儿血液循环特点

（1）来自胎盘的血液经胎儿腹前壁进入胎儿体内分为 3 支：一支直接入肝，一支与门静脉汇合入肝，此两支血液经肝静脉入下腔静脉；另一支经静脉导管直接入下腔静脉。故进入下腔静脉的血液是混合血，有来自脐静脉含氧量较高的血液，也有来自胎儿身体下半身含氧量较低的血液，以前者为主。

（2）卵圆孔开口正对下腔静脉入口，下腔静脉进入右心房的血液绝大部分经卵圆孔进入左心房，但上腔静脉进入右心房的血液很少或不通过卵圆孔，多直接流向右心室，随后进入肺动脉。

（3）肺循环阻力较大，肺动脉血液绝大部分经动脉导管流入主动脉，只有部分血液经肺静脉进入左心房。左心房含氧量较高血液进入左心室，接着进入主动脉，供应头、心、肝及上肢直至全身后，经腹下动脉再经脐动脉进入胎盘，与母血进行气体及物质交换。

可见，胎儿体内无纯动脉血，而是动静脉混合血。进入肝、心、头部及上肢的血液含氧量较高及营养较丰富，以适应需要。注入肺及身体下部的血液含氧量及营养相对较少。

2. 解剖学特点

（1）卵圆孔：位于左右心房之间，多于出生后 6 个月完全闭锁。

（2）动脉导管：位于肺动脉与主动脉弓之间，出生后 2 ~ 3 个月完全闭锁为动脉韧带。

（3）脐静脉一条：内含来自胎盘含氧量较高、营养较丰富的血液，进入胎体后供胎儿生长发育，其末支是静脉导管。出生后，脐静脉闭锁为肝圆韧带，静脉导管闭锁为静脉韧带。

（4）脐动脉两条：内含来自胎儿含氧量较低的混合血液，经胎盘与母血进行物质交换。脐动脉于出生后闭锁，与相连闭锁的腹下动脉成为腹下韧带。

（二）血液系统

1. 红细胞　约在受精后3周末，主要由卵黄囊生成红细胞。妊娠10周肝脏是红细胞的主要生成器官，以后骨髓、脾逐渐有造血功能。妊娠足月时，约90%红细胞由骨髓产生。胎儿红细胞的生命周期短，仅为成人120日的2/3，需要不断生成红细胞。

2. 血红蛋白　妊娠前半期均为胎儿血红蛋白，随妊娠的进展，成人血红蛋白增多，至临产时胎儿血红蛋白仅占25%。

3. 白细胞　妊娠8周以后，胎儿血液循环出现粒细胞，形成第一道防线。妊娠12周后，胸腺、脾产生淋巴细胞，成为体内抗体的主要来源，构成第二道防线。妊娠足月时白细胞计数可高达（15～20）$\times 10^9$/L。

（三）呼吸系统

胎儿期的呼吸运动是由母儿血液在胎盘进行气体交换来完成的，胎盘代替了肺脏功能。但出生前胎儿必须完成呼吸道（包括气管直至肺泡）、肺循环及呼吸肌发育。妊娠11周B型超声可见胎儿胸壁运动，妊娠16周时B型超声可见羊水进出呼吸道的呼吸运动，呼吸运动次数为30～70次/分，时快时慢。新生儿出生后肺泡扩张，开始呼吸。若胎肺不成熟可以导致呼吸窘迫综合征，影响新生儿生存能力。胎儿肺的成熟主要取决于肺泡Ⅱ型细胞合成的肺表面活性物质，包括卵磷脂和磷脂酰甘油，其能降低肺泡表面张力，有助于肺泡的扩张以完成呼吸运动。临床上通过检测羊水中卵磷脂及磷脂酰甘油值，可以判定胎肺成熟度。糖皮质激素可以刺激肺表面活性物质的产生，促肺成熟。

（四）消化系统

1. 肝脏　胎儿肝功能不够健全，缺乏许多酶，特别是葡萄糖醛酸转移酶、尿苷二磷酸葡萄糖脱氢酶，因而不能结合因红细胞破坏产生的大量游离胆红素，胆红素经胆道排入小肠氧化成胆绿素，胆绿素的降解产物导致胎粪呈黑绿色。

2. 胃肠道　妊娠11周小肠即有蠕动，妊娠16周胃肠功能已基本建立，胎儿能吞咽羊水，吸收水分、葡萄糖、氨基酸等可溶性营养物质。

（五）泌尿系统

妊娠11～14周胎儿肾已有排尿功能，妊娠14周胎儿膀胱内已有尿液。胎儿通过排尿参与羊水的循环，控制羊水量。

（六）内分泌系统

甲状腺是胎儿最早发育的内分泌腺，于妊娠第6周开始发育，妊娠12周能合成甲状腺激素。甲状腺素对胎儿各组织器官的正常发育均有作用，尤其是大脑的发育。妊娠

12 周至整个妊娠期，胎儿甲状腺对碘的蓄积高于母亲甲状腺。因此，孕期补碘要慎重。胎儿肾上腺发育最为突出，其重量与胎儿体重之比远远超过成人，胎儿肾上腺是活跃的内分泌器官，其皮质主要由胎儿带组成，能产生大量甾体激素，与胎儿肝、胎盘、母体共同完成雌三醇的合成。因此，孕期测定血或尿雌三醇值可了解胎儿、胎盘功能，是临床常用方法。妊娠 12 周胎儿胰腺开始分泌胰岛素。

（七）神经系统

胎儿大脑随妊娠进展逐渐发育。胚胎期脊髓已长满椎管，但随后生长缓慢。妊娠 6 个月开始脑脊髓和脑干神经根的髓鞘形成，但主要发生在出生后 1 年内。妊娠中期胎儿内、外及中耳已形成，妊娠 24 ~ 26 周胎儿在宫内已能听见一些声音。妊娠 28 周胎儿眼对光开始出现反应，但对色彩及形象的视觉出生后才逐渐形成。

（八）生殖系统及性腺分化发育

胎儿的性别由性染色体决定，性染色体 XX 或 XY 在受精卵形成时已确定，胚胎 6 周内胎儿的性别尚不能区分。此后在 Y 染色体的作用下，原始生殖细胞逐渐分化为睾丸。若胚胎细胞不含 Y 染色体，原始生殖细胞分化为卵巢，副中肾管系统发育形成阴道、子宫、输卵管。

任务三　母体的变化

妊娠期在胎盘激素和神经内分泌的作用下，母体全身各系统发生了一系列适应性、生理性的变化，以适应与满足胎儿生长发育，同时为分娩、哺乳做好准备。

一、生理变化

（一）生殖系统

1. 子宫

（1）子宫体：子宫明显增大变软。由非孕时（7 ~ 8）cm ×（4 ~ 5）cm ×（2 ~ 3）cm 增大至妊娠足月时 35cm × 25cm × 22cm；宫腔容量由非孕时约 5mL 增加至足月妊娠时约 5000mL，增加了约 1000 倍；子宫重量由非孕时约 50g 增加至足月妊娠时约 1100g，增加了约 20 倍。子宫增大主要是肌细胞肥大、延长，也有少量肌细胞数目的增加及结缔组织增生。妊娠早期子宫略增大，呈球形且不对称（着床部位明显突出），妊娠 12 周后，子宫均匀增大超出盆腔，耻骨联合上方可触及宫底。妊娠晚期，由于盆腔左侧有乙状结肠占据，子宫略右旋，多呈纵椭圆形。

妊娠期子宫血管扩张、增粗，子宫血流量增加，以满足胎儿 - 胎盘循环的需要。妊娠早期子宫血流量为 50mL/min，妊娠足月时，子宫血流量达 450 ~ 650mL/min，为非孕时4～6倍，子宫动脉由非孕时屈曲至足月时变直，适应了胎盘血流量增加的需要。子宫螺旋血管走行于子宫肌纤维之间，宫缩时子宫肌挤压血管，子宫血流量明显减少。

（2）子宫峡部：子宫峡部是子宫体与子宫颈之间最狭窄部位。妊娠10周左右明显变软；非孕时长约1cm，妊娠后逐渐伸展拉长变薄，临产时达7～10cm，扩展成宫腔一部分，此时称为子宫下段。

（3）子宫颈：在性激素作用下，宫颈充血、水肿，外观变肥大、呈紫蓝色，质软。宫颈黏液增多，形成黏液栓，富含免疫球蛋白及细胞因子，有保护宫腔免受外来感染侵袭的作用。

2. 卵巢　略增大，停止排卵。一侧卵巢可见妊娠黄体，于妊娠6～7周前产生雌孕激素，以维持早期妊娠。妊娠8～10周胎盘取代其功能，妊娠黄体开始萎缩。

3. 输卵管　输卵管伸长，肌层无明显增厚。

4. 阴道　在性激素作用下，阴道黏膜充血、水肿呈紫蓝色、变软；皱襞增多，结缔组织变松软，伸展性增加。阴道分泌物增多呈白色糊状。阴道上皮细胞增生，糖原丰富，乳酸含量增多，pH值降低，不利于一般致病菌生长，有利于防止感染，但孕妇易患外阴阴道假丝酵母菌病。

5. 外阴　外阴部充血，皮肤增厚，大小阴唇色素沉着，大阴唇组织松软，伸展性增加，会阴厚而软，弹性增加，有利于分娩时胎儿的通过。由于增大子宫的压迫，盆腔及下肢静脉血回流受阻，部分孕妇可有外阴静脉曲张，产后多自行消失。

（二）乳　房

妊娠期间胎盘分泌大量雌激素与孕激素分别刺激乳腺腺管、腺泡发育，同时在体内催乳激素、人胎盘生乳素、胰岛素、皮质醇、甲状腺激素等激素的共同作用下，乳房增大，充血；乳头、乳晕着色，乳头易勃起，乳晕皮脂腺肥大，形成散在的褐色结节，称为蒙氏结节。孕妇自觉乳房发胀，偶有触痛及麻刺感，是早孕的常见症状。乳房增大为产后泌乳做好了充分准备，但妊娠期间并无乳汁分泌，可能与大量雌孕激素抑制乳汁生成有关。仅在临近分娩时挤压乳房，有少量淡黄色稀薄液体溢出，称为初乳。产后胎盘娩出，雌孕激素水平迅速下降，新生儿吸吮乳头，乳汁开始分泌。

（三）循环系统

1. 心脏　妊娠晚期因子宫增大使膈肌升高，心脏向左、上、前方移位，故心尖搏动左移1～2cm，心浊音界稍扩大。心脏容量至妊娠末期约增加10%，妊娠晚期孕妇在休息时心率增加10～15次/分。由于血流量增加、流动速度加快，心脏移位使血管扭曲，多数孕妇心尖区可以闻及Ⅰ～Ⅱ级柔和吹风样收缩期杂音，产后逐渐消失。

2. 心搏出量　妊娠10周起增加，妊娠32～34周达高峰，此水平一直持续至分娩。分娩时，尤其是第二产程，心搏出量显著增加。心搏出量增加为孕期循环系统最重要的改变，对胎儿生长发育至关重要。

3. 血压　妊娠早中期血压偏低，妊娠24～26周后血压轻度升高。一般收缩压无变化，舒张压因外周血管扩张、血液稀释及胎盘形成动静脉短路而轻度降低，使脉压稍增大。孕妇血压受体位影响，坐位稍高于仰卧位。

4. 静脉压　妊娠期由于盆腔血液回流到下腔静脉的血液量增加，增大的子宫压迫下腔静脉使血液回流受阻，从而使下肢、外阴及直肠静脉压增高。加之妊娠期静脉壁扩张，孕妇容易发生下肢水肿、下肢与外阴静脉曲张、痔疮。若孕妇长时间仰卧，子宫压迫下腔静脉，导致回心血量减少，心搏量降低，血压下降，称仰卧位低血压综合征。

（四）血液系统

1. 血容量　妊娠期血容量必须增加，以适应子宫胎盘及各组织器官增加的血流量，对胎儿生长发育极为重要。血容量自妊娠6～8周起增加，妊娠32～34周达高峰，增加40%～45%，平均增加约1450mL，维持此水平至分娩。其中血浆平均增加约1000mL，红细胞平均增加约450mL，血浆增加多于红细胞，故血液稀释，孕妇出现生理性贫血。

2. 血液成分

（1）红细胞：妊娠期骨髓造血增加，但由于孕妇血液稀释，红细胞计数约为$3.6\times10^{12}/L$（非孕妇女约为$4.2\times10^{12}/L$），血红蛋白值约为110g/L（非孕妇女约为130g/L），血细胞比容0.31～0.34（非孕妇女为0.38～0.47）。

（2）白细胞：妊娠期白细胞稍有增加，一般为（5～12）$\times10^{9}/L$，有时可达$15\times10^{9}/L$，主要为中性粒细胞增多，淋巴细胞增加不明显，嗜酸性粒细胞及单核细胞无明显变化。

（3）凝血因子：孕妇血液呈高凝状态。因妊娠期凝血因子Ⅱ、Ⅴ、Ⅶ、Ⅷ、Ⅸ、Ⅹ均增加，仅凝血因子Ⅺ、Ⅻ降低，有利于产后胎盘剥离面血管迅速形成血栓，减少产后出血。妊娠期血小板数轻度减少。

（4）血浆蛋白：由于血液稀释，血浆蛋白在妊娠早期开始降低，至妊娠中期为60～65g/L，主要是白蛋白减少，约为35g/L，以后持续此水平直至分娩。

（五）呼吸系统

妊娠期胸廓横径及前后径加宽使周径加大，肺通气量约增加40%，有利于供给孕妇及胎儿所需的氧，满足孕妇耗氧量增加之需。呼吸次数妊娠期变化不大，不超过20次/分，但呼吸较深。妊娠晚期以胸式呼吸为主。受雌激素影响，上呼吸道（鼻、咽、气管）黏膜增厚，轻度充血、水肿，易发生上呼吸道感染。

（六）泌尿系统

妊娠期肾脏略增大。妊娠期肾血浆流量（RPF）及肾小球滤过率（GFR）均增加，RPF约增加35%，GFR约增加50%，以适应孕期增多的代谢产物的排出，因此，肾负担加重。由于GFR增加，肾小管对葡萄糖重吸收能力没有相应增加，约15%孕妇饭后出现生理性糖尿。RPF与GFR均受体位影响，孕妇仰卧位时尿量增加，故夜尿量多于日尿量。

受孕激素影响，泌尿系统平滑肌张力降低，肾盂及输尿管轻度扩张。因而输尿管增粗，蠕动减弱，尿流缓慢，可以致肾盂积水，易患急性肾盂肾炎，以右侧居多，因右旋子宫压迫右侧输尿管而致。左侧卧位可以预防。

妊娠早期，增大子宫压迫膀胱，孕妇出现尿频；妊娠12周后子宫增大超出盆腔，尿频症状消失；妊娠晚期随胎先露下降至盆腔，孕妇尿频再出现，部分孕妇可以出现尿失禁；产后消失。

（七）消化系统

由于妊娠期大量雌激素影响，齿龈充血、水肿、肥厚，易出血。孕激素使平滑肌张力降低、肌肉松弛，因而胃贲门括约肌松弛，胃酸性内容物可回流至食管，产生烧灼感；胃排空时间延长加上胃酸及胃蛋白酶分泌减少，易出现上腹部饱胀感；肠蠕动减弱，易出现便秘、痔疮或使原有痔疮加重。妊娠期胆囊排空时间延长，胆道平滑肌松弛，胆汁稍黏稠使胆汁淤积，容易诱发胆囊炎及胆石病。妊娠期增大的子宫可使胃、肠管向上及两侧移位。

（八）内分泌系统

妊娠期垂体稍增大，促性腺激素在大量雌孕激素的负反馈作用下分泌减少，故妊娠期间卵巢内的卵泡不再发育成熟，也无排卵；催乳激素随妊娠进展逐渐增量，为非孕妇女的10倍，促进乳腺发育，为产后泌乳作准备。促肾上腺皮质激素、甲状腺激素分泌增多，但因游离含量不多，故孕妇没有肾上腺、甲状腺功能亢进表现。

（九）其　他

1. 体重　妊娠早期体重无明显变化，妊娠13周起每周增加约350g，妊娠晚期每周增加不超过500g，整个妊娠期体重增加约12.5kg，包括胎儿、胎盘、羊水、子宫、乳房、血液等。

2. 皮肤　孕妇黑色素增加，使孕妇面颊、乳头、乳晕、腹白线、外阴等处出现色素沉着，面部呈蝶状褐色斑，称为妊娠黄褐斑，于产后自行消退。随妊娠子宫的逐渐增大，孕妇腹壁皮肤张力加大，使皮肤的弹力纤维断裂，呈紫色或淡红色妊娠纹，见于初产妇。产后呈银白色。

3. 矿物质代谢　胎儿生长发育需要大量钙、磷、铁，其中钙、磷大部分在妊娠最后3个月内积累。因此，孕期中晚期应注意加强饮食中钙的摄入，至少应于妊娠最后3个月补充维生素D及钙。孕妇储存铁量不足，需要补充铁剂，否则易致缺铁性贫血，一般于妊娠16周起开始补充。

二、心理社会变化

妊娠虽然是一种自然的生理现象，但对女性而言，仍是一生中最重要最具挑战的事件，是家庭生活的转折点，未来的父母在心理及社会方面需要重新适应和调整。因此，孕妇及家庭成员会产生不同程度的压力和焦虑。只有了解妊娠期孕妇的心理变化，护士才能给予恰当的护理照顾，并指导孕妇及家庭自主适应，迎接新生命的诞生。孕妇常见的心理反应包括：

1. 惊讶和震惊　在怀孕初期，不管是否为计划妊娠，几乎所有的孕妇都会产生惊讶和震惊的反应。

2. 矛盾心理　惊讶和震惊的同时，部分妇女出现爱恨交加的矛盾心理。尤其是计划外妊娠的孕妇。可能是由于如下原因：对恶心、呕吐等生理性变化无所适从；觉得怀孕不是时候，感到工作、学习及经济等问题还未处理好；自己未做好为人父母的准备；希望怀孕是“将来的某一天”而非“现在”；缺乏社会支持系统等。通常表现为情绪低落、抱怨身体不适、认为自己在变丑且不再具有女性魅力等，甚至想终止妊娠。

3. 接受　妊娠早期，孕妇的感受可能多为妊娠的各种不适反应，没有真实地感受到“宝宝”的存在。妊娠中期，孕妇自觉胎儿在腹中活动，多数孕妇会改变当初对怀孕的态度。此时，孕妇真正感受到“宝宝”的存在，开始接受“宝宝”，出现了“筑巢反应”，计划为孩子购买衣服、睡床等，关心孩子的喂养和生活护理方面的知识，给未出生的孩子起名字，猜测性别，甚至有些孕妇计划着孩子未来的职业。也有的孕妇担心婴儿的性别能否为家人接受等。

4. 情绪波动　由于体内激素的作用，孕妇的情绪波动起伏较大。往往表现为易激动，为一些极小的事情而生气、哭泣。常使配偶觉得茫然不知所措，严重者会影响夫妻间感情。

5. 内省　孕妇常以自我为中心，较关注自己的身体变化、穿着、体重和饮食及休息，喜欢独处，这使孕妇有时间去调节与适应。但内省可能会使配偶及其他家庭成员感觉受到冷落。

任务四　妊娠诊断

根据妊娠不同时期的特点，将妊娠分为三个时期：妊娠13周末及以前称为早期妊娠，第14～27周末称为中期妊娠，第28周及其后称为晚期妊娠。

一、早期妊娠诊断

（一）症　状

1. 停经　停经是妊娠最早的症状，但不是特有的症状。平时月经规律，育龄期有性生活史的健康妇女，一旦月经过期 10 日以上，首先应考虑妊娠；若停经 8 周以上，则妊娠的可能性更大。

2. 早孕反应　停经 6 周左右，约一半的孕妇出现恶心，晨起呕吐、流涎，缺乏食欲，喜食酸物，厌油腻，畏寒，头晕、乏力，嗜睡等症状，称为早孕反应。一般不影响生活与工作，多在停经 12 周左右自行消失。可能与人绒毛膜促性腺激素（hCG）的含量、精神紧张等因素有关。

3. 尿频　因不断增大的前倾子宫压迫膀胱所致，妊娠 12 周后，子宫增大超出盆腔，症状自然消失。

4. 乳房变化　乳房增大，充血；孕妇自觉乳房发胀、疼痛，偶有麻刺感；蒙氏结节形成。

（二）体　征

1. 妇科检查　阴道黏膜和子宫颈变软，充血呈紫蓝色。停经 6～8 周时，双合诊检查子宫峡部极软，感觉宫颈与宫体之间似不相连，称为黑加征。子宫增大变软，停经 8 周时，子宫约为非孕时的 2 倍，停经 12 周时约为非孕时的 3 倍，在耻骨联合上方可以触及。

2. 乳房检查　乳房增大，静脉充盈；乳头增大，乳头、乳晕着色加深；乳晕可见深褐色的蒙氏结节。

（三）辅助检查

1. 妊娠试验　受精后 10 日左右，放射免疫法可以测出受检者血中 β-hCG，是临床上诊断早期妊娠最常用的检查方法。临床上常用早早孕试纸检测尿液，结果阳性结合临床表现诊断早期妊娠。hCG 对诊断妊娠有很高的特异性，假阳性少见，若阴性者一周后复查。

2. 超声检查

（1）B 超检查：是诊断妊娠快速、准确的方法。妊娠早期超声检查的主要目的是确定妊娠、胎数、胎龄及排除异位妊娠等病理情况。B 型超声最早在停经 5 周时能在宫腔内见到圆形或椭圆形妊娠囊，见到胚芽和原始心管搏动。

（2）超声多普勒法：用超声多普勒仪检查，最早在停经 7 周末时，听到有节律、单一高调的胎心音，即可确诊为早期妊娠、活胎。

3. 宫颈黏液检查　宫颈黏液分泌减少变黏稠，拉丝易断，涂片检查见到排列成行的珠豆状椭圆体结晶，此结果见于黄体期，也可见于妊娠期。若动态观察，持续见到椭圆体，提示妊娠。

4. 基础体温（BBT）测定　基础体温高温相一般持续 14 日左右，育龄妇女若高温相持续 18 日不下降，早孕可能性大；高温相持续超过 3 周不下降，早孕的可能性更大。

5. 黄体酮试验　孕激素在女性体内突然撤退会导致子宫出血，利用此原理给怀疑早孕的妇女每日肌注黄体酮 20mg，连续 3～5 日，若停药后 7 日未出现阴道流血者早孕可能性大，若停药 3～7 日内出现阴道流血者，可以排除早孕。

二、中晚期妊娠诊断

中晚期妊娠是胎儿生长和各器官发育成熟的重要时期，主要是判断胎儿生长发育情况、宫内状况，和了解胎儿有无畸形。

（一）病史与症状

有早期妊娠的经过，感到腹部逐渐增大，自感胎动等。经产妇胎动感觉略早于初产妇。

（二）体　征

1. 子宫增大　随着妊娠进展，子宫逐渐增大，宫底逐渐升高。手测子宫底高度或尺测耻上子宫长度，可初步估计胎儿大小及孕周，推断胎儿大小与孕周是否相符见表 2－1、图 2－4。子宫底高度与长度因孕妇的脐部与耻骨联合上缘间的距离、胎儿发育、羊水量、多胎等而稍有差异。子宫长度一般在妊娠 20 周起开始测量，不同孕周的子宫底增长速度不同，妊娠 20～24 周时增长速度较快，平均每周增长 1.6cm，至 36～40 周增长速度减慢，每周平均增长 0.25cm，在妊娠 36 周时最高，妊娠足月时因胎先露入盆而略有下降。增长过速或过缓均可能提示异常。

表 2－1　不同妊娠周数的子宫底高度及子宫长度

妊娠周数	手测子宫底高度	尺测子宫长度（cm）
12 周末	耻骨联合上 2～3 横指	
16 周末	脐耻之间	
20 周末	脐下 1 横指	18（15.3～21.4）
24 周末	脐上 1 横指	24（22.0～25.1）
28 周末	脐上 3 横指	26（22.4～29.0）
32 周末	脐与剑突之间	29（25.3～32.0）
36 周末	剑突下 2 横指	32（29.8～34.5）
40 周末	脐与剑突之间或略高	33（30.0～35.3）

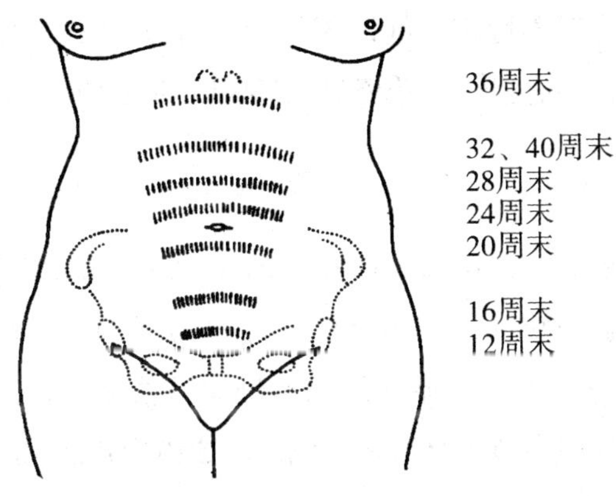

图 2－4　妊娠周数与宫底高度

2. 胎心音　闻及胎心音可确诊妊娠且为活胎。妊娠 12 周，用多普勒胎心听诊仪经孕妇腹壁探测到胎心音；用听诊器在孕妇腹壁听诊，一般于妊娠 18～20 周开始可以听到，正常范围是每分钟 110～160 次。胎心音呈双音，似钟表“滴答”声，速度较快，注意与子宫杂音、腹主动脉音、脐带杂音相鉴别。子宫杂音是血液流经子宫血管时产生的柔和吹风样低音响，腹主动脉音为单调的咚咚样强音响，这两种杂音均与孕妇脉搏数一致；脐带杂音为脐带血流受阻时产生的与胎心率一致的吹风样低音响，改变体位后可消失。

3. 胎动　胎动是指胎儿的躯体活动，常因冲击子宫壁而使孕妇感觉到。正常的胎动是胎儿情况良好的表现。一般于妊娠 18～20 周开始自觉胎动，正常胎动每小时 3～5 次。初孕妇比经产妇略晚。胎动随孕龄增加逐渐活跃，妊娠 32～34 周达高峰，妊娠 38 周后逐渐减少。

4. 胎体　妊娠 20 周经腹壁可触到胎体。妊娠 24 周后，经腹部触诊能辨别胎头、胎背、胎臀和胎儿肢体。胎头圆而硬，有浮球感；胎背宽而平坦；胎臀宽而软、不规则。随妊娠进展，通过四步触诊法能够查清胎儿在子宫内的位置，能帮助判断胎方位。

（三）辅助检查

1. 超声检查　B 型超声能显示胎方位、胎心搏动、胎儿数目、胎盘位置及分级、羊水量等，还能测量胎头双顶径、股骨长等多条径线。在妊娠 18～24 周，可筛查胎儿结构畸形。彩色多普勒超声可以检测子宫动脉、脐动脉和胎儿动脉的血流速度波形，以评估子痫前期的风险、胎盘的血流、胎儿贫血程度等。

2. 胎儿心电图　目前常用间接法，于妊娠 20 周后成功率高。不常用。

三、胎产式、胎先露、胎方位

胎儿在子宫内的姿势称为胎姿势。妊娠 28 周以前胎儿小，羊水相对较多，胎儿在子宫内活动范围较大，位置不固定。妊娠 32 周后，胎儿生长迅速，羊水相对减少，胎儿姿势和位置相对恒定，亦有极少数胎姿势在妊娠晚期发生改变。胎方位甚至在分娩期仍可改变。

（一）胎产式

胎体纵轴与母体纵轴的关系称为胎产式（图 2－5）。胎体纵轴与母体纵轴平行者，称为纵产式，占足月妊娠分娩总数的 99.75%；胎体纵轴与母体纵轴垂直者，称为横产式，仅占足月分娩总数的 0.25%；胎体纵轴与母体纵轴交叉者，称为斜产式，斜产式属暂时性的，在分娩过程中多转为纵产式，偶尔转成横产式。

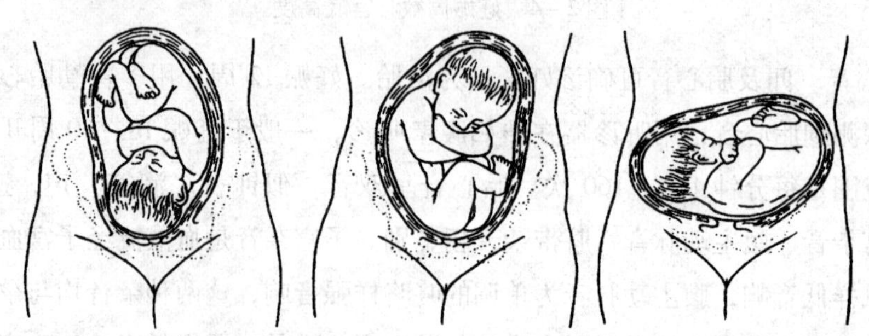

（1）纵产式-先先露　（2）纵产式-臀先露　（3）横产式-肩先露

图 2－5　胎产式

（二）胎先露

最先进入母体骨盆入口的胎儿部分称为胎先露。纵产式有头先露和臀先露，根据胎头屈伸程度，头先露分为枕先露、前囟先露、额先露及面先露（图 2－6）。臀先露分为混合臀先露、单臀先露、单足先露、双足先露（图 2－7）。横产式时最先进入骨盆的是胎儿肩部，为肩先露。

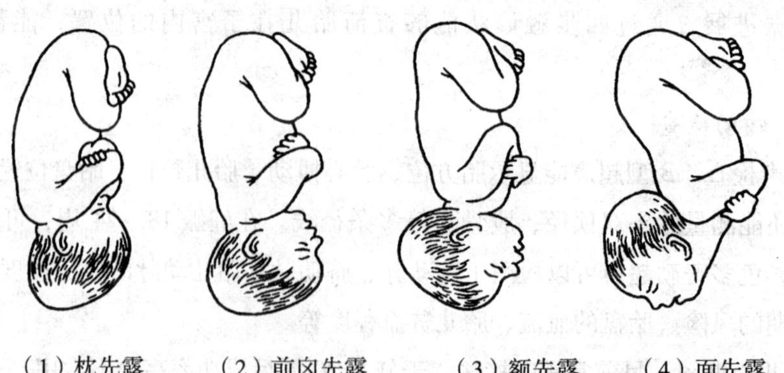

（1）枕先露　（2）前囟先露　（3）额先露　（4）面先露

图 2－6　头先露的种类

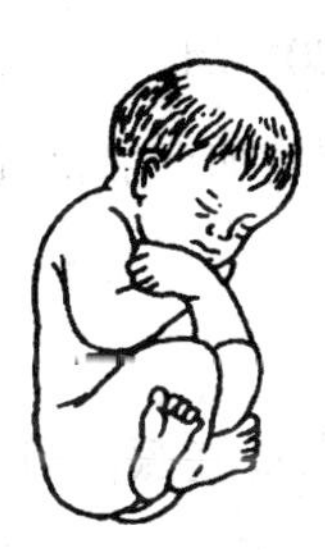
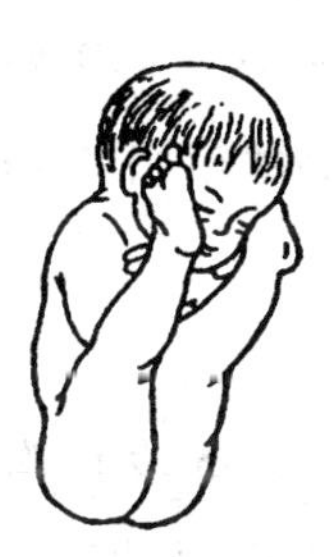
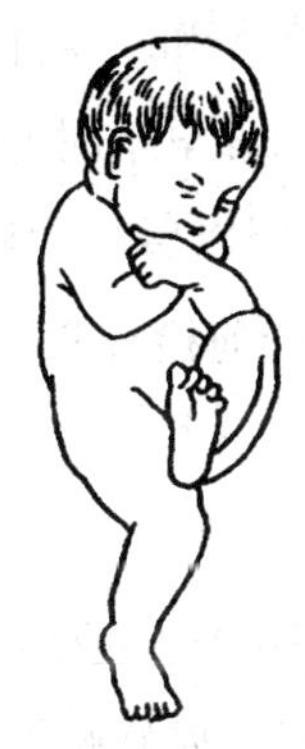
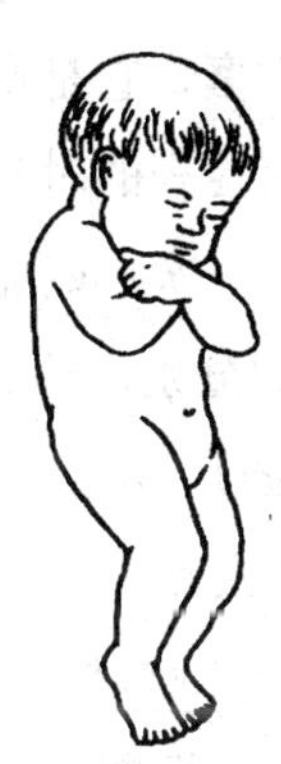

（1）混合臀先露　（2）单臀先露　（3）单足先露　（4）双足先露

图2－7　臀先露的种类

（三）胎方位

胎儿先露部的指示点与母体骨盆的关系称为胎方位。枕先露以枕骨为指示点，臀先露以骶骨为指示点，肩先露以肩胛骨为指示点，面先露以颏骨为指示点。每个指示点因与母体骨盆入口左、右、前、后、横的关系而有不同胎方位，见表2－2。

表2－2　胎产式、胎先露和胎方位的类型及关系

纵产式（99.75%）	头先露（95.75%～97.75%）	枕先露（95.55～97.55%）	枕左前（LOA）	枕左横（LOT）	枕左后（LOP）
			枕右前（ROA）	枕右横（ROT）	枕右后（ROP）
		面先露（0.2%）	颏左前（LMA）	颏左横（LMT）	颏左后（LMP）
			颏右前（RMA）	颏右横（RMT）	颏右后（RMP）
	臀先露（2%～4%）		骶左前（LSA）	骶左横（LST）	骶左后（LSP）
			骶右前（RSA）	骶右横（RST）	骶右后（RSP）
横产式（0.25%）	肩先露（0.25%）		肩左前（LScA）	肩左后（LScP）	
			肩右前（RScA）	肩右后（RScP）	

任务五　妊娠期的护理管理

妊娠期护理管理主要通过产前检查工作来完成。产前检查属于围生医学研究的范畴。围生医学是研究在围生期内加强对围生儿及孕产妇卫生保健的一门科学，以降低围生期母儿死亡率和病残儿发生率，具有保证母儿健康的重要意义。

围生期是产前、产时和产后的一段时期，国际上对围生期的规定有4种：①围生期Ⅰ：从妊娠满28周（即胎儿体重≥1000g或身长≥35cm）至产后1周；②围生期Ⅱ：从妊娠满20周（即胎儿体重≥500g或身长≥25cm）至产后4周；③围生期Ⅲ：从妊娠满28周至产后4周；④围生期Ⅳ：从胚胎形成至产后1周。我国现阶段采用围生期Ⅰ来计

算围生期死亡率，它是衡量产科和新生儿科医疗质量的重要指标。

首次产前检查的时间从确诊早孕时开始。首次产前检查未发现异常，于妊娠20～36周每4周检查一次，妊娠36周以后每周检查一次，即于妊娠20、24、28、32、36、37、38、39、40周分别产检，共产前检查9次，高危孕妇者应酌情增加产前检查次数。

【护理评估】

（一）健康史

1. 年龄　年龄过小（<18岁）或过大（>35岁）均为高危妊娠。35岁以上高龄初孕妇易发生妊娠期特有疾病，如妊娠期糖尿病、妊娠期高血压疾病；分娩时易出现产力、产道异常等。

2. 职业　放射线可诱发基因突变导致染色体异常，长期接触铅、汞、苯、有机磷农药、一氧化碳等有毒物质，有可能导致流产、死胎、胎儿畸形等。

3. 月经史　详细询问末次月经日期、月经周期及其是否规律。月经周期的长短影响预产期的推算和胎儿生长发育的监测。月经周期延长的孕妇其预产期相应推迟，如月经周期40日的孕妇，其预产期应相应推迟10日。

4. 孕产史　了解孕次及分娩方式，询问有无流产、早产、难产、死胎、死产、产后出血史。

5. 本次妊娠过程　了解有无早孕反应、早孕反应出现的时间；妊娠早期有无病毒感染及用药；胎动开始时间；妊娠过程有无阴道流血、腹痛、发热、头晕、头痛、心悸、气短、下肢水肿等表现。询问饮食、职业及工作环境、运动（劳动）、大小便及睡眠情况。

6. 既往史和手术史　了解既往有无高血压、心脏病、糖尿病、甲状腺功能亢进（甲亢）、血液病、严重肝肾疾病等病史，注意其发病时间与治疗情况。了解手术史。

7. 家族史　询问家族中有无高血压、糖尿病、双胎妊娠、精神病、肺结核及其他遗传性疾病等病史。

8. 个人史　了解婚姻状况、受教育程度、宗教信仰、经济状况、有无吸烟、吸毒、酗酒等资料。

9. 配偶情况　主要询问有无烟酒嗜好、传染病、遗传性疾病等。

（二）预产期的推算

预产期（EDC）主要是通过末次月经来推算孕妇分娩的日期，计算方法为：从末次月经第一日算起，月份减3或加9，日数加7，例如：末次月经第一日是2014年5月19日，预产期则为2015年2月26日。一般实际分娩日期在预产期前或后1～2周。若孕妇记不清末次月经日期或哺乳期尚未月经复潮而受孕者，可根据早孕反应出现时间、胎动开始时间、宫高及B超检查等估计。

（三）身体状况

1. 全身检查　评估孕妇发育、营养、精神、步态及身高，身材矮小（不足145cm）者常伴有骨盆狭窄；检查心、肺、肝、肾有无病变；检查乳房发育情况、乳头大小及有无凹陷；注意脊柱及下肢有无畸形；测量血压，孕妇正常血压不应超过140/90mmHg；注意有无水肿，妊娠晚期仅踝部或小腿下部水肿，经休息后能消退者属于正常；测量体重，妊娠晚期体重增加每周不超过500g，超过者应考虑水肿或隐性水肿、羊水过多、双胎妊娠等。

2. 产科检查　包括腹部检查、骨盆测量、阴道检查、肛门检查和绘制妊娠图。

（1）腹部检查：孕妇排尿后，仰卧于检查床上，头部略抬高，袒露腹部，双腿略屈曲分开，放松腹部。检查者站于孕妇右侧，动作轻柔，注意保暖、保护隐私。

1）视诊：注意观察腹部形状和大小，有无手术瘢痕、妊娠纹和水肿。腹部呈横椭圆形（腹部两侧向外膨出伴宫底位置较低者）常提示肩先露。腹部过大，提示多胎妊娠、巨大胎儿、羊水过多的可能；腹部过小，提示胎儿生长受限（FGR）、孕周推算错误等。腹形呈悬垂腹（多见于经产妇）或尖形腹（多见于初产妇），考虑骨盆狭窄的可能。

2）触诊：分四步完成，称为四步触诊法（图2－8），是产科特有的检查。可检查子宫大小、胎产式、胎先露及是否衔接、胎方位等。触诊时注意腹壁紧张度、子宫敏感度、羊水多少等情况。检查前，先用手测宫底高度或用软尺测子宫长度及腹围，子宫长度是从宫底到耻骨联合上缘的距离，腹围是下腹最膨隆处，通常是绕脐一周的周径。四步触诊法的前三步检查者面向孕妇头部，第四步面向孕妇足部。

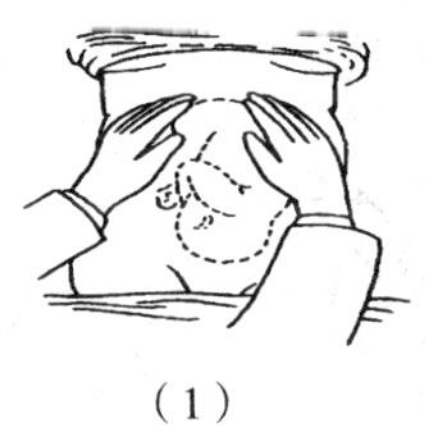
（1）
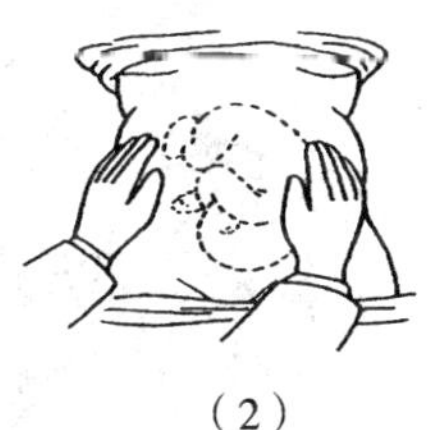
（2）
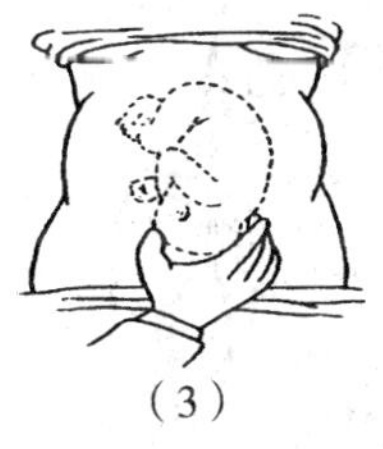
（3）
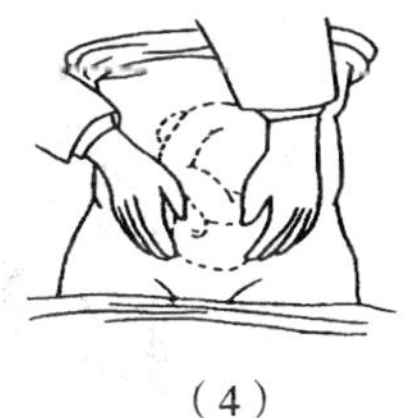
（4）

图2－8　四步触诊法

第一步：检查者两手置于子宫底部，轻轻按压摸清宫底高度，估计胎儿大小是否与妊娠周数相符；两手指腹相对轻推，判断宫底部的胎儿部分，若圆而硬、形态规则，有浮球感为胎头，若宽而软、形态不规则为胎臀，从而判断胎产式，推断胎先露。

第二步：检查者两手下移置于腹部左右两侧，一手固定，另一手由上至下轻轻深按检查，左右手交替进行。触及平坦饱满部分为胎背，并了解胎背朝向（前方、侧方），触及较空虚、高低不平可变形且活动的部分为胎儿肢体。

第三步：检查者右手拇指与其余4指分开，置于耻骨联合上方，握住胎先露，轻按压并左右推动，摸清胎先露是胎头还是胎臀，圆而硬为胎头，宽而软为胎臀；能推动者表示未衔接；不能推动者则已衔接。

第四步：检查者左右手分别置于胎先露两侧轻按压，进一步核对胎先露，然后朝骨盆入口方向向下深按，确定胎先露入盆程度。若双手能伸入、能左右推胎先露者，表示先露尚未入盆，临床上称为“浮”；手仅能伸入一点、胎先露稍活动，称为“半固定”；手不能伸入、胎先露不能活动，称为“固定”。

3）听诊：胎心音在胎背上方的孕妇腹壁处听诊最清楚。妊娠24周后，枕先露的听诊部位在脐左或右下方；臀先露的听诊部位在脐左或右上方；肩先露的听诊在靠近脐部下方最清楚（图2－9）。听诊部位取决于先露部和其下降程度。

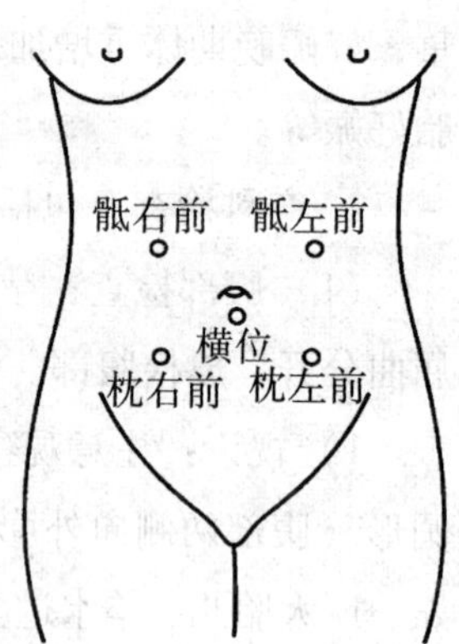

图2－9　不同胎位胎心音的听诊部位

（2）骨盆测量：骨盆即骨产道，其大小及形状决定着胎儿能否顺利经阴道娩出。骨盆测量可以了解骨产道的情况，分为骨盆外测量和骨盆内测量两种方法。

1）骨盆外测量：用骨盆测量器测量以下径线：

①髂棘间径：孕妇取仰卧位，两腿伸直。测量两髂前上棘外缘间的距离（图2－10），正常值为23～26cm。此径线可间接推测骨盆入口横径的长度。

②髂嵴间径：孕妇取仰卧位，两腿伸直。测量两髂嵴外缘间最宽的距离（图2－11），正常值为25～28cm。此径线可间接推测骨盆入口横径的长度。

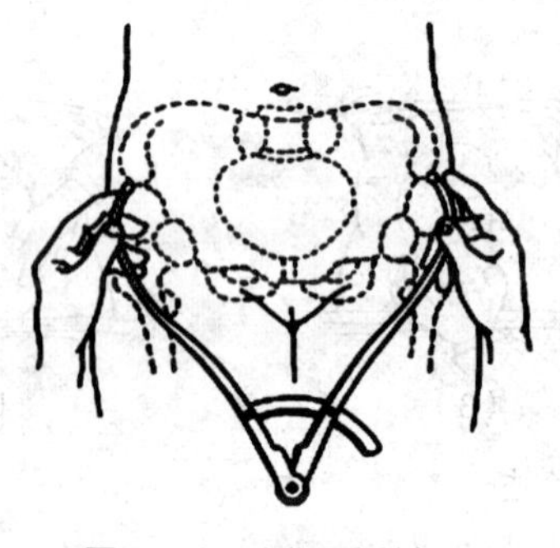
图2－10　测量髂棘间径

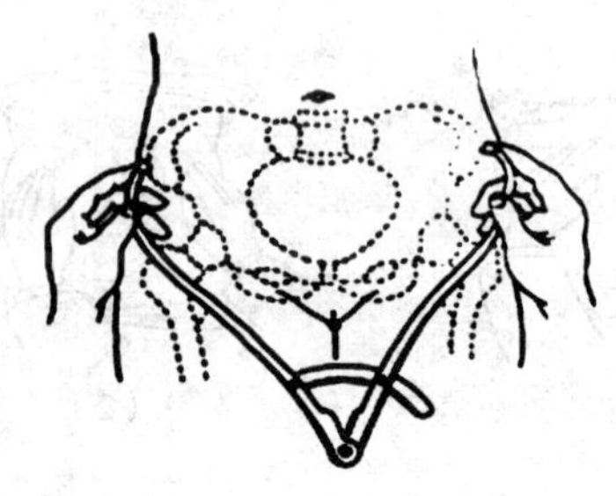
图2－11　测量髂嵴间径

③骶耻外径：是骨盆外测中最重要的径线。孕妇取左侧卧位，左腿屈曲，右腿伸直。测量第5腰椎棘突下（相当于米氏菱形窝的上角，或相当于两髂嵴后连线中点下约1～1.5cm处）至耻骨联合上缘中点的距离（图2－12），正常值为18～20cm。此径线可间接推测骨盆入口前后径的长度。

④坐骨结节间径：又称出口横径（TO），孕妇取仰卧位，两腿屈曲，双手抱膝，测量两坐骨结节内侧缘间的距离（图2－13），正常值为8.5～9.5cm；也可用检查者手拳估计，若此径能容纳成人横置手拳属正常。如果出口横径 <8cm，应进一步测量出口后矢状径。

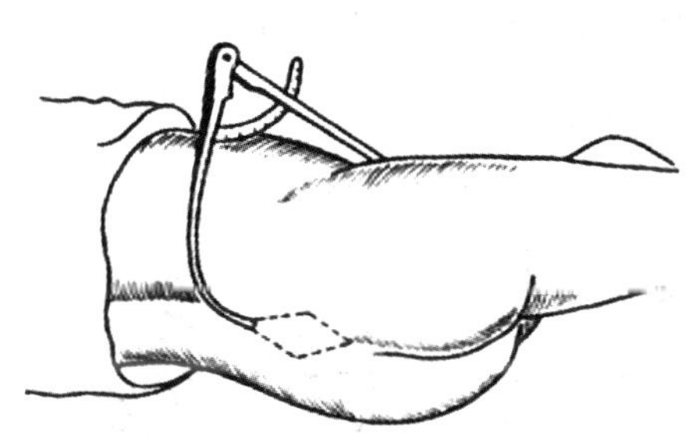

图 2－12 测量骶耻外径

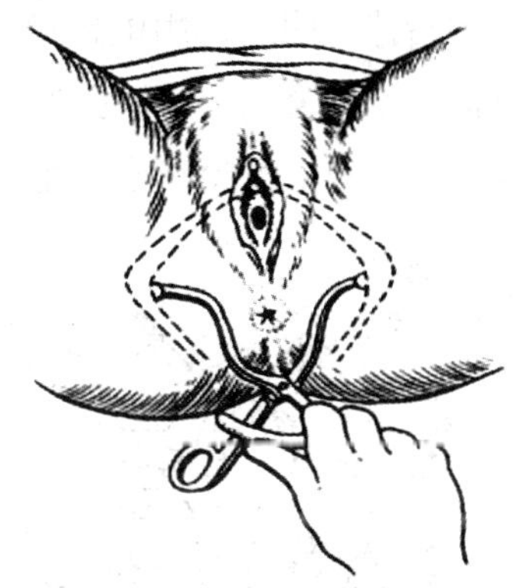

图 2－13 测量坐骨结节间径

⑤出口后矢状径：测量坐骨结节间径中点至骶骨尖端的长度。检查者右手戴手套，示指伸入肛门触及骶骨，拇指置于孕妇体外骶尾部，两指共同找到骶骨尖端，将骨盆出口测量器两端分别放在坐骨结节间径中点与骶骨尖端处，即可测量出口后矢状径（图 2－14），正常值为 8～9cm。出口后矢状径与坐骨结节间径之和 >15cm，表示骨盆出口狭窄不明显，一般足月大小的胎儿可经阴道娩出。

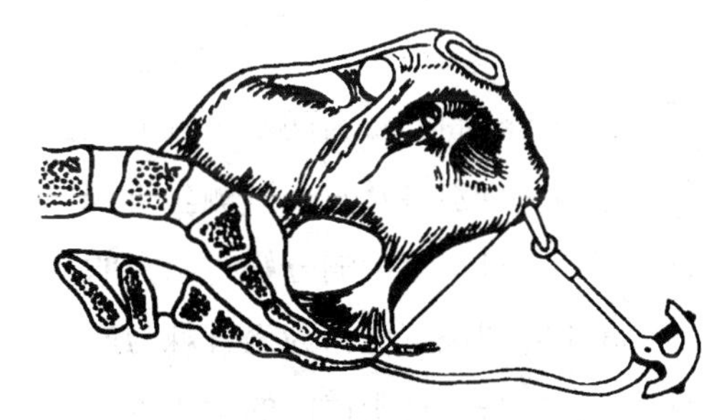

图 2－14 测量出口后矢状径

⑥耻骨弓角度：将两拇指指尖斜着对拢放于耻骨联合下缘，左右两拇指平放在耻骨降支上面，两拇指间的角度即为耻骨弓角度（图 2－15），正常值为 90°，小于 80°为异常。该角度可反映骨盆出口横径的宽度。

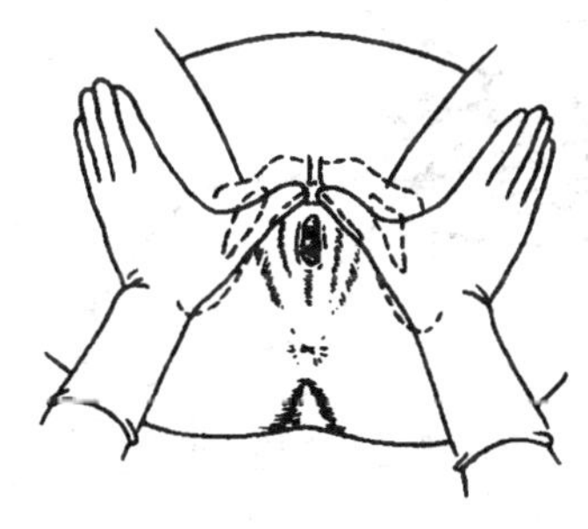

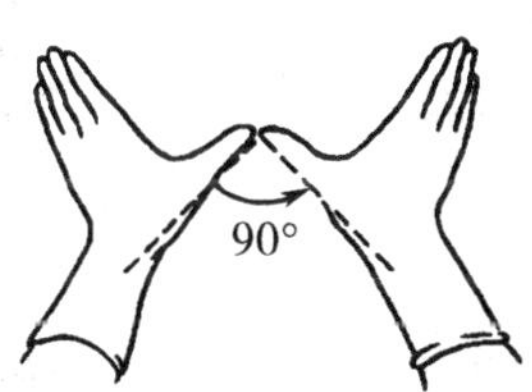

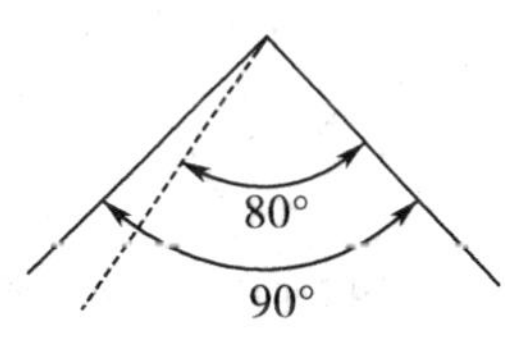

图 2－15 测量耻骨弓角度

2）骨盆内测量：适用于骨盆外测量有狭窄者，应于妊娠 24～36 周阴道松软时测量。过早测量阴道较紧，近预产期测量容易引起感染、胎膜早破。测量时，孕妇取膀胱截石位，严格消毒外阴，检查者须戴消毒手套并涂润滑油。

①骶耻内径：又称对角径，为骶岬上缘中点到耻骨联合下缘的距离，正常值为 12.5～13cm。此值减去 1.5～2cm 为骨盆入口前后径的长度，称为真结合径，正常值为 11cm。当骶耻外径 <18cm 时测量，可较精确推测骨盆入口前后径的长度。检查者将一

手示指、中指伸入阴道，用中指指尖触及骶岬上缘中点，示指上缘紧贴耻骨联合下缘，另一手标记此接触点，将手抽出，测量中指尖到标记点的距离，即为对角径（图2－16）。若中指指尖触不到骶岬，一般表示对角径大于12.5cm。

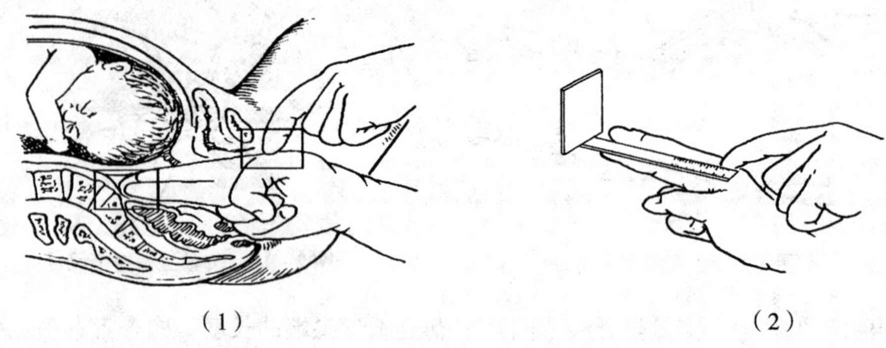

（1）　　（2）

图2－16　测量对角径

②坐骨棘间径：为两坐骨棘间的距离，正常值为10cm。方法为一手示指、中指置入阴道内，分别触及左右两侧坐骨棘，估计其间的距离（图2－17）。此径线是骨盆最短的横径，过小会影响分娩时胎头的下降。

③坐骨切迹宽度：为坐骨棘与骶骨下部间的距离，即骶棘韧带宽度。可估计中骨盆的大小，方法为将阴道内的示指置于骶棘韧带上移动（图2－18），估计能容纳3横指，相当于5.5～6cm，属于正常；否则提示中骨盆狭窄。

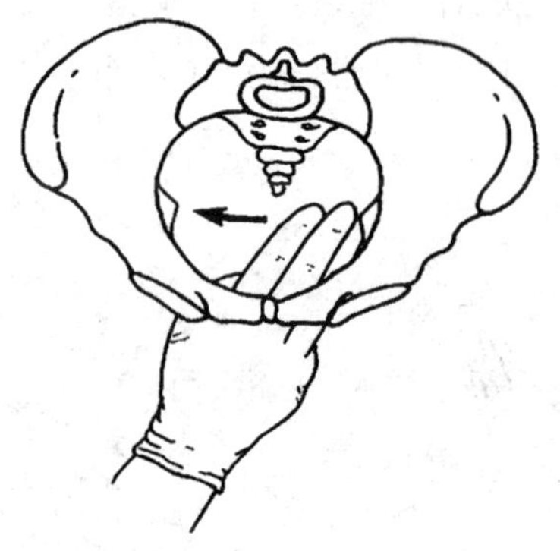

图2－17　测量坐骨棘间径

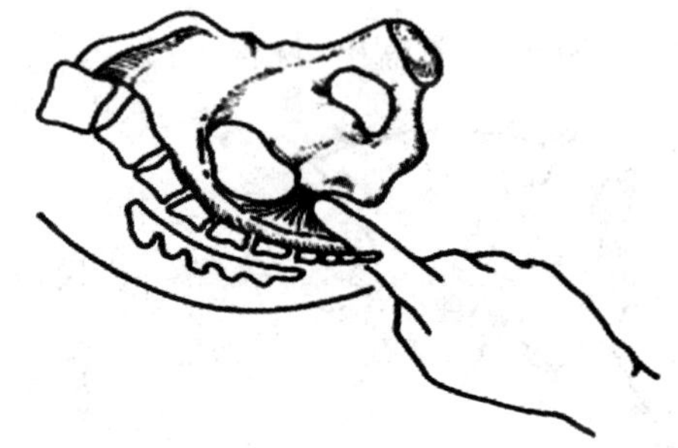

图2－18　测量坐骨切迹宽度

（3）阴道检查：确诊早孕时或初次产检时进行盆腔双合诊检查，了解产道、子宫、附件有无异常。妊娠24周左右首次产前检查时需测量对角径。妊娠最后一个月内应避免阴道检查。

（4）肛门检查：帮助判断胎先露、坐骨切迹宽度、坐骨棘间径、骶骨前面弯曲度以及骶尾关节活动度，并测量出口后矢状径。多于分娩期进行。

（四）心理－社会支持情况

妊娠早期评估孕妇对妊娠的反应及接受程度，对此是积极还是消极的态度。有无矛盾心理。孕妇接受妊娠的程度，可以从孕妇能否主动谈论怀孕的不适、遵循产前指导的能力来评估。妊娠中期后，孕妇自感胎动，真实感受到胎儿的存在，开始关爱胎儿。妊娠晚期子宫明显增大，孕妇的体力负担加重，行动不便，出现腰背痛、水肿、睡眠障碍等症状，此时大多数孕妇都盼望分娩日期尽快到来；当小孩即将降生时，孕妇一方面感到高兴，同时，又因对分娩将产生的痛苦而焦虑、恐惧，担心能否顺利分娩、害怕出现危险或胎儿畸形等。

（五）辅助检查

常规检查红细胞计数、血红蛋白值、血细胞比容、血小板数、血型、HBsAg、肝功能、肾功能、阴道分泌物、尿蛋白、尿糖等。必要时行 B 超检查、葡萄糖复查、唐氏筛查、HIV 筛查等。

（六）高危因素评估

产前检查的重要任务就是筛查高危妊娠并加强监护，因此护士在护理评估时关注高危因素至为重要。

高危因素：孕妇年龄 <18 岁或≥35 岁；异常孕育史，如自然流产、异位妊娠、早产、死胎、死产、难产、畸胎史；异常妊娠，如妊娠期高血压疾病、前置胎盘、胎盘早期剥离、羊水异常、胎儿生长受限；妊娠合并症，如心脏病、高血压、糖尿病、肝炎；异常分娩史；残疾；遗传性疾病史；妊娠早期接触大量放射线、化学性毒物等。

（七）复诊评估

复诊评估内容包括仔细询问孕妇上次检查后至今有无头晕、头痛、眼花、阴道流血、胎动频繁或减少等异常情况；复查胎方位、听胎心音、测宫高与腹围估计胎儿大小，并判断与孕龄是否相符；查胎动及羊水量；必要时行 B 超检查；测量孕妇血压、体重，检查有无水肿及其他异常，必要时复查尿蛋白；同时进行孕妇卫生宣教，预约下次复诊日期。

【护理诊断/问题】

1. 体液过多　与妊娠子宫压迫下腔静脉或水钠潴留有关。
2. 便秘　与妊娠引起肠蠕动减弱、增大子宫压迫肠道有关。
3. 知识缺乏：缺乏妊娠期保健知识。
4. 焦虑　与担心自己及胎儿健康、害怕分娩有关。
5. 有受伤的危险（胎儿）　与感染、中毒、遗传及胎盘功能减退有关。

【护理措施】

1. 症状护理

（1）恶心、呕吐：约半数孕妇在孕 6 周左右出现恶心、呕吐、挑食、流涎等早孕反应症状，一般不影响生活与工作，孕 12 周左右自行消失，一般无需用药。必要时，按医嘱给予维生素 B_6、维生素 B_1 等。此期间指导孕妇清淡饮食，可以少食多餐，忌油腻、难消化和引起不舒服气味的食物，避免空腹或过饱，早晨起床后可以先吃几块饼干、喝酸奶，两餐之间进液体食物。若恶心、呕吐频繁，应考虑妊娠剧吐，须就医入院补液，纠正水电解质紊乱。

（2）尿频、尿急：增大子宫压迫膀胱所致，常发生在妊娠初3个月及末3个月。告知孕妇无需减少饮水，应及时排尿，憋尿易致泌尿系统感染。产后症状自行消失。

（3）便秘：孕期常见症状。因肠蠕动减弱，肠内容物排空时间延长，增大子宫及胎先露压迫肠道引起。指导孕妇养成良好的生活习惯，按时排便。每日清晨饮一杯温开水，进食易消化粗纤维食物，多吃新鲜蔬菜和水果，多喝水，坚持每日适当运动。必要时在医生指导下口服缓泻剂，如车前番泻颗粒，不咀嚼，足量水冲服；或用开塞露、甘油栓；禁用峻泻剂，不可以灌肠，以免引起流产或早产。

（4）白带增多：妊娠期性激素不断升高，阴道分泌物增加，于妊娠初3个月及末3个月明显，属妊娠期生理变化。嘱孕妇保持外阴清洁与干燥，每日清洗外阴，穿透气性好的棉质内裤，经常更换内裤或卫生巾，严禁阴道冲洗。孕期常规检查白带排除假丝酵母菌、滴虫、衣原体等感染。

（5）仰卧位低血压综合征：妊娠晚期孕妇长时间仰卧，增大子宫压迫下腔静脉，使回心血量及心搏量突然减少，血压下降。孕妇转换左侧卧位，血压很快恢复，不必紧张。

（6）下肢水肿：增大子宫压迫下腔静脉使下肢静脉血液回流受阻是水肿的主要原因，导致孕妇于妊娠后期常有踝部、小腿下半部轻度水肿，休息后消退，属正常现象；若下肢水肿明显，休息后不消退，应警惕妊娠期高血压疾病、妊娠合并肾脏疾病、低蛋白血症等。避免长时间站或坐，取左侧卧位休息，下肢垫高15°能使下肢血液回流改善，减轻水肿。需适当限制盐的摄入，水分不必限制。

（7）下肢、外阴静脉曲张：因下腔静脉受压使股静脉压升高所致，应避免长时间站立，穿弹力裤或下肢绑弹性绷带，左侧卧位睡眠同时垫高下肢以促进血液回流。

（8）痔疮：因增大子宫压迫或妊娠期便秘使痔静脉回流受阻，直肠静脉压升高引起。积极防治便秘，多喝水、多吃蔬菜和水果，少吃辛辣刺激性食物。肛门部位温水坐浴能缓解胀痛，按医嘱服用缓泻剂。

（9）下肢痉挛：多为孕妇缺钙引起，小腿腓肠肌肌肉痉挛常见，常在夜间发作，多能迅速缓解。指导孕妇多晒太阳，饮食中适当增加钙的摄入，口服复方氨基酸螯合钙，避免腿部疲劳、受凉，走路时注意脚跟先着地。发作时局部热敷按摩，背屈肢体或站直前倾以伸展抽搐的肌肉，直至痉挛消失。

（10）腰背痛：妊娠期间子宫向前隆起，为了保持平衡，孕妇体姿后仰，使背肌处于持续紧张状态，另妊娠时关节韧带松弛，导致孕妇腰背疼痛。指导孕妇穿平跟鞋，若俯拾地面物品，保持上身直立，屈膝，用两下肢力量起身；少抬举重物；休息时，腰背部垫枕头可缓解疼痛，必要时卧床休息（硬床垫）、局部热敷。疼痛严重者可服止痛药物。

（11）贫血：孕妇于妊娠后期对铁的需求量增多，单靠饮食补充明显不足，易发生缺铁性贫血。应加强营养，从妊娠4个月起补充铁剂，可用温水或水果汁送服，或同时服用维生素C和钙剂能增加铁的摄入，最好餐后20分钟服用，以减轻对胃肠道的刺激。多食动物肝脏、瘦肉、蛋黄、豆类、绿叶蔬菜等。告诉孕妇服用铁剂后大便可能会变黑，可能导致便秘或轻度腹泻。

（12）失眠：加强心理护理，缓解焦虑、紧张，每日坚持户外散步，睡前喝杯热奶、温水洗脚或用木梳梳头，有助于入睡。

2. 心理护理　大量研究证明，情绪不良的孕妇易发生异常妊娠与分娩期并发症。孕妇心境不佳，经常抑郁、悲伤、焦虑、紧张、恐惧等，可致胎儿脑血管收缩，脑血流量减少，影响脑部发育，新生儿易激惹，严重时造成胎儿大脑畸形。严重焦虑的孕妇，往往恶心、呕吐加剧，流产、早产发生率高。过度紧张、恐惧，可致子宫收缩乏力，产程延长或难产。让孕妇了解以上知识，鼓励孕妇诉说，告诉孕妇妊娠中晚期可能出现的生理症状，共同解决问题，解除孕妇的担心，帮助孕妇消除不良情绪，保持心情平和、轻松、愉快。

3. 健康指导

（1）异常症状的判断：异常症状的出现意味着母儿有危险，首先让孕妇明白自觉与及时就诊的重要性。告知出现下列症状应立即就诊：阴道流血、腹痛、头痛、眼花、胸闷、心悸、气短、发热、突然阴道流液、胎动突然减少等。

（2）营养指导：指导进食含高热量、丰富蛋白质、适量脂肪与糖类、足够微量元素和维生素。但要注意避免营养过剩引起巨大胎儿，和微量元素过剩引起中毒反应。

1）帮助孕妇制订合理的饮食计划：平衡膳食，指导高蛋白质、高维生素、高矿物质、适量脂肪及糖、低盐饮食。妊娠期热量随妊娠时间逐渐增加，每日增加100～300kcal热量。注意热量增加勿太高，以免胎儿过大，导致难产。建议孕妇从妊娠起，每日增加蛋白质的摄入，孕早期每日增加5g，孕中期每日增加15g，孕晚期每日增加25g。建议孕妇妊娠16周开始补充微量元素与矿物质，如：铁、钙、碘、锌及硒等。

2）饮食重质不重量：采用正确的烹饪方法，避免破坏营养素。选择易消化无刺激性的食物，避免烟、酒、浓咖啡、浓茶及辛辣食品。

3）定期测量体重：监测营养供给、记录体重增长情况。

（3）活动与休息：一般妊娠28周后孕妇应适当减轻工作量，妊娠期应避免长时间站立或重体力劳动、勿攀高或举重物、避免夜班或长时间紧张地工作；坚持适量运动，如散步、孕妇保健操。妊娠期孕妇身心负荷加重，容易疲劳，需保证足够的休息和睡眠，每日保证8小时睡眠，午休1～2小时，妊娠中期后取左侧卧位休息，以增加胎盘血供。

（4）衣着：以宽松、柔软、舒适为宜。不宜穿紧身衣，不要紧束腰腹部，以免影响乳房发育、胎儿发育与活动；选择舒适、合身胸罩，以减轻不适感；宜穿轻便舒适的低跟鞋，避免穿高跟鞋，以防身体失衡、腰背痛。

（5）个人卫生：养成良好的卫生习惯。勤刷牙，注意使用软毛牙刷。勤洗浴，勤更衣。清洗外阴，保持局部清洁干燥。

（6）性生活指导：妊娠期间适当减少性生活次数，注意身体姿势，原则上妊娠前3个月及末3个月，避免性生活，以防流产、早产、胎膜早破及感染。

（7）孕期自我监护：胎动计数和胎心音计数是孕妇自我监护的重要手段。教会家庭成员听胎心音、孕妇计数胎动，并做好记录，既可了解胎儿宫内情况，又可以促进家庭和谐。计数胎动是自我监护最常用而简单的方法，指导孕妇每日早、中、晚各数1小时胎动，每小时胎动不少于3次，提示胎儿情况良好；3次计数总和乘4为12小时的胎动次数，若12小时内胎动小于10次，或突然下降50%以上者，提示胎儿缺氧，应立即就诊。

（8）孕期用药：许多药物可通过胎盘进入胎体，对胚胎、胎儿不利的药物会影响胚胎分化和发育，导致胎儿畸形和功能障碍，孕12周内是药物的致畸期，用药应特别慎重，需在医生指导下合理用药。孕产妇用药原则是：能用一种药物，避免联合用药；能用疗效比较肯定的药物，避免用尚难确定对胎儿有无不良影响的新药；能用小剂量药物，避免用大剂量药物；严格掌握药物剂量和用药持续时间，注意及时停药。

知识链接

药物对胎儿的危害等级

美国食品和药物管理局根据药物对胚胎、胎儿的致畸情况，将药物对胚胎、胎儿的危害性等级，分为A、B、C、D、X共5个级别。

A级　经临床对照研究，无法证实药物在妊娠早期与中晚期对胎儿有危害作用，对胚胎、胎儿伤害可能性最小，是无致畸性的药物。如适量维生素。

B级　经动物实验研究，未见对胚胎、胎儿有危害。无临床对照实验，未得到有害证据。可以在医师观察下使用。如青霉素、红霉素、地高辛、胰岛素等。

C级　动物实验表明对胚胎、胎儿有不良影响。由于没有临床对照实验，只能在充分权衡药物对孕妇的益处、胚胎、胎儿潜在利益和对胚胎、胎儿危害情况下，谨慎使用。如庆大霉素、异丙嗪、异烟肼等。

D级　有足够证据证明对胚胎、胎儿有危害性。只有在孕妇有生命威胁或患严重疾病，而其他药物又无效的情况下考虑使用。如硫酸链霉素、盐酸四环素等。

X级　各种实验证实会导致胚胎、胎儿异常。在妊娠期间禁止使用。如甲氨蝶呤、己烯雌酚等。

在妊娠前12周，以不用C、D、X级药物为好。

（9）胎教：胎教能有目的、有计划地促进胎儿生长发育，现代科学研究发现，胎儿具有记忆、感知觉等能力，胎儿的眼睛会随送入的光亮而活动，触其手足可产生收缩反应，外界音响可引起心率的改变等。因此，孕妇生活规律，心境愉悦，与胎儿谈话，对胎儿进行抚摸和音乐训练等，有助于胎儿的生长发育。

（10）分娩前准备：指导准备新生儿和产妇用物。新生儿准备数套柔软、宽大、便于穿脱（衣缝在正面）的衣服，尿布宜选用柔软、吸水、透气性好的纯棉织品。产妇应准备足够大的卫生巾、毛巾、内裤、合适的胸罩、吸乳器等。另外，可采用上课、看录像等形式讲解新生儿喂养及护理知识，宣传母乳喂养的好处，示教如何给新生儿洗澡、换尿布等。指导教会孕妇做产前运动、分娩呼吸技巧等，有利于减轻分娩不适，促进顺产。

（11）识别先兆临产：随着预产期临近，孕妇出现不规则宫缩，阴道出现少量血性分泌物（俗称“见红”），预示孕妇即将临产，是先兆临产较可靠的征象；若孕妇出现间歇5～6分钟，持续30秒的规律宫缩，则为临产，应马上入院分娩。若阴道突然大量流液，估计胎膜早破，嘱孕妇平卧，由家属送往医院，以防脐带脱垂而危及胎儿生命。

目标检测题

1. 裴女士，32岁，孕1产0，妊娠37周。出现小腿及脚踝部水肿，休息后能缓解。

请　问：（1）裴女士的水肿原因可能是什么？

（2）护士应给予裴女士那些健康指导？

2. 李女士，29岁，婚后1年。停经48天，恶心、呕吐、乏力、嗜睡3天。妇科检查：阴道、宫颈充血且呈紫蓝色，宫颈与宫体似不相连，子宫稍增大，软，呈球形，双侧附件未及异常。

请　问：（1）初步考虑李女士的医疗诊断是什么？

（2）有哪些辅助检查可协助此诊断？

（初钰华）

项目三

分娩期妇女的护理

学习目标

1. 掌握分娩期妇女各产程的护理评估及护理措施。
2. 熟悉决定分娩的因素；分娩期妇女各产程的护理诊断及护理评价。
3. 了解分娩机制。
4. 能关爱产妇并对产妇进行产程观察及新生儿护理。

案例导入

某孕妇，33 岁，G_1P_0，孕 39 周。13 岁初潮，平素月经规则，周期 4/30 天，基础血压正常，营养状况一般，身高 162cm，体重 71kg，孕期参加健康教育 4 次。此次妊娠为计划内妊娠，家庭支持情况良好。门诊检查：宫高 33cm，腹围 100cm，骨盆外测量正常，B 超检查双顶径 9。于 2015 年 10 月 3 日 10：00，因阴道见红 3 小时伴不规则下腹部痛 2 小时，门诊拟"G_1P_0，孕 39 周，先兆临产，LOA"收入院。

请思考：1. 产妇和家属对能否顺利分娩感到疑惑，产妇希望了解的分娩过程为哪些？

2. 入院后要进行哪些检查？发现异常情况该如何处理？

妊娠满 28 周（196 日）及以上，胎儿及其附属物自临产开始到由母体娩出的全过程，称为分娩。妊娠满 28 周至不满 37 足周（196 ~ 258 日）期间分娩，称为早产；妊娠满 37 周至不满 42 足周（259 ~ 293 日）期间分娩，称为足月产；妊娠满 42 周（294 日）及以上分娩，称为过期产。

任务一　决定分娩的因素

决定分娩的四因素是产力、产道、胎儿及产妇的精神心理因素。若各因素均正常并能相互适应，胎儿能顺利经阴道自然娩出，为正常分娩。

一、产　力

产力是将胎儿及其附属物从宫腔内逼出的力量。产力主要包括子宫收缩力、腹肌及膈肌收缩力、肛提肌收缩力。

（一）子宫收缩力

临产后的主要产力是子宫收缩力（简称宫缩），贯穿于分娩的全过程。临产后规律性宫缩，使宫颈管逐渐缩短至消失，宫颈口扩张，胎儿先露部下降和胎儿胎盘娩出。正常子宫收缩力具有以下特点：

1. 节律性　宫缩的节律性是临产的重要标志。正常宫缩为宫体肌不随意、有节律的阵发性收缩并伴有疼痛。每次宫缩由弱渐强（进行期），维持一定时间（极期），随后由强渐弱（退行期），直至消失（间歇期）（图3－1），间歇期子宫肌肉恢复松弛。间歇一段时间后，下一次宫缩开始，如此反复直到分娩结束。临产初期，每次宫缩持续约30秒，间歇5～6分钟。随着产程进展，宫缩持续时间逐渐延长，间歇逐渐缩短。当宫口开全（10cm）后，宫缩持续时间可达60秒，间歇可缩短至1～2分钟。宫缩强度亦随产程进展逐渐增强。宫腔压力由临产初期的25～30mmHg，至第一产程末增至40～60mmHg，第二产程宫缩时可达100～150mmHg，而间歇期仅为6～12mmHg。阵痛强度随宫腔压力上升而加重。宫缩时，子宫肌壁间血管及胎盘受压使子宫和胎盘绒毛间隙的血流量减少，宫缩间歇时，子宫及胎盘的血流量恢复，可见宫缩的节律性有利于胎儿的血流灌注。

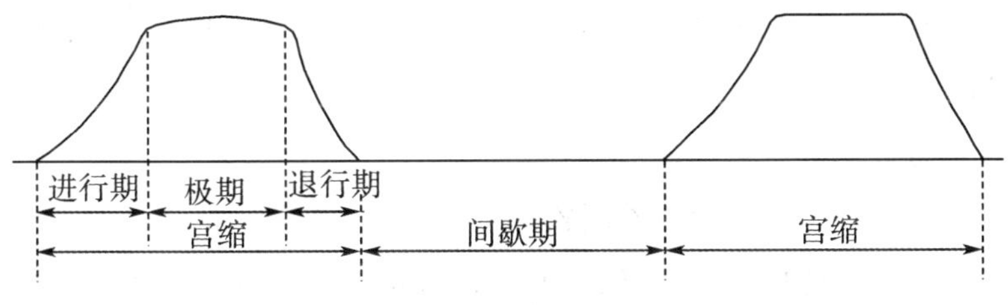

图3－1　正常宫缩节律性

2. 对称性和极性　正常宫缩起自两侧子宫角，以微波形式迅速向宫底中线集中，左右对称，然后以2cm/s速度向子宫下段扩散，约需15秒均匀协调地遍及整个子宫，此为宫缩的对称性（图3－2）。宫缩以宫底部最强最持久，向下逐渐减弱，宫底部收缩力的强度几乎达到子宫下段的2倍，此为宫缩的极性。

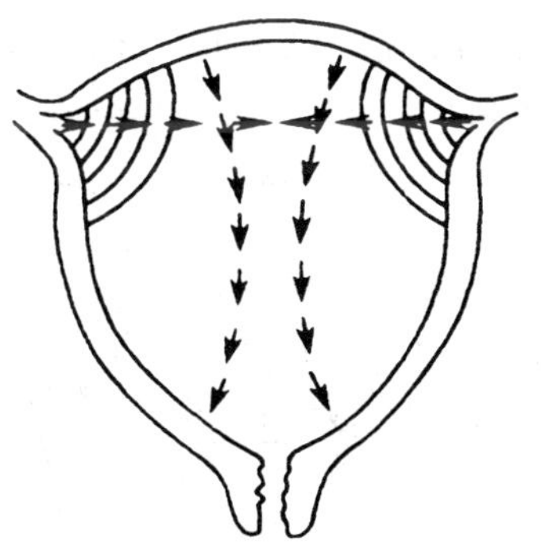

图3－2　正常宫缩对称性

3. 缩复作用　正常子宫收缩时肌纤维缩短变宽，间歇时肌纤维松弛但不能完全恢复到原来的长度，如此反复收缩，肌纤维越来越短，子宫上部肌壁越来越厚，宫腔容积逐渐缩小，子宫下段被逐渐拉长、扩张，迫使胎先露下降及宫颈管逐渐缩短直至消失，这种现象称为子宫收缩力的缩复作用。

（二）腹肌及膈肌收缩力

腹肌及膈肌收缩力（简称腹压）是第二产程娩出胎儿时的重要辅助力量。当宫口开全胎先露部已下降至盆底时，每次宫缩，前羊膜囊和胎先露部压迫盆底组织及直肠，反射性地引起排便动作。此时产妇主动屏气，喉头紧闭向下用力，腹肌及膈肌收缩使腹内压增高，促使胎儿娩出。腹肌及膈肌收缩力在第三产程亦可协助已剥离的胎盘娩出，减少产后出血的发生。

（三）肛提肌收缩力

肛提肌收缩力可以协助胎先露在骨产道内进行内旋转。当胎头枕部到达耻骨弓下时，协助胎头仰伸，胎儿娩出。当胎盘降至阴道时，可以协助胎盘娩出。

二、产道

产道是胎儿娩出的通道，分骨产道（真骨盆）与软产道两部分。

（一）骨产道

骨产道在分娩过程中几乎没变化，但其形状、大小与分娩是否顺利关系密切。为了便于理解分娩时胎儿先露部通过骨产道的过程，将骨盆分为三个假想的平面（详见项目一 任务一）。连接骨盆各平面中点的假象曲线即骨盆轴，此轴上段向下向后，中段向下，下端向下向前。分娩时，胎儿即沿此轴完成一系列分娩机制而娩出。妇女站立时，骨盆入口平面与地平面所形成的角度为骨盆倾斜度，一般为60°。若倾斜度过大，会影响胎头衔接和娩出。

（二）软产道

由子宫下段、宫颈、阴道及骨盆底软组织构成的弯曲管道。

1. 子宫下段　由子宫峡部伸展形成。非孕时子宫峡部长约0.8～1cm。孕12周后子宫峡部逐渐扩展成宫腔的一部分，至妊娠末期被逐渐拉长形成子宫下段。临产后的规律性子宫收缩使其进一步拉长至7～10cm，肌壁变薄成为软产道的一部分。由于子宫肌纤维的缩复作用，子宫上段肌壁越来越厚，子宫下段肌壁被牵拉扩张变得越来越薄。由于子宫上下段的肌壁厚薄不同，在两者交界处的子宫内面形成一环状隆起，称为生理缩复环（图3－3）。

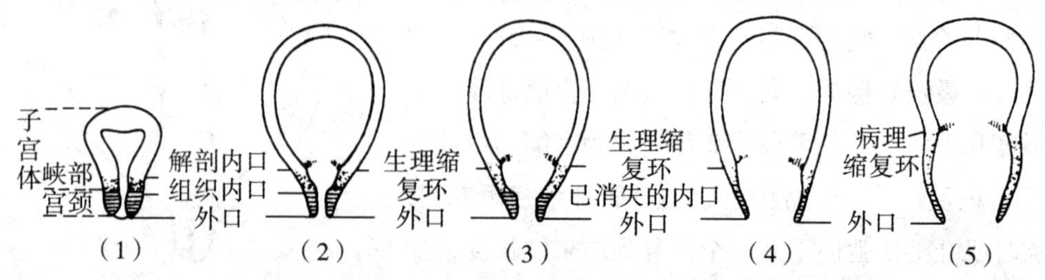

图3－3　子宫下段形成、宫口扩张及生理缩复环

2. 宫颈

（1）宫颈管消失：临产前宫颈管变软，长2～3cm。临产后，规律性子宫收缩牵拉宫颈内口的子宫肌纤维及周围韧带，加之胎先露部支撑使前羊膜囊呈楔状，使宫颈内口的子宫肌纤维向上向外扩张，宫颈管形成漏斗形，随后宫颈管逐渐短缩、展平直至消失。初产妇多是宫颈管先缩短消失，后宫口扩张；经产妇则多是宫颈管缩短消失与宫口扩张同时进行。

（2）宫口扩张：临产前，初产妇的宫颈外口仅容一指尖。经产妇可容纳一指。临产后，子宫收缩及缩复向上牵拉使得宫口逐渐扩张，加之子宫下段的蜕膜发育不良，胎膜容易与该处蜕膜分离而向宫颈管突出形成前羊膜囊，胎先露的衔接使前羊水不能回流而滞留于前羊膜囊内，协助扩张宫口。胎膜多在宫口近开全时自然破裂，破膜后，胎先露部直接压迫宫颈，扩张宫口的作用更明显，产程不断进展，直至宫口开全（10cm），足月胎头方能通过。

3. 骨盆底、阴道及会阴　临产后，前羊膜囊及下降的胎先露部压迫骨盆底，使软产道下段扩张成一个向前弯的长筒，前壁短后壁长，阴道外口开向前上方。阴道黏膜皱襞展平使腔道加宽。同时，肛提肌向下及向两侧扩展，肌纤维拉长，使5cm厚的会阴体变为2～4mm，以利胎儿通过。分娩时，会阴体虽然能够承受一定压力，但若保护不当，易造成裂伤。

三、胎　儿

胎儿能否顺利通过产道，还取决于胎儿大小、胎位、有无发育异常等因素。

（一）胎儿大小

胎儿大小是决定分娩难易的重要因素之一。胎儿过大时胎头径线过大，胎儿过熟时颅骨过硬胎头不易变形，即使骨盆正常，也可因相对头盆不称造成难产。

1. 胎头颅骨　由两块顶骨、额骨、颞骨及一块枕骨组成。颅骨间膜状缝隙为颅缝；两顶骨之间称矢状缝；额骨与顶骨之间称冠状缝；顶骨与枕骨之间称人字缝；颞骨与顶骨之间称颞缝；两额骨之间称额缝。两颅缝交界处较大空隙为囟门。胎头前方呈菱形的为前囟（大囟门）；后方呈三角形的为后囟（小囟门）（图3－4）。颅缝与囟门处有软组织覆盖，使骨板有一定的活动余地，使得胎头具有一定的可塑性。在分娩时，颅骨可轻度移位重叠使头颅变形，体积缩小，有利于胎头娩出。

2. 胎头径线　主要有4条径线：①双顶径：两侧顶骨隆突间的距离，是胎头最大横径。临床常用B超检测此值判断胎儿大小，足月胎儿平均值约为9.3cm；②枕额径：为鼻根上方至枕骨隆突的距离，胎头多以此径线衔接，足月胎儿平均值约为11.3cm；③枕下前囟径：也称小斜径，为前囟中点至枕骨隆突下方相连处的距离，胎头俯屈后以此径线通过产道，足月胎儿的平均值约为9.5cm；④枕颏径：也称大斜径，为颏骨下方中央至后囟顶部的距离，足月胎儿平均值约为13.3cm（图3－4）。

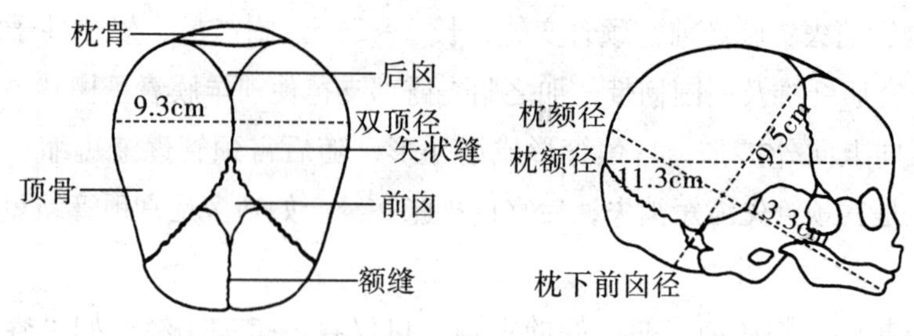

图 3－4　胎头颅骨、颅缝、囟门及胎头径线

（二）胎　位

产道为一纵行管道，若胎体纵轴与骨盆轴一致为纵产式。头先露时，胎儿较易通过产道。因胎儿以头的周径最大、肩次之、臀最小。若胎头可以顺利通过产道，则肩和臀的娩出一般没有困难。臀先露时，因小而软的胎臀先娩出，软产道扩张不充分，当胎头娩出时胎头颅骨无变形机会，致胎头娩出困难。横产式时，胎体纵轴与骨盆轴垂直，足月的活胎不可能通过产道，对母儿威胁极大。

（三）胎儿畸形

若胎儿的某一部分发育异常，如脑积水、联体双胎，使胎头或胎体过大，通过产道常发生困难。

四、精神心理因素

分娩虽然是生理现象，但对于产妇尤其是初产妇确实是一种持久而强烈的应激源。对于分娩方面知识的一知半解，以及从亲友处听到的有关分娩的负面诉说，诱导她们常常处于焦虑、紧张和恐惧的精神心理状态。适当的焦虑可提高人体适应环境的能力，而过度焦虑将导致一系列的生理病理反应，如呼吸急促、心率加快、肺内气体交换不足，可致子宫缺氧、收缩乏力、宫口扩张缓慢、胎先露下降受阻、产程延长、产妇疲倦；同时可使神经内分泌发生变化，交感神经兴奋，释放儿茶酚胺，血压升高，导致胎儿缺血缺氧，出现胎儿窘迫。因此，护理人员应认识到影响分娩的因素，除了产力、产道和胎儿之外，精神心理也是十分重要的因素。有研究显示，产妇的性格特征、个人经历、知识水平、文化背景、社会条件和环境等都是分娩时产妇心理状态的影响因素。所以，产科工作者应加强分娩期的心理教育，尽可能帮助产妇消除焦虑和恐惧的心情，帮助产妇树立顺利通过分娩的自信心，使产妇保持良好的精神状态。

任务二　枕先露的分娩机制

分娩机制是指胎儿先露部随骨盆各平面的不同形态，被动进行的一连串适应性转动，以其最小径线通过产道的全过程。临床上枕先露占95.55%～97.55%，其中以枕左前位最多见，故以枕左前位的分娩机制为例说明（图3－5）。

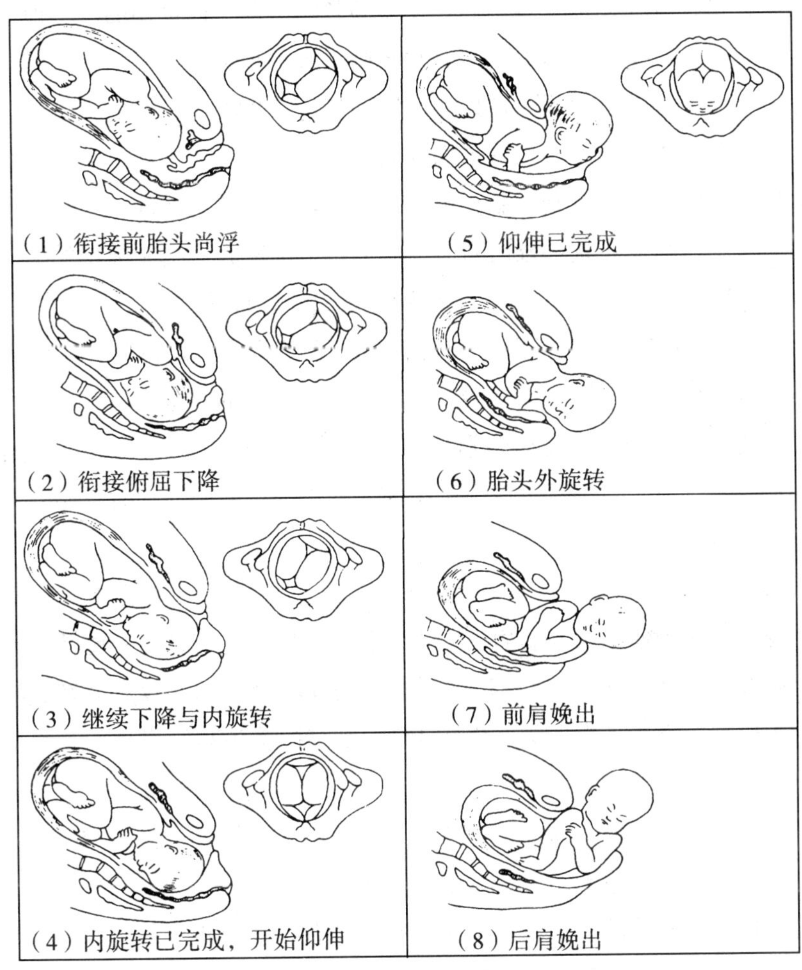

图3－5 枕左前位的分娩机制

1. 衔接 胎头双顶径进入骨盆入口平面，胎头颅骨最低点接近或达到坐骨棘水平，称衔接。胎头呈半俯屈状态以枕额径进入骨盆入口时，由于枕额径大于骨盆入口前后径，胎头矢状缝坐落在骨盆入口右斜径上，枕骨位于骨盆的左前方。初产妇多在预产期前1～2周内衔接，若初产妇临产后胎头仍未衔接，应警惕存在头盆不称的可能。经产妇多在分娩开始后胎头衔接。

2. 下降 胎头沿骨盆轴前进的动作称下降，是胎儿娩出的首要条件。下降贯穿于分娩全过程，与其他动作相伴随。下降动作呈间歇性，宫缩时胎头下降，间歇时胎头稍回缩。促使胎儿下降的主要因素有：①宫缩时通过羊水传导，压力经胎轴传到胎头；②宫缩时宫底部直接压迫胎臀；③宫缩时胎体伸直伸长；④腹肌、膈肌收缩使腹压增加，压力经子宫传到胎儿。初产妇胎头下降速度因宫口扩张缓慢和软组织阻力大较经产妇慢。临床上以胎头下降程度作为判断产程进展的重要标志。

3. 俯屈　当胎头以枕额径进入骨盆腔降至骨盆底时，处于半俯屈状态的胎头枕部遇肛提肌阻力，借杠杆作用进一步俯屈，使下颏紧贴胸部，以最小的枕下前囟径取代胎头衔接时的枕额径，以适应产道形态，有利于胎头进一步下降。

4. 内旋转　胎头围绕骨盆纵轴向前旋转，使其矢状缝与中骨盆及出口前后径相一致的动作称内旋转。内旋转从中骨盆平面开始至出口平面完成，为适应中骨盆及出口平面前后径大于横径的特点，有利于胎头下降。枕先露时，胎头枕部，到达骨盆底最低位置时，肛提肌收缩力将胎头枕部推向阻力小、部位宽的前方，枕左前位的胎头向前旋转45°，后囟转至耻骨弓下方。胎头于第一产程末完成内旋转动作。

5. 仰伸　完成内旋转后，当完全俯屈的胎头下降达阴道外口时，宫缩和腹压继续迫使胎头下降，而肛提肌收缩力则将胎头向前推进，两者的合力使胎头沿骨盆轴下段向下向前的方向转向前。当胎头枕骨达耻骨联合下缘时，以耻骨弓为支点，胎头逐渐仰伸，胎头的顶、额、鼻、口、颏依次由会阴前缘娩出。当胎头仰伸时，胎儿双肩径沿左斜径进入骨盆入口。

6. 复位及外旋转　胎头娩出时，胎儿双肩径沿骨盆入口左斜径下降。两者呈扭曲角度。胎头娩出后，为使胎头与胎肩恢复正常关系，胎头枕部再向左旋转45°，称复位。胎肩在盆腔内继续下降，前（右）肩向前向中线旋转45°，胎儿双肩径转成与出口前后径一致。胎头枕部随之在外继续向左旋转45°，以保持胎头与胎肩径的垂直关系，称外旋转。

7. 胎儿娩出　完成外旋转后，胎儿前（右）肩在耻骨弓下先娩出，随即后（左）肩从会阴前缘娩出。胎儿躯干、臀部及下肢随之顺利娩出。

分娩机制是一个连续的过程，各动作之间并没有明确的界限，下降动作始终贯穿于整个分娩过程中，胎头的各种适应性转动都伴随着下降而逐渐完成。

任务三　分娩期的护理管理

一、先兆临产

出现预示不久将临产的症状，称先兆临产。

1. 假临产　在分娩即将发动之前，孕妇常有“假临产”症状出现。假临产的特点是宫缩持续时间短（<30秒）且不恒定，间歇时间长且不规律，宫缩强度不增加；经常在夜间出现清晨消失；宫缩时宫颈管不缩短，宫口也不扩张；强镇静剂可抑制这种不规律的宫缩。

2. 轻松感　又称胎儿下降感。随着胎先露部下降进入骨盆入口，子宫底也随之下降。孕妇感到上腹部较前舒适，进食量较前增多，呼吸较前轻快，同时可伴有尿频症状。

3. 见红　大多数孕妇在临产前24～48小时内（少数一周内），因宫颈内口附近的胎膜与该处的子宫壁剥离，毛细血管破裂致少量出血并与宫颈管内的黏液栓混合，经阴道排出，称见红。它是分娩即将开始比较可靠的征象。若阴道流血量较多，超出平时月经量，不应认为是见红，而应考虑妊娠晚期出血如前置胎盘、胎盘早剥。

二、临产的诊断

临产开始的标志为有规律且逐渐增强的子宫收缩，持续约30秒，间歇5～6分钟，同时伴有进行性宫颈管消失、宫口扩张和胎先露下降。用强镇静药物不能抑制宫缩。

三、总产程及产程分期

总产程即分娩全过程，是指从开始出现规律宫缩至胎儿胎盘娩出的全过程。分为三个产程。

1. 第一产程　又称宫颈扩张期。从临产开始到宫口完全扩张即宫口开全（10cm）为止。初产妇宫颈较紧，宫口扩张较慢，需11～12小时；经产妇宫颈较松，宫口扩张较快，需6～8小时。

2. 第二产程　又称胎儿娩出期。从宫口开全到胎儿娩出的过程。初产妇约需1～2小时，不超过2小时；经产妇常数分钟即可完成，一般不超过1小时。

3. 第三产程　又称胎盘娩出期。从胎儿娩出到胎盘胎膜娩出，即胎盘剥离和娩出的全过程。需5～15分钟，不超过30分钟。

四、第一产程妇女的护理

【护理评估】

（一）健康史

1. 一般情况　了解产妇的姓名、年龄、职业、文化程度、身高、体重等。

2. 此次妊娠情况　询问并查阅产前检查记录，了解本次妊娠经过，包括末次月经、预产期、妊娠期有无阴道流血、高血压等异常情况。本次就诊时的主要不适及程度，如腹痛、见红、阴道流液。

3. 过去妊娠情况　包括妊娠次数，是否顺产，有无妊娠并发症，新生儿出生情况及体重等。

4. 既往病史及家族史　如高血压、心脏病，有无药物过敏史、遗传病史等。

（二）身体状况

1. 规律宫缩　产程开始时，出现伴有疼痛的宫缩，习称“阵痛”。开始时宫缩持续时间较短（约30秒）且弱，间歇期较长（5～6分钟）。随着产程进展，宫缩持续时间逐渐延长（50～60秒）且强度不断增加，间歇期渐短（2～3分钟）。当宫口近开全时，宫缩持续时间可长达1分钟或以上，间歇期仅1～2分钟。

2. 宫口扩张　宫口扩张是临产后规律宫缩的结果，通过肛查或阴道检查，可以确定宫口扩张程度。随着宫缩的不断增强，宫颈管逐渐缩短直至消失，宫口逐渐扩张。宫口扩张分为潜伏期和活跃期。潜伏期宫口扩张速度比较慢，进入活跃期后明显加快。当宫口开全时，宫口边缘消失，子宫下段及阴道形成宽阔的筒腔，有利于胎儿通过。若宫口不能如期扩张，可能存在宫缩乏力、骨产道异常、胎位异常、头盆不称等原因。

3. 胎头下降　随着宫缩和宫颈的扩张，胎儿先露部也逐渐下降。胎头下降程度是决定胎儿能否经阴道分娩的重要观察指标。通过肛查或阴道检查能准确判断胎头下降程度，能明确胎头颅骨最低点的位置，同时能协助判断胎方位。

4. 胎膜破裂　简称破膜。当胎先露部下降衔接时，将羊水阻断为前后两部，在胎先露部前面的羊水约100mL称前羊水，形成前羊膜囊。宫缩时，前羊膜囊嵌入子宫颈管内，有助于扩张宫口。随着宫缩逐渐增强，羊膜腔内压力逐渐增高，当羊膜腔内压力达到一定程度时胎膜自然破裂。破膜多发生在宫口近开全时。

5. 胎儿宫内情况　可用胎心听诊器或多普勒胎儿监护仪于宫缩间歇期严密监测胎心变化。正常胎心率为110～160次/分，平均135次/分。

（三）心理-社会支持情况

1. 心理状况　由于第一产程时间较长，子宫收缩痛加上对分娩的担心和害怕，使产妇尤其是初产妇容易产生焦虑、恐惧、紧张等不良情绪，由于子宫收缩痛影响进食和休息，甚至出现恶心、呕吐等消化道症状，使精力和体力严重消耗，导致宫缩乏力影响产程进展。

2. 社会支持系统　评估产妇的年龄、产次、婚姻情况、社会经济地位、文化层次等资料。了解产妇对于丈夫、父母等社会支持系统的期望值。评估产妇可能得到的社会支持系统。

（四）辅助检查

通过胎心监护仪、B超、胎儿头皮血等进一步检查评估胎儿在宫内的安危情况。并做好血尿常规、血型、凝血常规及交叉配血试验、肝肾功能、心电图等各项必备的检查。

【护理诊断/问题】

1. 疼痛　与子宫收缩有关。

2. 舒适度改变　与子宫收缩、环境等有关。

3. 焦虑　与担心本身及胎儿安危，害怕分娩不顺利有关。

【护理目标】

1. 产妇表示疼痛程度减轻。

2. 产妇能配合助产士改变不适情况。

3. 产妇焦虑程度减轻。

【护理措施】

1. 一般护理

（1）观察生命体征：测体温、脉搏、呼吸每日2次。产程中每隔4～6小时测量血压1次。因宫缩时血压可能上升5～10mmHg，应在宫缩间歇时测量血压。若产妇血压升高或有妊娠高血压疾病，应增加测量次数，并予以相应的处理。

（2）活动和休息：若产妇宫缩不强，胎膜未破，可在病室内适当活动，有助于加速产程进展。若胎膜已破，应嘱产妇卧床休息抬高臀部并左侧卧位防止脐带脱垂。若初产妇宫口近开全或经产妇宫口已扩张至4cm时，进产房准备接生。

（3）补充液体和热量：在宫缩间歇期，鼓励产妇少量多次进食高热量易消化的流质或半流质食物，以保持足够的精力和体力。对产程较长、进食少出汗多甚至呕吐者，应遵医嘱予以静脉补液，防止发生脱水和衰竭。

（4）清洁与舒适：产程中由于子宫收缩导致出汗，加上阴道分泌物、羊水破裂等会弄湿产妇的衣服和床单、床垫，护理人员应及时帮助产妇擦汗，更换污染床垫和床单，大小便后给予会阴冲洗或擦洗，保持会阴部的清洁和干燥以增进舒适，预防感染。

（5）排尿和排便：临产后，为避免膀胱充盈影响宫缩及胎先露下降，应鼓励产妇每2～4小时排尿1次，排尿困难时，可行导尿术。若初产妇宫口扩张<4cm，经产妇<2cm时，可用温肥皂水灌肠。灌肠既能清除粪便，避免分娩时粪便污染，又能通过反射作用刺激宫缩，加速产程进展。灌肠溶液为0.2%肥皂水500～1000mL，温度39℃～42℃。灌肠禁忌证：胎膜早破、阴道流血、胎头未衔接、胎位异常、有剖宫产史、妊娠期高血压疾病、严重心脏病、胎儿宫内窘迫、宫缩过强估计在1小时内分娩者。护理人员在灌肠之前，要先做肛查，掌握好适应证，向产妇耐心解释灌肠目的、操作步骤及配合要点。操作时，注意保护隐私，利用宫缩间歇期插肛管，肛管前端要涂润滑剂，减少对产妇的刺激。

2. 产程观察

（1）子宫收缩：将手掌平放于产妇腹壁上，宫缩时宫体部隆起变硬，间歇期松弛变软，观察宫缩的持续时间、间歇时间、强度及其规律性。一般每隔1～2小时观察1次，连续观察3次宫缩并予以记录。也可用胎儿监护仪描记出宫缩曲线，观察其强度、频率和每次持续时间，这是反映宫缩的客观指标。

(2) 胎心：常用普通听诊器、木质听诊器、电子胎心听诊器或者胎儿监护仪于宫缩间期时听取胎心。潜伏期每隔 1 ~ 2 小时听 1 次，活跃期每隔 15 ~ 30 分钟听 1 次，每次听 1 分钟，注意胎心的频率、节律和心音强弱。若胎心率超过 160 次/分或少于 110 次/分，或节律不规则，提示胎儿宫内窘迫。应立即给产妇吸氧，左侧卧位，并报告医生及时处理。

(3) 宫口扩张及先露部下降曲线：通过肛门检查或阴道检查判断宫口扩张及胎头下降情况，检查后描绘产程图，记录宫口扩张曲线和胎头下降曲线，观察产程进展，指导产程的处理。

1) 宫口扩张曲线：潜伏期是指从出现规律宫缩到宫口扩张 3cm。此期宫口扩张速度较慢，平均每 2 ~ 3 小时扩张 1cm，约需 8 小时，最大时限 16 小时。活跃期是指宫口扩张 3 ~ 10cm，此期扩张速度明显加快，约需 4 小时，最大时限 8 小时。活跃期分 3 期：宫口扩张 3 ~ 4cm 为加速期，约需 1.5 小时；宫口扩张 4 ~ 9cm 为最大加速期，约需 2 小时，宫口扩张 9 ~ 10cm 为减速期，约需 30 分钟。

2) 胎头下降曲线：坐骨棘平面是判断胎头高低的标志。胎头颅骨最低点平坐骨棘时，以“0”表示；在坐骨棘平面上 1cm 时，以“ -1”表示；在坐骨棘平面下 1cm 时，以“ +1”表示，余依此类推（图 3 -6）。潜伏期胎头下降不显著，活跃期下降加速，平均下降 0.86cm/h，可作为估计分娩难易的有效指标。正常情况下，初产妇在临产后胎头多已衔接，宫口近开全时，先露部应达坐骨棘平面以下。经产妇多有破膜后胎头才迅速下降者。

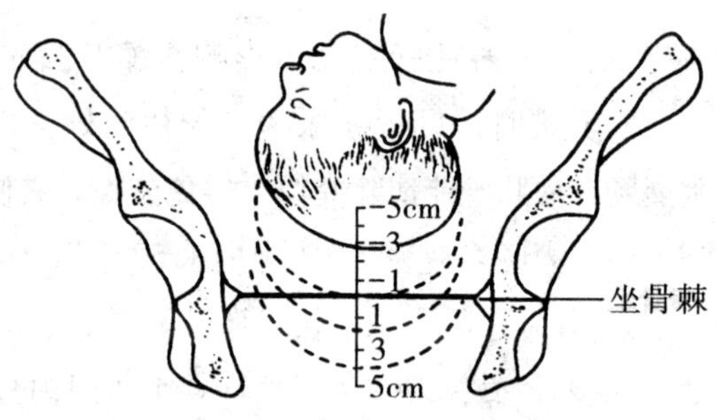

图 3 -6　胎头高低的判断

3) 绘制产程图：以临产时间（小时）为横坐标，以宫口扩张程度（cm）和先露下降程度（cm）为纵坐标，画出宫口扩张曲线和胎头下降曲线（图 3 -7）。一般在临产后开始绘产程图，用红色“O”表示宫颈扩张，蓝色“X”表示胎先露部最低点所处的水平，并用红线连接“O”，蓝线连接“X”，所绘成的两条曲线分别为宫口扩张曲线和胎头下降曲线。产程图可以使产程进展一目了然。

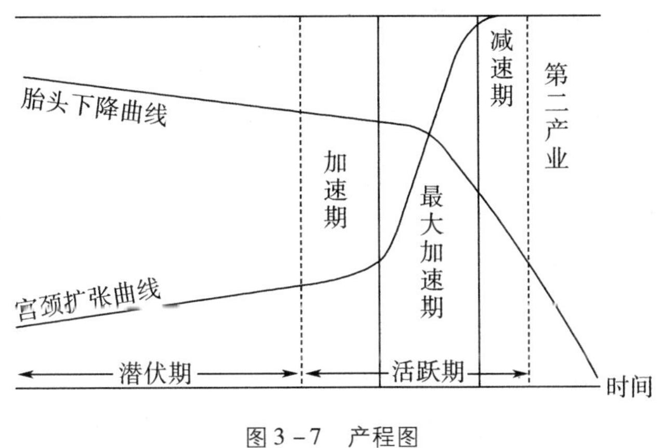

图 3－7 产程图

（4）胎膜破裂：胎膜多在宫口近开全时自然破裂，前羊水流出。一旦胎膜破裂，应立即听取胎心，同时注意观察羊水性状、颜色、液量，并记录破膜时间。若胎头未入盆，应抬高臀部，防止脐带脱垂。

（5）肛门检查：在宫缩时进行，初产妇在潜伏期每 2～4 小时肛查 1 次，活跃期每 1 小时查 1 次，根据宫缩情况和产妇临床表现适当增减检查次数。肛查次数不宜过多，全产程一般不超过 10 次。肛查可以了解宫颈厚薄、软硬度、宫口扩张程度、是否已破膜、骨盆腔大小，胎方位及胎头下降程度。肛查方法：产妇仰卧，两腿屈曲分开，检查者站在产妇右侧，右手示指戴指套蘸肥皂水，轻轻伸入直肠内，示指向后先触及尾骨尖端，了解尾骨活动度，再触摸两侧坐骨棘是否突出并确定胎头高度，然后用指端掌侧探查子宫颈口，摸清其四周边缘，估计宫口扩张的厘米数（1 横指宽度约相当于 1.5cm），当宫口开全时，摸不到宫口边缘。胎膜未破者，在胎头前方可触及有弹性的前羊膜囊；已破膜者能直接触到圆而硬的胎头、颅缝、囟门的位置，有助于确定胎方位；若触及有搏动的条索状物，应考虑有脐带先露或脐带脱垂的可能性，立即报告医生紧急处理。

（6）阴道检查：阴道检查能直接触清宫口四周边缘，准确估计宫颈管消退、宫口扩张、胎膜破否、胎先露部及位置。若先露为头，还能了解矢状缝与囟门，确定胎方位，降低感染率。因此，阴道检查有取代肛门检查之趋势，但必须在严密消毒下进行。如宫口扩张及胎头下降程度不明、疑有脐带先露或脐带脱垂、轻度头盆不称经试产 4 小时，产程进展缓慢时，阴道检查尤为重要。

3. 疼痛护理

（1）产前，使产妇及家属掌握妊娠分娩的相关知识，了解整个分娩过程及疼痛产生的原因，并教会减轻分娩疼痛的方法，如呼吸训练和放松技巧、轻抚腹部和骶骨加压法。

（2）产时，鼓励产妇下床活动，采用舒适体位，用音乐、图片、谈话等方法分散产妇对分娩阵痛的注意力，也可以用按摩、淋浴、热敷等方法减轻疼痛。有条件的医院进行家属陪伴分娩，导乐分娩，水下分娩，提供家庭化分娩室等。

4. 心理护理

（1）让产妇说出焦虑的感受，并及时给予指导和帮助，耐心解释产妇提出的有关分娩和胎儿安危问题，指导产妇认识分娩的生理过程，树立分娩的信心。

（2）随时陪伴产妇，告诉产程进展的信息，增加其信心。关心体贴产妇，协助产妇擦汗、喂水、更衣等，满足其身心需要，让产妇心情舒畅。

【护理评价】

1. 产妇不适程度减轻。

2. 产妇能积极参与和配合分娩过程，适当休息和活动、饮食与排泄。

3. 产妇情绪稳定，有信心正常分娩。

五、第二产程妇女的护理

【护理评估】

（一）健康史

了解产妇第一产程经过及处理情况，评估胎儿宫内安危。

（二）身体状况

宫口开全后，宫缩较第一产程增强，每次持续时间达 1 分钟或以上，间歇期仅为 1～2 分钟。当胎先露部降至骨盆底压迫直肠时，产妇有排便感，不自主地向下屏气，使用腹压。随着产程进展，胎头下降达骨盆出口时，会阴体渐膨隆和变薄，肛门松弛。宫缩时胎头露出阴道口，露出部分不断增大，宫缩间歇时，胎头又缩回阴道内，称胎头拨露（图 3－8）。当胎头双顶径越过骨盆出口，宫缩间歇时胎头不再回缩，称胎头着冠（图 3－9）。此时会阴极度扩张变薄，产程继续进展，胎头的枕骨露出于耻骨弓下，出现仰伸，胎儿额、鼻、口、颏部相继娩出。随后胎头复位及外旋转，前肩和后肩相继娩出，胎体很快娩出，后羊水随之涌出。经产妇的第二产程短，有时仅需数分钟，即可完成以上全部过程。

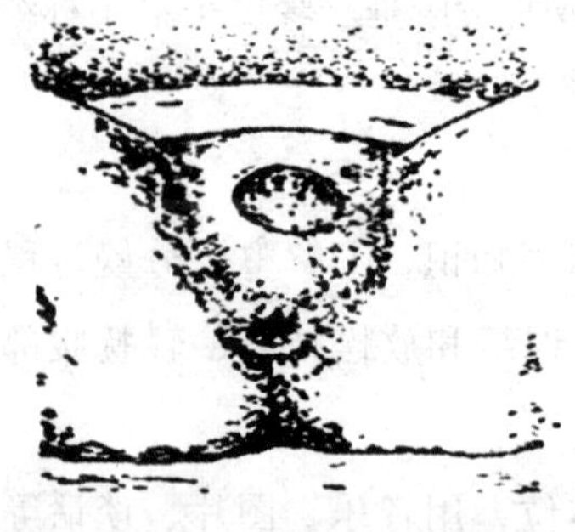

图 3－8　胎头拨露

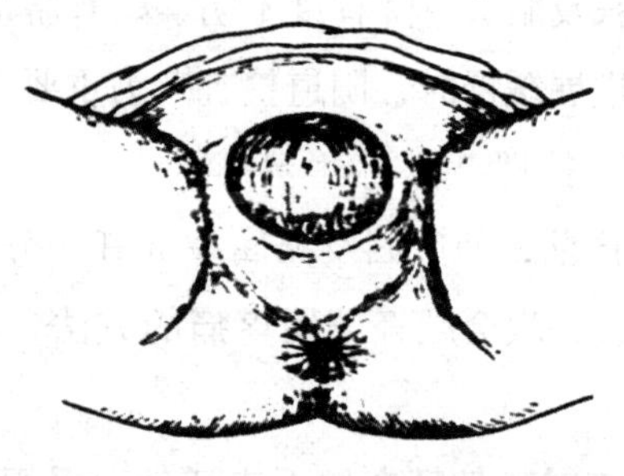

图 3－9　胎头着冠

(三) 心理－社会支持情况

进入第二产程，产妇的体力消耗更大，宫缩持续时间更长、腰骶部酸痛和会阴部胀痛加剧，大多表现焦躁不安、精疲力竭；产妇家属也因产妇疼痛喊叫而焦虑不安；护理人员应给予安慰和鼓励，并密切关注生命体征的变化。

(四) 辅助检查

可以使用胎儿监护仪动态监测宫缩和胎心的变化。

【护理诊断/问题】

1. 疼痛　与子宫收缩有关。

2. 有受伤的危险　与可能发生会阴撕裂和新生儿产伤有关。

3. 焦虑　与担心分娩是否顺利和胎儿是否健康有关。

【护理目标】

1. 产妇及新生儿没有受伤。

2. 产妇情绪稳定，正确使用腹压，积极配合，分娩经过顺利。

【护理措施】

1. 密切观察产程　第二产程宫缩频而强，密切关注胎头下降情况，同时严密监测胎儿有无急性缺氧，勤听胎心，通常每 5～10 分钟 1 次，必要时可用胎儿监护仪持续动态监测。若发现第二产程延长或胎心异常，应立即给予氧气吸入，报告医生，进行阴道检查，尽早结束分娩。

2. 指导产妇屏气　宫口开全后，正确指导产妇运用腹压，以减少体力消耗。方法是让产妇双足蹬在产床上，两手分别握住产床旁的把手，一旦出现宫缩，先深吸一口气屏住，然后向下用力屏气以增加腹压。宫缩间歇时，嘱产妇全身肌肉放松休息。宫缩再次出现时，重复做同样的屏气动作，如此反复直至胎头着冠。胎头着冠后，宫缩时应让产妇哈气，宫缩间歇时稍微用力，使胎头缓慢娩出，防止胎头娩出过快造成会阴裂伤。

3. 接产准备　初产妇宫口开全、经产妇宫口扩张 4cm 且宫缩规律有力时，应将产妇送至分娩室做好接生准备工作。让产妇仰卧于产床上，两腿屈曲分开，露出外阴部，臀下置一便盆或塑料布，用消毒肥皂水纱球擦洗外阴部，顺序是大阴唇、小阴唇、阴阜、大腿内上 1/3、会阴及肛门周围（图 3－10）。用消毒干纱球盖住阴道口，然后用温开水冲去肥皂水，以防止冲洗液进入阴道，再用消毒干纱球擦干，最后用聚维酮碘（碘附）消毒。随后取下阴道口的纱球及臀下便盆或塑料布，铺无菌巾于

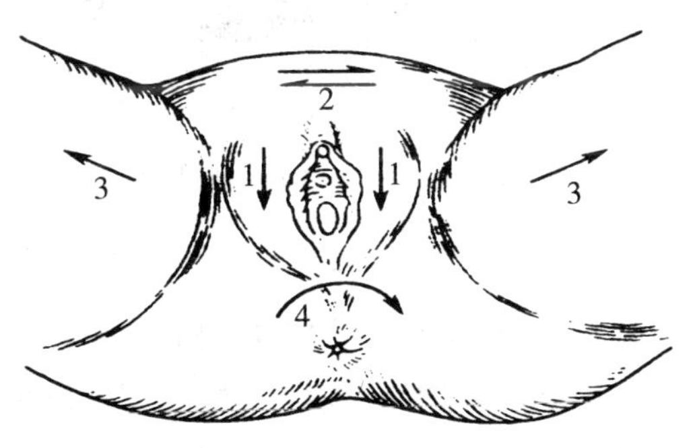

图 3－10　外阴部擦洗顺序

臀下。接生者按无菌操作常规洗手、戴手套、穿手术衣，打开产包，铺巾，准备接产。

4. 接产

（1）接产要领：正确保护会阴，协助胎头俯屈，让胎头以最小径线（枕下前囟径）在宫缩间歇期缓慢通过阴道口，这是预防会阴撕裂的关键，产妇屏气必须与接产者配合。胎肩娩出时也要注意保护好会阴。

（2）接产步骤：接生者站在产妇右侧，当胎头拔露使阴唇后联合紧张时，开始保护会阴。方法是在会阴部盖上消毒巾，接产者右肘支在产床上，右手拇指与其余四指分开，利用手掌大鱼际肌顶住会阴部。每当宫缩时应向上向内方托压，同时左手应轻轻下压胎头枕部，协助胎头俯屈和使胎头缓慢下降。宫缩间歇时，保护会阴的右手稍放松，以免压迫过久过紧引起会阴水肿。当胎头枕部在耻骨弓下露出时，左手应按分娩机制协助胎头仰伸，右手仍需保护会阴。此时若宫缩强，应嘱产妇呼气解除腹压，宫缩间歇时则让产妇稍向下屏气，使胎头缓慢娩出。胎头娩出后，右手还要继续保护会阴，不要急于娩出胎肩，应以左手自鼻根向下颏挤压，挤出口鼻内的黏液和羊水，然后协助胎头复位和外旋转，使胎儿双肩径与骨盆出口前后径相一致。接产者的左手向下轻压胎儿颈部，使前肩自耻骨弓下娩出，继而再托胎颈向上，使后肩从会阴前缘缓慢娩出（图 3－11）。双肩娩出后，松开保护会阴的右手，双手协助胎体及下肢以侧位娩出。记录胎儿娩出时间。胎儿娩出后，在产妇臀下放置弯盘，以计算阴道流血量。

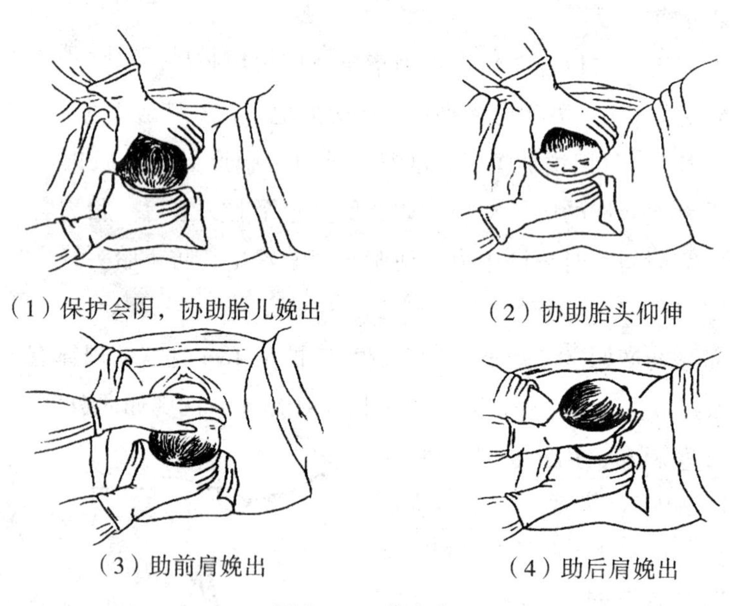

图 3－11　接生步骤

5. 心理护理　医护人员要有仁爱之心，态度和蔼。第二产程应有助产士陪伴，给予产妇更多的安慰和支持，消除其紧张和恐惧感。出汗多时给予毛巾擦拭，宫缩间歇期说服并协助产妇饮水。

【护理评价】

1. 产妇没有会阴撕裂。新生儿没有头颅血肿、锁骨骨折等产伤。

2. 产妇情绪稳定，能正确使用腹压，积极配合，分娩过程顺利。

六、第三产程妇女的护理

【护理评估】

（一）健康史

了解第一、第二产程分娩经过，及产妇、新生儿情况。

（二）身体状况

胎儿娩出后，子宫底降至脐平，产妇略感轻松，宫缩暂停几分钟后再次出现。由于宫腔容积突然明显缩小，而胎盘不能相应缩小，胎盘与子宫壁发生错位而剥离，剥离面出血形成胎盘后血肿。随着子宫继续收缩，剥离面积不断扩大，直至胎盘完全剥离娩出。

1. 胎盘剥离征象

（1）子宫体收缩变硬呈球形，子宫下段被扩张，子宫体被推向上，宫底升高达脐上（图3-12）。

（2）剥离的胎盘降至子宫下段，阴道口外露的一段脐带自行延长。

（3）阴道少量流血。

（4）用手掌尺侧在产妇耻骨联合上方轻压子宫下段时，子宫体上升而外露的脐带不再回缩。

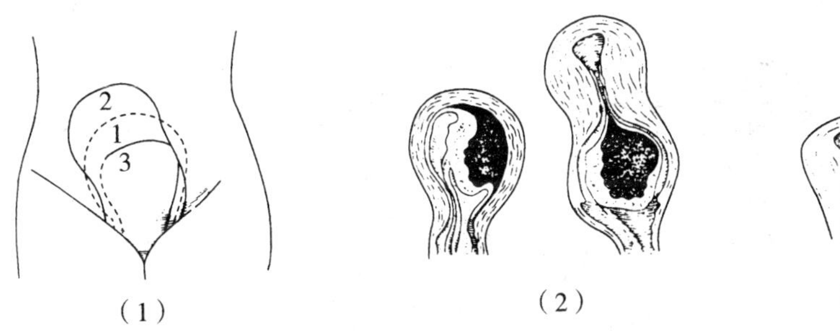

图3-12　胎盘剥离时子宫的形态

2. 胎盘剥离娩出方式

（1）胎儿面娩出式：胎盘从中央开始剥离，而后向周围剥离扩大。其特点是胎盘胎儿面先排出，随后见少量阴道流血，这种方式多见。

（2）母体面娩出式：胎盘从边缘开始剥离，血液沿剥离面流出，其特点是胎盘母体面先排出，胎盘排出前有较多量的阴道流血，这种方式少见。

（三）心理-社会支持情况

评估产妇的心理状态，观察产妇对新生儿的第一反应，能否接受新生儿性别，评估亲子间的互动。

【护理诊断/问题】

1. 组织灌注量不足　与产后出血有关。

2. 有亲子依恋改变的危险　与产后疲惫，会阴伤口疼痛，或新生儿性别与期望不符有关。

【护理目标】

1. 产妇不发生产后出血。

2. 产妇情绪稳定，接受新生儿并开始亲子间的互动。

【护理措施】

1. 产妇护理

（1）协助胎盘娩出：接生者切忌在胎盘未完全剥离之前，按揉及挤压宫底或牵拉脐带，以免胎盘部分剥离而造成产后出血或拉断脐带，甚至造成子宫内翻等并发症。当确认胎盘已完全剥离时，于宫缩时让产妇向下屏气略用腹压，接生者以左手握住宫底（拇指置于子宫前壁，其余四指放于子宫后壁）并按压，同时右手轻拉脐带，协助胎盘娩出。当胎盘娩出至阴道口时，接生者用双手捧住胎盘，向一个方向旋转并缓慢向外牵拉，协助胎膜完全剥离排出（图 3－13）。若胎膜排出过程中发现有部分断裂，可用血管钳夹住断裂上段的胎膜，再继续向原方向旋转，直至胎膜完全排出。

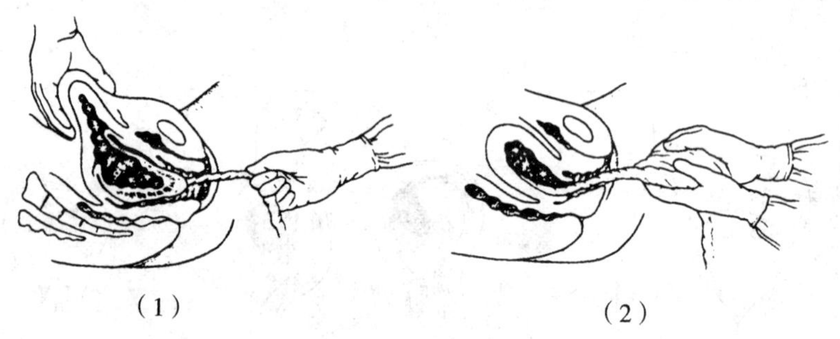

图 3－13　协助胎盘、胎膜娩出

（2）检查胎盘胎膜：将胎盘铺平，先检查胎盘母体面的胎盘小叶有无缺损，疑有缺损用 Küstner 牛乳测试法，从静脉注入牛乳，若见牛乳自胎盘母体面溢出，则溢出部位为胎盘小叶缺损部位。然后将胎盘提起，检查胎膜是否完整，胎膜破裂口距胎盘边缘距离，脐带长度及附着部位。再检查胎盘胎儿面边缘有无血管断裂，以便及时发现副胎盘。副胎盘为一小胎盘，与正常胎盘分离，但两者间有血管相连（图 3－14）。若有副胎盘、部分胎盘残留或大部分胎膜残留时，应在无菌操作下，徒手入宫腔取出残留组织。若收取胎盘有困难，用大号刮匙清宫。若确认仅有少许胎膜残留，可给予子宫收缩剂，待其自然排出。

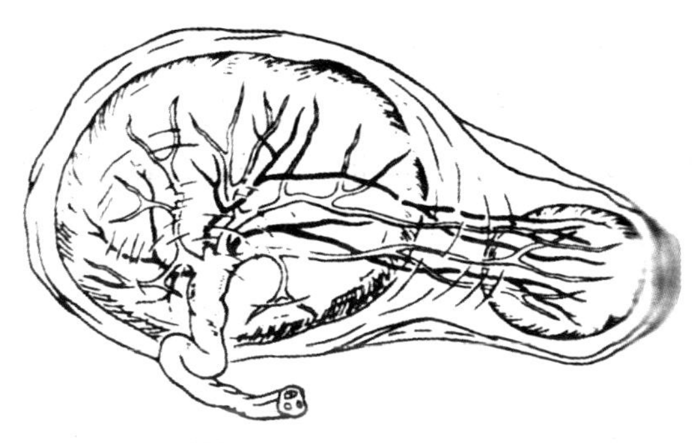

图 3－14 副胎盘

（3）检查软产道：胎盘娩出后，应仔细检查会阴、小阴唇内侧、尿道口周围、阴道、阴道穹隆部及宫颈有无裂伤，若有裂伤应立即缝合。

（4）预防产后出血：胎盘胎膜娩出以后，应立即按摩子宫刺激其收缩以减少出血。对估计有产后出血可能的产妇，可在胎儿前肩娩出时，给予缩宫素 10～20U 或麦角新碱 0.2mg 肌内注射。若胎盘未完全剥离而出血多时，应在严密消毒下行徒手剥离胎盘术。若胎儿娩出已 30 分钟，胎盘仍未排出而出血不多时，应注意排空膀胱，再轻轻按压子宫底及注射宫缩剂，仍不能使胎盘排出时，再行徒手剥离胎盘术。

（5）产后观察：产后 2 小时是产后出血的高发时段，又称为第四产程。胎盘娩出后，产妇留在产房观察 2 小时，注意监测血压、脉搏、子宫收缩、宫底高度、膀胱充盈情况、阴道流血量、会阴、阴道有无血肿等。若阴道流血量虽不多，但子宫收缩乏力、宫底上升，按之有血块涌出，提示宫腔内有积血；若产妇自觉有肛门坠胀感，多提示有阴道后壁血肿，应行肛查确诊，并报告医生及时处理。

（6）促进舒适：产程结束后，及时更换产妇臀下的污染床单，为产妇温水擦身，垫好消毒会阴垫，更换被褥和床单，使产妇感到清洁舒适。并让产妇及时饮水补充水分，进食易消化营养丰富的食物，促进体力恢复。

（7）促进亲子互动：产后初期，产妇虽然身体上感到疲惫，然而情绪上却兴奋，若新生儿情况稳定，护理人员应协助产妇与新生儿尽早开始交流互动，如皮肤与皮肤的接触，目光交流，产妇触摸和拥抱新生儿，协助新生儿在产后 30 分钟内进行早吮吸。

（8）填写好分娩记录单和产妇交接单。

2. 新生儿护理

（1）清理呼吸道：新生儿娩出断脐后，应继续清除呼吸道的黏液和羊水，用吸痰管或导管吸净新生儿口鼻腔的黏液和羊水，以免发生吸入性肺炎。若呼吸道黏液和羊水确已吸净而仍未啼哭时，可以用手轻拍新生儿足底。新生儿大声啼哭，表示呼吸道已畅通。

（2）阿普加评分：此评分法用于判断有无新生儿窒息及窒息的严重程度，是以新生儿出生后1分钟内的心率、呼吸、肌张力、喉反射及皮肤颜色5项体征为依据，每项为0～2分，满分为10分。8～10分属正常新生儿；4～7分属轻度窒息（青紫窒息），需清理呼吸道、人工呼吸、吸氧等；0～3分属重度窒息（苍白窒息），需紧急抢救，行喉镜在直视下气管内插管吸痰并给氧。新生儿评分异常者应在出生后5分钟再次评分。新生儿阿普加评分法，见表3－1。

表3－1　新生儿阿普加评分法

体　征	0分	1分	2分
每分钟心率（次/分）	0	<100	≥100
呼吸	0	浅慢且不规则	佳
肌张力	松弛	四肢稍屈曲	四肢活动好
喉反射	无反射	有些动作	咳嗽、恶心
皮肤颜色	全身苍白	躯干红，四肢青紫	全身红润
总评分	0分	5分	10分

（3）脐带处理：新生儿娩出后，先清理呼吸道，若无脐带绕颈，在距脐带根部15～20cm处用两把血管钳夹住脐带，两钳相距2～3cm，从中间剪断。先将气门芯套在血管钳上，在距离脐轮1cm处夹住脐带，并在血管钳上0.5cm处剪断脐带，挤出残余血液，将气门芯拉过脐带断面，套于血管钳下脐带根部，注意不可将脐轮皮肤套在气门芯内。断面用20%高锰酸钾或5%聚维酮碘消毒，消毒时药液切不可接触新生儿皮肤，以免灼伤皮肤。以无菌纱布或无菌婴儿护脐贴覆盖固定。目前还有用双棉线、脐带夹、血管钳等结扎脐带的方法。注意脐带必须扎紧防止脐带出血。

（4）一般护理：在新生儿断脐后，应立即用无菌巾擦干皮肤注意保暖，必要时置入新生儿保暖处理台，以防体热迅速散失。将新生儿抱给产妇，让产妇看清孩子性别。擦净足底胎脂，将新生儿足印及产妇拇指印印于新生儿病历上，于新生儿右手腕系上标明新生儿性别、体重、出生时间、母亲姓名和床号的腕带。测量新生儿的身长和体重，检查身体外观，观察有无兔唇、腭裂、尿道下裂、无肛门、手脚多指症或脑脊膜膨出及有无产伤等检查。

3. 健康指导

（1）指导产妇产后注意休息与营养，吃易消化、富含蛋白质、高维生素、高热量的饮食，尽量避免辛辣、刺激性的食物，促进体力恢复。

（2）做好并教会产妇及家属新生儿护理，如婴儿皮肤及脐部护理。宣传母乳喂养好处，坚持4～6个月纯母乳喂养。

（3）指导做产后保健操，促进骨盆肌及腹肌张力恢复。

（4）注意保持外阴部清洁卫生，预防感染。若血性恶露较多时间较长，应及时到医院就诊。

（5）产后42日，带孩子一起去医院接受母婴健康检查。

（6）产褥期禁止性生活，顺产42日后可行上环术，剖宫产6个月方可上环，6个月内可行工具避孕，非哺乳者可以选用药物避孕。哺乳期即使月经未恢复，也会有排卵而导致怀孕。

【护理评价】

1. 产妇在分娩中及分娩后出血量少于500mL。

2. 产妇能接受新生儿，并开始与新生儿目光交流、皮肤接触和早吮吸。

知识链接

分娩镇痛

分娩镇痛是临床产科医学中的学术词汇，通常称为“无痛分娩”。一般来讲，“无痛”只是一种理想化的状态，以下各种分娩镇痛方法可减轻分娩时的疼痛。

1. 非药物性镇痛法　①产前教育：纠正“分娩必痛”的错误观念；②腹式呼吸、按摩；③家庭式分娩、陪待产等；④“导乐”分娩法；⑤水下分娩等。

2. 常用的药物性分娩镇痛法　①笑气（N_2O）吸入法：在宫缩前20～30秒经面罩做深呼吸数次，待产痛消失时，面罩即可移去；②杜冷丁：50～150mg，肌肉注射，但是注药后能迅速通过胎盘屏障，对新生儿呼吸中枢产生抑制，并出现头晕、恶心、呕吐、烦躁不安，表情淡漠、反应迟钝，宫缩间歇嗜睡等不良反应；③区域性阻滞：包括会阴局部浸润阻滞和宫颈旁阻滞；④椎管内注药镇痛法：是目前国内外麻醉界公认的镇痛效果最可靠、使用最广泛、最可行的镇痛方法，镇痛有效率达95%以上。

目标检测题

赵女士，孕39周，因规律宫缩和见红，由丈夫陪伴来产科就诊。一般体格检查无特殊。产科检查结果：待产妇此时有规律宫缩，宫颈管消失，宫颈口扩张2cm，先露部为头，位置：S－1，胎心率142次/分。

请　问： 1. 赵女士是否临产？如临产，为第几产程？

2. 如何对赵女士进行产程护理？

（徐振彦）

项目四

产褥期妇女的护理

学习目标

1. 掌握产褥期妇女的护理评估及护理措施。
2. 熟悉产褥期妇女的身心变化。
3. 了解产褥期妇女的护理诊断及护理评价。
4. 能够保护产妇隐私并对产褥期妇女提供整体护理。

案例导入

产妇在产房观察2小时后，各项生命体征平稳，与新生儿一同转入母婴同室休养。产后5小时自行解尿1次，子宫底为脐下2指，质硬，阴道出血少，色暗红。新生儿入室体温35，2小时后体温上升至36，12小时排出胎粪。由于该产妇为首次生育，缺乏喂养知识，对母乳喂养缺乏信心。

请思考： 1. 产妇感到会阴切口疼痛不敢排尿时，护士该如何护理？

2. 护士该如何指导产妇母乳喂养？

任务一 产褥期妇女的身心变化

从胎盘娩出至产妇全身各器官（除乳腺外）恢复至正常未孕状态所需的一段时间，称为产褥期，通常为6周。在产褥期，产妇在生理和心理上都处于一个脆弱时期，生理上要逐渐恢复至孕前状态。同时，伴随着新生儿的出生，产妇在心理和社会上也要经历一个调整和适应的过程。因此，了解产褥期妇女的身心变化，做好产褥期保健，对促进母婴健康具有重要意义。

一、生理变化

（一）生殖系统

1. 子宫　产褥期子宫变化最大，胎盘娩出后，子宫逐渐恢复至未孕状态的过程称为子宫复旧，主要表现为子宫体肌纤维缩复、子宫内膜再生，同时还有子宫颈恢复、子宫血管及子宫下段变化。

（1）子宫体肌纤维缩复：子宫复旧不是肌细胞数目减少，而是肌细胞胞浆蛋白质被分解排出，胞浆减少导致肌细胞缩小。随着子宫体肌纤维不断缩复，宫体逐渐缩小，产后1周子宫缩小至妊娠12周大小，在耻骨联合上方可扪及。产后10日子宫已降至骨盆腔内，腹部检查扪不到宫底，产后6周，子宫恢复到正常非孕期大小。随着体积缩小，子宫重量也逐渐减少，分娩后子宫重约1000g，产后1周时约为500g，产后2周时约为300g，产后6周时恢复至50～70g。

（2）子宫内膜再生：胎盘、胎膜从蜕膜海绵层分离排出后，遗留的蜕膜分为2层，表层发生变性、坏死、脱落，形成恶露自阴道排出。接近肌层的子宫内膜基底层逐渐再生新的功能层，内膜缓慢再生，大约产后第3周，除胎盘附着部位外，宫腔表面均由新生内膜修复，胎盘附着部位全部修复需至产后6周。

（3）子宫下段及宫颈变化：产后随着子宫肌纤维的缩复，子宫下段逐渐恢复至非孕时的子宫峡部。胎盘娩出后的宫颈外口呈环状如袖口，产后2～3日，宫口仍可通过2指，产后1周后，宫颈内口关闭，宫颈管复原，产后4周宫颈恢复至非孕时形态。分娩时宫颈外口常发生轻度裂伤（多见于宫颈3点及9点处），使初产妇的宫颈外口由产前圆形（未产型），变为产后“一”字形横裂（已产型）。

（4）子宫血管变化：胎盘娩出后，随着子宫收缩，胎盘附着面缩小为原来面积的一半，开放的螺旋动脉和静脉窦压缩变窄，数小时后血管内形成血栓，出血量逐渐减少至停止。如果胎盘附着面被新生的内膜修复期间，因复旧不良出现血栓脱落，可引起晚期产后出血。

2. 阴道　分娩后阴道腔扩大，阴道黏膜及周围组织水肿，阴道黏膜皱襞因分娩时过度伸展而减少甚至消失，导致阴道壁松弛及肌张力低。产褥期阴道腔逐渐缩小，阴道壁肌张力逐渐恢复，阴道黏膜皱襞约在产后3周重新出现，但产后6周产褥期结束时，阴道尚不能完全恢复至未孕时的紧张度。

3. 外阴　分娩后的外阴轻度水肿，产后2～3日内逐渐消退。会阴部血液循环丰富，若有轻度撕裂或会阴切口缝合后，均能在产后3～4日内愈合。处女膜在分娩时撕裂仅留残缺痕，称处女膜痕。

4. 盆底组织　分娩过程中，由于胎儿先露部长时间压迫，使盆底肌肉及筋膜过度伸展弹性减弱，并常伴有盆底肌纤维部分断裂。产褥期适度地锻炼，可以促进盆底肌恢复至接近未孕状态。若分娩时盆底肌及其筋膜发生严重断裂造成骨盆底松弛，则产后不宜过早参加重体力劳动，否则易导致阴道壁膨出，甚至子宫脱垂。

（二）乳 房

产后乳房的主要变化是泌乳。妊娠期雌激素、孕激素、胎盘生乳素升高，促进乳腺发育及初乳形成。胎盘娩出后，产妇血中雌激素、孕激素及胎盘生乳素水平急剧下降，抑制了催乳激素抑制因子的释放，在催乳激素作用下，乳汁开始分泌。尽管垂体催乳激素是泌乳的基础，但以后乳汁分泌很大程度依赖哺乳时的吸吮刺激。因为当新生儿吸吮乳头时，来自乳头的感觉信号传入神经纤维抵达下丘脑，调节垂体催乳激素呈脉冲式释放，促进乳汁分泌。吸吮动作还能反射性地引起神经垂体释放缩宫素，使乳腺腺泡周围的肌上皮细胞收缩，使乳汁从腺泡、小导管进入输乳导管和乳窦而喷出乳汁，此过程又称为喷乳反射。因此，婴儿吸吮是保持乳腺不断泌乳的关键，不断排空乳房也是维持泌乳的重要条件。此外，乳汁分泌的质和量还与产妇营养、睡眠、情绪和健康状况密切相关。

产后最初7日内分泌的乳汁称为初乳，因含β-胡萝卜素，呈淡黄色，含较多有形物质，故质稠。初乳中含蛋白质及矿物质较成熟乳多，含多种抗体，尤其是分泌型IgA。脂肪和乳糖含量较成熟乳少，极易消化，是新生儿早期理想的天然食物。接下来的4周内乳汁逐渐转变为成熟乳，呈白色，蛋白质含量略少，脂肪和乳糖含量逐渐增多，含有大量免疫抗体，特别是IgA可以保护新生儿胃肠道系统，故母乳喂养的新生儿不易患肠道感染。母乳中还含有矿物质、维生素和各种酶，对新生儿生长发育极为重要。由于多数药物可以经过母血进入乳汁中，产妇在哺乳期用药时，必须考虑药物对新生儿有无不良影响。

（三）血液及循环系统

妊娠期增加的血容量，在产后2~3周恢复到未孕状态。但在产后最初72小时内，由于子宫缩复，大量血液从子宫涌入体循环，及妊娠期过多组织间液回吸收，导致血容量增加15%~25%。因此，产后72小时内心脏负担明显加重，心功能差的产妇容易诱发心力衰竭（心衰）。

产褥早期血液仍处于高凝状态，有利于胎盘剥离面形成血栓，减少产后出血量。纤维蛋白原、凝血酶、凝血酶原在产后2~4周内降到正常。红细胞计数及血红蛋白值产后1周逐渐回升。白细胞总数在产褥早期仍较高，达（15~30）$\times 10^9$/L，产后1~2周恢复正常。红细胞沉降率在产后3~4周降到正常。

（四）消化系统

妊娠期胃肠肌张力及蠕动力减弱，胃酸分泌量减少，产后需1~2周恢复。产后1~2日内产妇常感口渴，喜进流食或半流食，但食欲不佳，以后逐渐好转。产褥期卧床时间多，缺少运动，腹肌及盆底肌松弛，加之肠蠕动减弱，容易便秘。

（五）泌尿系统

妊娠期体内潴留的水分产后主要经肾排出，故产后最初数日尿量增多。妊娠期发生的肾盂及输尿管扩张，产后 2～8 周恢复正常。在分娩过程中，膀胱受压致使黏膜水肿充血及肌张力降低，以及产后会阴伤口疼痛、不习惯卧床排尿、器械助产、区域阻滞麻醉等原因，容易发生产后尿潴留，尤其在产后 24 小时内。

（六）内分泌系统

分娩后，雌激素及孕激素水平急剧下降，至产后 1 周时已降至未孕时水平。胎盘生乳素于产后 6 小时已不能测出。垂体催乳激素水平与是否哺乳有关，哺乳产妇的催乳素于产后下降，但仍高于非妊娠水平，且吸吮乳汁时催乳激素明显增高。不哺乳产妇于产后 2 周降至非孕水平。

月经复潮及排卵时间亦受哺乳影响，不哺乳产妇通常在产后 6～10 周月经复潮，在产后 10 周左右恢复排卵。哺乳产妇月经复潮延迟，有的产妇在哺乳期月经一直不来潮，平均在产后 4～6 个月恢复排卵。产后较晚恢复月经者，首次月经来潮前多有排卵，故哺乳产妇未见月经来潮却有受孕的可能。

（七）腹　壁

妊娠期出现的下腹正中线色素沉着，在产褥期逐渐消退。初产妇腹壁紫红色妊娠纹逐渐变成银白色妊娠纹。腹壁皮肤受妊娠子宫增大的影响，部分弹力纤维断裂，腹直肌呈不同程度分离，故产后腹壁明显松弛，腹壁紧张度需在产后 6～8 周恢复。

二、心理变化

在产后，产妇要经历一个从妊娠、分娩期的不适、疼痛、焦虑，到产后接纳新生儿的调整过程，称为心理调适。在这一过程中，产妇的心理处于脆弱和不稳定的状态，面临着角色转换的冲突、情绪调整及家庭关系的重新构建等。因此了解产褥期妇女的心理变化，及时做好心理指导十分重要。

（一）心理变化

产褥期妇女的心理变化因人而异，与妊娠及分娩经历有关。如生产是否顺利，身体恢复情况，婴儿性别及外貌是否是自己所期望的，婴儿是否健康等。有的妇女表现为兴奋、激动、充满希望、满足和幸福，有的则表现出不同程度的焦虑、抑郁和冷漠。有的产妇因为理想中的母亲角色与现实的差距而发生心理冲突，有的因为胎儿娩出后的生理性排空而产生心理上空虚感，有的因为新生儿性别、外貌等与期望不符而感到失望，有的因为责任太多而感到畏难，还可能因为丈夫及家庭将注意力转移到孩子身上而倍感失落等。

（二）心理调适

产后心理调适主要表现为两个方面。一是要确立家长与孩子的关系。指母亲接纳新生儿，将其容纳为家庭中的一员，重视并满足其作为家庭一员的特殊需要。新成员的介入改变了家庭的生活方式和互动模式，需要调节好夫妇间的生活方式及夫妇与孩子的生活方式。二是要承担母亲角色的责任。指母亲逐渐表现出情感性和动作性护理孩子的技能，情感性技能包括用积极的态度去认识考虑孩子的需求，动作性技能包括具体照顾孩子的行为。

美国心理学家 Rubin 将产褥期妇女的心理调适分为三期：

1. 依赖期　为产后第 1～3 日。在这一时期，产妇的很多需要是通过别人来满足，如对孩子的关心、喂奶、沐浴。产妇多表现为对孩子语言的关注，较多的是谈论自己的妊娠及分娩感受。较好的妊娠和分娩经历、舒适的产后休息、丰富的营养和较好的与孩子接触的良性体验，能帮助产妇较快进入到第二期。

2. 依赖－独立期　为产后第 3～14 日。在这一时期，产妇表现出较为独立的行为，改变依赖期中被动接受别人照护和关心的态度，开始学习护理自己的孩子，亲自喂奶。但这一时期也较容易产生压抑，可能与分娩后产妇的感情脆弱、太多的母亲责任、新生儿诞生后的爱的被剥夺感、痛苦的妊娠和分娩体验、糖皮质激素和甲状腺激素水平下降等因素有关。基于此压抑的感情和照护新生儿使产妇容易感觉疲惫，这种疲惫又加重了抑郁。因此，部分产妇会表现出哭泣、对周围漠不关心、停止某些亲子行为等。

3. 独立期　为产后 2 周～1 个月。度过压抑期，母亲会自觉把照护孩子当作生活中的一部分，并开始独立解决孩子的喂养和养育问题，产妇也逐渐从疲劳中恢复。在独立期，新的家庭运作模式形成，并逐渐形成一个有机系统，开始新的生活形态。夫妻两人开始享受孩子带来的欢乐并承担相应的责任，逐渐恢复分娩前的家庭日常活动。

任务二　产褥期护理管理

【护理评估】

（一）健康史

评估产妇妊娠前的健康状况，是否有慢性疾病史等。评估产妇的妊娠经过，是否有妊娠期并发症、合并症及处理经过。评估产妇分娩经过是否顺利，总产程及第二产程时间、分娩方式、是否采用器械助产、产时用药情况、出血情况、会阴撕裂情况，是否行会阴切开术。评估新生儿出生时的 Apgar 评分，是否有窒息及抢救经过等。

（二）身体状况

1. 生命体征　评估产妇的体温、脉搏、呼吸、血压等。产后妇女的体温多数在正常范围内。体温可在产后最初 24 小时内略升高，一般不超过 38℃，可能与产程延长致过度疲劳有关。产后 3～4 日因乳房血管、淋巴管极度充盈，乳房胀大，出现 37.8℃～39℃

的体温升高，称为泌乳热，一般持续4～16小时体温即下降，不属病态。排除泌乳热，若产妇连续两次体温超过38℃应考虑感染。产后脉搏略缓慢，每分钟为60～70次，产后1周恢复正常，若脉搏过快要警惕产后出血。产后腹压降低，膈肌下降，由妊娠期的胸式呼吸变为胸腹式呼吸，呼吸深慢，每分钟14～16次。血压在产褥期较平稳，妊娠期高血压疾病患者产后要注意血压的恢复情况。此外，若产妇出现口渴、多汗、心悸、恶心、胸闷、四肢无力等症状，伴有低热，应警惕产褥中暑。

2. 生殖系统

（1）子宫复旧：胎盘娩出后，子宫圆而硬，宫底在脐下1指。产后第1日因宫颈外口升至坐骨棘水平，致使宫底稍上升平脐，以后每日下降1～2cm，至产后10日降入骨盆腔内。

（2）产后宫缩痛：在产褥早期因子宫收缩引起下腹部阵发性剧烈疼痛称产后宫缩痛。于产后1～2日出现，持续2～3日自然消失，经产妇比初产妇明显，哺乳者比不哺乳者明显，因为哺乳时反射性缩宫素分泌增多，宫缩加强使疼痛加重。

产妇进入休养室后2小时内评估4次，以后每日评估2～3次，每次评估前，嘱产妇排空膀胱，取平卧位，腹部放松，解开会阴垫，一手放在耻骨联合上方托住子宫下缘，另一只手轻轻按压宫底，评估子宫底的高度、软硬度。若子宫底升高，质软，应考虑宫缩不良，要及时查找原因。若子宫偏向一侧，应考虑是否膀胱充盈。

（3）恶露：评估子宫复旧的同时应按压宫底，观察恶露的色、质、量及气味。产后随子宫蜕膜脱落，含有血液、坏死蜕膜等组织经阴道排出，称恶露。恶露有血腥味，但无臭味，持续4～6周，总量250～500mL。因颜色、内容物及时间不同，恶露分为：①血性恶露：色鲜红，量多，含大量血液、坏死蜕膜组织及少量胎膜。血性恶露持续3～4日，出血逐渐减少，浆液增加，转为浆液恶露；②浆液恶露：色淡红，含少量血液，但有较多的坏死蜕膜组织、宫颈黏液、阴道排液，且有细菌。浆液恶露持续10日左右逐渐减少，白细胞增多，变为白色恶露；③白色恶露：质黏稠，色泽较白，含大量白细胞、坏死蜕膜组织、表皮细胞及细菌等。白色恶露持续3周左右干净。上述变化是子宫复旧良好、出血量逐渐减少的表现，若恶露量多且持续时间长时，应考虑子宫收缩不良，应检查是否有尿潴留或胎膜残留，若有应及时清除，然后促进宫缩；若恶露量增多，血性恶露时间延长并有臭味，且腹部有压痛，提示宫内感染。

（4）会阴：初产妇较多见，在产后3日内切口处可有水肿，活动时有疼痛，3～5日或拆线后自然缓解。评估阴道分娩产妇会阴是否有水肿。若会阴部有切口或撕裂缝合，应评估切口恢复情。若局部有疼痛、红肿、渗血或渗液，应考虑感染可能。

3. 排尿排便 产褥早期，皮肤排泄功能旺盛，排出大量汗液，以夜间睡眠和初醒时更明显，称为褥汗，不属病态，产后1周内自行好转。同时，妊娠期体内潴留的液体也逐渐排出，所以产妇往往多尿，但由于分娩过程中膀胱受压导致其黏膜水肿、充血、肌张力下降，加上疲劳及伤口疼痛，容易发生尿潴留。产妇入休养室后应评估第 1 次排尿的时间和量。正常情况下，产后 4～6 小时内应排尿。若第 1 次尿量少或排尿时间延迟，应鼓励产妇饮水后重新评估，警惕尿潴留的发生。此外，产妇卧床多活动少，肠蠕动减弱，容易发生便秘。

4. 乳房

（1）评估乳头类型：产妇入休养室后应评估其乳头类型，是否存在扁平或凹陷乳头。

（2）评估乳汁的质和量：产后 3 日，每次哺乳可以吸出淡黄色初乳 2～20mL。评估乳汁量是否能满足新生儿需要，主要评估指标是在两次哺乳间，新生儿是否满足安静，尿布 24 小时湿 6 次以上，2～4 次软大便，体重增长理想等。

（3）评估乳房胀痛及乳头疼痛：乳房胀痛及乳头皲裂是产妇在产后最初几天常见并发症，初产妇多见。在哺乳期的最初几天，因淋巴和静脉充盈，乳腺管不畅，乳房内乳汁淤积导致肿胀、变硬及疼痛，并可伴有轻度发热，称为乳房胀痛。此外，产前准备不足，哺乳姿势不正确，或在乳房胀痛时哺乳，新生儿吸吮时会增加对乳头的压力，导致乳头疼痛及皲裂。

若乳房触摸有坚硬感伴有明显触痛，应考虑乳房胀痛。可能与产后未及时哺乳，限制哺乳次数，及不正确的哺乳方法有关。评估产妇的乳头情况，初产妇在产后最初几日哺乳时，容易出现乳头变红破损或皲裂，与孕期乳房护理不良及哺乳方法不当有关。

5. 体重下降　产后由于胎儿、胎盘娩出，羊水排泄及产时失血，产后体重即减轻 6kg 左右。产后 1 周时，由于子宫复旧、恶露、汗液及大量尿液排出，体重又下降约 1kg。

6. 下肢静脉血栓　由于产后疲倦、伤口疼痛等，导致产妇长时间卧床，同时产妇的血液处于高凝状态，导致下肢静脉血流缓慢，血液容易淤积在静脉内，导致静脉血栓。表现为患侧下肢体表温度下降，感觉麻木，肢体有肿胀感。下肢静脉血栓发生率较低，一旦发生，影响产妇的生命安全。

7. 产褥中暑　产褥期因高温环境使体内余热不能及时散发，引起中枢性体温调节功能障碍的急性热病，称为产褥中暑，表现为高热、水、电解质紊乱，循环衰竭和神经系统功能损害。产褥中暑与旧习俗怕产妇“受风”而关闭门窗，包头盖被，导致居室环境处于高湿高温环境，影响产妇出汗散热有关。

8. 产后心情低落　是产妇在产后 2～3 日内出现轻度或中度的情绪反应，发生率较高，30%～75% 的产妇会出现不同程度的心情低落，表现为心境不稳、易激惹、流泪、广泛性焦虑、睡眠和食欲减退。产后心情低落的症状比较轻，持续时间短，数日内可以自行缓解。其中有 20% 左右的产妇的心情低落可能发展为产后抑郁。

（三）母乳喂养

评估是否存在影响母乳喂养的生理、心理及社会因素。

1. 生理因素　产妇合并有内科疾病（如严重心脏病）、传染性疾病（如肝炎发病期），服用某些药物（如安定、巴比妥类），乳房问题（如扁平/凹陷乳头、严重乳房胀痛、乳头皲裂、乳腺炎），会阴或腹部切口疼痛，及饮食、休息和睡眠状况。

2. 心理因素　不良的妊娠或分娩体验，产后疲劳，缺乏信心，产后抑郁。

3. 社会因素　产妇年龄因素，医务人员及家人支持状况，单身母亲，母乳喂养知识和技能不足，母婴分离，及工作负担过重。

（四）心理－社会支持情况

1. 产妇对妊娠及分娩经历的感受，是顺利还是不顺利，是舒适还是痛苦，是否与预期一致等，这些不同的感受将直接影响产后母亲角色的适应和转换，并关系到产妇对孩子的接纳程度。若产妇表现出情绪低落、哭泣，主诉疲劳、睡眠差，对新生儿不关注等，应警惕产褥期抑郁症。

2. 产妇的母性行为　评估产妇是否愿意接触、拥抱孩子，产妇是否愿意尝试母乳喂养或亲自喂养，产妇能否满足孩子的需要并表现出喜悦，产妇是否积极学习护理孩子的知识和技能，产妇是否积极调整饮食、睡眠等以促进康复，了解产妇是否表现出积极的母性行为，从而判断母亲行为是适应性还是不适应性。

3. 产妇对新生儿行为的看法　评估母亲是否认为孩子吃得好、睡得好、不哭闹就认为是好孩子，自己则是个好母亲；反之，如果孩子哺乳困难、经常哭闹、经常更换尿布就是个坏孩子，自己则是个坏母亲。母亲对新生儿行为的看法将影响母子关系的建立。

4. 产妇的社会支持状况　产妇的家庭情况，包括丈夫及亲人的支持、陪伴情况，良好的家庭支持及氛围有助于产妇心理调适，也有利于家庭各成员角色的适应。

5. 产后心理调适的影响因素　产妇年龄、健康状况、社会支持系统、经济状况、性格特征、文化背景等，都会影响产妇的心理调适。对年龄过大（超过 35 岁，特别是高龄初产妇）或过小（小于 16 岁），社会支持不良，经济状况差，性格内向的产妇，应重点关注。

（五）辅助检查

产后常规体检，必要时进行血尿常规检查，怀疑尿潴留者可行 B 超检查，保留导尿管者根据需要做尿常规检查，以了解是否有泌尿道感染。发生乳腺炎或产褥感染者，做药物敏感试验，选择有效的抗生素。

【护理诊断/问题】

1. 母乳喂养无效　与母亲知识和技能不足、信心缺乏有关。
2. 尿潴留　与分娩时损伤、产后卧床、会阴切口疼痛等有关。
3. 舒适改变　与产后宫缩痛、会阴或腹部切口疼痛、褥汗及分娩疲劳有关。
4. 便秘　与分娩损伤、产后卧床有关。
5. 情境性自尊低下　与产后自理能力下降，及缺乏照护新生儿知识和技能有关。

【护理目标】

1. 产妇掌握母乳喂养知识和技能，建立成功的母乳喂养。

2. 产妇没有发生尿潴留。

3. 产妇舒适增加，能应对疼痛及褥汗。

4. 产妇没有发生便秘。

5. 产妇维持良好自尊。

【护理措施】

1. 产后2小时护理　产后2小时内是发生产后出血、产后子痫、产后心衰的关键时期，故分娩后应在产房继续观察产妇2小时，分别在产后15分钟、30分钟、60分钟、90分钟、120分钟各观察一次。观察内容包括：①子宫收缩情况及宫底高度：若发现子宫收缩乏力，应按摩子宫并肌注缩宫剂（缩宫素、前列腺素或麦角新碱）；若子宫收缩不良、宫底上升，但产妇阴道流血量不多，提示宫腔内有积血，应挤压宫底排出积血，并给予子宫收缩剂；②测量血压、脉搏，特别是妊娠期高血压疾病产妇应监测血压的变化，警惕产后子痫；③阴道流血量：用弯盘放于产妇臀下收集阴道出血量；④膀胱是否充盈，膀胱充盈时应及时排空，以免影响子宫收缩导致产后出血；⑤是否有肛门坠胀感，若有应行肛查以明确是否有阴道后壁血肿，及时处理。

2. 一般护理　保持休养室及床单位整洁，给产妇提供一个安静、清新的休养环境，促进产妇良好的休息和睡眠

1）生命体征：每日3次测量体温、脉搏、呼吸、血压，体温超过38℃应及时报告医生。妊娠期高血压患者产后仍要密切观察血压变化，警惕产后子痫。

2）营养与饮食：产后1小时进流食或清淡半流食，以后进普通饮食。摄入富含蛋白质及热量丰富的食物，多进食汤汁食物。

3）活动：产后应及早下床活动，自然分娩者，产后6~12小时可下床轻微活动，产后24小时可在室内自由走动，并开始做产后保健操。行会阴切开术或剖宫产的产妇，可适当延迟下床活动时间。但产后盆底肌肉松弛，应避免过早负重或蹲位活动，以防止子宫脱垂。

4）排尿：产后鼓励产妇尽早排尿，以免发生产后尿潴留，造成膀胱充盈影响宫缩。产后4小时内鼓励产妇排尿，观察并记录排尿时间及尿量。若产妇出现排尿困难，鼓励产妇坐起排尿，用热水熏洗外阴，用温开水冲洗尿道外口周围，诱导排尿。下腹部正中放置热水袋，刺激膀胱肌收缩，也可针刺关元、气海、三阴交、阴陵泉等穴位。或遵医嘱肌注甲硫酸新斯的明1mg或加兰他敏注射液2.5mg，兴奋膀胱逼尿肌促其排尿。若上述方法均无效时应予导尿，必要时留置导尿管1~2日。

5）排便：鼓励产妇早下床活动，多饮水，摄入适量的蔬菜和含纤维素食物，促进大便通畅。若发生便秘，可在医生指导下口服缓泻剂或开塞露塞肛。

3. 子宫复旧护理　产妇分娩后进入休养室即刻、30分钟、1小时、2小时各观察一

次，观察前应先嘱产妇排尿，手测并记录宫底高度、软硬度，并按压宫底，促进宫内积血的排出，以免影响子宫收缩，了解恶露的色、质、量、气味，检查膀胱是否充盈。以后每日观察 2～3 次。若子宫复旧不全，恶露增多、色红且持续时间延长时，应及早给予子宫收缩剂。若合并感染，恶露有腐臭味且有子宫压痛，应给予抗生素控制感染。产后当日禁用热水袋外敷来减轻宫缩痛，以免子宫肌肉松弛造成出血过多。

4. 会阴护理　产后每日应评估会阴切口，有无渗血、血肿及水肿等，每日用 0.05% 聚维酮碘液擦洗外阴 2～3 次，保持会阴部清洁及干燥，及时更换会阴垫，大便后清洗会阴部。会阴部有水肿者，可用 95% 乙醇或 50% 硫酸镁液湿热敷，产后 24 小时后可用红外线照射外阴。有会阴部有血肿者，若血肿较小，可采用湿热敷或远红外线灯照射，若血肿较大，则应切开引流。若会阴局部有硬结者可用大黄、芒硝外敷或用 95% 乙醇湿热敷。会阴部有切口者，应每日检查伤口周围有无红肿、硬结及分泌物，指导产妇向切口对侧卧位。若会阴部伤口疼痛明显或产妇主诉有肛门坠胀感，应及时检查，排除阴道壁或会阴部血肿。若切口感染或愈合不佳，可提前拆线并定时换药，同时指导产妇在产后 7～10 日行 1:5000 高锰酸钾溶液坐浴。

5. 乳房护理

（1）一般护理：第 1 次哺乳前用温水清洁乳头和乳晕，忌用肥皂或乙醇擦洗。乳头处若有痂垢应先用油脂浸软后再用温水洗净，忌强行擦洗，以免损伤乳头。以后保持乳房清洁、干燥，每次哺乳前后用温水清洁乳头和乳晕，并指导母亲佩戴合适的乳罩以支托乳房。

（2）平坦及凹陷乳头护理：指导母亲在婴儿饥饿时先吸吮平坦一侧，此时婴儿吸吮力强，容易吸住乳头和大部分乳晕。吸吮无效时亦可指导母亲将乳汁挤出，再喂给新生儿。此外，还可指导产妇进行以下练习：①乳头伸展练习（图 4－1）：将两拇指平行放在乳头两侧，向外侧方向拉开，通过牵拉乳晕皮肤及皮下组织，促使乳头向外突出。每日 2 次，每次 10～15 分钟。②乳头牵拉练习（图 4－2）：用一手托住乳房，另一手的拇指和中、示指捏住乳头向外牵拉，每日 2 次，每次重复 10～20 次。③佩戴乳头罩：指导产妇从妊娠 7 个月开始佩戴，对乳头周围组织起到稳定作用。乳头罩柔和的压力可促进内陷的乳头外翻，乳头经中央小孔保持持续突起，以起到纠正凹陷乳头的作用。

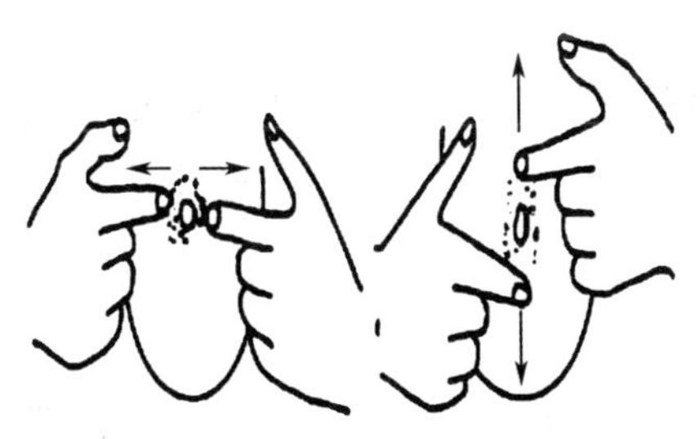

图 4－1　乳头伸展练习

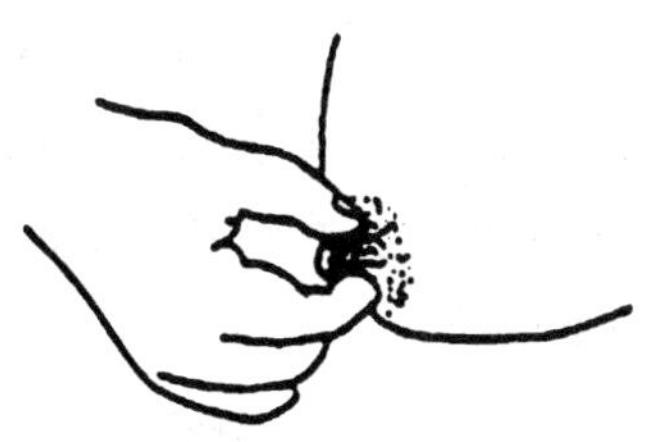

图 4－2　乳头牵拉练习

（3）乳房胀痛护理：乳房胀痛与不恰当的哺乳方法、延迟哺乳、限制哺乳次数、过早添加其他食物及乳汁淤积有关。因此，应指导产妇正确的哺乳姿势、尽早吸吮、按需哺乳及哺乳后将剩余乳汁挤出，以预防乳房胀痛的发生。若出现乳房胀痛，可指导产妇保持清淡饮食，增加哺乳次数，哺乳时先吸吮胀痛严重的一侧，哺乳完毕后将多余乳汁挤出。在哺乳前热敷乳房3~5分钟，从乳房边缘向乳头中心按摩，促进乳腺管畅通。在两次哺乳间冷敷乳房以减少局部充血、肿胀。指导产妇佩戴合适的乳罩以扶托乳房，减少沉重感。还可用生面饼外敷以促进乳腺管畅通，必要时可用吸奶器将乳汁一次全部吸出，以减轻胀痛症状。

若乳房局部出现红、肿、热、痛症状，产妇伴有发热，提示患乳腺炎，多见于乳汁淤积、乳头损伤者，应指导产妇暂停母乳喂养，并给予抗生素治疗，治疗期间，应定时将乳汁挤出，以免乳汁分泌被抑制。患侧乳房进行热敷，以促进炎症消散。

（4）乳头皲裂护理：乳头皲裂与不正确的哺乳姿势有关，多见于初产妇。应指导产妇采取正确、舒适的哺乳姿势，掌握新生儿正确含接乳头技能，让婴儿含住乳头和大部分乳晕，减少对乳头的吸吮压力。若出现乳头皲裂，可指导产妇增加哺乳次数，减少每次哺乳时间。哺乳前温水热敷乳房和乳头3~5分钟，按摩乳房，并挤出少量乳汁使乳晕软化，有利于新生儿含接。哺乳时先吸吮损伤程度轻的一侧乳房，哺乳后挤出少量乳汁涂在乳头和乳晕上，乳汁既能杀菌，又能促进表皮修复。疼痛严重时，可用乳头罩间接哺乳，或用吸奶器将乳汁吸出再喂给新生儿。亦可在皲裂处涂抗生素软膏或10%复方苯甲酸酊，促进伤口愈合，在下次哺乳前清洗干净。

6. 心理护理

（1）依赖期：产后3日内，让产妇充分休息，协助完成产妇及新生儿的日常护理。调动丈夫及家属的关心、支持，鼓励家人参与到照顾产妇及新生儿的活动中来，满足产妇的情感和生理需求。同时，给予产妇自我护理指导，提供常见问题的应对方法，如褥汗、乳房胀痛、宫缩痛，减少产妇的无助感。

（2）依赖-独立期：在此期，医务人员及家属、配偶应加倍关心产妇，提供新生儿喂养和护理知识，耐心指导并鼓励产妇参与照护新生儿，在与孩子接触的过程中，培养母子感情。鼓励产妇表达自己的感受及与其他产妇进行育儿方面经验的交流，提高产妇的自信心和自尊感，促进产妇接纳孩子、接纳自己。

（3）独立期：指导产妇及丈夫正确应对各种压力，包括照护新生儿、家庭模式的转变、生活方式的改变等，鼓励配偶多参与新生儿的护理，当兴趣与需要背离时，多承担家务，并协调夫妻关系中的矛盾，培养新的家庭观念。

7. 健康指导

（1）产褥期内饮食起居：指导产妇产褥期内合理均衡饮食，产妇居室应保持清洁，适时通风，夏季预防产褥期中暑。每天擦身，清洗外阴，保持个人清洁卫生。

（2）适当活动：自然分娩的产妇，于产后 6～12 小时可以下床轻微活动，产后 24 小时可以下床在室内走动。行剖宫产的产妇可以推迟至 48 小时后下床活动，以促进体力恢复，及时排尿排便，避免或减少静脉栓塞的发生率。产后 2 周开始做膝胸卧位，以预防或纠正子宫后倾。

（3）产褥期保健操（图 4－3）：产褥期保健操促进产妇腹壁盆底肌肉张力的恢复，避免腹壁皮肤过度松弛，预防尿失禁，预防膀胱直肠膨出及子宫脱垂。指导产妇出院后坚持做产后保健操，遵循运动量由小到大、由弱到强的原则，循序渐进地练习。每 1～2 日增加 1 节，每节重复 8～16 次。产后康复操种类多，但应包括能增强腹肌张力的抬腿、仰卧起坐动作，和能锻炼骨盆底肌及筋膜的缩肛动作等。

第1、2节 深呼吸运动，缩肛
第3节 伸腰运动
第4节 腹背运动
第5节 仰卧起坐
第6节 腰部运动
第7节 全身运动

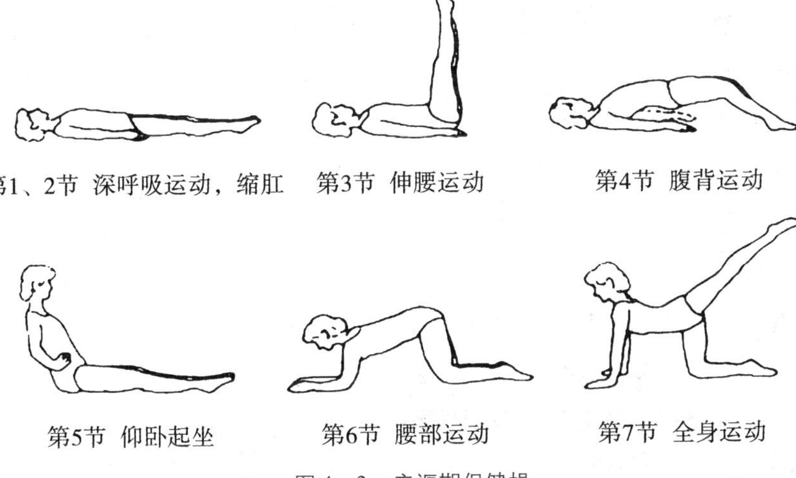

图 4－3 产褥期保健操

第 1 节：仰卧，深吸气，收腹部，然后呼气。

第 2 节：仰卧，两臂直放于身旁，进行缩肛与放松动作。

第 3 节：仰卧，两臂直放于身旁，双腿轮流上举和并举，与身体呈直角。

第 4 节：仰卧，髋与腿放松，分开稍屈，脚底放在床上，尽力抬高臀部和背部。

第 5 节：仰卧起坐。

第 6 节：跪姿，双膝分开，肩肘垂直，双手平放床上，左右腿交替向背后高举。

第 7 节：全身运动，跪姿，双臂支撑在床上，左右腿交替向背后高举。

（4）计划生育指导：产褥期内禁忌性生活。产后 42 日起应采取避孕措施，原则是哺乳者以工具避孕为宜，忌用含有雌激素的避孕药，以免影响乳汁分泌。不哺乳者可选用药物避孕。

（5）退乳指导：由于各种原因不宜哺乳者，指导退乳。指导产妇少摄入汤类食物，停止吸吮和挤奶。指导产妇佩戴合适的胸罩，以缓解乳房胀痛，或遵医嘱口服镇痛药物，2～3 日后疼痛减轻。目前不推荐服用雌激素或溴隐亭退奶。可以采用中药退乳：

①生麦芽60～90g，水煎当茶饮，连用3～5日；②芒硝250g，分装两个纱布袋内，外敷于乳房，湿硬时更换。

（6）出院后喂养指导：评估产妇母乳喂养的知识和技能，指导产妇出院后保证合理的休息和睡眠，饮食均衡，注意乳房卫生，坚持母乳喂养。上班的产妇可将乳汁挤出保存于冰箱中，再喂给婴儿。告知产妇母乳喂养可用支持资源情况，包括医院热线电话，社区保健人员的联系方式等。

8. 产后访视和健康检查

（1）产后访视：产妇出院后一个月内至少要进行3次家庭访视，第一次在产妇出院后3日内，第二次在产后14日，第三次在产后28日，了解产褥妇及新生儿健康状况，内容包括了解产褥妇饮食、睡眠、大小便、恶露及哺乳等情况，检查两侧乳房、子宫复旧、会阴伤口、剖宫产腹部伤口等，并了解产妇的心理状态，若发现异常应给予及时指导。了解新生儿的生长发育、喂养、预防接种情况，并指导喂养及日常护理。

（2）产后健康检查：产妇应于产后42日携新生儿去分娩医院做产后健康检查。内容包括测血压、脉搏，查血、尿常规，了解哺乳情况，并做妇科检查，观察盆腔内生殖器是否已恢复至非孕状态。对婴儿进行全身检查，了解婴儿的生长发育状况。

【护理评价】

1. 产妇生命体征平稳，排便、排尿正常。
2. 产妇感觉舒适，新生儿体重增加理想。
3. 产妇知道母乳喂养的好处，并用母乳喂养新生儿。
4. 产妇在自我护理及照护新生儿方面表现出自信和满足。

知识链接

坐月子

坐月子可以追溯至西汉《礼记内则》，称之为“月内”。距今已有两千多年的历史，中医认为产后女性的身体处在“血不足，气亦虚”的状态，“月内”为产后必需的仪式性行为。现代医学认为产后女性的生殖系统、内分泌系统、消化系统、循环系统、呼吸系统、泌尿系统、神经系统等都发生了重大变化，各个系统都需要调整和恢复，“坐月子”是协助产妇顺利度过人生生理和心理转折的关键时期。传统的月子期中产妇会被要求不能洗澡、洗头，不能吹风、出门、不能吃生冷食物、不能下床运动等等，这往往会导致产妇身体不适。现在提倡科学合理地坐月子：适宜的室内环境、保持安静、保持空气流通、坐月子不等于卧床一月，要有适当的活动、衣着干净舒适、正常刷牙、正常洗头、正常洗澡、饮食适度、保持愉悦心情。

目标检测题

产妇，G_1P_1，3日前经会阴切开术顺产一男婴，出生体重3800g。评估产妇情况：体温38.3℃，脉搏74次/分，血压100/70mmHg，子宫质硬，宫底脐下2指，恶露血性，量少。会阴切口：缝线3针，无红肿，主诉疼痛。乳房：胀痛明显，触摸有硬块，温度略高，乳头红肿。产妇主诉：不想进行母乳喂养。要求退奶，新生儿哭闹不休。

请　问： 1. 产妇存在的护理诊断有哪些？

2. 如何对产妇实施产后护理和健康教育？

（林晓燕）

项目五

高危妊娠的管理

学习目标

1. 掌握高危妊娠的筛查及护理措施；胎儿窘迫护理评估及护理措施。
2. 熟悉高危妊娠的定义；胎儿窘迫的原因。
3. 了解高危妊娠的范畴；胎儿窘迫的病理生理。
4. 能够对高危孕产妇及高危儿实施整体护理。

案例导入

某孕妇临产9小时后，宫口开全，先露+2，已破膜，羊水量中，色清。指导产妇正确使用腹压，持续监护胎心显示早期减速，导尿排空膀胱，20分钟后显示变异减速，10分钟内胎心率在70～110次之间，立即遵医嘱实施产钳助产，结束分娩。

请思考：1. 此案例诊断胎儿窘迫的依据是什么？

2. 急性胎儿窘迫的急救护理要点是什么？

任务一 概　述

高危妊娠是指妊娠期有个人或社会不良因素及有某种并发症或合并症可能危害孕妇、胎儿及新生儿或者导致难产者。具有高危妊娠因素的孕妇称高危孕妇。

一、范　畴

高危妊娠包括了所有的病理产科，导致高危妊娠的因素包括以下方面。

（一）社会经济因素及个人因素

孕妇的年龄、文化程度、经济状况、婚姻状况、营养状况等，都可能影响妊娠的进展。孕妇年龄<18岁或者≥35岁，受教育时间<6年，孕妇及其丈夫职业稳定性差，

收入低下，居住条件差，未婚或独居，营养低下，孕前营养不良或肥胖，身高≤145cm，孕期未做或极晚做产前检查，均增加妊娠的风险。

（二）疾病因素

1. 不良妊娠史　如自然流产、异位妊娠、早产、死产、死胎、难产（包括剖宫产史及中位产钳）、新生儿死亡、新生儿溶血性黄疸、新生儿畸形，或有先天性、遗传性疾病，巨大儿。

2. 妊娠合并症　如心脏病、糖尿病、高血压、肾脏病、肝炎、甲状腺功能亢进、血液病（如贫血）、病毒感染（风疹病毒、巨细胞病毒感染）、性病、恶性肿瘤、明显生殖器发育异常、智力低下、明显的精神异常。

3. 产科并发症　如妊娠期高血压疾病、前置胎盘、胎盘早期剥离、羊水过多或过少、胎儿宫内发育迟缓、过期妊娠、母儿血型不合、胎位异常、多胎妊娠、骨盆异常、软产道异常、妊娠期接触大量放射线、化学性毒物或服用过多对胎儿有影响的药物。

4. 不良生活方式　吸烟、饮酒、吸毒等，也是影响妊娠的危险因素。

二、高危妊娠筛查

在确定妊娠后第一次检查时应对所有的孕妇进行危险因素的初筛，以后每次检查或于妊娠早期、中期和晚期进行三次筛查，及时发现高危孕妇，以加强随访和管理。

孕妇危险因素的筛查，包括个人基本情况、社会因素、既往疾病史和孕产史、本次妊娠情况等，见表5－1。

表5－1　孕产期危险因素筛查表

项　目		危险因素
基本情况	年龄	<18岁，≥35岁
	身高	≤145cm
	体重	<45kg，>80kg
	婚姻	未婚
	社会经济	贫困
	文化教育	文盲，四年级以下教育（半文盲）
	居住	偏远地区，交通不便
	烟酒嗜好	有
病史	既往病史	有高血压、贫血、心、肝、肾、内分泌等疾病
	营养	营养不良
	家族史	遗传病
	产次	1次早产或≥4次自然分娩
	流产史	≥2次
	孕产史	有并发症、难产、早产、死胎、死产、新生儿死亡、低体重儿、先天畸形史

续表

	项　目	危险因素
病史	手术史	有
	生育间隔	<2 年
孕期情况	子宫	大于或小于月份
	贫血	Hb<100g/L
	血压	≥140/90mmHg
	心脏病	心功能>Ⅰ级
	肝炎	活动期
	糖尿病	血糖增高或糖耐量异常
	阴道出血	有
	妊娠高血压疾病	有
	骨盆	狭窄或畸形
	胎位	异常
	胎动	减少
	胎心	<120 次/分或>160 次/分
	感染	有
	保健服务	不可及
产时产后情况	一般情况	急、慢性疾病
	孕周	<37 周，>42 周
	胎膜	早破
	妊娠高血压疾病	有
	产前出血	有
	产程	>18h，宫缩乏力
	新生儿	窒息，先天畸形
	出生体重	<2500g
	产后出血	>500mL
	感染	有

为了识别这些危险因素对妊娠的危害，在用以上危险因素筛查表筛查的基础上，对具有危险因素的孕妇还可以采用高危评分方法，对危险因素的危害程度进行评分和评级，以便对孕产妇进行等级管理，促进母婴安全，见表 5-2。

表 5-2　高危评分标准

	5 分（A 级）	10 分（B 级）	20 分（C 级）
基本情况	年龄<20 岁或≥35 岁 身高≤145cm 体重≤40kg 或≥80kg 年龄≥30 岁，伴结婚≥两年不孕 轻度智力低下 眼睛高度近视≥800 度 未婚	年龄<18 岁或≥40 岁 身高≤145cm 伴体重<40kg 胸廓畸形 产道畸形，骨盆狭小 夫妇中有一方有遗传病史 中度智力低下 精神病静止期	胸廓畸形伴肺功能不全 重度智力低下 精神病活动期

续表

		5分（A级）	10分（B级）	20分（C级）
异常妊娠分娩史		流产≥2次，葡萄胎史 畸形儿 围生儿死亡史 阴道难产史	流产≥3次 习惯性流产史 早产≥2次 瘢痕子宫（剖宫产史、肌瘤剜除史，子宫破裂史）	二次剖宫产史 多次腹部手术史（3次以上） IVF-ET术后
妊娠合并症	心血管系统	原发性高血压，BP≥140/90mmHg 心肌炎史 心脏手术史	原发性高血压，BP≥160/100mmHg 心功能Ⅱ级 心律失常 先天性心脏病（非发绀型）	心脏病心功能>Ⅱ级 严重心律失常 先天性心脏病 先天性心脏病（发绀型）
	消化系统	HBsAg（+） 总胆汁酸>10mmol/L，但<20mmol/L	HBeAg（+） 总胆汁酸≥20mmol/L，但<70mmol/L	HCV（+） 总胆汁酸≥70mmol/L 胰腺炎 急性脂肪肝
	呼吸系统	肺结核稳定型	肺结核活动期 哮喘史，偶有发作	粟粒性肺结核 哮喘经常发作
	泌尿系统	尿路感染	肾盂肾炎、慢性肾炎 持续尿蛋白（+）	慢性肾炎急性发作 持续尿蛋白（++） 急性肾炎
	内分泌病	甲亢史、甲减史 GIGT	GDM 甲亢、甲减需用药控制者	妊娠合并糖尿病 甲亢危象 糖尿病酮症酸中毒
	血液系统	贫血 Hb60~80g/L 血小板（5~7）$\times 10^9$/L	贫血 Hb<60g/L 血小板<5$\times 10^9$/L	贫血 Hb<50g/L 再障 血小板<3$\times 10^9$/L
	肿瘤	子宫肌瘤或卵巢囊肿<6cm	子宫肌瘤或卵巢囊肿≥6cm 多发性子宫肌瘤	恶性肿瘤
	其他	癫痫史，偶发，不用药	癫痫史，需要药物控制 精神分裂症史	精神病活动期 自身免疫系统疾病
	胎位不正	孕32~36周，横位，臀位	孕≥37周，横位，臀位	
	先兆早产	34周<孕周<37周	32周<孕周≤34周	28周<孕周≤32周
	过期妊娠	42周≤孕周<43周	孕≥43周	
	胎膜早破	足月妊娠，胎膜早破6小时未临产	34周<孕周<37周，胎膜早破	孕周≤34周，胎膜早破
	妊娠高血压疾病	妊娠期高血压	子痫前期轻度	子痫前期重度，子痫
	羊水异常	慢性羊水过多	急性羊水过多，或羊水过少 AFI50~80mm	羊水过少 AFI<50mm

续表

		5分（A级）	10分（B级）	20分（C级）
妊娠并发症	双胎		双胎	3胎及以上
	巨大儿		巨大儿	
	FGR	宫高为第10百分位	宫高 < 第10百分位	宫高 < 第5百分位
	胎动		胎动 < 10次/12小时	胎动消失
	母儿血型不合		ABO溶血症	Rh溶血症
环境及社会因素		被动或主动吸氧≥20支/天，酗酒、文盲、无产前检查、流动人员、家庭经济困难、卫生条件差，其中2项者	早孕期接触农药、放射线等化学、物理因素 家庭中受歧视	
备注		有两种以上高危因素时，总高危评分可由单项相加累计，高危级别以单项中最高者记录。例：2次流产史（A级）、Hb55g/L（B级），评分为5+10=15分，总评15分B级		

任务二 高危妊娠妇女的护理

【护理评估】

（一）健康史

评估孕妇年龄及孕前健康状况，包括疾病史、手术史、月经史、既往生育史，特别应评估有无不良孕产史。了解孕妇本次妊娠早期经过，是否接触过有害物质、放射线检查、病毒性感染等。

（二）身体状况

1. 体格状况　进行完整体格检查，了解孕妇体重、身高，计算体质指数，测量血压，评估心功能、下肢水肿程度等。身高 < 140cm 者容易头盆不称，体重 < 40kg 或 > 85kg 者，危险性增加。血压 > 140/90mmHg，应评估尿蛋白，警惕妊娠期高血压疾病。

2. 产科情况

（1）子宫长度及腹围：子宫长度是指耻骨联合上缘中点到宫底的弧形长度。腹围是指以塑料软尺经脐绕腹1周的数值，孕晚期每孕周腹围平均增长约0.8cm。每次产前检查，均需测量子宫长度和腹围，并绘制在妊娠图上，以评估胎儿生长发育与孕龄是否相符合，并根据其数值估算胎儿大小。估算方法：胎儿体重(g)＝子宫长度(cm)×腹围(cm)+200。

（2）妊娠图：1972 年瑞典学者 Westin 建立了妊娠图，以动态评估胎儿宫内生长情况。将每次产前检查所测的血压、体重、子宫长度、腹围、水肿、尿蛋白、胎位、胎儿心率等数值记录在妊娠图上，绘制成曲线，称为妊娠图（图 5－1）。妊娠图可以动态评估胎儿在子宫内发育状况及孕妇健康情况。其中，子宫长度曲线是妊娠图中最主要的曲线。

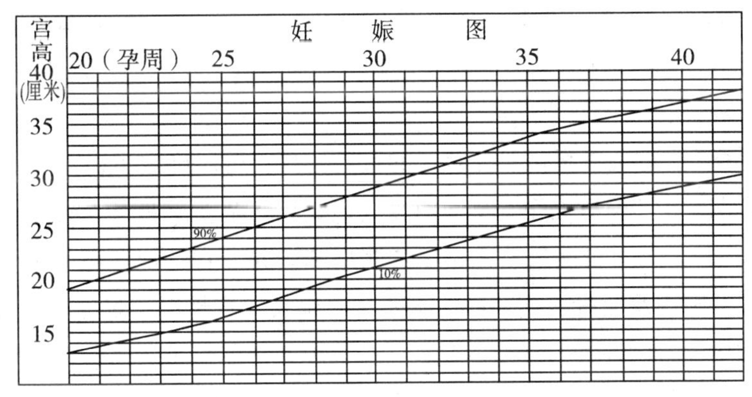

图 5－1 妊娠图

妊娠图中标有正常妊娠情况下人群的第 10 百分位线和第 90 百分位线检查值。将每次检查的结果连成的曲线如果在上述两条线之间，提示正常。如果子宫长度低于正常同期妊娠子宫长度的第 10 百分位，提示可能为小于胎龄儿或胎儿生长受限（FGR），如果高于第 90 百分位，应考虑双胎、巨大儿、羊水过多。如果增长率出现不规则变异，应警惕有无先天畸形的可能。

3. 确定胎龄　胎龄在影响围生儿预后中起着决定性作用，确定胎龄可以准确评估胎儿生长发育是否正常并及时进行必要的检查，以了解妊娠过程中是否有危险因素。目前主要根据末次月经时间来计算胎龄。若末次月经记不清楚或月经不准，可根据早孕反应时间及胎动出现的时间来推算胎龄，但这可能会导致 2 周左右的误差，因此，需做 B 超扫描胎儿身体不同解剖部位的参数来确定胎龄。孕早期以胎儿顶臀长度（GRL）来评估胎龄，孕 12 周后，可通过测量胎头双顶径（BPD）来明确胎龄，孕晚期 32 周后，随着胎头增长缓慢，可同时测量胎儿腹围或头围/腹围比值（HC/AC）和股骨长度（FL）来评估胎龄。

4. 胎动计数　胎动是胎儿情况良好的一种表现，与胎盘功能状态直接相关，因此，胎动计数是判断胎儿安危最简便有效的方法之一。随着孕周增加，胎动逐渐由弱变强，至妊娠足月时，胎动又因羊水量减少和空间减小而逐渐减弱。若胎动计数≥6 次/2 小时为正常，<6 次/2 小时或减少 50% 者提示胎儿缺氧可能。

5. 并发症及合并症评估　重视孕妇主诉，了解有无妊娠期并发症及合并症，如妊娠期高血压疾病、前置胎盘、胎膜早破。

（三）心理－社会支持情况

高危孕妇因为担心母儿健康及安全，妊娠早期担心流产或胎儿畸形，妊娠晚期担心早产、胎死宫内、死产等，常存在焦虑、恐惧、悲哀、失落及无助感，应评估产妇的心理变化、社会支持系统及应对策略。

（四）辅助检查

1. 实验室检查　了解孕妇血、尿常规检查；肝肾功能检查；血糖及糖耐量；血凝血时间及血小板计数；血/尿雌三醇检查，血清胎盘生乳素及妊娠特异性 β 糖蛋白检查；羊水检查结果等。

2. B 超检查　B 超检查提供胎儿状况的重要信息，可以确定子宫大小及是否与孕周相符。妊娠早期，B 超检查在孕 5 周时可见到妊娠囊，孕 6 周时可见到胚芽和原始心管搏动，妊娠 $9 \sim 13^{+6}$ 周时可测量胎儿颈项透明层和胎儿发育情况。妊娠中晚期，B 超可以测量双顶径、腹围及股骨长度，评估胎儿宫内生长发育情况，妊娠 18～20 周 B 超可以进行胎儿结构异常的筛查与诊断。此外，超声检查还能显示胎儿数目，胎位，有无胎心搏动，以及胎盘位置等。

3. 胎心听诊　经腹壁进行胎心听诊是临床上普遍使用的了解胎儿在子宫内安危的最简单的方法。可用听诊器或超声多普勒胎心仪监测，可了解胎心的强弱、频率和节律，缺点是不能分辨瞬间变化。正常胎心率为 110～160 次/分，比较规律、有力。听诊时需与子宫杂音、腹主动脉音、胎动音、脐带杂音鉴别。

4. 胎心电子监护　电子胎儿监护可以连续记录胎心率的变化，并可以观察胎心率与胎动、宫缩之间的关系，还可以连续监测妊娠晚期胎儿心率的动态变化，因此，成为筛选胎儿宫内窘迫、评判胎盘储备功能的首选方法。监护可以在妊娠 34 周开始，高危妊娠孕妇酌情提前。

电子胎儿监护有两种功能，监测胎心率及预测胎儿宫内储备能力。

（1）监测胎心率：用电子胎儿监护仪记录胎心率，它有两种基本变化：胎心率基线及胎心率一过性变化。

1）胎心率基线（BHR）指在没有胎动及宫缩的情况下记录 10 分钟的胎心率平均值，即每分钟的心搏次数（bpm）。胎心率基线包括胎心基线率水平及胎心率变异（图 5－2）。

胎心基线率水平：正常胎心率为 110～160 次/分，胎心率 >160 次/分或 <110 次/分，持续 10 分钟，称为心动过速或心动过缓。

胎心率的基线摆动包括胎心率的摆动振幅及摆动频率，摆动振幅为胎心率上下摆动波的高度，正常范围为 6～25bpm。摆动频率为 1 分钟内波动的次数，正常 ≥6 次。胎心率的基线摆动是判断胎儿宫内安危的最重要指标之一，胎心率基线摆动减少或消失最常见于胎儿慢性缺氧及酸中毒，胎心率基线摆动活跃可见于急性缺氧早期或脐带因素。

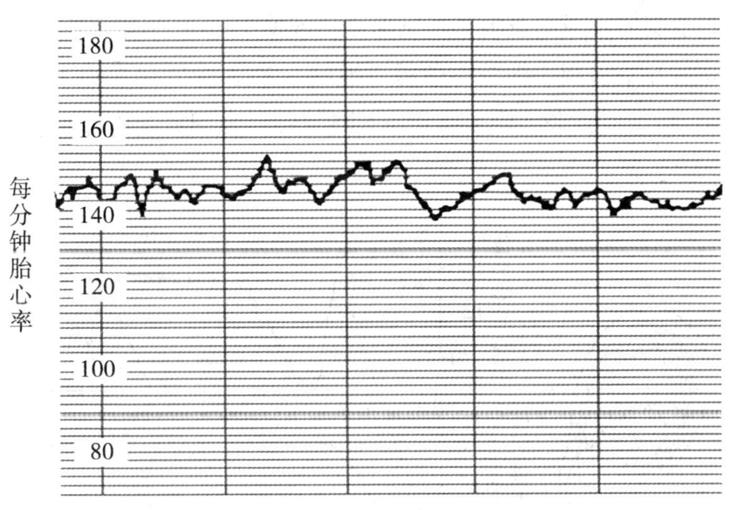

图 5－2　胎心率基线及摆动

2）胎心率一过性变化：受胎动、宫缩、触诊及声响等刺激，胎心率发生暂时性加速或减慢，随后又恢复至基线水平，称为胎心率一过性变化，是判断胎儿宫内安危的重要指标。

加速：是指宫缩时胎心率基线暂时增加，＞15bpm，并且持续时间＞15 秒。这表示胎儿有良好的心血管系统交感神经反应，可能是由于宫缩时胎儿躯干或脐静脉受压引起反射性心率加速。但若脐静脉受压时间过长，则可发展成减速。

减速：是指宫缩时胎心率出现短暂的减慢，分为三种情况。①早期减速（ED）：胎心率减速几乎与宫缩同时开始，胎心率最低点在宫缩的高峰，即波谷对波峰，宫缩结束胎心率恢复到原水平（图 5－3）。胎心率下降幅度＜50bpm，持续时间短，恢复快。早期减速常见于第一产程后期，宫缩时胎头受压引起脑血流一过性减少，反射性引起心率减慢。若持续出现早期减速、减速幅度过大，提示脐带因素或羊水过少。②变异减速（VD）：胎心率变异形态不规则，减速与宫缩无恒定关系，持续时间长短不一，下降幅

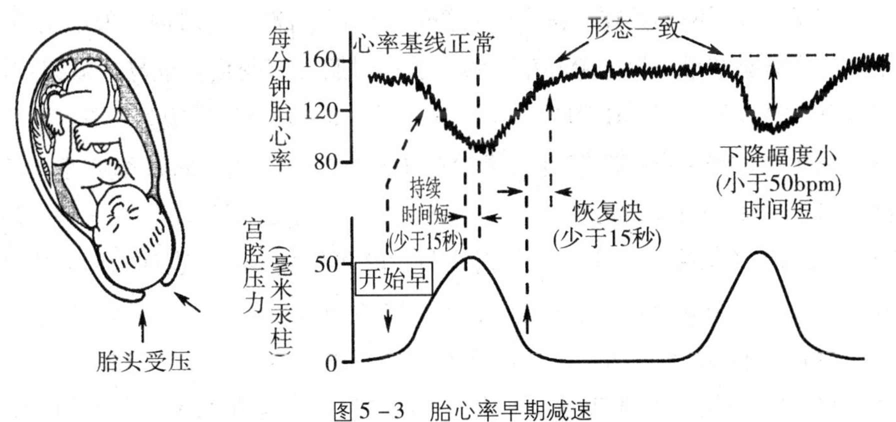

图 5－3　胎心率早期减速

度大，>70bpm，恢复迅速（图 5－4）。变异减速通常由宫缩时脐带受压兴奋迷走神经引起的，嘱孕妇改变体位或给予吸氧可迅速改善或消失。③晚期减速（LD）：胎心率减速多在宫缩高峰后开始出现，即波谷落后于波峰，时间差在 30～60 秒，下降缓慢，下降幅度<50bpm，持续时间长，恢复缓慢（图 5－5）。晚期减速通常提示胎盘功能不良，胎儿宫内缺氧。

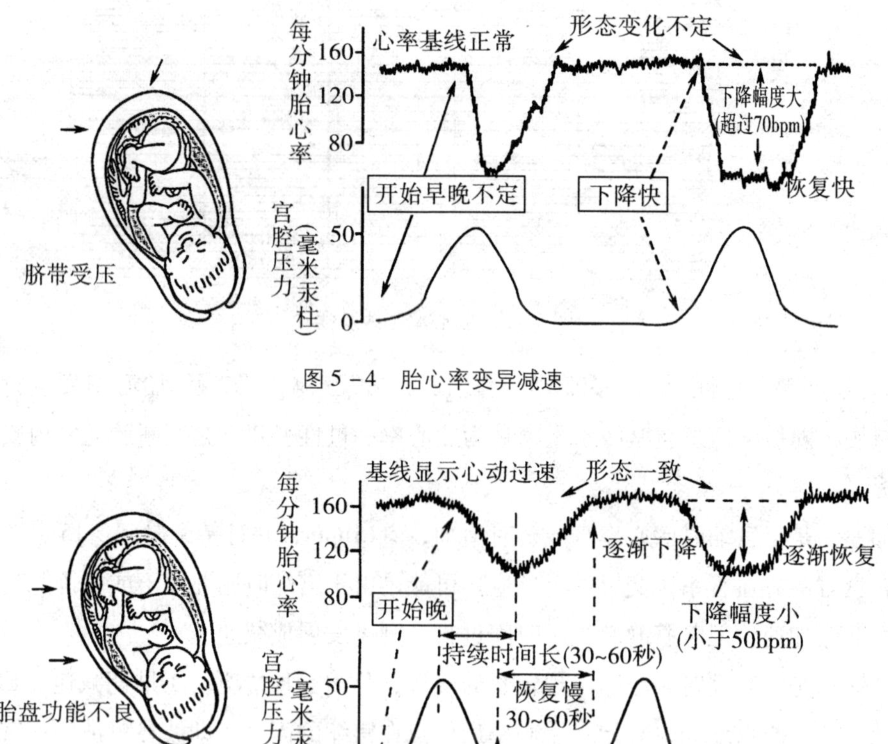

图 5－4　胎心率变异减速

图 5－5　胎心率晚期减速

（2）预测胎儿宫内储备能力：包括无应激试验和缩宫素激惹试验。

1）无应激试验（NST）：指在无宫缩、无外界负荷刺激下，对胎儿进行胎心率宫缩图的观察和记录，以了解胎儿在子宫内的储备能力。试验前 12 小时内一般不用镇静剂，以免影响胎心率试验结果。根据胎心率基线、胎动时胎心率变化（变异、减速和加速）等分为反应型 NST、可疑型 NST 和无反应型 NST（表 5－3）。①反应型 NST：表现为胎心率基线在 110～160 次/分；20 分钟内至少有 2 次加速，加速时胎心率加速≥15bpm，持续时间≥15 秒；每分钟胎儿心率变异 6～25 次；无减速或偶发变异减速持续时间不超过 30 秒。反应型 NST 提示胎儿宫内情况良好。②可疑型 NST：表现为胎心率基线在 100～110 次/分或>160 次/分但<30 分钟；20 分钟内加速（加速时胎心率加速≥15bpm，持续时间≥15 秒）<2 次；每分钟胎儿心率变异≤5 次；出现变异减速，时间持续 30～60 秒。可疑型 NST 提示胎儿宫内可能缺氧，应复查 NST。③无反应型 NST：

表现为胎心率基线在<100 次/分或>160 次/分，持续时间超过 30 分钟；20 分钟内加速（加速时胎心率加速≥15bpm，持续时间≥15 秒）<1 次；每分钟胎儿心率变异≤5 次或≥25 次/分，或呈正弦型；变异减速持续时间超过 60 秒或出现晚期减速。无反应型 NST 提示胎儿宫内缺氧，需全面评估胎儿情况，必要时终止妊娠。NST 的评估及处理，见表 5－3。

表 5－3　NST 的评估及处理（SOGC 指南，2007 年）

参　数	无反应型 NST	可疑型 NST	反应型 NST
基线	胎心过缓<100 次/分 胎心过速>160 次/分>30 分钟 基线不确定	100～110 次/分 >160 次/分<30 分钟 基线上升	110～160 次/分
变异	≤5 次/分 ≥25 次/分>10 分钟 正弦型	≤5 次/分（无变异及最小变异）	6～25 次/分（中等变异）
减速	变异减速持续超过 60 秒 晚期减速	变异减速持续 30～60 秒	无减速或偶发变异减速<30 秒
加速（足月胎儿）	20 分钟内<1 次加速 超过 15 次/分，持续>15 秒	20 分钟内<2 次加速 超过 15 次/分，持续>15 秒	20 分钟内≥2 次加速 超过 15 次/分，持续>15 秒
处理	全面评估胎儿情况、生物物理评分及时终止妊娠	需要进一步评估（复查 NST）	观察或进一步评估

2）缩宫素激惹试验（OCT）：亦称宫缩应激试验（CST），是通过使用缩宫素诱导子宫收缩，并用监护仪记录胎心率变化，观察 20 分钟内宫缩时胎心的变化，了解胎盘一过性缺氧的负荷变化，测定胎盘功能和胎儿的储备能力。通过两种方法可诱导宫缩产生，静脉内滴注缩宫素及乳头刺激法。OCT 的评估及处理，见表 5－4。

表 5－4　OCT 的评估及处理

Ⅰ类　满足下列条件

（1）胎心率基线 110～160 次/分

（2）基线变异为中度变异

（3）没有晚期减速及变异减速

（4）存在或缺乏早期减速、加速

提示观察时胎儿酸碱平衡正常，可常规监护，不需采取特殊措施。

Ⅱ类

除了第Ⅰ类和第Ⅲ类胎心监护的其他情况均划为第Ⅱ类。尚不能说明存在胎儿酸碱平衡紊乱，但是应综合考虑临床情况、持续胎儿监护、采取其他评估方法来判定胎儿有无缺氧，可能需要宫内复苏来改善胎儿情况。

续表

Ⅲ类　有两种情况
胎心率基线无变异且存在下面之一 复发性晚期减速 复发性变异减速 胎心过缓（胎心率基线 <110 次/分） 正弦波型 提示观察时胎儿存在酸碱平衡失调即胎儿缺氧，应该立即采取相应措施纠正胎儿缺氧，包括改变孕妇体位、给孕妇吸氧、停止缩宫素使用、抑制宫缩、纠正孕妇低血压等措施，如果这些措施均不奏效，应该紧急终止妊娠。

5. 胎儿心电图监测　胎儿心电图监测是通过置电极于母体腹壁或胎儿体表记录胎儿心脏活动的电位变化及其在心脏传导过程的图形。通过胎儿心脏活动的客观指标及早诊断胎儿宫内缺氧及先天性心脏病。正常胎儿心电图为胎心率 120 ~ 160 次/分，QRS 期限 0.02 ~ 0.05 秒，QRS 振幅 10 ~ 30μV，ST 段无明显偏高等。

6. 羊膜镜检查　分娩期胎膜未破，宫口能容受时可用羊膜镜观察羊水情况，按羊水颜色结合混浊度分为 4 度。

Ⅰ度：清亮，无色透明，可见毛发及漂浮胎脂为正常。

Ⅱ度：淡黄色半透明，可见胎脂，隐约可见毛发，为可疑异常。

Ⅲ度：黄色不透明，胎脂毛发均不可见，提示胎粪污染。

Ⅳ度：黄绿或深绿，不透明，看不见胎脂和毛发，提示胎儿严重宫内窘迫。

7. 胎盘功能监测　胎盘是供给胎儿营养和排泄胎儿代谢产物的器官，通过检查胎盘功能，可以间接了解胎儿在宫内的安危情况。

（1）雌三醇（E_3）：孕妇血及尿中所含雌激素总量随妊娠进展而增加，至妊娠晚期达高峰，其中 E_3 占雌激素的 90%，因此，可通过测孕妇尿或血中 E_3 了解胎盘功能。孕妇尿中雌三醇正常值为 >15mg/24h，（10 ~ 15）mg/24h 为警戒值，<10mg/24h 为危险值。由于留取 24 小时尿液不方便，故可采用孕妇随意尿测雌激素/肌酐（E/C）比值，估计胎盘功能。E/C 比值 >15 为正常值，11 ~ 15 为警戒值，<10 为危险值。还可以测定孕妇血中游离雌三醇值，正常足月妊娠时临界值为 40nmol/L，若低于此值提示胎盘功能低下。过期妊娠时可出现雌三醇值逐渐下降，如果下降明显，提示胎盘功能损害，若急剧下降 10% ~ 30%，提示胎儿有死于宫内的危险。

（2）血清胎盘生乳素（hPL）：胎盘生乳素是胎盘合体滋养层合成和分泌的蛋白质激素，临床采用放射免疫法测定孕妇血清中胎盘生乳素，妊娠足月为 4 ~ 11mg/L。若该值在妊娠足月时 <4mg/L 或突然下降 50%，提示胎盘功能低下。

（3）血清妊娠特异性糖蛋白（PSβ1G）：妊娠特异性糖蛋白是胎盘合体滋养层分泌的一种特异性蛋白，于妊娠足月时，该值 <170mg/L，提示胎盘功能低下。

（4）血清缩宫素酶：血清缩宫素酶由胎盘合体细胞产生，随着妊娠进展分泌增加，若孕妇血清中缩宫素酶持续低值提示胎盘功能不良，缩宫素酶急剧下降提示胎盘功能障碍。

（5）阴道脱落细胞检查：阴道脱落细胞舟状细胞成堆，无表层细胞，嗜伊红细胞指数（EI）<10%，致密核少者，提示胎盘功能良好。若舟状细胞极少或消失，有外底层细胞出现，嗜伊红细胞指数（EI）>10%，致密核多者，提示胎盘功能减退。

8. 胎儿成熟度监测　胎儿成熟度测定在高危妊娠管理中非常重要，肺透明膜病是早产儿主要死亡原因，了解胎肺成熟度是提高早产儿存活的关键。可以通过临床评估、超声检查及羊水分析，来测定胎儿成熟度。

（1）临床评估：明确胎龄可以判断胎儿成熟度，根据 Usher 统计，孕周≥37 周时肺透明膜病发病率几乎为零。此外，还可以计算胎儿发育指数来估计胎儿成熟度。胎儿发育指数<-3 提示胎儿未成熟，-3 与+3 之间，提示胎儿成熟，>3 提示胎儿过大、羊水过多或双胎。

（2）超声检查：超声测定胎头双顶径判断胎儿成熟度，双顶径≥8.5 提示胎儿成熟。此外，超声检查胎盘成熟度，间接判断胎儿的成熟度。胎盘Ⅲ级提示胎儿已成熟。

（3）羊水成熟度分析：①卵磷脂/鞘磷脂比值（L/S）：采用羊水薄层层析法测定 L/S 比值，若 L/S≥2，提示胎儿肺成熟。临床符合率达 95%～99%。②磷脂酰甘油（PG）：占羊水总磷脂的 16%，在孕 35 周时可测出，逐渐增加至足月，羊水中测出 PG 提示胎肺成熟。PG 判断胎肺成熟的准确率高于 L/S 比值。③泡沫试验或震荡试验：是一种快速简便测定羊水中表面活性物质的方法，利用胎肺表面活性物质亲脂亲水的特性，在羊水试管内加入 95% 乙醇震荡，在接触空气的液体界面形成环状泡沫，如果两管均有完整泡沫环，提示胎肺成熟。④肌酐值：羊水中肌酐是肌酸的代谢产物，代表胎肾成熟度，若肌酐值≥176.8μmol/L（2mg/dl），提示胎儿肾成熟。⑤胆红素类物质：胆红素测定可以了解胎儿肝脏成熟度，随着孕周进展，胆红素因肝酶系统日趋完善而逐渐减少至消失。若用△OD450 测定羊水中胆红素类物质，若该值<0.02，提示胎儿肝脏成。⑥淀粉酶值：淀粉酶主要来自胎儿胰腺和唾液腺，前者在孕期变化不大，后者随着孕周增长而增多，碘显色法测定羊水中淀粉酶，若该值≥450U/L，提示胎儿唾液腺成熟。糖尿病、无脑儿、妊娠期高血压疾病、消化道畸形等时呈低值。⑦脂肪细胞出现率：脂肪细胞主要反映胎儿皮脂腺成熟情况，可脱落至羊水中。胎儿皮脂腺随着妊娠进展逐渐成熟，因此，检测羊水中脂肪细胞可判断胎儿成熟度。若该值达 20%，提示胎儿已成熟。

知识链接

唐氏综合征及筛查

唐氏综合征即21－三体综合征，又称先天愚型或Down综合征，是最早被确定的染色体病，60%的患儿在胎内早期即夭折流产，存活者有明显的智能落后、特殊面容，生长发育障碍和多发畸形。唐氏综合征是一种偶发性疾病，所以每一个怀孕的妇女都有可能生出“唐氏儿”。

唐氏筛查是在特定孕周通过检测孕妇血清中PAPPA、AFP、HCG、uE3和Inhibin A的含量，结合孕妇的年龄、孕周、体重、是否吸烟、是否患有胰岛素依赖性糖尿病等临床信息通过风险评估软件计算的风险值。根据检查时间分为孕早期9～13周和孕中期14～21周。如果唐筛检查结果显示胎儿患有唐氏综合征的危险性比较高，就应进一步进行确诊性的检查－羊膜穿刺检查或绒毛检查。

【护理诊断/问题】

1. 焦虑及恐惧　与母儿健康受到威胁有关。
2. 知识缺乏：缺乏自我保健知识和能力。
3. 功能障碍性悲哀　与预感到妊娠失败或失去胎儿有关。

【护理目标】

1. 母婴安全、健康。
2. 孕妇对病情了解，自我保健意识和能力增强。
3. 孕妇能正确面对自己和孩子可能存在的危险。

【护理措施】

1. 一般护理

（1）筛查：孕妇在孕12周前进行系统的收集病史及全身检查，包括盆腔检查、实验室检查，评估是否有高危因素。属于高危者定期在高危门诊随访，对不适宜妊娠者适时终止妊娠。

（2）补充营养：对进食差、营养不良的高危孕妇，每日静脉补充能量，10%葡萄糖液500mL中加入维生素C 2g，缓慢静脉滴注，可促进ADP转化为ATP。在胎儿宫内生长受限或胎儿宫内缺氧恢复期，给母体补充葡萄糖有助于提高糖原储备，增强对缺氧的耐受力。指导孕妇摄入高蛋白、适当的脂肪和碳水化合物，并补充足够的维生素及钙、铁。对妊娠合并糖尿病的孕妇指导其控制饮食。

（3）加强休息：休息对高危孕妇尤其重要，休息可以改善子宫胎盘血流，增加雌三醇的合成。卧床休息时建议孕妇取左侧卧位，缓解右旋子宫对下腔静脉的压迫。妊娠后期避免仰卧位，以免子宫受压造成静脉回流受阻和心排出量降低。对先兆早产、前置胎盘和妊娠期高血压疾病孕妇，更应该增加卧床休息时间。

（4）间歇吸氧：孕妇贫血可严重损害母体的携氧能力和对胎儿胎盘的供氧能力，给母体吸氧可减轻胎儿的低氧症，增加胎儿组织的携氧能力，改善胎儿心率。因此，可给予孕妇吸氧，每日 3 次，每次 1 小时。

2. 产科监护

（1）产前监护：产前监护是对高危妊娠采取全程监护，其中以产前高危门诊定期检查、指导随访最重要，可及时发现孕妇的各种危险因素，及早采取各种措施，并监测胎儿在子宫内的生长发育情况及安危情况，预测胎儿的成熟度，为临床决策提供依据。

（2）分娩期监护：对采取阴道分娩的高危孕妇，产时监护至关重要，可采用产程图监测产程进展是否顺利，采用电子胎儿监护仪观察胎心与宫缩及胎动的关系，判断胎儿在子宫内是否缺氧，并定时观察产妇的全身情况、进食、睡眠及血压、心率等生命体征的变化，确保高危孕妇顺利度过分娩期。

（3）产褥期监护：高危产妇在产后应继续重视，必要时送高危病房进行监护，新生儿按高危儿处理。产后哺乳视产妇具体情况而定，对各种传染性疾病、严重心脏病等原则上不宜哺乳。

3. 对症护理

（1）遗传性疾病的产前诊断：对下列孕妇应在孕 16 周左右行羊水穿刺，进行产前诊断，有异常应及时终止妊娠：①孕妇年龄在 37～40 岁或以上；②上次妊娠为先天愚型或有家族史；③孕妇有先天性代谢障碍或染色体异常家族史；④孕妇曾娩出过神经管开放性畸形儿，如无脑儿、脊柱裂；⑤早期接触过可能导致胎儿先天缺陷的物质。

（2）妊娠期并发症和合并症的处理：监测血压、阴道流血或流水，预防和及时处理妊娠期并发症。对患合并心脏病、糖尿病、肝炎、慢性肾炎等内科疾病的孕妇应加强产前检查，做好病情监测及胎儿监护。

4. 家庭自我监护指导　指导孕妇按期进行产前检查，并做好家庭自我监护。包括胎动计数、胎心听诊及测量体重、血压。特别是胎动计数，如果胎动频繁或者减少，应及时就诊。

5. 心理护理　评估孕妇的心理状态及应对方式，鼓励其倾诉内心的感受，支持家人的参与。及时告知相关信息和注意事项，减轻其焦虑和恐惧。

【护理评价】

1. 孕妇的高危妊娠得到有效控制，母婴维持健康。

2. 孕妇保持良好心情。

3. 孕妇主动了解病情，配合治疗。

4. 孕妇能与医护人员讨论，表达自己的感受。

任务三　胎儿窘迫

胎儿窘迫是指胎儿在宫内因急性或慢性缺氧危及胎儿健康和生命的综合症状。有急性和慢性两种，急性胎儿窘迫常发生在分娩期，慢性胎儿窘迫多发生在妊娠晚期，在临产后常表现急性胎儿窘迫。

子宫胎盘单位提供胎儿氧气及营养，排出二氧化碳和胎儿代谢产物，胎儿对宫内缺氧有一定的代偿能力。分娩时，当子宫胎盘单位功能失代偿时，会导致胎儿缺血缺氧，从而引起胎儿全身血流重新分布，分流至心、脑、肾上腺等重要器官。胎心监护时会出现短暂的、重复的晚期减速或重度变异减速，出现呼吸性酸中毒。如果缺氧持续，则无氧糖酵解增加，发展为代谢性酸中毒，若不解除诱因，则可发展为混合性酸中毒，造成胎儿重要器官尤其是脑和心肌的进行性损害，甚至造成严重及永久性损害，如缺血缺氧性脑病甚至胎死宫内。重度缺氧可导致胎儿呼吸运动加深，羊水吸入，出生后可出现新生儿吸入性肺炎。

【护理评估】

（一）健康史

评估孕妇有无如下导致急慢性胎儿窘迫的因素。

1. 急性胎儿缺氧　多因母胎间血氧运输及交换障碍，或脐带血液循环障碍所致。常见因素有：①前置胎盘、胎盘早剥；②脐带异常，如脐带绕颈、脐带真结、脐带扭转、脐带脱垂、脐带血肿、脐带过长或过短、脐带附着于胎膜；③母体严重血液循环障碍致胎盘灌注急剧减少，如各种原因导致休克；④缩宫素使用不当，造成过强或不协调宫缩，宫内压长时间超过母血进入绒毛间隙的平均动脉压；⑤孕妇应用麻醉剂或镇静剂过量，抑制呼吸。

2. 慢性胎儿缺氧

（1）妊娠期母体的慢性缺氧使子宫胎盘灌注下降，导致胎儿生长受限，肾血流减少引起羊水过少。常见因素有：①母体血液含氧量不足，如合并先天性心脏病或伴心功能不全、肺部感染、慢性肺功能不全、哮喘反复发作及重度贫血；②子宫胎盘血管硬化、狭窄、梗死，使绒毛间隙血液灌注不足，如妊娠期高血压疾病、慢性肾炎、糖尿病、过期妊娠。

（2）胎儿自身因素异常导致胎儿运输及利用氧能力下降。如：胎儿严重的心血管疾病、呼吸系统疾病、胎儿畸形、母儿血型不合、胎儿宫内感染、颅内出血及颅脑损伤。

（二）身体状况

妊娠晚期及分娩期孕产妇出现如下急慢性胎儿窘迫的临床表现。

1. 急性胎儿窘迫　主要发生于分娩期。

（1）胎心率异常：胎心率的改变是急性胎儿窘迫最明显的临床征象。缺氧早期，胎心率加快 >160 次/分。缺氧严重时，胎心率减慢 <110 次/分。

（2）羊水胎粪污染：胎儿可在宫内排出胎粪，影响胎粪排出的最主要因素是孕周，孕周越大羊水胎粪污染的概率越高，某些高危因素也会增加胎粪排出的概率，如妊娠期肝内胆汁淤积症。10% ~20% 的分娩中会出现羊水被胎粪污染，羊水中胎粪污染不是胎儿窘迫的征象。出现羊水被胎粪污染时，如果胎心正常，不需要特殊处理，如果胎心监护异常，存在宫内缺氧情况，会引起胎粪吸入综合征，造成不良胎儿结局。

（3）胎动异常：初期表现为胎动频繁，继而转弱，胎动减少，进而消失。

（4）酸中毒：破膜后，检查胎儿头皮血进行血气分析，胎儿头皮血 pH <7.20（正常值 7.25 ~7.35），PO_2 <10mmHg（正常值 15 ~30mmHg），PCO_2 >60mmHg（正常值 35 ~55mmHg），可诊断酸中毒。

2. 慢性胎儿窘迫　多发生在妊娠晚期。

（1）胎动减少或消失：胎动减少是胎儿缺氧的重要表现，临床常见胎动消失 24 小时后胎心消失。

（2）产前胎儿电子监护异常：胎动时胎心率加速不明显，基线变异频率 <5 次/分，NST 无反应型，OCT 可见晚期或变异减速，提示胎儿窘迫。

（3）胎盘功能低下：24 小时尿 E_3 值若急骤减少 30% ~40%，或于妊娠末期多次测定在 10mg/24h 以下，或随意尿雌激素/肌酐比值 <10，提示胎盘功能不良。

（三）心理 – 社会支持情况

孕产妇可能因为胎儿生命有危险，而产生焦虑、恐惧、无助感，胎儿不幸死亡的孕产妇，感情上可能会遭受创伤，会经历否认、愤怒、抑郁和接受的过程。因此，应评估孕产妇的心理变化、社会支持系统及应对方式。

（四）辅助检查

行 NST、OCT、尿 E_3、E/C 比值、胎儿头皮血检查，了解胎盘功能及胎儿宫内状况。急性缺氧早期，胎儿电子监护可出现胎心基线代偿性加快、晚期减速或重度变异减速，随着产程进展，在较强宫缩刺激下，胎心基线下降到 <110 次/分。当胎心基线 <100 次/分，基线变异≤5 次/分，伴频繁晚期减速或重度变异减速时，提示胎儿缺氧严重，胎儿常结局不良，可以随时胎死宫内。

【护理诊断/问题】

1. 气体交换受损（胎儿）　与胎盘功能减退或血流改变有关。

2. 焦虑　与危及胎儿安全有关。

3. 预感性悲哀　与可能失去胎儿有关。

【护理目标】

1. 胎儿宫内缺氧状况改善。

2. 孕产妇能够积极应对，焦虑程度减轻。

3. 孕产妇能够接受可能失去胎儿的事实。

【护理措施】

1. 一般护理　急性胎儿窘迫者，应配合医师采取果断措施，迅速改善缺氧，停止使用缩宫素，纠正脱水及低血压。慢性胎儿缺氧者，嘱孕妇卧床休息，取左侧卧位，给予低流量吸氧，每日 3 次，每次 30 分钟。严密监测胎心变化，每隔 15 ~ 30 分钟听胎心 1 次或给予胎心监护，注意胎动变化，积极配合医生治疗并发症及合并症。促进胎盘供血改善，尽量延长妊娠周数。

2. 终止妊娠准备　宫口未开全，估计短时间内不能结束分娩、胎心率 <110 次/分、OCT 出现晚期减速、重度变异减速者，应以剖宫产为宜。若胎头双顶径已达坐骨棘平面以下，应尽快结束分娩。

3. 新生儿抢救和复苏准备　稠厚胎粪污染者应在胎头娩出后立即清理上呼吸道，胎儿活力差则要立即气管插管洗净气道后再行正压通气。

4. 心理护理　给孕产妇及家属提供病情信息，取得家属配合。对胎儿不幸死亡的孕产妇及家属，应提供支持和关怀，尽量安排孕产妇单独房间。如果家属需要看望死婴，应提供必要的帮助，安排家属为婴儿做一些事情，以促进孕产妇和家属舒缓内心悲痛，面对及接受现实。

【护理评价】

1. 胎儿缺氧情况改善，胎心率维持在 110 ~ 160 次/分。

2. 孕产妇焦虑减轻。

3. 孕妇能够面对胎儿可能有危险的现实。

目标检测题

某孕妇，孕 34 周，两周前因前置胎盘少量阴道出血入院观察，胎心监护提示“胎儿窘迫”。

请　问：1. 分析胎儿窘迫的原因。

2. 护士应采取哪些护理措施?

（徐振彦）

项目六

异常妊娠妇女的护理

学习目标

1. 掌握异常妊娠的护理评估及护理措施。
2. 熟悉异常妊娠的辅助检查方法。
3. 了解异常妊娠的相关病因及病理生理。
4. 能关心孕妇并运用所学知识尽力帮助异常妊娠孕妇及其家庭安全渡过妊娠期。

案例导入

某孕妇，32 岁，早孕反应轻，孕 4 月自觉胎动，基础血压 110/70mmHg，无正规产前检查。孕 33 周，因腹痛腹胀 1 小时伴少量阴道出血，于凌晨 4 点拟“G_2P_0，孕 33 周，LOA，先兆早产”入院。该孕妇入待产室观察后，腹痛加剧，腹肌紧张，宫体左上方压痛明显，追问该孕妇腹部曾受硬物直接撞击，无高血压史。B 超提示：胎儿 BPD87mm，头位，胎心好，胎盘位于子宫前壁，与子宫肌层分界欠清，内部回声不均匀。考虑胎盘早剥不能排除，备血 2 单位，急诊手术准备，该孕妇在全麻下行剖宫产。娩一男婴，重 2450g，羊水清，胎盘外观完整，下段可见 3cm × 5cm 血块压迹，积血块 80ml，手术顺利，出血 250ml。术后诊断：“G_2P_0，孕 33 周，LOA，早产，胎盘早剥”。

请思考： 1. 护理过程中应着重于哪些方面？

2. 从此案例中找出如何鉴别先兆早产和胎盘早剥？

任务一 自然流产

凡妊娠不足 28 周、胎儿体重不足 1000g 而终止者，称为流产。流产发生在妊娠 12 周以前者称为早期流产。流产发生在妊娠 12 周或之后者称为晚期流产。流产分为自然流产和人工流产。自然流产占全部妊娠的 31% 左右，其中早期流产占 80%。本节内容阐述自然流产。

自然流产的病理变化如下：妊娠8周前的早期流产，胚胎多先死亡，随后底蜕膜出血，造成绒毛与蜕膜分离，分离的胚胎组织如同异物，刺激子宫收缩，发生阵发性下腹痛，直至胚胎全部排出。因此时胎盘绒毛发育不成熟，易完整地与子宫壁分离而排出，出血不多。妊娠8～12周时，胎盘绒毛发育茂盛，与底蜕膜联系较牢固，若此时发生流产，妊娠产物往往不易完整分离排出，常有部分组织残留宫腔内，影响子宫收缩，致使出血较多。妊娠12周后胎盘已形成，流产往往先有腹痛，然后排出胎儿、胎盘。若胎儿在宫腔内死亡过久，被血块包围，形成血样胎块引起出血不止。也可因血红蛋白被吸收而形成肉样胎块，或钙化后形成石胎。

【护理评估】

（一）健康史

了解孕妇既往病史，评估有无如下导致自然流产的因素。

1. 胚胎因素　染色体异常是早期自然流产最常见的原因。50%～60%早期自然流产是由染色体异常的原因而导致。染色体异常包括数目异常和结构异常，多见的是数目异常，如X单体，3倍体及多倍体；结构异常，如染色体断裂、缺失、易位。除遗传因素外，感染、药物等因素也可引起染色体异常。染色体异常的胚胎多数发生流产，极少数发育成胎儿，出生后也会发生某些功能异常或合并畸形。

2. 母体因素

（1）全身性疾病：妊娠期任何疾病引起的高热，都可引起子宫收缩而致流产；细菌、病毒通过胎盘进入胎儿血液循环，导致胎儿死亡而流产；母体患严重贫血或心力衰竭可致胎儿缺氧引起流产；慢性消耗性疾病、慢性肝肾疾病或高血压等、内分泌功能失调、精神或身体创伤也可致流产；TROCH感染虽对孕妇影响不大，但可感染胎儿导致流产。

（2）生殖器官异常：子宫发育不良、子宫畸形、子宫肌瘤等可影响胚胎着床发育而导致流产；宫颈重度裂伤、宫颈内口松弛常致胎膜早破而发生晚期流产。

（3）免疫因素：母胎双方发生免疫不适应，母体排斥胎儿发生流产；母体内有抗精子抗体，也可发生早期流产。

（4）其他因素：母儿血型不合可引起晚期流产；妊娠期尤其妊娠早期腹部手术，过度疲劳、性交，过量吸烟、酗酒、吸毒等均可引起流产。

3. 胎盘因素　滋养细胞发育和功能不全是胚胎早期死亡的重要原因。

4. 环境因素　过多接触有害化学物质（汞、苯、铅、镉等）和物理因素（放射性、噪声、高温等），可直接或间接对胚胎或胎儿造成伤害而引起流产。

（二）身体状况

流产的主要临床症状为停经后阴道出血和腹痛。结合如下临床表现判断流产阶段及类型，注意有无贫血及感染征象。

1. 先兆流产　停经后先出现少量阴道流血，少于月经量，有时伴有轻微下腹痛、腰酸或坠胀感。妇科检查：子宫颈口未开，胎膜未破，子宫大小与停经周数相符。经休息和治疗后症状消失，可继续妊娠。若阴道流血量增多或腹痛加剧，则可发展为难免流产。

2. 难免流产　由先兆流产发展而来，流产已不可避免。表现为阴道流血量增多，常超过月经量，阵发性腹痛加重。妇科检查子宫大小与停经周数相符或略小，子宫颈口已扩张，但组织尚未排出；有时可有羊水流出或胚胎组织堵于宫颈口。

3. 不全流产　难免流产继续发展，部分妊娠物排出体外，部分残留于宫腔内，影响子宫收缩而致阴道持续流血，严重时可引起出血性休克。妇科检查：子宫小于停经周数，宫颈口已扩张，可见持续性血液流出，妊娠物堵塞或部分妊娠物已排出于阴道内，有时宫颈口已关闭。

4. 完全流产　妊娠物已完全排出，阴道流血逐渐停止，腹痛消失。妇科检查：子宫大小接近正常或略大，宫颈口已关闭。

自然流产的发展过程如下：

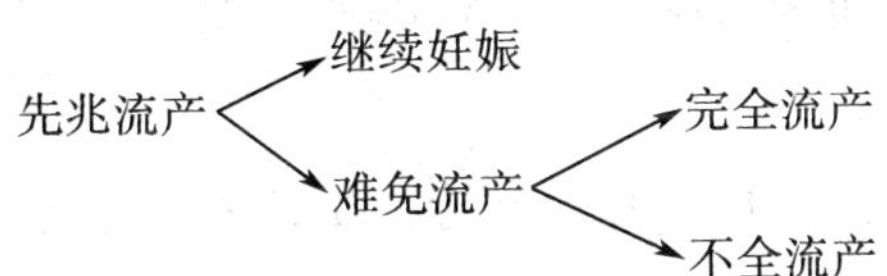

5. 稽留流产　稽留流产又称过期流产。指胚胎或胎儿已死亡，但滞留在宫腔内尚未自然排出者。胚胎或胎儿死亡后，宫体不再增大，反而缩小，早孕反应或胎动消失。可有反复阴道流血，量时多时少，色暗。妇科检查：子宫小于停经周数，质地较硬，宫颈口关闭。

6. 复发性流产　是指同一性伴侣连续发生 3 次或 3 次以上的自然流产。每次流产多发生于同一妊娠月份。流产过程与偶发性流产相同。多数学者提出连续 2 次流产即应重视，因其再次流产的风险与 3 次者相近。

7. 感染性流产　流产过程中，若出血时间过长、有组织残留宫腔等，均可能导致宫腔感染。严重者可扩散至盆腔、腹腔，并发盆腔炎、腹膜炎，甚至发生败血症及感染性休克，称感染性流产。

（三）心理－社会支持情况

流产孕妇常表现为焦虑、恐惧，对阴道流血会不知所措，担心胎儿安危而影响孕妇的情绪，孕妇可表现出沮丧、郁闷、烦躁不安等；家属表现紧张。

（四）辅助检查

1. 实验室检查　连续测定血 β-HCG、胎盘生乳素（HPL）、孕激素等动态变化，有助于妊娠诊断和预后判断。

2. B 超检查　超声显像可显示有无胎囊、胎心、胎动等；通过超声检查可诊断并鉴别流产类型，指导正确处理。

【护理诊断/问题】

1. 有感染的危险　与阴道流血时间过长，宫腔内有残留组织等因素有关。

2. 焦虑　与担心胎儿能否存活或健康有关。

3. 知识缺乏　缺乏孕期保健相关知识。

【护理目标】

1. 孕妇体温正常，无感染征象。

2. 先兆流产孕妇能积极配合保胎措施，继续维持妊娠。

3. 孕妇能叙述流产的相关知识，心态稳定。

【护理措施】

1. 先兆流产的护理

（1）卧床休息，禁止性生活，减少各种刺激，加强营养。遵医嘱给予对胎儿危害小的镇静剂、孕激素等。

（2）黄体功能不足者可遵医嘱给予黄体酮肌注保胎。及时协助超声检查，了解胚胎发育情况，避免盲目保胎。

（3）注意孕妇情绪反应，提供心理支持，使其情绪稳定。增强保胎信心，同时争取家属的配合。

（4）严密观察阴道流血的量、颜色及腹痛的情况。配合医师做好 β-HCG 测定及 B 超等检查，以监测胚胎发育情况。

2. 妊娠不能再继续者的护理

（1）难免流产一旦确诊，尽早协助医师排空宫腔内组织，防止出血与感染。

（2）不全流产一旦确诊，积极采取措施，协助医师及时行吸宫术或钳刮术清除宫腔内残留组织，同时做好输液、输血准备。完全流产若无感染征兆，一般不需特殊处理。

（3）稽留流产一旦确诊，协助医师尽早排出宫腔内容物，以防发生严重的凝血功能障碍及 DIC。处理前应做凝血功能检查。有凝血功能障碍者应予以纠正后再予手术。

（4）复发性流产以预防为主，查明原因、保胎至发生流产的月份。

（5）严密监测孕妇的体温、血压及脉搏；观察其面色、腹痛、阴道流血及与休克相关的征象。

3. 有习惯性流产史者的护理　有习惯性流产史者下次妊娠确诊后应卧床休息、加强营养、禁止性生活、保胎至超过以往发生流产的妊娠月份，病因明确者应积极接受对因治疗。

4. 预防感染　监测孕妇的体温、血象及阴道流血，分泌物的性质、颜色、气味等；严格无菌操作规程，加强会阴护理。指导孕妇保持会阴部清洁，维持良好卫生习惯。有感染征象者遵医嘱予抗感染治疗。

5. 心理护理　由于失去胎儿，孕妇往往出现伤心、悲哀等不良情绪反应，护士应持以同理心态，帮助孕妇及家属度过悲伤期。与他们共同讨论流产的原因，讲解相关知识，帮助他们为再次妊娠做好准备。

【护理评价】

1. 出院时，孕妇体温正常，白细胞数及血红蛋白值正常，无出血、感染征象。

2. 先兆流产孕妇配合保胎治疗，继续妊娠。

任务二　异位妊娠

异位妊娠是指受精卵在子宫体腔以外着床发育。异位妊娠是妇产科常见急腹症，发病率约为2%，是孕产妇死亡原因之一。近年来由于对异位妊娠的更早期诊断和处理的能力提升，患者的存活率和生育保留能力明显提高。

根据受精卵在子宫体腔外种植部位不同分为：输卵管妊娠、卵巢妊娠、腹腔妊娠、阔韧带妊娠、宫颈妊娠。异位妊娠中输卵管妊娠约占95%，其中壶腹部最多见，约占78%，其次为峡部、伞部，间质部妊娠较少见。本节内容主要介绍输卵管妊娠。

输卵管管腔狭小，管壁薄且缺乏黏膜下组织，肌层远不及子宫肌壁厚与坚韧，妊娠时不能形成完好的蜕膜，不利于胚胎的生长发育，常发生以下结局。

1. 输卵管妊娠流产　多见于8～12周输卵管壶腹部妊娠。由于蜕膜形成不完整，发育中的囊胚向管腔膨出，最终突破包膜而出血，囊胚与管壁分离，若整个囊胚落入管腔，刺激输卵管逆蠕动经伞端排出到腹腔，形成输卵管妊娠完全流产，出血一般不多。若囊胚剥离不完整，形成输卵管妊娠不全流产，此时滋养细胞继续侵蚀输卵管壁，导致持续或反复出血，形成输卵管血肿或输卵管周围血肿，血液不断流出积聚在直肠子宫陷凹形成盆腔血肿，甚至流入腹腔（图6－1）。

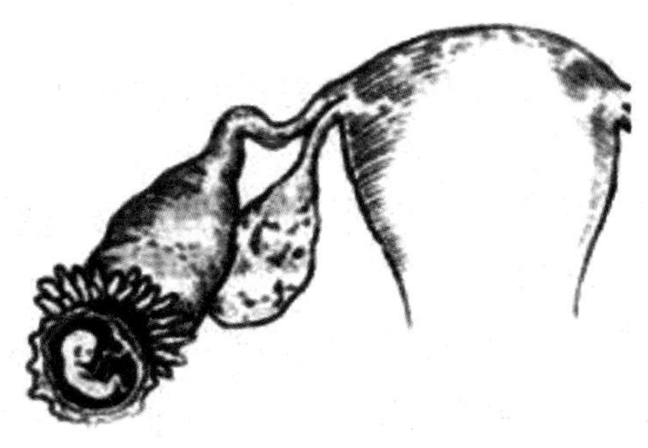

图6－1　输卵管妊娠流产

2. 输卵管妊娠破裂　多见于妊娠6周左右峡部妊娠，绒毛侵蚀管壁肌层及浆膜层，最终穿破管壁形成输卵管妊娠破裂。输卵管肌层血管丰富，短期内可大量出血致患者休克，出血量远较输卵管妊娠流产多，疼痛剧烈，也可反复出血，在盆腔、腹腔形成血肿。间质部妊娠虽不多见，但由于间质部管腔周围肌层较厚且血运丰富，因此，间质部妊娠破裂常发生于孕12～16周，一旦破裂，犹如子宫破裂，后果严重（图6－2）。

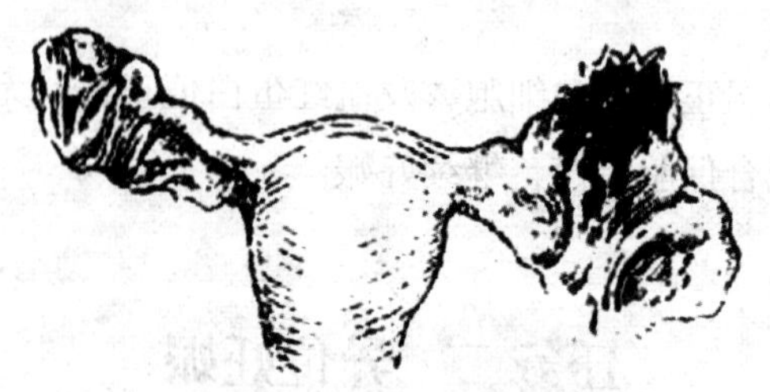

图6－2　输卵管妊娠破裂

3. 陈旧性宫外孕　输卵管妊娠流产或破裂，若长期反复内出血形成的盆腔血肿不消散，机化变硬并与周围组织黏连，临床称为陈旧性宫外孕。

4. 继发性腹腔妊娠　无论输卵管妊娠流产或破裂，胚胎从输卵管排入腹腔后重新种植而获得营养，继续生长发育形成继发性腹腔妊娠。

输卵管妊娠时，子宫的变化和正常妊娠一样，合体滋养细胞产生hCG维持黄体生长，使甾体激素分泌增加，致使月经停止来潮，子宫增大变软，子宫内膜出现蜕膜反应，蜕膜有时可完整剥离，有时呈碎片状排出，但排出组织中无绒毛、无滋养细胞。

【护理评估】

（一）健康史

详细询问月经史，以往月经是否规则，以准确推算停经时间。评估有无如下导致输卵管妊娠发生的高危因素。

1. 输卵管炎症　是输卵管妊娠的主要病因。炎症使黏膜皱襞黏连，管腔变窄，或纤毛功能受损，管壁与邻近器官黏连，致使输卵管扭曲，受精卵运行受阻而发生异位妊娠。

2. 输卵管妊娠史或手术史　曾有输卵管妊娠史，再次妊娠复发率达10%。曾有输卵管绝育或手术史，输卵管妊娠发生率为10%～20%。

3. 输卵管发育不良或功能异常　输卵管过长、肌层发育差、黏膜纤毛缺乏、先天性憩室等都可影响受精卵正常运行。

4. 辅助生殖技术　近年辅助生殖技术的应用，使输卵管妊娠发生率增加。既往少见的卵巢妊娠、宫颈妊娠、腹腔妊娠的发生率亦有增加。

5. 避孕失败　宫内节育器避孕失败及口服紧急避孕药失败后，发生异位妊娠的几率较大。

6. 其他　精神因素、内分泌失调、输卵管子宫内膜异位、肿瘤压迫等因素均可引发输卵管妊娠。

（二）身体状况

1. 症状

（1）停经：多有6~8周停经史，间质部妊娠停经时间稍长。20%~30%的患者无停经史，将异位妊娠的不规则阴道流血误认为月经，或月经过期仅数日而不认为是停经。

（2）腹痛：约95%的患者有腹痛症状，是患者就诊的主要症状。输卵管妊娠流产或破裂在发生前，常表现为一侧下腹部隐痛或酸胀感。当发生流产或破裂后，患者突感一侧下腹撕裂样疼痛，常伴有恶心、呕吐。当血液积聚在子宫直肠陷凹时，可出现肛门坠胀感。病情继续发展，疼痛可向全腹扩散甚至出现肩胛部放射性疼痛及胸部疼痛。

（3）阴道流血：60%~80%的患者可出现阴道不规则流血，色暗红或深褐，量少呈点滴状，一般不超过月经量，少数患者类似月经量。阴道流血可伴有蜕膜管型或碎片排出，是子宫内膜剥离所致。出血一般在病灶去除后方可停止。

（4）晕厥及休克：由剧烈腹痛及急性内出血所致，轻者出现晕厥，严重者出现休克，休克程度与出血量不成正比。

（5）腹部包块：输卵管妊娠流产或破裂所形成的血肿时间较长者，由于血液凝固、机化并与周围组织器官（子宫、输卵管、卵巢、肠管或大网膜等）黏连形成包块。

2. 体征

（1）一般情况：观察患者的体温、脉搏、血压、面色等。休克时体温略低，脉搏加快，血压下降；腹腔内血液吸收时体温略升高，但不超过38℃；失血多时可呈贫血貌。

（2）腹部检查：输卵管妊娠流产或破裂者，下腹部有明显压痛和反跳痛，尤以患侧为甚，轻度腹肌紧张；出血多时，叩诊有移动性浊音；如出血时间较长，形成血凝块，在下腹可触及软性肿块。

（3）盆腔检查：输卵管妊娠未发生流产或破裂者，除子宫略大较软外，可能触及胀大的输卵管并有轻度压痛。输卵管妊娠流产或破裂者，阴道后穹隆饱满，有触痛。将宫颈轻轻上抬或左右摇动时引起剧烈疼痛，称为宫颈抬举痛或摇摆痛，是输卵管妊娠的主要体征之一。子宫稍大而软，腹腔内出血多时检查子宫呈漂浮感。

（三）心理－社会支持情况

由于剧烈腹痛和急性大量内出血，患者可有激烈的情绪反应，表现为无助、恐惧、悲伤及面临死亡的威胁；家属往往表现极度焦虑与恐慌。

（四）辅助检查

1. HCG 测定　尿或血 HCG 测定是早期诊断异位妊娠的重要方法。异位妊娠时患者体内 HCG 水平较宫内妊娠低，连续测定血 HCG，若倍增时间大于 7 日，异位妊娠可能性极大；倍增时间小于 1.4 日，异位妊娠可能性极小；因此动态观察尤其重要。

2. 孕酮测定　输卵管妊娠时血清孕酮水平偏低，可以有参考价值。

3. B 超检查　B 超检查对异位妊娠诊断必不可少，有助于明确异位妊娠部位和妊娠囊大小。

4. 腹腔镜检查　是异位妊娠诊断的金标准，而且在确诊的同时行镜下手术治疗。

5. 阴道后穹隆穿刺　简单、可靠，适用于疑有腹腔内出血的患者。输卵管妊娠流产或破裂可抽出暗红色不凝血。陈旧性宫外孕时，可抽出小血块或不凝固的陈旧性血液。但抽不出血液并不能排除宫外孕。

6. 子宫内膜病检　目前临床很少应用，仅适用于阴道流血多者，排除同时合并宫内妊娠流产，刮出物仅见蜕膜未见绒毛有助诊断异位妊娠。

【护理诊断/问题】

1. 疼痛　与输卵管妊娠破裂有关。

2. 恐惧　与担心生命安危及担心不能再次妊娠有关。

3. 潜在并发症：出血性休克。

【护理目标】

1. 生命体征平稳，休克能及时得到纠正。

2. 疼痛减轻或消失。

3. 患者情绪稳定，积极配合治疗与护理。

【护理措施】

1. 手术治疗患者的护理

（1）配合医师积极纠正大出血、休克的同时做好术前准备：去枕平卧、吸氧、开通静脉、做好输血准备；按医嘱及时、准确给药；根据输卵管破裂的情况迅速做好术前准备，配合医师行患侧输卵管切除根治手术或保留输卵管的保守手术。

（2）密切观察病情变化：严密监测心率、脉搏、呼吸、血压以及神志、面色、尿量等，及时发现休克征象。

（3）提供心理支持：向患者及家属介绍疾病相关知识、治疗及手术过程，给予心理安慰；帮助术后患者正视现实，积极配合治疗，以利早日康复。

2. 非手术治疗患者的护理

（1）指导患者休息与饮食：患者应卧床休息，防止便秘，避免增加腹压，减少异位妊娠破裂的机会；指导患者摄入富含铁质、蛋白质的食物；护士应提供生活护理。

（2）严密观察病情：密切观察生命体征及一般情况；重视腹痛变化，有无突然加剧；有无肛门坠胀感，注意阴道流血的观察。

（3）加强药物治疗配合：化学药物治疗，主要适用于早期输卵管妊娠，要求保持生育能力的年轻患者，但需严格掌握适应证和禁忌证，注意观察药物疗效和毒副反应，若病情无改善，甚至发生急性腹痛或输卵管破裂症状，则应及时汇报给医师，立即进行手术准备。对化疗药物引起的反应，按医嘱给予对症处理。

（4）监测治疗效果：及时正确留取送检血标本，监测治疗效果。

3. 健康指导　介绍异位妊娠的相关知识，增强患者自我保健意识；注意经期卫生，预防流产、产后以及宫腔术后感染；积极防止、治疗盆腔炎症；再次妊娠及时就医。

【护理评价】

1. 生命体征平稳，休克症状得以及时发现并得到纠正。

2. 患者消除恐惧心理，积极配合治疗与护理。

任务三　前置胎盘

正常胎盘附着于子宫体的后壁、前壁或侧壁。妊娠 28 周后若胎盘附着于子宫下段，下缘达到或覆盖宫颈内口，位置低于胎儿先露部，称为前置胎盘。前置胎盘是妊娠晚期的严重并发症，也是妊娠晚期阴道出血最常见原因，若处理不当可危及母儿生命。其发病率国外报道为 0.5%，国内报道为 0.24% ~1.57%。

依据胎盘下缘与子宫颈内口的关系，前置胎盘分为下列三种类型：

1. 完全性前置胎盘　又称中央性前置胎盘，胎盘组织完全覆盖子宫颈内口。

2. 部分性前置胎盘　胎盘部分覆盖子宫颈内口。

3. 边缘性前置胎盘　胎盘附着于子宫下段，胎盘边缘到达但未覆盖子宫颈内口。

胎盘边缘与子宫颈内口的关系随着子宫颈的消失和子宫颈口的扩张而改变，通常按处理前最后一次检查结果决定分类（图 6－3）。

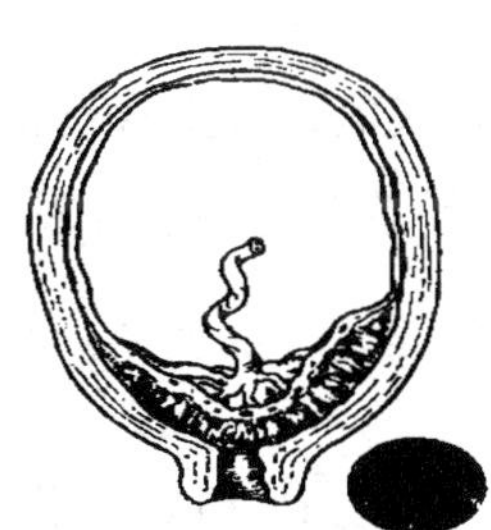

（1）完全性前置胎盘

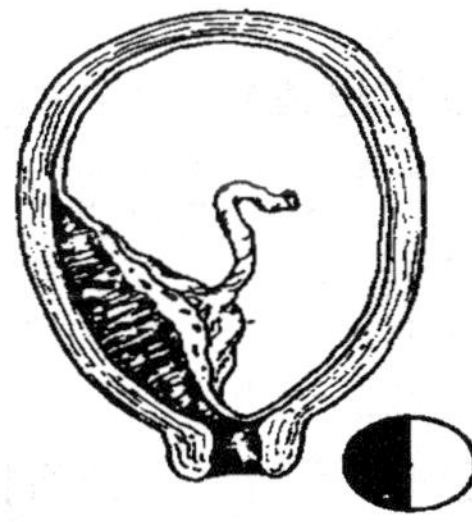

（2）部分性前置胎盘

（3）边缘性前置胎盘

图 6－3　前置胎盘的类型

【护理评估】

（一）健康史

评估患者有无如下相关因素。

1. 子宫内膜病变与损伤　子宫内膜损伤是前置胎盘的常见因素。损伤引起子宫内膜病变，再次受孕时子宫蜕膜血管形成不良而胎盘供血不足，致使胎盘面积增大延伸至子宫下段。辅助生殖技术促排卵药物改变了体内性激素水平，使子宫内膜与胚胎发育不同步等，亦可导致前置胎盘的发生。因此，需了解孕妇的孕产史、产次及既往分娩情况；有无子宫内膜病变与损伤史，如剖宫产史、人工流产史、子宫内膜炎及辅助生育治疗史。

2. 胎盘异常　多胎妊娠或巨大儿时胎盘面积过大；或副胎盘、大而薄的膜状胎盘扩展到子宫下段，均可发生前置胎盘。

3. 受精卵滋养层发育迟缓　受精卵到达子宫腔，而滋养层尚未发育到可以着床的阶段，受精卵继续向下游，着床于子宫下段发育成前置胎盘。

（二）身体状况

1. 阴道流血　妊娠晚期或临产时突发无诱因、无痛性反复阴道出血为前置胎盘的典型症状。阴道流血时间的早晚、反复发作的次数、流血量的多少与前置胎盘的类型有关。完全性前置胎盘初次出血时间一般在 28 周左右，出血次数频繁，量较多。边缘性前置胎盘初次出血时间较晚，多于妊娠 37 ~ 40 周或临产后，量也较少。部分性前置胎盘的出血情况介于两者之间。

2. 贫血、休克　由于反复或大量阴道流血，患者可出现贫血，贫血与出血量成正比，出血严重者可发生休克。

3. 胎位异常　常见胎先露高浮，常并发胎位异常，以臀先露多见。

（三）对母儿的影响

1. 对母亲的影响　由于子宫下段收缩力差，局部血窦不易闭合，易引发产后出血；胎盘剥离面靠近宫颈口，细菌易经阴道上行入侵，加之产妇出血过多导致体质虚弱，抵抗力下降，易引发产后感染。

2. 对胎儿的影响　反复或大量阴道流血使胎儿宫内缺氧，发生窘迫；因病情需要提前终止妊娠使早产率增加，而早产儿生存能力低下，导致合并症、并发症发生率高，围生儿死亡率亦高。

（四）心理 – 社会支持情况

评估孕妇有无焦虑、恐惧，及对阴道流血不知所措等心理；评估孕妇有无担心胎儿安危而表现出沮丧、郁闷、烦躁不安等情绪；评估家属有无紧张、烦躁、不安等情绪。

（五）辅助检查

1. B 超检查　根据胎盘下缘与子宫颈内口的关系确定前置胎盘的类型。

2. 产后检查胎盘与胎膜　胎盘前置部分可见陈旧性血块附着，呈黑紫色或暗红色，且胎膜破口处距胎盘边缘＜7cm，则前置胎盘诊断可成立。

【护理诊断/问题】

1. 有感染的危险　与胎盘剥离面靠近宫颈口，细菌易经阴道上行感染及贫血有关。

2. 有胎儿受伤的危险　阴道大量出血，可发生胎儿宫内窘迫，甚至死亡。

3. 潜在并发症　出血性休克、产后出血。

【护理目标】

1. 接受期待治疗者贫血得以控制，维持妊娠更接近足月。

2. 产妇产后未发生产后出血及产后感染。

3. 母儿顺利度过分娩期。

【护理措施】

1. 终止妊娠孕妇的护理

（1）适用于孕妇反复发生出血甚至休克者及胎龄≥36 周者或胎龄未达 36 周而出现胎儿窘迫征象者。

（2）监测母儿生命体征，立即开放静脉通道，配血，做好输血准备。

（3）抢救休克的同时，做好术前准备。剖宫产术既能在短时间内娩出胎儿，又能迅速止血，是处理前置胎盘的主要手段。

2. 期待疗法孕妇的护理

（1）适用于全身情况良好、胎儿存活、孕周＜34 周或估计胎儿体重＜2000g、阴道流血量不多的孕妇。在保证孕妇安全的前提下，尽可能延长胎龄，以提高胎儿存活率。

（2）严密观察并记录生命体征，遵医嘱及时完成各项实验室检测项目及治疗；观察阴道流血的时间、出血量，发现异常及时报告医师处理。

（3）给予孕妇定时间断吸氧，每日 3 次，每次 30 分钟，以提高胎儿血氧供应；注意胎心变化，指导孕妇自测胎动；必要时遵医嘱给予促胎肺成熟治疗。

（4）绝对卧床休息，以左侧卧位为佳，避免剧烈活动，阴道出血停止后可轻微活动；禁止阴道检查及肛查，以减少出血机会；避免便秘及腹泻，以防诱发宫缩。

（5）纠正贫血，多食高蛋白及含铁丰富的食物，口服硫酸亚铁，必要时输血。

（6）胎儿娩出后及早使用宫缩剂，以防产后出血，严密观察生命体征及阴道流血情况，发现异常及时报告医师处理。

（7）做好会阴护理，及时更换会阴垫，保持会阴部清洁、干燥。

3. 心理护理　向孕妇讲述前置胎盘的有关知识，耐心解答她们的提问，让其感到被关心和照顾，鼓励亲属陪伴，给予心理支持和安慰。

4. 健康指导　指导孕妇定期产前检查，做到早发现，早处理；向患者讲解前置胎盘的相关知识，告知妊娠晚期若有阴道流血，及时就医。

【护理评价】

1. 接受期待治疗者胎龄接近或达到足月分娩。

2. 产妇产后未发生产后出血及产后感染。

任务四 胎盘早剥

妊娠 20 周以后或分娩期，正常位置的胎盘在胎儿娩出前，部分或全部从子宫壁剥离，称为胎盘早剥。胎盘早剥是妊娠晚期的一种严重并发症，起病急、进展快，若处理不及时，可危及母儿生命。其发病率国外报道为 1% ~2%，国内为 0.46% ~2.1%。

胎盘早剥时的主要病理变化为底蜕膜出血，继而形成血肿，使胎盘自附着处剥离（图 6 –4）。底蜕膜出血量少时，出血较快停止，多无明显的临床表现。继续出血，形成胎盘后血肿，若血液冲破胎盘边缘沿胎膜与子宫壁间经宫颈向外流出，形成阴道流血，即为显性剥离或外出血；若胎盘边缘仍附着于子宫壁或由于胎先露部固定于骨盆入口，使血液积聚于胎盘与子宫壁之间，无阴道流血，即为隐性剥离或内出血；当内出血逐渐增多，胎盘后血肿越积越大，血液也可冲开胎盘边缘与胎膜，向宫颈外流出，形成混合型出血。偶有出血穿破胎膜溢入羊水中称为血性羊水。

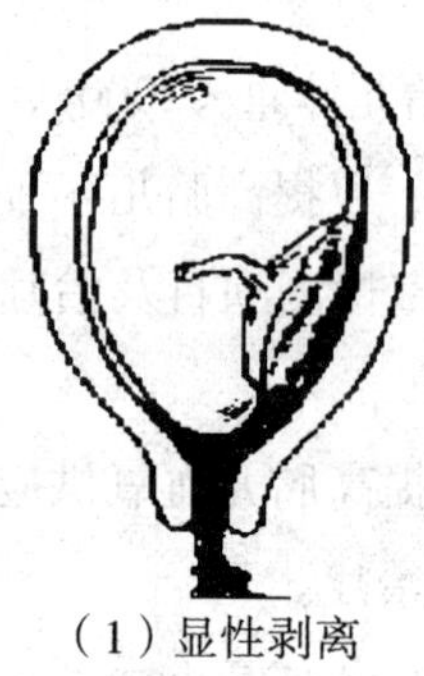

（1）显性剥离

（2）隐性剥离

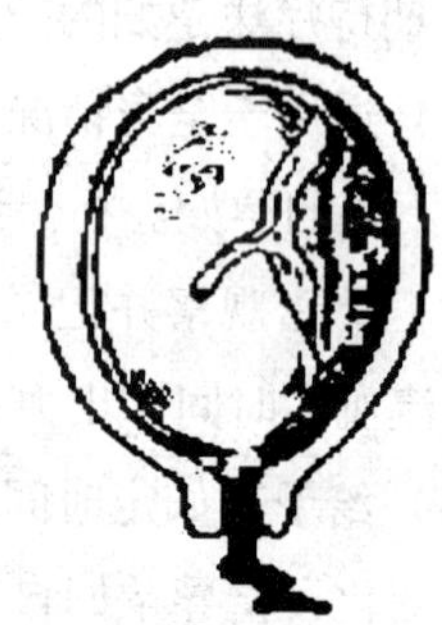

（3）混合型出血

图 6 –4 胎盘早期剥离的类型

胎盘早剥内出血严重时，血液浸入子宫肌层，引起肌纤维分离、断裂甚至变性，当血液渗透至浆膜层时，子宫表面呈现紫蓝色瘀斑，称为子宫胎盘卒中。子宫肌层由于被血液浸润，收缩力减弱，造成产后出血。严重的胎盘早剥，也可引发弥散性血管内凝血（DIC）等一系列并发症。

【护理评估】

（一）健康史

评估患者有无如下可能的相关因素。

1. 血管病变　妊娠合并妊娠期高血压疾病、慢性高血压、慢性肾脏疾病或全身血管病变时，底蜕膜螺旋小动脉痉挛或硬化，引起远端毛细血管缺血坏死以致破裂出血，血液流至底蜕膜层与胎盘之间形成血肿，致胎盘自子宫壁剥离。

2. 机械性因素　外伤尤其腹部受到挤压或撞击，脐带过短（<30cm）或因脐带绕颈、绕体相对过短，分娩过程中胎儿下降牵拉脐带，羊膜腔穿刺刺破前壁胎盘附着处血管，均可导致胎盘后血肿引起胎盘剥离。

3. 宫腔内压力骤然下降　妊娠足月前胎膜早破、双胎妊娠的第一胎儿娩出过快、羊水过多、人工破膜后羊水流出过快等导致宫腔内压力骤减，子宫骤然收缩，胎盘与子宫壁错位而剥离。

4. 其他高危因素　如：高龄孕妇、经产妇、吸烟、吸毒、孕妇代谢异常、有血栓形成倾向、子宫肌瘤。有胎盘早剥史者再次发生的可能性风险比无胎盘早剥史者高10倍。

（二）身体状况

1. 根据剥离面大小及剥离部位的位置评估胎盘早剥的严重程度：剥离面小于1/3，以外出血为主者为轻型；胎盘剥离面超过1/3，伴有较大的胎盘后血肿，常为内出血或混合性出血者属于重型。

2. 临床表现

（1）腹痛：胎盘早剥的临床特点是妊娠晚期突发性腹部持续性疼痛。轻型胎盘早剥者疼痛轻微或无腹痛。重型胎盘早剥者主要症状为妊娠晚期或临产时突然发生的持续性腹痛、腰酸或腰背痛，疼痛程度与胎盘后积血多少呈正相关。严重时出现恶心、呕吐、面色苍白、四肢湿冷、脉搏细速及血压下降等休克症状。

（2）阴道流血：与前置胎盘不同，胎盘早剥的阴道流血多为有痛性，阴道流血量依早剥类型而不同，出血量与贫血程度不相符合。

（3）子宫强直性收缩：主要见于重型胎盘早剥。腹部检查可见子宫硬如板状，有压痛，以胎盘附着处最明显；子宫大于妊娠周数，宫底因胎盘后血肿增大而升高。子宫多处于高张状态，宫缩间歇期亦不能松弛，胎位因此而触不清。若胎盘剥离面积超过1/2，则胎儿因缺氧死亡而胎心消失。轻型胎盘早剥者子宫软，宫缩可有间歇期，腹部压痛不明显或仅局部压痛。

（4）出血倾向：重型胎盘早剥尤其是胎死宫内的患者可能发生弥散性血管内凝血。临床表现为子宫出血不凝，皮下、黏膜或注射部位出血，有时可发生血尿、咯血及消化道出血倾向。

（5）并发症：重型胎盘早剥可引发胎儿宫内死亡、子宫胎盘卒中、弥散性血管内凝血（DIC）、产后大出血、急性肾功能衰竭、羊水栓塞。

（三）评估对母儿的影响

剖宫产率、贫血、产后出血率、DIC 发生率均升高；胎儿急性缺氧、新生儿窒息率、早产率、胎儿宫内死亡率、围产儿死亡率均明显上升，还可遗留新生儿神经系统发育缺陷。

（四）心理 - 社会支持情况

因胎盘早剥病情危急，孕妇及家属常表现为高度紧张和恐惧，对病情不理解。

（五）辅助检查

1. B 超检查　子宫与胎盘间有液性暗区，提示胎盘后血肿。

2. 血液检查　了解贫血程度及凝血功能；重症患者检查肾功能、二氧化碳结合力；必要时进行 DIC 筛选试验。

【护理诊断/问题】

1. 恐惧　与胎盘早剥起病急、进展快，危及母儿生命有关。

2. 有受伤的危险　与胎盘剥离面积大可导致胎儿宫内窘迫，死产有关。

3. 潜在并发症：产后出血、弥散性血管内凝血、急性肾功能衰竭。

【护理目标】

1. 接受期待治疗者贫血得以控制，维持妊娠更接近足月。

2. 产妇未发生凝血功能障碍、产后出血及急性肾功能衰竭等并发症。

【护理措施】

1. 纠正休克　迅速开放静脉，积极补充血容量及凝血因子，及时输新鲜血液。

2. 观察病情　严密监测孕妇生命体征；观察阴道出血情况；宫底高度、压痛，宫缩；有无皮下、黏膜或注射部位、子宫出血不凝等凝血功能障碍表现；有无少尿、无尿等急性肾衰竭表现；同时密切监测胎儿宫内状态。一旦发现异常情况，及时报告医师并配合处理。

3. 终止妊娠准备　一旦确诊，及时终止妊娠。依据孕妇一般情况，胎盘早剥类型、出血量多少决定分娩方式，做好相应的配合与新生儿抢救的准备。

4. 预防产后出血　及时给予宫缩剂、并配合按摩子宫、必要时遵医嘱做好切除子宫的术前准备。未发生产后出血者，仍应加强生命体征观察，预防晚期产后出血。

5. 心理护理　快速、积极地抢救和护理的同时，向患者及家属讲述胎盘早剥的相关知识，给予心理上的支持，使其能有效配合各项急救治疗及护理。

6. 健康指导　嘱孕妇定期产前检查，告知预防并及时治疗妊娠期高血压疾病、慢性高血压、慢性肾病；告知避免仰卧位及腹部外伤。告知加强营养、纠正贫血及保持会阴清洁、防止感染的方法。指导母乳喂养或退乳。

【护理评价】

1. 母亲分娩顺利，新生儿平安出生。

2. 患者未发生并发症。

任务五 早 产

早产是指妊娠满 28 周至不足 37 周（196～258 日）期间分娩者。此时娩出的新生儿称为早产儿，体重为 1000～2499g，各器官发育尚不够健全，出生孕周越小、体重越轻则预后越差。国内早产分娩率为 5%～15%。出生 1 岁以内死亡的婴儿约 2/3 为早产儿。近年早产儿的治疗及监护手段不断进步，使其生存率明显提高，伤残率明显下降。

【护理评估】

1. 根据孕妇存在的如下高危因素评估早产儿的类型。

（1）自发性早产：是最常见的类型，约占 45%。主要发病机制为孕酮撤退；缩宫素作用；蜕膜活化。高危因素有早产史、妊娠间隔时间短于 18 个月或大于 5 年、早孕期有先兆流产、宫内感染、细菌性阴道病、牙周病、吸烟（每日吸烟≥10 支）、酗酒、孕期高强度劳动、贫困和低教育人群、子宫过度膨胀（羊水过多、多胎妊娠）及胎盘异常（前置胎盘、胎盘早剥、胎盘功能减退等），近年发现与某些免疫调节基因异常有关。

（2）未足月胎膜早破早产：高危因素有 PPROM 史、体重指数（BMI）$<19.8kg/m^2$、吸烟、营养不良、宫颈功能不全、子宫畸形（中隔子宫、单角子宫、双角子宫等）、宫内感染、细菌性阴道病、子宫过度膨胀、辅助生殖受孕等。

（3）治疗性早产：由于母体或胎儿的健康原因不允许继续妊娠，在未足 37 周引产或剖宫产终止妊娠，即为治疗性早产。常见终止妊娠的指征有子痫前期、胎儿窘迫、胎儿生长受限、胎儿先天缺陷、羊水过少或过多、胎盘早剥、前置胎盘及其他妊娠合并症、并发症等。

2. 主要临床表现　即子宫收缩，初时为不规则宫缩，常伴有少许阴道流血或血性分泌物，继之发展为规则宫缩，其过程与足月临产相似，胎膜早破的发生较足月临产多。临床上早产分为先兆早产与早产临产两个阶段。先兆早产指有规则或不规则宫缩，伴宫颈管进行性缩短。早产临产指有规律宫缩（20 分钟≥4 次，或 60 分钟≥8 次），伴有宫颈进行性改变；宫颈扩张 1cm 以上；宫颈展平≥80%。

【护理措施】

1. 加强孕期监护　指导孕妇定期产检，积极治疗泌尿道、生殖道感染；多休息和睡眠，取左侧卧位以改善胎儿血氧供应；加强营养；保持心情愉快；避免诱发宫缩的活动，如性生活、抬举重物；慎做肛查和阴查；宫颈功能不全者应在 14～18 周行宫颈环扎术。

2. 药物治疗及护理　先兆早产的主要治疗措施是抑制宫缩，若胎膜完整，在母儿情况允许下，尽量保胎至34周。其次是积极控制感染、治疗合并症和并发症。常用抑制宫缩药物如下。

（1）β-肾上腺素能受体激动剂：作用为激动子宫平滑肌β_2受体，从而抑制宫缩，其有心跳加快、血压下降、血糖升高、血钾降低、恶心、出汗、头痛等副作用；常用药物有盐酸利托君片和注射液。用药期间要根据宫缩调整速度，密切观察孕妇主诉、心率、血压及宫缩变化。

（2）硫酸镁：镁离子直接作用于子宫平滑肌细胞，有较好的抑制宫缩作用。常用方法为25%硫酸镁16mL加于5%葡萄糖液100mL中，在30～60分钟内静脉滴注完，后以1～2g/h的剂量维持。用药过程中必须监测呼吸、膝反射、尿量和血镁离子浓度，并备好10%葡萄糖酸钙。

（3）钙通道阻滞剂：阻滞钙离子进入细胞内而抑制宫缩。常用药物为硝苯地平，10mg口服，每6～8小时1次，应密切观察孕妇心率及血压变化，已用硫酸镁者慎用，预防血压急剧下降。

（4）前列腺素合成酶抑制剂：能抑制前列腺素合成酶，减少前列腺素合成或抑制前列腺素释放，从而抑制宫缩。因其能通过胎盘，大剂量长期使用可致胎儿肺动脉高压、肾功能受损及羊水减少等副作用，目前临床已少用或不用。

3. 预防新生儿合并症　保胎过程中应每日进行胎心监护，教会孕妇自数胎动。若胎膜已破，早产不可避免时，尤其对妊娠不足35周的早产者，遵医嘱予糖皮质激素如地塞米松、倍他米松促胎肺成熟，降低新生儿呼吸窘迫综合征的发生率，提高早产儿存活率。

4. 做好分娩准备　若早产不可避免，应视孕妇及胎儿的具体情况，尽早决定合理的分娩方式；临产后慎用镇静剂，避免新生儿发生呼吸抑制；产程中给予氧气吸入；必要时经阴道分娩者施行会阴切开术以缩短产程，减少分娩过程中对胎头的压迫。

5. 心理护理　早产出乎意料，往往会给孕妇和家属带来负面的情绪及心理感受，护士应讲解早产的相关医疗、护理知识，允许家属陪伴，提供心理支持；以良好心态接受早产儿出生。

6. 健康指导　向产妇传授早产儿喂养及相关护理知识，给予合适的早期健康干预指导；指导产妇采用避孕措施，如新生儿未存活者，至少半年后方可再孕；再孕时加强产前检查和卫生保健，积极防治前次早产的发生原因，以免再次发生早产。

【护理评价】

1. 新生儿一般情况好，未出现各种并发症。

2. 产妇无焦虑，细心照顾新生儿。

3. 产妇正确认识早产发生的必然性，无自责，精神状况好。

任务六 多胎妊娠

一次妊娠子宫腔内同时有两个或两个以上胎儿时称为多胎妊娠，以双胎妊娠多见。近年辅助生殖技术广泛开展，多胎妊娠发生率明显增高。多胎妊娠易引起妊娠期高血压疾病、肝内胆汁淤积症、贫血等并发症，属高危妊娠范畴。本节主要讨论双胎妊娠。

【护理评估】

评估双胎妊娠的类型及特点。

1. 双卵双胎　两个卵子分别受精形成的双胎妊娠，称为双卵双胎。双卵双胎约占双胎妊娠的70%，与应用促排卵药物、多胚胎宫腔内移植及遗传因素有关。两个胎儿的遗传基因不完全相同，其性别、血型相同或不相同，但指纹、外貌精神类型等多种表型不同。胎盘可融合成一个，但多为两个，血液循环各自独立。有两个羊膜腔，中间各有两层羊膜、两层绒毛膜（图6-5）。

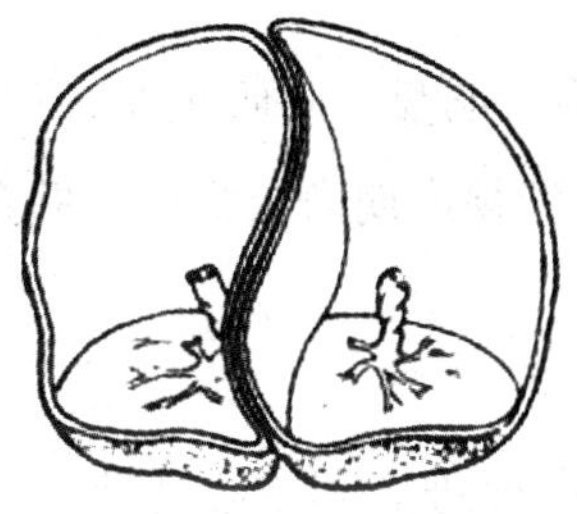

（1）两个胎盘分开，两个绒毛膜，两层羊膜

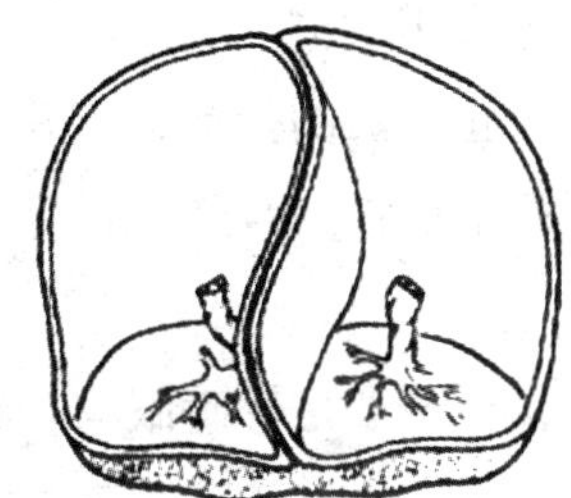

（2）两个胎盘分开，两个绒毛膜已融合，两层羊膜

图6-5　双卵双胎的胎盘及胎膜示意图

2. 单卵双胎　由一个受精卵分裂形成的双胎妊娠，称为单卵双胎。单卵双胎约占双胎妊娠的30%，形成原因不明。其具有相同的遗传基因，故两个胎儿性别、血型及外貌等均相同（图6-6）。

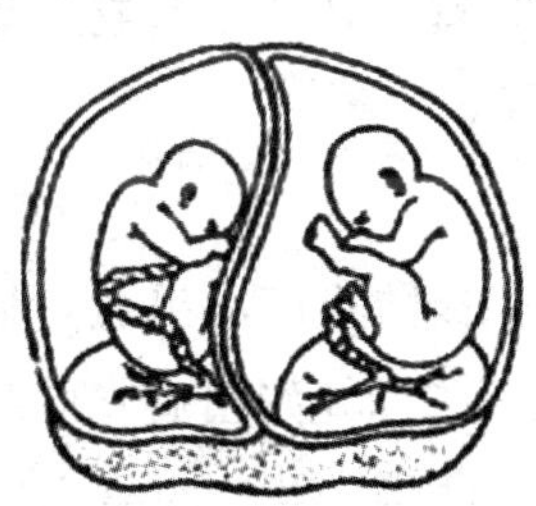

（1）发生在桑椹期前
双绒毛膜囊双羊膜囊

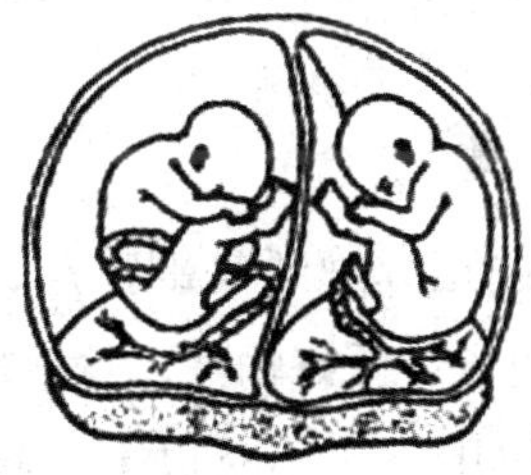

（2）发生在胚泡期
单绒毛膜囊双羊膜囊

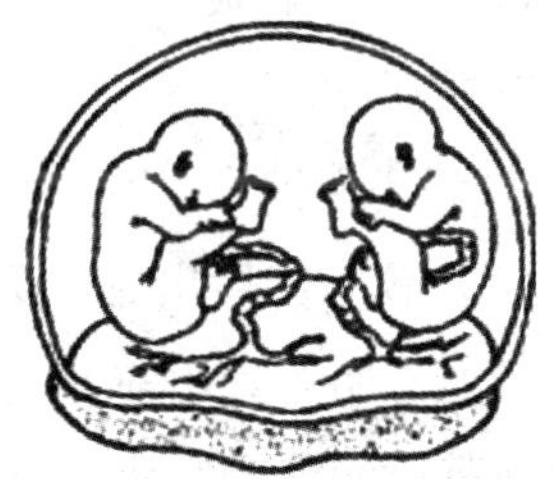

（3）发生在羊膜囊已形成
单绒毛膜囊单羊膜囊

图6-6　受精卵在发育不同阶段形成单卵双胎妊娠的胎膜类型

【护理措施】

1. 妊娠期护理

（1）增加产前检查的次数，监测宫高、腹围和体重。

（2）注意多休息：尤其是妊娠最后 2～3 个月，要求卧床休息，防止意外伤害，卧床时最好取左侧卧位，以增加子宫、胎盘的血液供应，减少早产的机会。休息还可以减轻水肿。

（3）加强营养：进食高蛋白、高维生素食物，尤其注意补充铁、钙、叶酸等，以满足妊娠需要。鼓励孕妇少量多餐以缓解胃部受压导致的不适感。

（4）监护胎儿生长发育情况及胎位变化，定期 B 超监测。

（5）病情观察：双胎妊娠通常恶心、呕吐等早孕反应较重；妊娠中后期腹部增大明显，体重增加迅速；下肢水肿、静脉曲张等压迫症状出现较早且明显；妊娠晚期常有呼吸困难，活动不便。孕妇感觉极度疲劳和腰背疼痛，自诉多处有胎动。双胎妊娠孕妇易并发贫血、妊娠期高血压、妊娠期肝内胆汁淤积症、羊水过多、胎盘早剥、产后出血等并发症。

2. 分娩期护理

（1）终止妊娠的指征：合并急性羊水过多，压迫症状明显，呼吸困难，严重不适；妊娠期严重并发症，不允许继续妊娠者；胎儿畸形；已到预产期尚未临产，胎盘功能减退者。

（2）保证产妇足够睡眠与食物摄入量。

（3）多数双胎妊娠能经阴道分娩。注意严密观察产程进展和胎心变化，若有宫缩乏力与产程延长的情况，应及时处理。助产者与助手需密切配合，高度关注，防止胎头交锁导致难产，必要时采用阴道助产术。

（4）第一胎儿娩出后，胎盘侧脐带必须立即夹紧，以防第二胎失血，同时助手应在腹部固定第二胎儿保持纵产式；通常等待 20 分钟左右第二胎儿自然娩出，若等待 15 分钟仍无宫缩，则可协助人工破膜或遵医嘱静脉滴注低浓度缩宫素促进宫缩。

（5）产程中应严密观察胎心、宫缩及阴道流血情况，及时发现脐带脱垂或胎盘早剥等并发症。

3. 产褥期护理

（1）预防产后出血　无论是阴道分娩还是剖宫产，均需积极防止产后出血。临产时应备血；胎儿娩出前开放静脉通道、做好输液、输血准备；第二胎儿娩出后立即肌内注射或静脉滴注缩宫素，并维持作用至 2 小时以上。腹部放置沙袋，并以腹带裹紧腹部，防止腹压骤降引起休克，产后严密观察子宫收缩及阴道流血情况，发现异常及时处理。

（2）若系早产，产后应加强对早产儿的观察与护理。

4. 心理护理　帮助双胎妊娠孕妇完成两次角色的转变，接受一次即成为两个孩子母亲的事实。告知双胎妊娠的相关知识，使其认识双胎妊娠属于高危妊娠范畴，但不必过分担忧母儿的安危，保持良好的心理状态，积极配合治疗对安全度过妊娠分娩期有着重要的意义。指导家属给予心理及生活照料等多方支持。

5. 健康指导　孕期应指导孕妇注意休息、加强营养，重视产前检查。指导产妇注意阴道流血量和子宫复旧情况，识别产后出血、感染等异常情况；指导正确进行母乳喂养及新生儿日常观察、护理；选择有效的避孕措施。

【护理评价】

1. 孕妇主诉舒适感增加，与他人讨论两个孩子的将来并做好分娩的准备。

2. 孕产妇、胎儿或新生儿安全。

任务七　羊水量异常

正常妊娠时羊水的产生与吸收处于动态平衡中，若羊水产生和吸收失衡，将导致羊水量异常。

一、羊水过多

妊娠期间羊水量超过2000mL，称为羊水过多。发生率为0.5%～1%。羊水量在数日内急剧增多，称为急性羊水过多；羊水在数周内缓慢增多，称为慢性羊水过多。羊水过多约1/3的患者原因不明，称为特发性羊水过多。

【护理评估】

（一）健康史

评估孕妇有无如下导致羊水过多的因素。胎儿结构畸形、肿瘤、神经肌肉发育不良、代谢性疾病、染色体或遗传基因异常，双胎妊娠（羊水过多的发病率约为10%，是单胎妊娠的10倍），胎盘绒毛血管瘤直径>1cm（15%～30%合并羊水过多），巨大胎盘，脐带帆状附着，妊娠期糖尿病（羊水过多的发病率约为13%～36%）；母儿血型不合，胎儿免疫性水肿，妊娠期高血压疾病，重度贫血。

（二）身体状况

1. 急性羊水过多　较少见，多发生在妊娠20～24周。羊水在数日内迅速增多，子宫急剧增大，因横膈抬高而引起腹部胀痛、呼吸困难、不能平卧等症状。孕妇自觉行动不便，表情痛苦。腹部检查发现，子宫明显大于正常孕周，腹壁皮肤发亮、变薄、张力大，触诊胎位不清，胎心遥远或听不清。常有下肢及外阴水肿或静脉曲张。

2. 慢性羊水过多　较多见，多发生于妊娠晚期。羊水在数周内缓慢增多，多数孕妇能适应，仅感腹部增大较快，临床上无明显不适或仅出现轻微压迫症状，如胸闷、气急，但能忍受。产检发现宫高及腹围增长过快，子宫底高度及腹围大于同期孕周，腹壁皮肤发亮、变薄。触诊感觉子宫张力大，有液体震颤感，胎位不清，胎心遥远。

（三）对母儿的影响

羊水过多易并发妊娠期高血压疾病，胎膜早破、早产发生率增加，因突然破膜宫腔内压力骤减易发生胎盘早剥，产后出血发生率亦明显增加。羊水过多还可引起胎位异常、胎儿窘迫，破膜时羊水流出过快可导致脐带脱垂。羊水过多的程度越重，围产儿病死率越高。

【护理措施】

1. 一般护理　嘱孕妇卧床休息，减少下床活动，以防胎膜早破。如急性羊水过多，有压迫症状者可取半卧位，改善呼吸情况；压迫症状不明显者可取左侧卧位，改善胎盘血液供应。指导孕妇低盐饮食，多食蔬菜、水果，保持大便通畅，防止用力排便增加腹压导致胎膜早破。

2. 孕期、分娩期护理　定期测量宫高、腹围和体重，监测羊水量变化及胎儿发育，及时评估病情进展。分娩期严密观察胎心变化、羊水性状、子宫收缩、胎位及产程进展情况，做好早产儿抢救的准备。注意预防产后出血。

3. 协助相关检查　协助做好相关检查对羊水过多患者的诊断、治疗非常重要。B超测定羊水最大暗区垂直深度（AFV）≥8cm和羊水指数（AFI）≥25cm，为羊水过多诊断依据；羊水细胞培养、脐带血细胞培养可排除染色体疾病；羊水甲胎蛋白（AFP）测定，可协助诊断胎儿畸形；测定胎儿血型，可预测胎儿有无溶血性疾病；PCR技术检测病毒感染疾病；其他还有孕妇血糖检测及Rh血型不合者母体抗体滴定度检测。

4. 治疗配合　一旦诊断为羊水过多合并胎儿畸形者应及时终止妊娠；羊水过多但胎儿正常者，则应根据羊水过多的程度与胎龄决定处理方法。

（1）经腹羊膜腔穿刺放羊水的护理：术前讲解穿刺过程，做好心理安抚；测量体温、脉搏、呼吸、血压，清洁腹部皮肤；嘱孕妇排空膀胱，取平卧位或半卧位，协助做B超，确定穿刺部位；控制羊水流出速度，每小时约500mL，一次放羊水量不超过1500mL；术中观察孕妇的生命体征，询问孕妇自觉症状，及时发现胎盘早剥、早产等情况。

（2）阴道破膜的护理：孕妇取膀胱截石位，外阴部消毒；羊水流出速度要缓慢，边放水边用腹带束紧腹部；观察记录羊水的颜色、性状和量，注意胎心和胎位的变化。

5. 健康指导　向孕妇及家属介绍羊水过多的相关知识；鼓励孕妇积极查明原因，对病因进行积极治疗与预防；若是胎儿畸形，使其了解并非孕妇之过；提供情感上的支持，保持心情愉快，指导孕妇再次受孕应做遗传咨询及产前诊断；嘱出院后注意休息，加强营养，增强抵抗力。

二、羊水过少

妊娠晚期羊水量少于300mL者，称为羊水过少。羊水过少的发生率为0.4%~4%。羊水过少时严重影响围产儿预后，胎儿畸形、死亡率均增高。轻度羊水过少时，围产儿病死率增高13倍；重度羊水过少时，围产儿病死率增高47倍；羊水量少于50mL，围产儿死亡率高达88%。

【护理评估】

1. 评估孕妇有无如下导致羊水过少的因素。

（1）胎儿畸形：以胎儿泌尿系统畸形为主，泌尿系统畸形引起胎儿少尿或无尿，导致羊水过少；染色体异常、脐膨出、膈疝、法洛四联症、水囊状淋巴管瘤、小头畸形、甲状腺功能减退等也可引起羊水过少。

（2）胎盘功能减退：过期妊娠、胎儿生长受限和胎盘退行性变均能导致胎盘功能减退；胎儿慢性缺氧引起血液重新分布，为保障胎儿脑和心脏血供，肾血流量减少，胎儿尿生成减少，导致羊水过少。

（3）羊膜病变：某些感染性疾病使羊膜通透性改变，使羊水外漏速度超过生成速度，导致羊水过少。

（4）母体因素：妊娠期高血压疾病可致胎盘血流减少；孕妇脱水、血容量不足时，血浆渗透压增高，胎儿血浆渗透压亦相应增高，尿液形成减少。前列腺素合成酶抑制剂、血管紧张素转化酶抑制剂等药物有抗利尿作用，孕妇如服用时间过长，可发生羊水减少。

2. 临床表现　症状多不典型，检查见宫高、腹围小于同期正常孕周；孕妇于胎动时感腹痛，胎盘功能减退时常有胎动减少；子宫的敏感度较高，轻微刺激即易引发宫缩；临产后阵痛明显，宫缩多不协调；阴道检查发现前羊膜囊不明显，人工破膜羊水流出极少。

【护理措施】

1. 病情观察　观察孕妇的生命体征，定期测量宫高、腹围和体重，及时判断病情进展。依据胎盘功能测定结果，结合胎动、胎心监测和宫缩情况，及时发现并发症。密切关注B超动态监测羊水量，并注意观察有无胎儿畸形。胎儿出生后应认真全面评估、识别畸形。

2. 一般护理　向孕妇及家属介绍羊水过少的相关知识；指导孕妇休息时取左侧卧位，以改善胎盘血供；教会孕妇自我检测胎儿宫内情况的方法；同时积极预防胎膜早破。

3. 协助相关检查　羊水过少者宫高、腹围增长缓慢。通过B超测定羊水最大暗区垂直深度（AFV）≤2cm为羊水过少，≤1cm为严重羊水过少；羊水指数（AFI）≤5cm为羊水过少，≤8cm为羊水偏少。检测有无胎儿畸形。破膜时直接测量羊水量少于300mL即可诊断。胎儿电子监护可观察胎盘储备功能。羊水细胞或胎儿脐带血细胞培养、PCR 等可检测胎儿染色体是否异常。

4. 治疗配合

（1）根据胎儿有无畸形及孕周大小选择治疗方案。羊水过少合并胎儿畸形应尽早终止妊娠。羊水过少合并胎儿正常者，寻找并去除病因；增加补液量，改善胎盘功能，抗感染；严密监测胎儿宫内情况。对妊娠已足月、胎儿可宫外存活者，应及时终止妊娠。对妊娠未足月、胎肺未成熟者，可行增加羊水量期待治疗，延长妊娠期。

（2）若合并胎盘功能不良、胎儿窘迫或破膜时羊水少且胎粪污染严重者，估计短时间内不能结束分娩时，做好剖宫产准备。无明显宫内缺氧、人工破膜羊水清亮者，可以阴道试产，需密切观察产程进展，连续监测胎心变化，有异常及时汇报医师处理。增加羊水量期待治疗者，若采用羊膜腔灌注液体法，应注意严格无菌操作，防止发生感染，同时按医嘱给予抗感染治疗。

任务八　过期妊娠

平时月经周期规律，妊娠达到或超过 42 周（≥294 日）尚未分娩者，称为过期妊娠。其发生率占妊娠总数的 3% ~15%。过期妊娠使胎儿窘迫、胎粪吸入综合征、过熟综合征、新生儿窒息、围产儿死亡、巨大儿以及难产等不良结局发生率增高，并随妊娠期延长而增加。

【护理评估】

评估孕妇的胎盘、羊水、胎儿有无如下异常。

1. 胎盘　过期妊娠的胎盘病理有两种类型。一种是胎盘功能正常，胎盘外观和镜检均与足月妊娠胎盘相似，只是重量略有增加。另一种是胎盘功能减退，影响胎儿氧和营养物质的供应，导致胎儿生长发育停止，严重时胎儿缺氧、窒息而死亡。

2. 羊水　正常妊娠 38 周后，羊水量随妊娠推延逐渐减少，妊娠 42 周后羊水迅速减少，约 30% 可减至 300mL 以下，羊水粪染率明显增加，是足月妊娠的 2 ~3 倍，若同时伴有羊水过少，羊水粪染率达 71%。使胎粪吸入综合征等围产儿发病率和死亡率明显增高。

3. 胎儿　过期妊娠胎儿生长模式与胎盘功能有关，可分为以下 3 种：①胎盘功能正常者，能维持胎儿继续生长，巨大儿发生率约为 25%，颅骨钙化明显，不易变形，经阴道分娩困难，因而产程延长和难产率增高，胎儿颅内出血、手术产率和母体产道损伤机会也增多。②胎盘功能减退者，胎盘血流灌注不足、胎儿缺氧及营养缺乏，发生胎儿过熟综合征，表现为皮肤干燥、松弛、起皱、脱皮，脱皮尤以手心和脚心明显；身体瘦长，胎脂消失、皮下脂肪减少，表现为消耗状；头发浓密、指（趾）甲长；新生儿睁眼、异常警觉和焦虑，貌似“小老人”。③胎儿生长受限，小样儿可与过期妊娠共存，后者更增加胎儿的危险，约1/3过期妊娠死产儿为生长受限小样儿。

【护理措施】

1. 一般护理　卧床休息，取左侧卧位，吸氧；定期监测生命体征，做好生活护理。

2. 加强胎儿监护　勤听胎心音，嘱孕妇妊娠后期尤其重视每日数胎动，必要时胎心电子监护，有异常及时报告医师。妊娠41周后，即应考虑终止妊娠。根据胎盘功能、胎儿大小、宫颈成熟度等进行综合分析，选择恰当的分娩方式。

3. 治疗配合

（1）促宫颈成熟：Bishop评分≥7分者，可直接引产；Bishop评分<7分者，引产前先促宫颈成熟。目前常用的促宫颈成熟的方法主要有PGE_2阴道制剂和宫颈扩张球囊。

（2）引产术：宫颈已成熟、胎盘功能及胎儿情况良好、无产科指征者行人工破膜，1小时后开始静脉滴注缩宫素引产，在严密监护下经阴道分娩。

（3）剖宫产术：胎盘功能减退，胎儿储备能力下降，需适当放宽剖宫产指征。

4. 观察产程　临产后严密观察产程进展和胎心音变化，加强胎心电子监护；若发现胎心率异常，产程进展缓慢，或羊水粪染时，应立即报告医师；产程中应充分给氧并静脉滴注葡萄糖。胎儿娩出前做好抢救准备，胎头娩出后及时清除鼻腔及鼻咽部的黏液和胎粪。

5. 心理护理　向孕妇或家属说明过期妊娠的危害，解释终止妊娠的必要性，使孕妇能积极配合所采取的分娩处理。

6. 健康指导　加强孕期保健，督促孕妇按时产前检查，鼓励产前适当活动，如散步，以利胎先露下降；嘱超过预产期1周未临产者，来院就诊，及时住院处理。

知识链接

妊娠恶阻（妊娠剧吐）

妊娠恶阻是指孕妇1～3月期间，出现恶心、呕吐、眩晕、胸闷，甚至恶闻食味，或食入即吐等症状。认为主要是由于平素胃气虚弱或肝热气逆，受孕后冲脉之气上逆，致使胃失和降，或引动肝热气火上冲所致。西医学称为妊娠剧吐，即频繁呕吐，不能进食，导致体重下降，脱水，酸、碱平衡失调，以及水、电解质代谢紊乱，严重者危及生命。认为可能与以下因素有关：①HCG水平增高；②甲状腺功能改变；③恐惧、紧张、情绪不稳、依赖性强、社会地位低下、经济条件差等精神及社会因素；④维生素缺乏：尤其是维生素B_6缺乏；⑤幽门螺旋杆菌增多。可采取如下饮食调节：禁食刺激性食物（如浓茶、酒、咖喱、辣椒等），调味宜清淡，不宜过咸。多食粗粮，少食精制米面，多食富含维生素A、维生素B和维生素C的食物。

目标检测题

1. 张某，32岁，停经45天。夫妇正常性生活，未避孕，育有一女5岁，平素月经周期规律，患有附件炎病史3年。今晨起体育锻炼后突感右下腹剧烈疼痛，伴阴道少量流血2小时。入院检查：BP100/50mmHg，WBC8.5×10^9/L，右下腹拒按，叩诊疑有移动浊音，妇科检查见阴道内少量暗红色血液，后穹隆饱满，宫颈举痛明显。

请　问：（1）请写出该病例最可能的临床诊断。

（2）请根据病例描述确定2个主要护理诊断/问题。

（3）分别针对上述所列的护理诊断/问题列出主要护理措施。

2. 某孕妇，28岁，停经28周。夜间发现阴道流血，色鲜红，超过月经量，无腹痛，急诊收入院。查体：体温36.5℃，心率88次/分，呼吸20次/分，血压100/57mmHg，双下肢水肿（－），血红蛋白88g/L。产科检查：宫高22cm，腹围88cm；胎心音150次/分，胎方位为左枕前位；仍有间断少量暗红色阴道流血，未扪及宫缩。B超提示：胎盘下缘完全覆盖宫颈内口。孕妇和家属都表现焦虑。

请　问：（1）请写出该病例最可能的临床诊断。

（2）请根据病例描述确定2个主要护理诊断/问题。

（3）分别针对上述所列的护理诊断/问题列出主要护理措施。

3. 李某，27岁，第1胎，妊娠33周。跌倒后腹部剧烈疼痛，伴少量阴道流血，急诊入院。查体：血压90/50mmHg，脉搏116次/分，子宫高度如孕35周，腹壁硬如宫缩期，但无间歇，压痛明显，胎心100次/分。

请　问：（1）请写出该病例最可能的临床诊断。

（2）请根据病例描述确定2个主要护理诊断/问题。

（3）分别针对上述所列的护理诊断/问题提出主要护理措施。

（赵雪）

项目七

妊娠期特有疾病妇女的护理

学习目标

1. 掌握妊娠期特有疾病的护理评估及护理措施。
2. 熟悉妊娠期特有疾病妊娠、分娩及产褥的相互影响和辅助检查方法。
3. 了解妊娠期特有疾病的相关病因、病理生理。
4. 能尊重关心患者并具有为患者进行整体护理的能力。

案例导入

某孕妇，30 岁，G_1P_0，孕 37 周，常规产检，各项生化指标无明显异常。近 2 天偶感胸闷，无腹痛腹胀，无阴道出血及流液，有轻度双下肢水肿，父亲有高血压病史，孕期体重增加正常。血压升高半天，尿蛋白（+++），门诊以“G_1P_0，孕 37 周，重度子痫前期”收入院。

请思考： 1. 诊断该孕妇为重度子痫前期的依据是什么？

2. 此案例在评估时应注意哪些方面？

3. 此案例首选的治疗药物是什么及此药物的护理要点有哪些？

任务一 妊娠期高血压疾病

妊娠期高血压疾病是妊娠与血压升高并存的一组疾病，发病率为 5% ~12% 。包括妊娠期高血压、子痫前期、子痫，以及慢性高血压并发子痫前期和慢性高血压合并妊娠。该组疾病严重影响母婴健康，是孕产妇和围产儿病死率升高的主要原因。

本病基本病理变化是全身小血管痉挛，内皮损伤及局部缺血，影响全身各系统各脏器灌注减少。血管内皮损伤时通透性增加，体液和蛋白质渗漏，表现为血压上升、蛋白尿、水肿和血液浓缩。严重时心、脑、肝、肾及胎盘等发生病理生理变化，可导致抽搐、昏迷、脑水肿、脑出血、心肾衰竭、肺水肿、肝细胞坏死及包膜下出血，胎盘功能下降导致胎儿生长受限、宫内窘迫。若胎盘床血管破裂可致胎盘早剥以及凝血功能障碍导致 DIC。

【护理评估】

（一）健康史

1. 详细询问是否存在如下高危因素　孕妇年龄≥40 岁；子痫前期病史；高血压、慢性肾炎、糖尿病；子痫前期家族史；本次为多胎妊娠、首次怀孕、妊娠间隔时间≥10 年；初次产检 BMI≥35kg/m^2及孕早期收缩压≥130mmHg 或舒张压≥80mmHg。

2. 评估是否存在与如下学说相关的因素

（1）子宫螺旋小动脉重铸不足：子宫螺旋小动脉重铸不足使胎盘血流量减少，引发子痫前期一系列表现，俗称“胎盘浅着床”，其机制尚待研究。

（2）炎症免疫过度激活：胎儿是一个半移植物，成功的妊娠要求母体免疫系统对其充分耐受。子痫前期患者存在着炎症免疫反应过度激活现象，使母体对胚胎免疫耐受降低，引发子痫前期。

（3）血管内皮细胞受损：血管内皮细胞损伤是子痫前期的基本病理变化。引起子痫前期血管内皮损伤的因素很多，如炎性介质：肿瘤坏死因子、白细胞介素-6、极低密度脂蛋白，还有氧化应激反应。

（4）遗传因素：妊娠期高血压疾病具有家族倾向性，提示遗传因素与该病发生有关，但遗传方式尚不明确。

（5）营养缺乏：研究发现多种营养缺乏，如低蛋白血症，钙、镁、锌、硒缺乏与子痫前期发生发展有关。

（6）胰岛素抵抗：近年研究发现有妊娠期高血压疾病患者存在胰岛素抵抗，高胰岛素血症可导致脂质代谢紊乱，影响前列腺素 E_2的合成，增加外周血管的阻力而升高血压。

（二）身体状况

1. 评估孕妇有无下列妊娠期高血压疾病的主要临床表现

（1）血压：血压高低与病情有直接关系，测出的血压值应与基础血压比较。初次测血压升高者应休息 1 小时后复测。

（2）尿蛋白：应取中段尿检查，凡尿蛋白定量≥0.3g/24h 者为异常。尿蛋白量的多少直接反映了肾血管痉挛的程度及肾小管上皮细胞缺氧及其功能损害的程度。

（3）水肿：患妊娠期高血压疾病孕妇的水肿，一般休息后不缓解。应评估有无水肿及水肿的范围。水肿局限于膝以下为“+”，延及大腿为“++”，延及外阴、腹部为“+++”，全身水肿或伴有腹水为“++++”。若孕妇体重于一周内增加超过 0.5kg 以上，表明有隐性水肿的可能。

(4) 自觉症状：孕妇出现头痛、视力模糊、上腹部不适等症状时，提示病情进一步发展，应引起高度重视。

(5) 抽搐、昏迷：是最严重的临床表现，护士应特别注意发作状态、频率、持续及间隔时间、神志情况；有无唇舌咬伤、摔伤、窒息等。

2. 评估妊娠期高血压疾病孕妇的临床类型

(1) 妊娠期高血压：妊娠期出现高血压，收缩压≥140mmHg 或舒张压≥90mmHg，于产后 12 周内恢复正常；尿蛋白（−）；产后方可确诊，少数患者可伴有上腹部不适或血小板减少。

(2) 子痫前期

1) 轻度：妊娠 20 周后出现收缩压≥140mmHg 或舒张压≥90mmHg，伴蛋白尿≥0.3g/24h，或随机尿蛋白（+）。

2) 重度：血压和尿蛋白持续升高，发生母体脏器功能不全或胎儿并发症。出现下述任一不良情况即可诊断为重度子痫前期：①血压持续升高，收缩压≥160mmHg 或舒张压≥110mmHg；②蛋白尿≥5.0g/24h 或随机尿蛋白≥（+++）；③持续性头痛或视觉障碍或其他脑神经症状；④持续性上腹部疼痛，肝包膜下血肿或肝破裂症状；⑤肝功能异常：ALT 或 AST 水平升高；⑥肾功能异常：少尿（24 小时尿量<400mL 或每小时尿量<17mL 或血肌酐>106mol/L）；⑦低蛋白血症伴胸腔或腹腔积液；⑧血液系统异常：血小板持续性下降并低于 100×10^9/L，血管内溶血、贫血、黄疸或 LDH 升高；⑨心力衰竭、肺水肿；⑩胎儿生长受限或羊水过少；⑪妊娠 34 周前发病的早发型。

(3) 子痫：子痫前期基础上发生不能用其他原因解释的抽搐。子痫可在病情不断加重的基础上发生，也可发生于血压升高不显著、无蛋白尿的病例。产前子痫较多见。子痫发作前驱症状短暂，抽搐进展迅速，表现为突然意识丧失、眼球固定、瞳孔放大，头扭向一侧，牙关紧闭，继而口角及面部肌肉颤动，数秒钟后全身及四肢肌肉发生强烈抽搐。抽搐时呼吸暂停，面色青紫，持续约 1~1.5 分钟后强度减弱，全身肌肉松弛，随即深长吸气而恢复呼吸，意识恢复，但易激惹、烦躁。严重者可出现深度昏迷。

(4) 慢性高血压并发子痫前期：慢性高血压孕妇妊娠前无蛋白尿，妊娠后出现蛋白尿≥0.3g/24h；或妊娠前有蛋白尿，妊娠后蛋白尿明显增加或血压进一步升高或出现血小板减少<100×10^9/L。

(5) 妊娠合并慢性高血压：妊娠 20 周前收缩压≥140/mmHg 和（或）舒张压≥90mmHg（除外滋养细胞疾病），妊娠期无明显加重；或妊娠 20 周后首次诊断高血压并持续到产后 12 周以后。

（三）心理－社会支持情况

妊娠期高血压孕妇常因担心胎儿安危而表现出沮丧、郁闷、烦躁不安；如疾病控制效果不明显会出现悲观、失望、不知所措；家属则表现紧张。

（四）辅助检查

1. 常规检查　血常规；尿常规；肝功能、血脂；肾功能、尿酸；凝血功能；心电图；胎心监测；B 超检查胎儿、胎盘、羊水。

2. 相关检查　凝血功能系列；电解质；动脉血气分析；眼底检查；B 超检查肝、胆、肾、胰、脾等脏器；心脏彩超及心功能测定；胎儿脐动脉血流指数、子宫动脉血流变化；头颅 CT 或 MRI 检查。

知识链接

HELLP 综合征

HELLP 综合征是妊娠期高血压疾病的严重并发症，以溶血、肝酶升高和血小板减少为特点，常危机母儿生命。有报道显示 HELLP 综合征多发生于妊娠的中后期，在产前发病者占 69%，产后发病者占 31%，患者平均年龄为 25 岁，经产妇 HELLP 综合征发生率高于初产妇。

多数学者认为，本综合征是由于血小板被激活和微血管内皮细胞受损害所致：血管内皮细胞受损，胶原组织暴露，血小板与之接触、黏附并被激活。前列环素（PGI2）合成减少，血小板激活释放血栓素 A2（TXA2），TXA2/PGI2 比值上升，使血管进一步痉挛和血小板聚集消耗，血小板减少。由于血液黏度增加，血流缓慢，红细胞通过狭窄的微血管时破碎变形发生溶血；妊娠期高血压疾病脂质代谢异常红细胞膜成分改变，也增加了溶血的易感性。肝脏血管痉挛，血管内皮损伤和纤维素沉积使肝窦内血流受阻，肝细胞肿胀灶性坏死，细胞内酶释放至血循环导致肝酶升高。

【护理诊断/问题】

1. 体液过多　与水钠潴留，低蛋白血症有关。

2. 有受伤的危险　与发生子痫抽搐、昏迷有关。

3. 潜在并发症：胎盘早剥、肾功能衰竭、DIC。

【护理目标】

1. 使患病孕妇明确孕期保健的重要性，重视产前检查并配合治疗及护理。

2. 水肿得到有效控制。

3. 子痫抽搐及并发症得到及时发现并处理。

【护理措施】

1. 妊娠期高血压护理　一般门诊处理，加强孕期监测，延长孕周，确保母儿安全，保证休息，合理调节饮食，采取左侧卧位，孕妇自测胎动，可期待至足月分娩。若无产科剖宫产指征，原则上考虑阴道试产。但如果不能在短时间内阴道分娩，可考虑放宽剖宫产指征。

2. 子痫前期护理

（1）治疗配合：应住院治疗，防止子痫及并发症。治疗原则为镇静、解痉、降压、合理扩容及必要时利尿，密切监测母儿情况。

1）硫酸镁：治疗子痫的一线药物，也是子痫前期预防子痫的预防药物。①用药指征：控制子痫抽搐及防止再抽搐；预防重度子痫前期发展为子痫；子痫前期临产前用药预防抽搐。②用药方法：静脉给药结合肌内注射。静脉用药：负荷剂量硫酸镁2.5～5g，溶于10%葡萄糖20mL静推（15～20分钟），或者5%葡萄糖100mL快速静滴，继而1～2g/h静滴维持。肌内注射：25%硫酸镁20mL+2%利多卡因2mL深部臀肌内注射。24小时硫酸镁总量25～30g，疗程24～48小时。③毒性反应：硫酸镁的治疗浓度与中毒浓度相近，用药过程中应严密观察其毒性作用。硫酸镁过量可导致膝反射减弱或消失，全身肌张力减退，呼吸肌麻痹，甚者心跳停止。④注意事项：用药过程中加强患者血压监测；在用药前、用药中及用药后均应监测以下指标：膝腱反射必须存在；呼吸不少于16次/分；尿量≥400mL/24h或≥17mL/h；尿少提示排泄功能受抑制，镁离子易蓄积而发生中毒。出现毒性反应时应立即停用硫酸镁并静脉缓慢推注（5～10分钟）10%葡萄糖酸钙10mL。

2）镇静剂：用地西泮、冬眠药物时嘱孕妇绝对卧床休息，防止体位性低血压。

3）降压药：用降压药物时，严密监测血压，根据血压监测来调节用药速度及药量。

4）利尿剂：在全身或主要脏器严重水肿的情况下应用利尿剂，应严密监测有无血容量不足的临床表现。

（2）饮食与休息：保持病室整洁、安静，保证充足睡眠，每天不少于10小时，取左侧卧位为宜；指导孕妇进食富含蛋白质、维生素、铁、钙和锌等微量元素的食物；减少过量食盐和脂肪摄入。

（3）病情观察：关注孕妇有否头痛、视力模糊、上腹部不适等症状；每日测血压及体重一次，每日或隔日复查尿蛋白；注意监测胎心、胎动和宫缩等情况。

（4）间断吸氧：增加血氧含量，改善全身主要脏器与胎盘的氧供。

（5）终止妊娠的指征：轻度子痫前期的孕妇可期待至足月分娩。重度子痫前期患者妊娠<26周经治疗病情不稳定者建议终止妊娠；妊娠26～28周根据母胎情况及当地诊治能力决定是否期待治疗；妊娠28～34周，若病情不稳定，经积极治疗24～48小时病情仍加重，促胎肺成熟后终止妊娠；若病情稳定，可期待治疗；妊娠≥34周患者，胎儿成熟后可考虑终止妊娠；妊娠37周后的重度子痫前期应终止妊娠。

3. 子痫护理

（1）协助医生控制抽搐：控制患者抽搐是首要任务。硫酸镁为首选药物，地西泮、苯妥英钠、冬眠合剂酌情应用。

（2）协助医生改善缺氧纠正酸中毒：面罩和气囊吸氧、根据二氧化碳结合力及尿素氮值，给予适量4%碳酸氢钠纠正酸中毒。

（3）保持呼吸道通畅：立即给氧；患者抽搐昏迷时禁食、禁水，取头低偏侧位，防止呕吐物吸入引起窒息或吸入性肺炎，并备好气管插管和吸引器，以利及时吸出呕吐物及呼吸道分娩物。

（4）专人护理，严密监护：密切观察血压、脉搏、呼吸、体温及尿量，记录出入量；做好血、尿检验和各项特殊检查，及时发现肺水肿、急性肾功能衰竭、脑出血等并发症。

（5）防止受伤：取出义齿；用开口器或缠裹纱布的压舌板置于上下磨牙间，用舌钳固定舌以防舌唇咬伤；用床护栏防止患者坠床，必要时用约束带。

（6）避免刺激：将患者置于单人暗室，保持绝对安静，避免声光刺激；治疗、护理集中操作、动作轻柔，防止诱发抽搐。

（7）做好终止妊娠准备：子痫发作后多自然临产，应及时发现产兆并做好母儿抢救准备。一般抽搐控制2小时后可考虑终止妊娠。

4. 分娩期护理　应严密观察产程进展，加强产程护理。第一产程应让产妇保持安静、休息；密切监测血压、脉搏、尿量、胎心及宫缩情况，重视产妇的主诉；尽量缩短第二产程、避免产妇过度用力屏气，做好接产与会阴切开、手术助产准备；第三产程中高度重视预防产后出血，在胎儿前肩娩出后立即注射缩宫素，及时娩出胎盘并按摩宫底监测血压变化；使用缩宫素时监测血压、宫缩及胎心；做好抢救母儿的准备；需剖宫产者做好手术准备。

5. 产褥期护理　胎儿娩出后监测血压，病情稳定后方可送回病房。病情严重者仍需使用硫酸镁24～48小时，产后48小时内至少每4小时观察1次血压，防止产后子痫；大量硫酸镁治疗的患者易发生宫缩乏力性产后出血，应密切观察子宫复旧情况，严防产后出血。

6. 心理护理　耐心倾听患者主诉，了解心理变化；说明本病的病理过程及转归，解释治疗、护理方法和目的，取得配合；教会患者自我放松的方法，如听轻音乐、与人交流、倾诉，以减轻紧张、忧虑的情绪，积极配合治疗。

7. 健康指导　使孕妇及家属了解妊娠期高血压疾病的知识及对母儿的危害，主动接受产前检查；产后给予产褥期卫生指导与母乳喂养指导；定期复查血压、尿蛋白，预防慢性高血压。同时引导家属支持、协助，使患者得到全面的家庭支持。

【护理评价】

1. 患妊娠期高血压疾病的孕妇积极配合治疗，病情得到缓解。

2. 重度子痫前期孕妇病情控制良好，未出现子痫及并发症。

3. 患妊娠期高血压疾病的孕妇分娩经过顺利。

4. 治疗中患者未出现硫酸镁中毒反应。

任务二 妊娠期糖尿病

糖尿病是一组由遗传和环境因素相互作用而引起的以慢性高血糖为共同特征的代谢异常综合征。体内胰岛素分泌或作用的缺陷，或两者同时存在而引起的糖、蛋白质、脂肪、水和电解质等代谢紊乱，随着病程延长，可出现多系统损害，导致眼、肾、神经、血管和心脏等器官组织的慢性进行性病变，引起功能缺陷及衰竭。重症或应激时可发生酮症酸中毒、高渗性昏迷等急性代谢紊乱。目前糖尿病已成为严重威胁人类健康的世界性公共卫生问题，妊娠合并糖尿病其临床经过复杂，母婴并发症较多，围生儿死亡及发病率较高，必须给予重视。妊娠与糖尿病的相互影响如下：

1. 妊娠、分娩及产褥对糖尿病的影响　妊娠使隐性糖尿病显性化，也使原有糖尿病患者的病情加重，出现急性糖尿病并发症。孕早中期孕妇空腹血糖约降低10%，系因：①胎儿从母体获得葡萄糖增加；②妊娠期肾血浆流量及肾小球滤过率均增加，肾小管对糖的再吸收率不能增加，导致部分孕妇尿糖增加；③雌孕激素增加母体对葡萄糖的利用。因此，应用胰岛素治疗的孕妇如果未及时调整胰岛素用量，部分患者会出现低血糖。但随着妊娠进展，体内抗胰岛素物质增加，胰岛素需要量不断增加。分娩过程中糖原消耗较大，进食少，则易导致产妇发生低血糖。胎盘娩出后，抗胰岛素物质迅速减少，全身内分泌激素逐渐恢复到非妊娠期水平，机体对胰岛素需要量立即减少。若未及时调整胰岛素用量，则会出现低血糖、低血糖昏迷及酮症酸中毒。

2. 糖尿病对母儿的影响　对母儿的危害及其程度取决于糖尿病病情及血糖控制水平。①对孕妇的影响：导致不孕、流产及妊娠期分娩期并发症等。糖尿病患者可受代谢紊乱、卵巢功能障碍、月经不调及各种急慢性并发症的影响，导致不孕，其发生率占妊娠合并糖尿病总数的2%。高血糖可使胚胎发育异常，甚至死亡，孕早期自然流产发生率达15%～30%；妊娠期高血压疾病发生率为正常妊娠时的3～5倍，并发肾脏疾病时，其发生率可高达50%以上。糖尿病可导致血管病变，小血管内皮细胞增厚，管腔狭窄，组织供血不足，导致孕妇及围生儿预后较差；机体抵抗力下降，孕产妇则易发生感染，合并泌尿系统感染最为常见，且感染后易引发酮症酸中毒，妊娠期易致阴道假丝酵母菌生长；羊水过多的发生率较非糖尿病孕妇高10倍以上，可能与胎儿高血糖、高渗出利尿导致胎尿排出增多有关。此外，孕晚期胎膜早破及早产的发生率增加；巨大胎儿发生率高，可致头盆不称和宫缩乏力增加，从而导致难产或产伤；糖尿病孕妇产后可出现子宫收缩乏力，故产后出血发病率增加。②对胎儿的影响：巨大儿发病率高达25%～42%，胎儿长期处于高糖状态，刺激胎儿胰岛产生大量胰岛素，促进胎儿在宫内的生长。胎儿畸形发生率达6%～8%，可能与母体早期高血糖、缺氧等有关。此外，胎儿生长受限、死胎及死产等发生率也有所升高。③对新生儿的影响。新生儿呼吸窘迫综合征、新生儿低血糖及低体重儿的发生率增高。

【护理评估】

（一）健康史

了解孕妇有无糖尿病及其病情发展及用药情况等；询问有无糖尿病的家庭史；询问孕产史、本次妊娠经过；了解有无不明原因流产、死胎和巨大儿等。

（二）身体状况

1. 妊娠合并糖尿病孕妇的类型

（1）妊娠前已确诊的糖尿病妇女合并妊娠，或妊娠前糖耐量异常，妊娠后发展为糖尿病，分娩后仍为糖尿病者。本类型占妊娠合并糖尿病总数的比例不足20%。

（2）妊娠期糖尿病（GDM），指妊娠过程中初次发生的任何程度的糖耐量异常，不论是否需用胰岛素治疗，不论分娩后这一情况是否持续，均可诊断为GDM。部分GDM妇女分娩后血糖恢复正常，但部分产妇在产后5～10年内仍有发病的危险，故应定期随诊。本类型占总数的80%以上。

2. 糖代谢紊乱综合征及并发症

（1）糖代谢紊乱综合征：即“三多一少”症状（多饮、多食、多尿及体重下降），随着病程的进展，可出现皮肤瘙痒、外阴瘙痒，视力模糊。

（2）糖尿病的急性并发症：并发酮症酸中毒者，孕产妇自述心悸、出汗、饥饿感、呕吐等，检查可见孕产妇面色苍白、呼吸快并有烂苹果味。并发高渗性昏迷者，则出现精神神经症状，表现为嗜睡、幻觉、定向力障碍、偏盲、偏瘫以及昏迷等。此外，合并皮肤感染者可见皮肤疖、痈。合并泌尿生殖系统感染者，则可出现尿频、尿急、尿痛及阴道分泌物增多等。

（3）根据糖尿病的发病年龄、病程、是否存在血管合并症和器官受累等情况，1994年美国妇产科医师协会（ACOG）推荐的妊娠合并糖尿病分类法如下：

A级——妊娠期出现或发现的糖尿病。

B级——显性糖尿病，20岁以后发病，病程小于10年，无血管病变。

C级——发病年龄在10～19岁，或病程达10～19年，无血管病变。

D级——10岁以前发病，或病程≥20年，或者合并单纯性视网膜病。

F级——糖尿病肾病。

R级——有增生性视网膜病变。

H级——糖尿病性心脏病。

此分类有助于估计病情的严重程度及预后。此外，根据母体血糖控制情况进一步将

GDM 分为 A_1 与 A_2 两级：A_1 级：空腹血糖（FBG）<5.8mmol/L，经饮食控制，餐后2小时血糖<6.7mmol/L。A_1 级 GDM 母儿合并症较少，产后糖代谢异常多能恢复正常。A_2 级：经饮食控制，FBG≥5.8mmol/L，餐后2小时血糖≥6.7mmol/L，妊娠期需加用胰岛素控制血糖。A_2 级 GDM 母儿合并症较多，胎儿畸形发生率增加。

3. 注意判断有无阴道流血及腹痛等流产表现，有无胎儿生长受限，有无高血压、水肿及蛋白尿等妊娠高血压疾病表现，有无羊水过多、胎膜早破、早产、巨大儿及畸形儿等异常产科情况；分娩期患者有无发生产程异常，胎儿性难产、宫缩乏力及产后出血等；有无反复发作的外阴阴道假丝酵母菌病。

（三）心理－社会支持情况

糖尿病病情复杂，母婴并发症多，评估时应注意孕产妇及家人对疾病的认知情况，了解有无焦虑、恐惧心理。发生不良妊娠及分娩结束时，应及时评估孕产妇及家属反应，评估孕产妇社会及家庭支持系统是否完善等。

（四）辅助检查

尿糖阳性者除妊娠期生理性糖尿后，可行如下检查：

1. 血糖测定　两次或两次以上空腹血糖测定≥5.8mmol/L，可诊断为糖尿病。

2. 糖筛查试验　妊娠24～28周进行。50g葡萄糖粉溶于200mL水中，5分钟内服完，服后1小时血糖≥7.8mmol/L为糖筛查阳性。阳性者应行空腹血糖测定。空腹血糖正常者则考虑行葡萄糖耐量试验。

3. 葡萄糖耐量试验（OGTT）　我国多采用口服75g葡萄糖耐量试验。禁食12小时后，口服葡萄75g，其正常上限值为：空腹5.6mmol/L，1小时10.3mmol/L，2小时8.6mmol/L，3小时6.7mmol/L，其中任何两项或两项以上达到或超过正常值，即可诊断为妊娠期糖尿病。一项异常则诊断为糖耐量异常。

4. 糖化血红蛋白检查　一般认为糖化血红蛋白测定可以反映前8～12周的血糖水平，补充空腹血糖只反映瞬时血糖值的不足，用于监测病情的控制情况。一般认为糖化血红蛋白与血糖的控制情况如下：糖化血红蛋白4%～6%时血糖正常，6%～7%时为比较理想，7%～8%时控制一般，8%～9%时为不理想。

5. 其他　肝肾功能、尿蛋白检查、眼底检查、B超及胎儿电子监护等。

【护理诊断/问题】

1. 有感染的危险　与孕妇对感染的抵抗力下降有关。

2. 焦虑　与担心自己身体状况和胎儿预后有关。

3. 知识缺乏：缺乏饮食控制及胰岛素使用的相关知识。

4. 有胎儿受伤危险　与巨大儿、畸形儿、早产、手术产等有关。

5. 潜在并发症：低血糖、产后出血。

【护理目标】

1. 孕产妇不发生感染。

2. 孕产妇自诉焦虑程度减轻。

3. 孕产妇自觉遵守饮食计划，血糖控制好。

4. 孕产妇及围生儿安全。

5. 孕产妇能陈述相关知识。

6. 孕产妇不发生低血糖和产后出血。

【护理措施】

1. 妊娠期护理　加强孕期监护，孕早期每周行产前检查一次至第 10 周。孕中期每 2 周一次。孕 32 周后每周 1 次，确保母婴健康与安全。

(1) 血糖及尿常规检查：在内科和产科医师的密切监护下，应对孕妇进行严格的血糖监测，确保血糖接近正常水平，必要时可行动态血糖监测，每次产前检查应行尿常规检查，监测尿酮体及尿蛋白情况。防止并发症的发生。

(2) 控制饮食：饮食治疗是糖尿病的治疗配合基础，是糖尿病自然病程中任何预防和控制糖尿病必不可少的措施。通过控制饮食使孕妇血糖控制在正常范围并保证胎儿发育生长。理想的饮食控制目标是：空腹血糖控制在 3. 3 ~5. 3mmol/L；餐前 30 分钟：3. 3 ~5. 3mmol/L；餐后 2 小时：4. 4 ~6. 7mmol/L；夜间：4. 4 ~6. 7mmol/L。孕早期孕妇需要的热量与孕前相同，妊娠中期以后，建议孕妇每日摄入热量增加 200kcal，其中糖类 50% ~60%，蛋白质 20% ~35%，脂肪 25% ~30%；适当补充维生素、钙及铁；适当限制食盐摄入量。建议将热量分配于三餐及三次点心中，早餐及早点摄入 25%，中餐及午点摄入 30%，晚餐摄入 30%，睡前摄入 15%。

(3) 适度运动：运动可提高机体对胰岛素的敏感性，改善血糖及脂代谢紊乱，避免体重增长过快。孕期体重增加在 10 ~12kg 较为理想。宜采用散步和中速步行等有氧运动方式，每日至少 1 次，每次 20 ~40 分钟，于餐后 1 小时进行。

(4) 合理用药：目前认为，胰岛素对胎儿安全。磺脲类及双胍类降糖药均可通过胎盘，对胎儿有毒性反应，故孕妇不宜口服降糖药物。使用药物控制血糖的糖尿病妇女需在妊娠前改为胰岛素后方可妊娠。胰岛素注射途径包括静脉滴注及皮下注射两种。使用胰岛素应注意准确遵医嘱给药，做到制剂、种类正确，剂量准确，按时注射。使用后应注意观察胰岛素不良反应、低血糖反应、过敏反应及注射部位皮下脂肪萎缩或增生等。发现异常应及时汇报给医生，给予处理。

(5) 胎儿监测：观察孕妇宫高、腹围变化，行 B 超检查了解胎儿宫内发育情况，有无胎儿畸形，孕晚期 B 超检查还有助于了解胎儿成熟度、羊水量及胎盘成熟度。指导孕妇 28 周后每日坚持自数胎动，加强胎儿宫内监测，必要时可行胎儿电子监测。

2. 分娩期护理

（1）分娩时间：原则上在控制血糖、确保母儿安全的前提下，尽量延长孕周以接近预产期。血糖控制不良，伴有严重的合并症及并发症，如重度子痫前期、心血管病变、酮症酸中毒、胎儿窘迫，则在促进胎儿肺成熟后立即终止妊娠。一般于终止妊娠前给地塞米松10～20mg静滴，连用2～3日，以减少新生儿呼吸窘迫综合征的发生。

（2）分娩方式：胎儿发育正常，宫颈条件较好者，适宜阴道分娩。妊娠合并糖尿病伴胎位异常、巨大儿或因病情严重需终止妊娠时，临床上多选择剖宫产。

（3）加强监测和护理：①剖宫产或阴道分娩当日晨胰岛素减为原用量的1/2或1/3，防治低血糖。②密切观察产程进展，有条件者给予连续电子胎心监护，发现产程进展缓慢或出现胎心改变，应及时通知医师，并做好阴道助产或剖宫产准备。③阴道分娩时鼓励孕妇进食，保证热量供应。每2小时监测血糖、尿糖和尿酮体，以便及时调整胰岛素的用量，使血糖不低于5.6mmol/L。④按医嘱于胎肩娩出时，给予缩宫素20U肌内注射和静脉注射，预防产后出血。

3. 产褥期护理

（1）密切观察有无出汗、脉搏快等低血糖表现，应给糖水或静脉注射5%葡萄糖40～60mL，并通知医师。

（2）分娩后24小时内胰岛素减至原用量的1/2，48小时减少到原用量的1/3，产后须重新评估胰岛素的需要量。

（3）观察子宫收缩情况及恶露情况等，鼓励开展新生儿早接触和早吸吮，预防产后出血。

（4）保持腹部及会阴伤口清洁，遵医嘱使用抗生素，预防感染，适当推迟创口拆线时间。

4. 新生儿护理　无论体重大小均按早产儿给予护理。注意保暖、吸氧并尽早开奶。密切观察有无低血糖、低血钙、高胆红素血症及新生儿呼吸窘迫综合征等症状。新生儿娩出30分钟后开始定时滴服25%葡萄糖液，预防新生儿低血糖。

5. 心理护理　护士应及时告知护理计划，帮助患者树立正确的观念，调动产妇积极性，主动配合治疗。糖尿病孕妇常担心妊娠及分娩不能顺利进行，应鼓励孕妇说出自己的担心，缓解其紧张情绪。妊娠无果而终或发生畸形儿等，均可打击孕产妇自尊心，护士应表示理解与同情。

6. 健康指导

（1）妊娠前应详细咨询医师，判断糖尿病的类型和程度，确定能否妊娠，不宜妊娠者，一旦妊娠应尽早终止妊娠。糖尿病妇女已有严重的心血管病史、肾功能减退、眼底有增生性视网膜炎等，均不宜妊娠。器质性病变较轻、血糖控制良好者，可在积极治疗、密切监护下继续妊娠。

（2）定期监测血糖，按计划到医院开展复查。

（3）鼓励接受胰岛素治疗的产妇母乳喂养。

（4）糖尿病产妇产后应坚持避孕，宜使用避孕套。

【护理评价】

1. 糖尿病孕妇妊娠、分娩经过顺利，母婴健康，无并发症发生。

2. 孕妇能列举有效的血糖控制方法，保持良好的自我照顾能力。

3. 产妇无感染征象。

目标检测题

1. 某孕妇，30岁，停经33周。因头晕、头痛、视物模糊3天，门诊收入院。入院检查：血压160/100mmHg，心率102次/分，呼吸18次/分；水肿（+++），尿蛋白（++）；眼底检查无异常；腹部检查：胎方位为左枕前位，未入盆，胎心音152次/分。

请　问：（1）请写出该病例的医疗诊断。

（2）根据病例分析，请列出2个主要护理诊断/问题。

（3）分别针对上述所列的护理诊断/问题写出主要护理措施。

2. 某孕妇，28岁，孕32周。6周前门诊检测：FPG4.87mmol/L，后行OGTT空腹、1、2小时分别为5.87－10.85－8.5mmol/L，经门诊控制效果不佳收入院。既往体健，无心、肺、肾疾病史，无外伤史，无手术史，否认“肝炎、结核”等传染病史，否认食物、药物过敏史，父亲患有慢性高血压史、母系亲属有糖尿病家族史。查体：T36.5℃，P100次/分，R18次/分，BP120/80mmHg，双下肢水肿（一）；产科检查：宫高31cm，腹围94cm，LOA，胎心音150次/分，无宫缩。

请　问：（1）请写出该病例的医疗诊断。

（2）根据病例分析，请列出2个主要护理诊断/问题。

（3）分别针对上述所列的护理诊断/问题写出主要护理措施。

（赵雪）

项目八

妊娠合并症妇女的护理

学习目标

1. 掌握妊娠合并症的护理评估及护理措施。
2. 熟悉妊娠合并症与妊娠、分娩、产褥的相互影响。
3. 了解妊娠合并症的护理诊断及护理评价。
4. 能为妊娠合并症患者提供整体护理。

案例导入

女，35 岁，停经 33 +4 周，活动后出现胸闷、气短 10 天，加重 2 天。该孕妇平素月经规律，现停经 33 +4 周，10 天前出现活动后胸闷、心悸、气短，上述症状逐渐加重，近 2 天夜间不得平卧。体格检查：心率 115 次/分，呼吸 24 次/分，双肺底布满湿啰音。临床诊断为心脏病，心力衰竭收入院。

请思考： 1. 该患者的主要护理问题有哪些？（至少 3 个）

2. 针对首优问题，应采取哪些护理措施？

任务一 心脏病

妊娠合并心脏病是非产科因素导致孕产妇死亡的首要原因。目前在妊娠合并心脏病患者中，先天性心脏病占 35% ~50%，位居第一，其余依次是风湿性心脏病、妊娠期高血压疾病性心脏病、围生期心脏病、贫血性心脏病及心肌炎等。

妊娠、分娩及产褥期的生理变化可导致心脏负担加重和血流动力学改变而诱发心力衰竭，危及孕产妇及围生儿生命安全。孕妇的妊娠、分娩及产褥三期与心脏病的相互影响如下。

1. 妊娠、分娩对心脏病的影响

（1）妊娠期：妊娠6周总血容量开始增加，孕32～34周循环血量达最高峰，较孕前增加30%～45%。妊娠早期随着循环血量的增加，心排出量开始增加，妊娠4～6个月增加最多，心排出量受体位的影响极大，约5%的孕妇会因体位改变致心排出量减少而出现不适，如“仰卧位低血压综合征”。孕中晚期心率加快，分娩前1～2个月心率每分钟平均增加10次，妊娠晚期子宫增大、膈肌上升使心脏向上向左移位，心脏大血管轻度扭曲。故妊娠易导致合并心脏病孕妇诱发心力衰竭。

（2）分娩期：第一产程，子宫收缩导致回心血量增加，右心房压力增高，心排出量增加约20%。第二产程中，子宫收缩加强，产妇屏气，腹压增高，内脏血液向心脏回流，肺循环压力增加，故导致心脏前后负荷显著加重；第三产程，胎儿娩出时，腹压骤减，大量血液流向内脏，回心血量减少。继之胎盘娩出，胎盘循环停止，子宫收缩，子宫血窦内血液进入体循环，回心血量骤增。分娩期孕妇血流动力学变化最为显著，加之机体能量及氧的消耗增加，心脏负担明显加重，故最易发生心力衰竭。

（3）产褥期：子宫缩复使血液继续进入体循环，同时继激素水平的改变，妊娠期潴留的水钠回到体循环。产后3日内，回心血量增加仍保持在较高水平，故仍易出现心力衰竭。

2. 心脏病对妊娠、分娩的影响　心脏病一般不影响受孕。心脏功能正常者，大多数可顺利妊娠及安全分娩。心功能不良者，可因缺氧，诱发宫缩导致早产、胎儿宫内生长发育受限、急性胎儿窘迫甚至死胎。此外，某些治疗心脏病的药物如地高辛对胎儿存在一定毒性作用。

【护理评估】

（一）健康史

询问孕妇妊娠、分娩或产褥期情况，包括询问本次妊娠过程，既往妊娠经过、分娩过程及方式以及产褥恢复情况等。询问其心脏病史及诊治情况，了解孕产妇心脏功能。了解是否存在导致心力衰竭的诱因，如呼吸道感染、贫血、妊娠并发症及过度疲劳。

（二）身体状况

1. 评估与心脏病有关的表现　如：心悸、气促、发绀、双下肢水肿、肝脾肿大、心脏舒张期杂音及Ⅱ级以上收缩期杂音。行心脏体检，正确评估心界，了解心率、心律以及有无异常心音及杂音。

2. 正确判断心脏代偿功能　目前通用的是美国纽约心脏病学会（NYHA）1928年提出的分级方案，主要依据患者自觉的活动能力划分为四级。

Ⅰ级：一般体力活动不受限制（无症状）。

Ⅱ级：一般体力活动稍受限制，休息时无症状。

Ⅲ级：一般体力活动显著受限，休息后无不适；或过去有心力衰竭史者。

Ⅳ级：不能进行任何活动，休息时仍有心悸、呼吸困难等心力衰竭表现。

3. 及时发现有无早期心力衰竭表现　①轻微活动后感胸闷、心悸、气短；②休息时心率超过110次/分，呼吸超过20次/分；③夜间常因胸闷，需坐起呼吸或到窗口呼吸新鲜空气；④肺底部少量持续性湿啰音，咳嗽后不消失。

4. 注意有无胎心和胎动异常、胎儿生长发育受限及早产等异常产科情况。

（三）心理－社会支持情况

评估孕产妇及家属的相关知识认知情况，加强沟通，判断孕产妇有无良好家庭社会支持系统。随着妊娠的进展，心脏负担逐渐加重，孕产妇及家属的心理负担也逐渐加重，甚至产生恐惧心理而拒绝合作。

（四）辅助检查

1. 心电图检查　可见心房颤动、心房扑动、房室传导阻滞、ST段改变和T波异常等。

2. X线检查　严重患者可见不同情况的心房、心室大小、左右心缘、主动脉及肺动脉影像改变，部分患者可出现肺影像异常。

3. 超声心动图　通过实时观察心脏和大血管结构、各心腔大小的变化，以及心瓣膜结构及功能情况，以了解心脏病变。

4. 胎儿电子监护　胎儿基线率改变、NST及OCT结果异常提示胎儿窘迫。

【护理诊断/问题】

1. 活动无耐力　与心排血量下降有关。

2. 自理能力缺陷　与心功能不全需绝对卧床休息有关。

3. 焦虑　与担心自己无法承担妊娠分娩压力有关。

4. 知识缺乏：缺乏有关妊娠合并心脏病的自我护理知识。

5. 潜在并发症：心力衰竭和感染。

【护理目标】

1. 孕产妇获得有关妊娠合并心脏病的知识。

2. 孕产妇自诉焦虑程度减轻。

3. 孕产妇卧床期间基本生活得到满足。

4. 维持孕产妇及围生儿健康安全，孕产妇不发生感染等。

【护理措施】

1. 妊娠期护理

（1）心脏病变较轻，心脏代偿功能Ⅰ～Ⅱ级，无心力衰竭病史，无其他并发症者，可以妊娠。妊娠后须加强监护。妊娠20周前每2周行产前检查一次，妊娠20周以后每周一次。发现异常均应及时住院治疗。

（2）减轻心脏负担，及时去除心衰诱因，积极控制心衰。

（3）于预产期前1～2周入院待产。

2. 预防心衰

（1）充分休息，避免劳累：保证每晚10小时以上的睡眠及2小时的午休，避免劳累及情绪激动。必要时，妊娠30周后可完全卧床休息。宜采取左侧卧位或半卧位。

（2）科学安排膳食营养：指导孕妇摄入高热量、高维生素、低盐低脂饮食，饮食宜多样化以保障微量元素的需求。加强孕期体重管理，孕体重增加不超过10kg等，孕中晚期，每日盐的摄入量不超过4～5g。

（3）及时去除诱发心衰的因素：如控制上呼吸道感染、纠正贫血及控制其他合并症。

3. 急性心衰的紧急处理　帮助患者取坐位，双腿下垂，以减少回心血量，必要时可考虑应用四肢轮流结扎法。立即给予高流量加压吸氧。可用50%的乙醇置于氧气过滤瓶中，以增加气体交换面积。遵医嘱及时给药，并注意观察疗效及有无不良反应。

4. 分娩期护理　提前选择适宜的分娩方式，心功能Ⅰ～Ⅱ级无产科手术指征者，可在严密监护下经阴道分娩，其余可选择剖宫产。选择阴道分娩者，应严密监护产程进展。

（1）第一产程：①专人陪伴护理；②鼓励产妇左侧卧位，上半身抬高30°；③遵医嘱给予吸氧；④每15分钟测量血压、脉搏、呼吸、心率各1次；⑤严密观察产程进展，注意子宫收缩、胎心、胎动及胎先露下降情况；⑥根据产妇情况提供无痛分娩支持，以减轻产妇疼痛，缓解其紧张情绪；⑦注意保持外阴清洁，防止感染，遵医嘱及时给予抗生素；⑧发现异常及时报告医师。

（2）第二产程：①应尽量缩短第二产程，减少产妇体力消耗，宫口开全后应避免产妇屏气用力，继续无痛分娩支持，必要时给予硬膜外麻醉，积极配合医师行会阴切开阴道助产术，并做好新生儿抢救准备；②胎儿娩出后，立即在产妇腹部放置1～2kg重沙袋，以防腹压骤降；③预防产后出血：给予按摩子宫同时静脉或肌内注射缩宫素10～20U以减少出血，禁用麦角新碱，出血多者，遵医嘱输血或输液，但应严格控制输液速度。

5. 产褥期护理

（1）产后1周内，尤其是产后3日内，应卧床休息并严密观察生命体征及心功能变化，及时发现早期心衰。

（2）保证充足的睡眠，必要时遵医嘱给予小剂量镇静剂，如地西泮口服。

（3）指导产妇注意饮食，预防便秘。

（4）预防感染：保持外阴清洁，使用消毒会阴垫，遵医嘱给予抗生素，并适当延长给药天数。

（5）心功能Ⅲ级及Ⅳ级，不宜哺乳者应及时退奶并开展人工喂养宣传指导，退奶时不宜使用雌激素，以避免加重水钠潴留。

6. 心理护理 为产妇提供安静、舒适的休养及分娩环境，实施无痛陪伴分娩。及时提供相关信息，告知医疗和护理计划及围生儿情况，增加孕产妇的安全感和自信心。根据妊娠及分娩结局的不同，为产妇及家属提供相应的心理支持，减轻孕产妇及其家属的焦虑、紧张或失去围生儿伤心等不良情绪。

7. 健康指导

（1）指导开展避孕节育措施：心脏病变较重，心功能Ⅲ～Ⅳ级、既往有心力衰竭病史、肺动脉高压、严重心律失常、风湿热活动期、急性心肌炎和发绀型先天性心脏病等不宜妊娠，指导采取有效措施严格避孕或实施绝育术。不宜妊娠者一旦受孕，则应尽早终止妊娠。若妊娠到中期再行引产术，其危险性不亚于继续妊娠。

（2）帮助孕产妇及其家属识别早期心衰的表现及应对措施，发现异常应及时住院治疗。

（3）鼓励产妇适度参与照顾新生儿，促进亲子关系建立。

【护理评价】

1. 孕产妇能描述增加心脏负荷的因素及预防措施。

2. 孕产妇自述舒适感增加，心情平稳。

3. 孕产妇顺利妊娠和分娩，围生儿未发现异常。

任务二 贫 血

贫血是指人体外周血红细胞容量减少，低于正常范围下限的一种常见的临床症状。由多种病因引起。由于红细胞容量测量较复杂，临床上常用以血红蛋白（Hb）浓度作为衡量指标。

妊娠期血容量增加，且血浆的增加多于红细胞的增加，故孕妇血液呈稀释状态，此为生理性贫血。妊娠期孕妇血红蛋白 $<110g/L$，血细胞比容 <0.33，即可诊断妊娠期贫血。其中，缺铁性贫血最常见，占妊娠期贫血的95%。此外，也可见巨幼细胞性贫血和再生障碍性贫血等。本节主要介绍缺铁性贫血。

妊娠期血容量增加及哺乳期泌乳使机体对铁的需要量增加，特别是在妊娠后半期，为满足胎儿生长发育的需求，孕妇对铁的需要量增加更为明显。孕妇及哺乳期妇女维持体内铁平衡需每日从食物中摄铁2～4mg。机体对铁的需求与供给失衡时，导致体内贮存铁耗尽，继之红细胞内铁缺，最终引起缺铁性贫血的发生。即使是轻度贫血，也可增加女性妊娠和分娩期间的风险。贫血时机体抵抗力低下，分娩、手术和麻醉的耐受能力低。重度贫血可导致贫血性心脏病、妊娠期高血压疾病性心脏病、产后出血、失血性休克及产褥感染等并发症，危及孕产妇生命。孕妇骨髓和胎儿在竞争摄取孕妇血清铁的过程中，胎儿组织占优势，加之铁通过胎盘由孕妇运至胎儿的运输是单向性的，一般情况下，胎儿缺铁程度不会太严重。孕妇发生严重缺铁时，贫血导致胎盘供氧和营养物质供给不足，则可导致胎儿生长受限、胎儿窘迫、早产、死胎或死产等不良后果。

【护理评估】

（一）健康史

询问本次妊娠过程，咨询孕妇既往史，了解其饮食习惯，有无长期挑食偏食以及不良的食物加工方法。咨询有无消化系统疾病，如慢性腹泻和胃十二指肠溃疡。询问有无慢性失血性病史，营养不良病史以及胃肠道手术病史等。

（二）身体状况

1. 与贫血相关的表现　孕妇自述头晕、乏力、倦怠、耳鸣、眼花、记忆力减退等，检查可见皮肤黏膜苍白、干燥，指甲脆薄，严重者可出现舌炎、呼吸和心率增快以及肝脾肿大等。

2. 产科情况　评估孕妇宫高、腹围是否低于正常水平，检查有无胎心、胎动异常及双胎情况，严重者有无早产、死胎、死产、宫缩乏力、产后出血及产褥感染等。

（三）心理－社会支持情况

评估孕妇对贫血的认知程度，了解孕妇有无紧张焦虑情绪。了解其家属经济状况，评估其家庭及社会支持系统情况。

（四）辅助检查

1. 血象　呈小细胞低色素性贫血。血红蛋白 $<110g/L$，红细胞 $<3.5\times10^{12}/L$，血细胞比容 <0.30，红细胞平均体积 $<80fl$，红细胞平均血红蛋白浓度 $<32\%$，白细胞计数及血小板计数均在正常范围内。

2. 骨髓象　增生活跃或明显活跃，以中、晚幼红细胞增生为主，骨髓铁染色可见细胞内外铁均减少，以细胞外铁减少明显。

3. 铁代谢检查　血清铁浓度能灵敏反映缺铁状况，正常成年妇女血清铁为 $7\sim27\mu mol/L$，孕妇血清铁 $<6.5\mu mol/L$，可诊断为缺铁性贫血。

【护理诊断/问题】

1. 活动无耐力　与贫血引起的疲倦有关。

2. 有受伤的危险　与贫血引起的头晕、眼花等症状有关。

【护理目标】

1. 妊娠期和分娩期母儿身心状态良好，无并发症发生。

2. 孕产妇住院期间得到满意的生活护理。

【护理措施】

1. 妊娠期护理

（1）加强休息，增加营养：纠正偏食及挑食的不良饮食习惯，建议孕妇摄取高铁、高蛋白质及高维生素C食物，如动物肝脏、瘦肉、蛋类、葡萄干以及深色蔬菜。注意饮食搭配，避免蔬菜、谷类、茶叶中的磷酸盐和鞣酸等影响铁的吸收。

（2）指导孕妇遵医嘱正确补充铁剂：注意观察有无不良反应，口服铁剂对胃黏膜有刺激作用，可引起恶心、呕吐、胃部不适等症状，应指导孕妇饭后或餐中服用铁剂，同时服维生素C 0.3g及10%稀盐酸0.5～2mL，以促进铁的吸收。因茶叶中的鞣酸影响铁的吸收，用药期间忌饮茶水。此外，铁与肠内硫化氢作用可形成黑色便，护士应予以解释。注射法补充铁剂应行深部肌内注射法。

2. 分娩期护理　在临产前给予止血药维生素K_1、卡巴克络（安络血）、维生素C等药物，并配新鲜血备用，必要时可考虑输血。产前输血以浓缩红细胞为最好，输血不可过多过快。严密观察产程，加强胎心监护，第二产程酌情给予阴道助产，减少产妇的体力消耗；胎儿前肩娩出时，立即遵医嘱肌内注射或静脉注射宫缩剂，加强宫缩，预防产后出血。

3. 产褥期护理　产后密切观察子宫收缩及阴道流血，遵医嘱使用缩宫素促进子宫收缩，防止产后出血；加强会阴部护理，同时给予抗生素防治感染。产前贫血未纠正者应继续补铁治疗贫血；严重贫血或有严重并发症者，不宜哺乳，指导产妇退奶；加强新生儿监护，吸氧，注意保暖，降低围产儿的死亡率。

4. 心理护理　加强护患沟通，耐心倾听患者主诉，缓解孕产妇紧张情绪，告知医疗和护理计划，增加孕产妇的安全感和自信心。及时向孕妇家属通报病情，减轻家庭成员的焦虑，取得其配合。

5. 健康指导　指导孕妇妊娠前改变长期偏食、挑食等不良饮食习惯，积极治疗慢性失血性疾病，如月经过多、消化不良和寄生虫病。

任务三　急性病毒性肝炎

病毒性肝炎是由多种嗜肝肝炎病毒引起的以肝脏病变为主的全身性疾病。目前，已确定的肝炎病毒有甲型、乙型、丙型、丁型和戊型五种，其中以乙型病毒感染多见。妊娠合并急性病毒性肝炎严重威胁孕产妇生命安全，死亡率占孕产妇非产科因素死因的第二位，仅次于妊娠合并心脏病。妊娠、分娩与病毒性肝炎的相互影响如下。

1. 妊娠和分娩对病毒性肝炎的影响　①妊娠期孕妇免疫功能改变，孕妇易感染肝炎病毒；②妊娠期新陈代谢增加，肝内糖原储备降低，大量雌孕激素等需在肝内灭活，同时胎儿代谢产物需在母体肝脏内解毒，导致肝脏负担增加，加重原有的肝炎病情，甚至发展为重症肝炎；③分娩时体力消耗、出血及手术等加重了对肝脏的损害，易发生急性肝坏死。

2. 病毒性肝炎对妊娠、分娩的影响 ①对母体的影响：妊娠早期合并病毒性肝炎，可使早孕反应加重，甚至出现妊娠剧吐，而出现的水电解质紊乱，导致肝脏损伤；妊娠晚期则易并发妊娠高血压疾病，可能与体内因肝功能下降，醛固酮的灭活能力下降有关；分娩期因肝功能受损，凝血因子合成减少，产妇易发生产后出血。②对胎儿和新生儿的影响：肝炎病毒可通过胎盘进入胎儿体内，妊娠早期合并病毒性肝炎，胎儿畸形发生率约高出正常2倍；胚胎及胎儿感染后则易导致流产、早产、死胎、死产及新生儿感染，使围生儿死亡率明显增高；妊娠期胎儿垂直传播而感染肝炎病毒者，以乙型病毒为多见。

【护理评估】

（一）健康史

了解急性病毒性肝炎病史及诊治情况，了解近期有无与肝炎患者密切接触史或半年内是否有输血和注射血制品史，咨询有无肝炎病家族史及是否有在肝炎流行地区生活史等。

（二）身体状况

1. 与急性病毒性肝炎相关的表现 不能用早孕反应或其他原因解释的消化系统症状，如食欲下降、恶心、呕吐、腹胀及厌油腻等，部分患者有乏力、畏寒、发热、皮肤巩膜黄染。腹部检查发现肝脏长大，肝区叩击痛等。

2. 与重症肝炎相关的表现 多见于妊娠晚期，起病急，病情重，表现为畏寒发热、皮肤巩膜黄染迅速，尿色深黄，食欲极度减退，频繁呕吐，腹胀腹水，肝臭气味，肝脏进行性缩小，甚至出现肝性脑病表现，如嗜睡、烦躁、神志不清，甚至昏迷。

3. 产科情况 早孕反应出现时间早，症状重，部分甚至发展为妊娠剧吐。其他并发症有：流产、妊娠期高血压疾病、早产、死胎死产及产后出血等。妊娠期早期急性发病者可导致胎儿畸形。

（三）心理－社会支持状况

评估孕妇及家人对疾病的认知程度，因担心感染胎儿，孕妇可出现焦虑、矛盾及自卑心理等心理反应。评估产妇家庭社会支持系统是否完善。

（四）辅助检查

1. 血常规检查 白细胞稍低或正常，淋巴细胞相对增多，偶可有异型淋巴细胞，但一般不超过10%；急性重症肝炎则白细胞总数及中性粒细胞百分比均显著增加。

2. 肝功能检查 丙氨酸氨基转移酶（ALT）升高，ALT大于正常值10倍以上，持续时间较长时，对肝炎的诊断价值很大；凝血酶原时间及其活动度的测定可用于判定重症肝炎，如注射维生素K后仍明显异常，常表示肝细胞组织严重受损。

3. 血清病原学检测 ①甲型肝炎：患者血清中抗HAV-IgM阳性有诊断意义；②乙型肝炎：HBsAg阳性是HBV感染的特异性标志，慢性肝炎、无症状携带者可长期检出HBsAg；③丙型肝炎：血清中出现抗HCV抗体可诊断为HCV。

4. 肝脏B型超声检查　有助于肝炎诊断。

【护理诊断/问题】

1. 营养失调：低于机体需要量　与肝炎致厌食、恶心、呕吐、营养摄入不足等有关。

2. 知识缺乏：缺乏有关病毒性肝炎感染途径、传播方式、母儿危害及预防保健等知识。

3. 潜在并发症：肝性脑病和产后出血等。

4. 预感性悲哀　与肝炎病毒感染导致的不良结局有关。

【护理目标】

1. 母儿维持良好的健康状态，无并发症发生。

2. 孕产妇能描述妊娠合并病毒性肝炎的自我保健及隔离措施。

3. 建立良好的家庭支持系统，减轻孕妇负面情绪。

【护理措施】

1. 妊娠期　妊娠合并急性病毒性肝炎的护理措施基本与非妊娠患者相同，但应特别注意以下内容：

（1）增加休息，加强营养：每日保证9小时睡眠和适当午休，避免重体力劳动；提供高蛋白、高维生素、足量糖类和低脂肪的饮食，多摄入富含纤维素的蔬菜和新鲜水果，保持大便通畅。

（2）加强产前检查，防止交叉感染：加强产前检查，及时发现各种妊娠期并发症，防止感染，避免加重肝炎损害。严格执行消毒隔离制度。所有器械用0.5%过氧乙酸浸泡后再消毒或焚烧。

（3）阻断母婴传播：乙肝病毒表面抗原阳性的孕妇，于妊娠28周起每4周肌注1次乙肝免疫球蛋白200IU，直至分娩。

2. 分娩期

（1）将产妇安置在隔离待产室和产房，避免交叉感染；严格执行各项操作程序，避免软产道损伤及新生儿产伤等引起的母婴传播。

（2）密切观察产程进展，避免各种不良刺激，提供无痛分娩措施，防止并发症的发生。妊娠中、晚期应积极防治妊娠期高血压疾病，密切观察若经治疗后病情继续发展，可考虑终止妊娠。宫口开全后，应缩短第二产程，必要时配合医师行阴道助产术。

（3）防止产后出血：产前备新鲜血液。产前1周肌注维生素K_1，每日20～40mg。产后按医嘱给予维生素K_1肌内注射，第二产程胎肩娩出后立即遵医嘱静脉注射缩宫素20U。产前4小时及产后12小时内不宜使用肝素治疗。

3. 产褥期　产后密切观察子宫收缩及阴道出血情况；遵医嘱继续使用保肝药物治疗，选用对肝损害小的抗生素；HBsAg阳性产妇可以母乳喂养，HBeAg阳性产妇不宜母乳喂养。退奶不用雌激素，可口服生麦芽或用皮硝外敷乳房。

4. 新生儿处理　出生后6小时和1个月时各肌内注射1mL乙肝免疫球蛋白，出生后24小时内、1个月、6个月分别注射乙肝疫苗30μg、10μg、10μg。

5. 心理护理　提供安静、舒适的家庭休养环境或住院环境。向孕产妇及家属讲解病毒性肝炎的相关知识及常用的隔离方法，争取患者及家属的理解与配合。关心、安慰、鼓励孕产妇，帮助产妇消除自卑心理，消除其紧张、恐惧情绪，提高其自我照顾能力。

6. 健康指导

（1）重视围婚期保健，提倡生殖健康，夫妇一方如患有肝炎者应使用避孕套避免交叉感染。乙型肝炎病毒携带者约40%为母婴传播，已患病毒性肝炎的育龄妇女应避孕，待肝炎痊愈后至少半年，最好2年后在医师指导下妊娠。

（2）大力宣传肝炎的传播方式、传染途径及危害，增强防病意识。指导产妇按时完成乙肝主动免疫计划。

（3）指导不宜母乳喂养的产妇科学的人工喂养方式。

知识链接

妊娠期肝内胆汁淤积症

妊娠期肝内胆汁淤积症（ICP）是妊娠中、晚期特有的并发症，以皮肤瘙痒和黄疸为主要临床表现，血清胆汁酸升高为特征。

本病的首发症状为孕晚期发生无皮肤损伤的瘙痒，约80%患者在30周后出现，有的甚至更早。瘙痒程度不一，常呈持续性，白昼轻，夜间加剧。一般先从手掌和脚掌开始，然后逐渐向肢体近端延伸，甚至可发展到面部，但极少侵及黏膜。10%～15%患者出现轻度黄疸，黄疸的出现与胎儿预后关系密切，有黄疸者羊水污染、新生儿窒息及围产儿死亡率均显著增加。一般无明显消化道症状。

患者的体内维生素K吸收减少，致使凝血功能异常，导致产后出血。由于胆汁酸毒性作用使围产儿发病率和死亡率明显升高。可发生胎儿窘迫、早产、羊水胎盘胎粪污染。此外，尚有不能预测的胎儿突然死亡、新生儿颅内出血等。

目标检测题

孕妇33岁，妊娠2个月，家务活动后感心悸、气短、胸闷。查体：心率118次/分，呼吸22次/分，心尖区可闻及Ⅲ级收缩期杂音，肺底部湿啰音，下肢水肿。

请　问：1. 该孕妇有无异常？

2. 最主要的护理诊断是什么？

3. 该如何护理？

（赵雪）

项目九

异常分娩妇女的护理

学习目标

1. 掌握异常分娩的护理评估及护理措施。
2. 熟悉产力异常、狭窄骨盆分类。
3. 了解各类异常分娩的原因。
4. 能对异常分娩的产妇实施整体护理。

案例导入

初产妇，孕足月规律宫缩16小时，肛门检查开大6cm，宫缩转弱，25～30秒/5～6分钟，2小时后，肛查宫口仍开大6cm，S－0。

请思考： 1. 此时的产程进展正不正常？如异常，是何种异常？

2. 此种异常最可能的原因是什么？

3. 若胎儿电子监测CST显示“晚期减速”、羊水Ⅱ粪染，处理方法是什么？

异常分娩，俗称难产，是指决定分娩因素即产力、产道、胎儿及产妇精神心理因素在分娩过程中，任何一个或一个以上因素发生异常及四个因素间相互不能适应，而使分娩进程受到阻碍，危及产妇和胎儿生命。

在分娩过程中，决定分娩的四因素互为影响，相互作用，在一定条件下，顺产与难产可以相互转化。如果处理得当，难产也可转为顺产；否则，顺产也可变为难产。在临床判断和处理时，一定要综合分析四个因素及其相互关系，找出主要异常变化因素，及时恰当处理，使产妇和胎儿安全度过分娩期。

任务一 产力异常

产力异常可分子宫收缩力异常和辅力异常，辅力异常多为医源性，临床中通过助产士护理人员科学指导产妇正确加腹压，辅力异常很少发生。在分娩过程中，子宫收缩的节律性、对称性及极性不正常或强度、频率有改变，称子宫收缩力异常。子宫收缩异常分乏力和过强两类，见图9－1。临床最常见的是子宫收缩乏力。

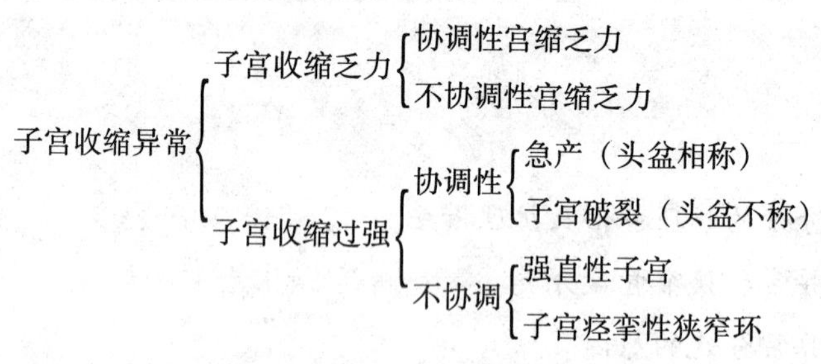

图9－1 子宫收缩异常分类

一、子宫收缩乏力

【护理评估】

（一）健康史

1. 评估产妇婚孕史，本次妊娠经历；评估孕妇对分娩相关知识的了解程度。

2. 评估产妇有无如下引起宫缩乏力的因素

（1）双胎妊娠、羊水过多及巨大胎儿等使子宫壁过度膨胀的因素。

（2）子宫发育不良、子宫畸形、过度疲劳、体力消耗，膀胱、直肠充盈，精神紧张，对分娩怀有恐惧感等影响子宫收缩的因素。

（3）骨盆狭窄、头盆不称或胎位异常。骨盆狭窄、头盆不称或胎位异常导致胎儿先露部下降受阻，胎先露不能紧贴子宫下段及子宫颈内口，因而不能反射性引起有效子宫收缩。

（4）不恰当地使用大剂量镇静剂、止痛剂与宫缩抑制剂，如吗啡、氯丙嗪、哌替啶、硫酸镁可使子宫收缩乏力。

（5）临产后体内的雌激素、缩宫素、前列腺素、乙酰胆碱等分泌不足，孕激素下降缓慢，子宫对乙酰胆碱的敏感性降低，电解质异常等因素均可影响子宫肌纤维兴奋收缩耦联的发生，从而影响子宫肌纤维收缩，导致宫缩乏力。

（二）产程评估

子宫收缩乏力的产程特点

（1）协调性子宫收缩乏力（低张性宫缩乏力）：其特点是子宫收缩具有正常的节律

性、对称性和极性，但收缩力弱，宫腔内压力 <15mmHg，宫缩持续时间短，间歇时间长且不规律，10 分钟宫缩小于 2 次。在宫缩的高峰期，子宫体隆起不明显，用手指按压子宫底部肌壁仍可出现凹陷。协调性宫缩乏力多属继发性宫缩乏力，即产程早期宫缩正常，于第一产程后期或第二产程时宫缩减弱，常见于中骨盆与骨盆出口平面狭窄，胎先露下降受阻，持续性枕横位或枕后位等。

（2）不协调性子宫收缩乏力（高张性宫缩乏力）：多见于初产妇，其特点为子宫收缩的极性倒置，宫缩的兴奋点不是起自两侧子宫角部，而是来自子宫下段的任何一处或多处，子宫收缩波由下向上扩散，宫缩时子宫底部收缩力弱而下段强，虽说宫缩力量减弱，但间歇期子宫壁不能完全松弛，宫腔内压力可达 20mmHg，这种宫缩不能使产程进展，不能使宫口如期扩张，不能使胎先露如期下降，属无效宫缩。此种宫缩乏力多属于原发性宫缩乏力，即产程一开始就出现，需与假临产区别，方法是：给予镇静剂如哌替啶 100mg 肌内注射，宫缩停止者为假临产，否则为继发性宫缩乏力。产妇往往有头盆不称和胎位异常症状，易导致胎儿窘迫。

（3）产程曲线异常：宫缩乏力导致的产程图曲线异常表现为（图 9－2）：

1）潜伏期延长：初产妇潜伏期超过 16 小时者。

2）活跃期延长：初产妇活跃期超过 8 小时者。

3）活跃期停滞：进入活跃期后，宫口不再扩张达 2 小时以上者。

4）第二产程延长：第二产程初产妇超过 2 小时，经产妇超过 1 小时，胎儿尚未娩出者。

5）滞产：总产程超过 24 小时者。

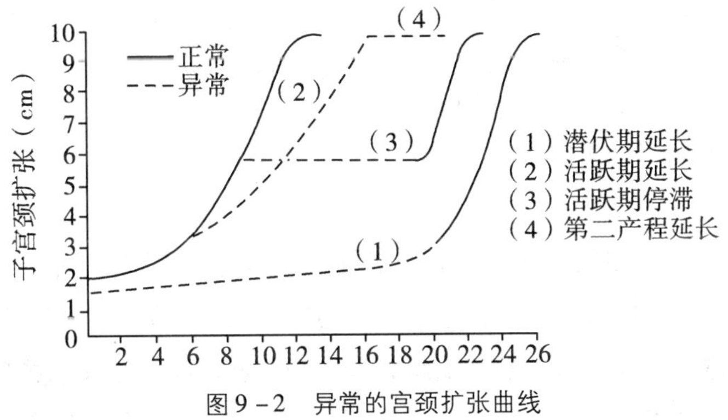

图 9－2 异常的宫颈扩张曲线

以上异常产程曲线，可以单独存在，也可以合并存在。

（三）身体状况

协调性宫缩乏力产妇精神状态良好，无特殊不适，仅表现产程进展缓慢；不协调性宫缩乏力产妇自觉下腹痛持续存在，拒按，腹壁紧张无放松状态，烦躁不安，休息差，进食少，易发生肠胀气、脱水、电解质紊乱、排尿障碍、胎儿－胎盘循环障碍，产科检查结果：下腹部有压痛，胎位触不清，胎心听诊不清；宫口扩张早期缓慢或停滞，潜伏期延长，胎先露下降延缓或停滞。

（四）对母儿影响

1. 对母体的影响　易导致产程延长、产妇疲劳、肠胀气、尿潴留，水电平衡失调、产后出血、胎膜早破和产褥感染等并发症。

2. 对胎儿、新生儿的影响　由于产程延长，尤其是不协调宫缩乏力时子宫肌壁不能完全放松，致使胎盘血流障碍，胎儿易发生胎儿窘迫甚至胎死宫内；因产程长，医疗干预机会增多，产伤增加，新生儿窒息、颅内出血、吸入性肺炎等发病率和新生儿死亡率增加。

（五）心理－社会支持情况

了解产妇精神心理情况，对分娩有无充分心理准备，有无恐惧、焦虑和来自家庭的压力。

（六）辅助检查

胎心电子监护检查；绘制产程图并分析产程曲线；胎心听诊、骨盆测量及四步触诊等常规检查；水电平衡、二氧化碳结合力等生化检查。肛诊、阴道检查可了解宫口开大、胎先露下降等情况。

【护理诊断/问题】

1. 舒适度减弱　与宫缩、产时分娩消毒体位固定有关。

2. 疲乏　与产程延长、过度疲乏有关。

3. 有体液不足的危险　与产程延长、体力消耗有关。

【护理目标】

1. 产妇能说出增加舒适感的方法。

2. 产妇情绪尚好，安全度过分娩。

3. 产妇体液问题得到及时处理，未发生水、电失衡。

【护理措施】

1. 一般护理　遵医嘱给予镇静剂保证产妇充分休息，以左侧卧位为佳。在充分休息的前提下，宫缩间歇期鼓励产妇加强活动。遵医嘱补充营养、水和电解质，鼓励产妇多进易消化、高热量饮食；嘱产妇排空膀胱和直肠，遵医嘱给予灌肠护理。

2. 产程观察　观察宫缩情况、胎心音变化和产程进展情况。临床常用腹壁触诊法观察宫缩时产妇的阵发性腹痛：当产妇腹痛时，记录开始时间，腹痛结束时间以及两次腹痛之间的间隔时间；腹痛剧烈时将手指放在子宫体处，感觉腹壁硬度，将手指下压腹壁看能否下压出凹陷。协调性宫缩乏力时，腹壁不硬，软，下压可出现凹陷；不协调性宫缩乏力时，腹壁紧张，拒按，产妇精神欠佳，焦虑烦躁不安。绘制产程图，并通过产程图描记分析产力与产道等因素的关联性；配合助产士做好胎心电子监护等检查，分析胎心监护宫缩曲线。

3. 治疗配合

（1）协调性子宫收缩乏力：一旦发生宫缩乏力应配合医生查明原因。有明显头盆不称、胎位异常、骨盆狭窄及胎儿窘迫等产科指征者，要积极做好剖宫产的术前准备。估计能经阴道分娩者，应积极改善其全身情况。鼓励其及时进食，必要时静脉补充营养；纠正酸中毒及水电解质紊乱。嘱产妇定时排空膀胱与直肠，避免膀胱或直肠充盈影响胎儿下降。

1）促宫颈成熟：①地西泮静脉推注：地西泮能使宫颈平滑肌松弛，软化宫颈，促进宫口扩张，适用于活跃期宫颈扩张缓慢及宫颈水肿，常用剂量 10mg，缓慢静脉推注，约 3 ~4 分钟推完，间隔 4 ~6 小时可重复使用，与缩宫素联合使用效果更佳；②欣普贝生（地诺前列酮栓）1 片，放入宫颈后唇。

2）加强宫缩方法：经上述处理，子宫收缩力仍弱，确诊为协调性宫缩乏力，产程无明显进展，可按医嘱选下列方法加强宫缩：①针刺合谷、三阴交等穴位。②刺激乳头。③人工破膜：宫口扩张≥3cm，无头盆不称，胎头已衔接者，可行人工破膜。破膜后先露下降紧贴子宫下段及宫颈内口，反射性加强宫缩，促进宫口扩张。破膜前应检查有无脐带先露，破膜应在宫缩间歇期进行，破膜时立即听取胎心音，注意胎心变化，若发现胎心异常，即刻汇报医生，慎防脐带脱垂。准确记录破膜时间，破膜前、后胎心音情况，破膜时流出羊水量及性状。

3）静脉滴注缩宫素：适用于协调性宫缩乏力、胎心良好、胎位正常，宫口扩张≥3cm 者。建立输液通道后，常用缩宫素 2. 5U 加入 0. 9% 生理盐水 500mL 中摇匀，从 4 ~5 滴/分开始滴，最大药量通常不超过 20mU/分，相当于不超过 60 滴/分。缩宫素静滴过程中医生或助产士必须专人监护，监测宫缩、血压和胎心等变化并及时做好记录。并根据宫缩强弱调整滴速和浓度，随时调节剂量、浓度和滴速，宫腔内压达 50 ~60mmHg维持宫缩时，宫缩间歇 2 ~3 分钟，宫缩持续 40 ~60 秒。若 10 分钟内宫缩≥5 次、宫缩持续 1 分钟以上或听胎心率有变化，应立即停滴缩宫素，以免因宫缩过强而发生子宫破裂和胎儿窘迫。

经上述处理，产程无进展或出现胎儿窘迫、产妇衰竭等症状时，应做好剖宫产手术的准备；若宫口开全，胎头双顶径已通过坐骨棘平面，等待自然分娩，或配合医生行阴道助产术。第三产程应注意预防产后出血和感染。

（2）不协调性子宫收缩乏力：处理原则是调节子宫收缩，恢复正常节律性和极性。遵医嘱给予强镇静剂如哌替啶 100mg 肌内注射、吗啡 10mg 肌注或地西泮 10mg 静脉推注，使产妇充分休息，并做好心理护理稳定其情绪，多数产妇能恢复为协调性宫缩，转为协调性宫缩后仍乏力者，按协调性宫缩乏力处理。若宫缩仍不协调或伴有胎儿窘迫而短时间不能结束分娩者，应及时通知医生，并做好剖宫产手术和抢救新生儿的准备。

4. 预防产后出血和产褥感染　由于产程延长，医学干预多等因素，患者产褥期易并发产后出血、产褥感染。产后一定认真观察子宫复旧和恶露情况，做好会阴擦洗护理工作，遵医嘱给予抗生素治疗与护理。

5. 心理护理　关心安慰产妇，倾听产妇真实感受并给予心理支持，消除其紧张心理；将产程进展变化和护理计划如实告诉产妇，使产妇能积极配合医护人员实施措施。

二、子宫收缩过强

【护理评估】

（一）健康史

1. 询问和查看产前检查记录　评估经产妇有无急产史和既往分娩情况；了解本次妊娠情况，核实临产时间、宫缩等情况。

2. 评估有无如下因素　精神过度紧张，精神过度紧张引起子宫局部肌纤维持续收缩导致痉挛性狭窄环；缩宫素剂量过大或个体对缩宫素过于敏感；过多粗暴的阴道检查及宫腔操作刺激。

（二）产程评估

1. 协调性子宫收缩过强　表现为宫缩的节律性、对称性和极性均正常，仅宫缩力量过大、过频（宫腔压力≥60mmHg，10 分钟内宫缩≥5 次且持续时间达 60 秒以上，宫口扩张速度初产妇≥5cm/h、经产妇≥10cm/h）。若产道无梗阻、头盆相称，胎儿迅速通过产道娩出，总产程 <3 小时称为急产。若产道有梗阻、头盆不称，可出现病理性缩复环导致子宫破裂。

2. 不协调性子宫收缩过强

（1）强直性子宫收缩：表现为子宫肌纤维强直性收缩，无节律性，无间歇期，多由医源性因素引起。触不清胎位、听不清胎心音。有时可出现病理性缩复环、血尿等先兆子宫破裂征象。

（2）子宫痉挛性狭窄环：表现为子宫局部肌纤维痉挛性收缩形成的环状狭窄，持续不放松，狭窄环多发生在子宫上、下段交界处，也可在胎体某一狭窄部如胎颈、胎腰处，宫颈扩张缓慢，胎先露下降停滞，胎心音时快时慢。此环特点是不随宫缩上升，阴道检查可触及宫腔内较硬而无弹性的狭窄环（图 9－3）。

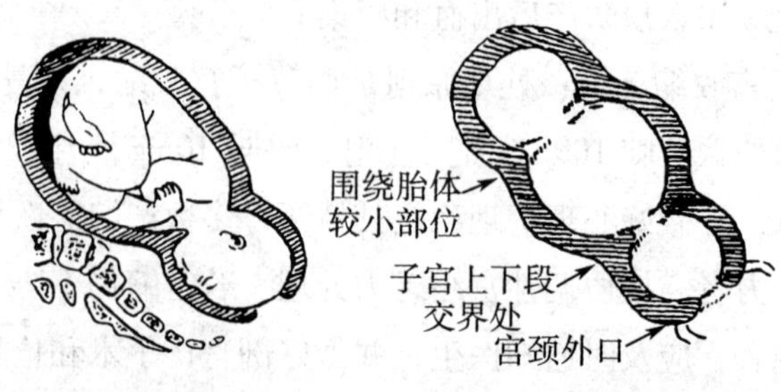

（1）狭窄环围绕胎颈　　（2）狭窄环容易发生部位

图 9－3　子宫痉挛性狭窄环

（三）对母儿的影响

1. 对母体的影响　急产可致产妇软产道损伤，由于来不及接产易致产褥感染；强直性宫缩和痉挛性狭窄环由于产程长、产妇持续性腹痛，可导致产妇衰竭，手术产机会多，甚至引起子宫破裂危及母儿生命，产后肌纤维缩复不良可导致产后出血。

2. 对胎儿、新生儿的影响　易发生胎儿窘迫、新生儿窒息甚至死亡。胎儿娩出过快或产程停滞均可使颅内压改变致新生儿颅内出血等新生儿损伤。如果来不及消毒即分娩，新生儿易感染，坠地可致骨折、外伤等。

（四）心理-社会支持情况

因宫缩过频过强，产妇精神过度紧张、情绪急躁，与医护人员极不合作，疼痛难忍，盼望尽早结束分娩。家属对此也盲目焦虑、恐惧。倘若家庭经济拮据，未能配合医院及时处理，耽误了时间，则更加重了产妇的不良情绪。

（五）辅助检查

产时重点检查有无病理性缩复环和尿常规，慎防先兆子宫破裂；产后重点检查有无软产道裂伤，新生儿有无外伤、颅内出血等并发症。

【护理诊断/问题】

1. 焦虑　与担心胎儿和自身安危有关。

2. 疼痛　与宫缩过频过强有关。

【护理措施】

1. 急产的处理　有急产史者应提前住院待产，慎用宫缩剂及促进宫缩的处理方法，如灌肠、人工破膜。出现分娩先兆后，应避免胎儿娩出过快，预防产伤及感染。

2. 不协调性子宫收缩过强的治疗配合

（1）强直性子宫收缩：抑制宫缩，若产道有梗阻，应立即行剖宫产术。

（2）子宫痉挛性狭窄环：认真寻找原因，停止一切刺激，给予镇静剂或宫缩抑制剂，若经处理无效或出现胎儿窘迫，应立即行剖宫产术。

3. 一般护理　临产后，指导、鼓励产妇做深呼吸等缓解疼痛、减轻焦虑的活动。

4. 做好急产新生儿颅内出血等外伤的治疗配合。

任务二　产道异常

产道异常包括骨产道异常和软产道异常，临床常见前者，产道异常可使胎儿娩出受阻。

一、骨产道异常

骨盆径线过短或伴有形态异常，致使骨盆腔小于胎先露可通过的限度，阻碍胎儿下降，影响产程顺利进展，称为狭窄骨盆。骨产道异常分为骨盆形态异常及骨盆径线异常。

【护理评估】

（一）分类

1. 骨盆入口平面狭窄　骨盆入口平面横径正常，以入口平面前后径狭窄为主，入口平面前后径≤10cm，常见以下两种。

（1）单纯扁平骨盆：临床多见，骶骨岬向前下突出，入口平面呈横椭圆形（图9－4）。

（2）佝偻病性扁平骨盆：骨盆入口成横的肾形，骶岬向前突，骨盆入口前后径短，骶骨变直向后翘，尾骨呈钩型，坐骨结节外翻，骨盆出口横径变宽（图9－5）。

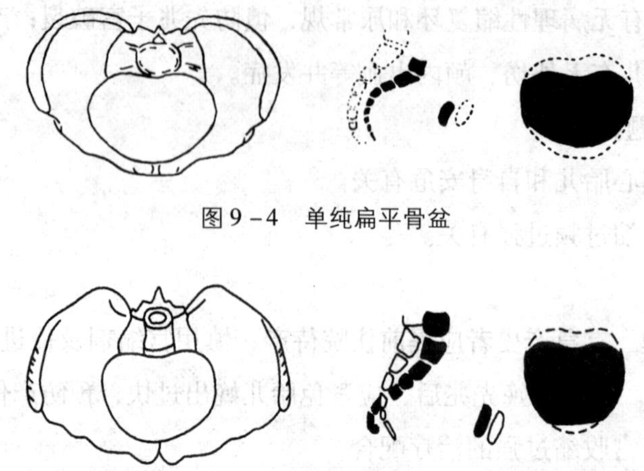

图9－4　单纯扁平骨盆

图9－5　佝偻病性扁平骨盆

2. 中骨盆平面狭窄　主要见于男子型骨盆和类人猿型骨盆，临床更常见。以坐骨棘间径及中骨盆后矢状径狭窄为主。

3. 骨盆出口盆面狭窄　常与中骨盆平面狭窄并存，多见于男子型骨盆，以坐骨结节间径和出口后矢状径狭窄为主。常见以下两种：

（1）漏斗骨盆：骨盆入口平面各径线正常，两侧骨盆壁向内倾斜，状似漏斗。其特点是中骨盆及骨盆出口平面明显狭窄，坐骨棘间径＜10cm，坐骨结节间径＜8cm，耻骨弓角度＜90°，骶棘韧带宽度（坐骨切迹宽度）＜2横指，坐骨结节间径与后矢状径之和＜15cm（图9－6）。

（2）横径狭窄型骨盆：其特点为骨盆各个平面横径均缩短，而前后径稍长，坐骨切迹宽，入口平面呈纵椭圆形（图9－7）。

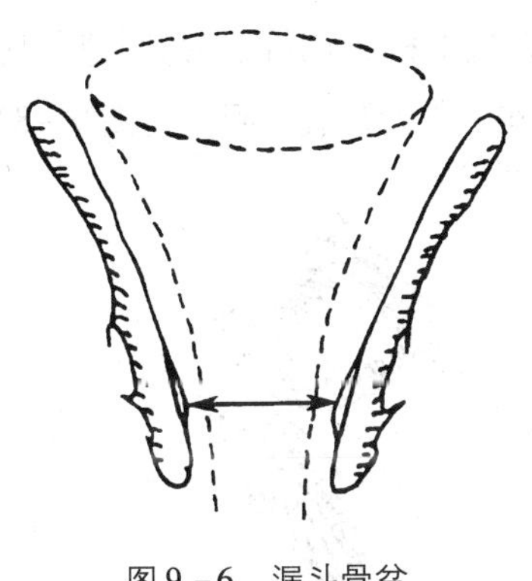
图9-6 漏斗骨盆

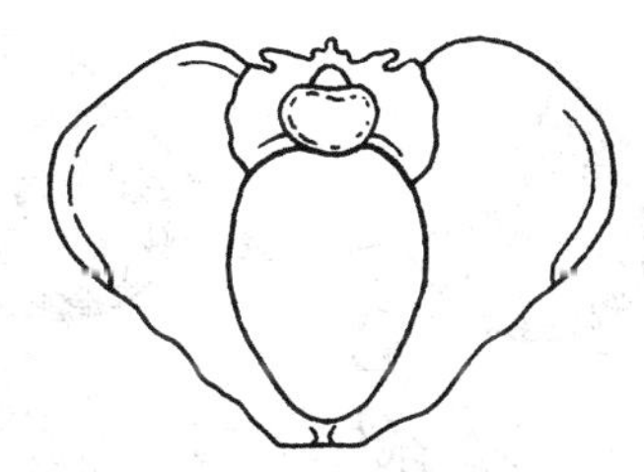
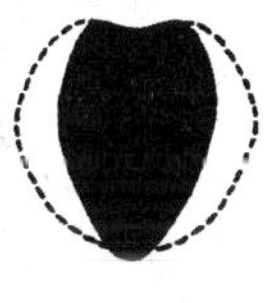
图9-7 类人猿型骨盆

4. 骨盆三个平面狭窄 骨盆形态正常，骨盆各个平面径线均较正常值小2cm或更多，称均小骨盆。多见于身材矮小、体型匀称的妇女。

5. 畸形骨盆 骨盆失去正常形态称畸形骨盆。分两类：①外伤致骨盆骨折畸形愈合；②偏斜骨盆：骨盆两侧的侧斜径或侧直径之差>2cm。

（二）产程特点

1. 骨盆入口平面狭窄 妊娠末期或临产后胎头衔接受阻，多引起臀位、横位、面先露等异常胎方位。如果先露是头，跨耻征阴性，经一定时间试产，胎头可调整为前不均倾位或后不均倾位入盆，胎头双顶径通过入口平面，胎儿可经阴道分娩；如果跨耻征阳性，胎头不能入盆，强行经阴道分娩可致子宫破裂。由于先露衔接障碍，临产后前羊膜囊受力不均，易致胎膜早破及脐带脱垂。骨盆入口狭窄，常导致继发性宫缩乏力，潜伏期或活跃早期延长。

2. 中骨盆平面狭窄 临产后胎先露衔接入盆正常，胎先露降至中骨盆时俯屈、内旋转受阻，易导致持续性枕横位或枕后位。中骨盆狭窄，常导致产程进入活跃期晚期及第二产程延长甚至第二产程停滞。

3. 出口平面狭窄 临床上常与中骨盆狭窄同时存在（多见漏斗形骨盆），产程表现为：第一产程正常，第二产程停滞，继发性宫缩乏力，易引起严重软产道裂伤和新生儿产伤。若出口绝对狭窄，不能经阴道分娩，需剖宫产结束分娩。

4. 骨盆三平面狭窄 若为均小骨盆，头盆相称，产力正常，胎位正常者可经阴道分娩；若为畸形骨盆，胎儿发育正常，需剖宫产结束分娩。

（三）检查与体征

1. 骨盆测量 分骨盆外测量、内测量；CT和MRI检查精确测量骨盆腔大小；产科超声检查了解胎儿、胎位与骨盆关系。

2. 跨耻征检查 产妇已进入产程但胎头仍未衔接入盆，应行跨耻征检查。具体方法：产妇排空膀胱后仰卧，两腿伸直，检查者将手放在耻骨联合上方，将浮动的胎头向骨盆腔方向推压，若胎头低于耻骨联合平面表示头盆相称，称为跨耻征阴性；若胎头与耻骨联合在同一平面，称跨耻征可疑阳性，可能存在头盆不称，也可能为骨盆倾斜度过大所致；若胎头高于耻骨联合平面，则表示头盆明显不称，称为跨耻征阳性（图9-8）。

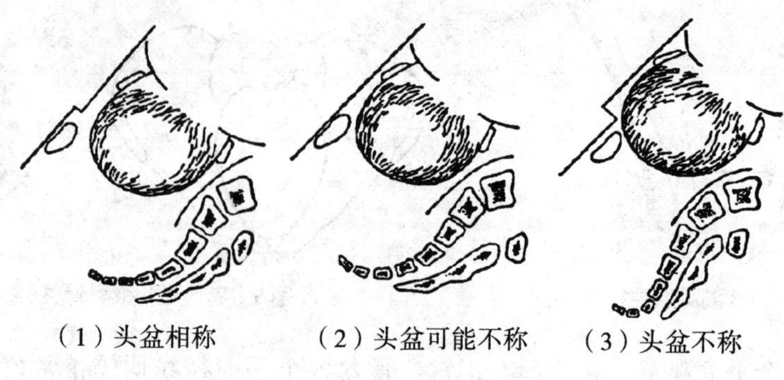

（1）头盆相称　（2）头盆可能不称　（3）头盆不称

图9-8　检查头盆相称程度

（四）对母儿的影响

1. 对母体的影响　常因胎位异常、继发性宫缩乏力导致产程延长或停滞；易发生产后出血、产褥感染、生殖道瘘；或因宫缩过强致子宫破裂，危及产妇生命。

2. 对胎儿、新生儿影响　胎膜早破若伴有脐带脱垂，可引起胎儿窘迫、胎死宫内、新生儿窒息及死亡等。产程延长、胎头受压、手术助产易发生颅内出血、新生儿产伤和感染。

【护理措施】

1. 观察产程　观察产程进展情况：产程开始就进展缓慢，且伴有先露衔接障碍，多为骨盆入口狭窄所致；产程开始正常，进入中期停滞，多为中骨盆狭窄所致。密切观察胎儿宫内状况。

2. 骨盆异常产科护理

（1）骨盆入口平面狭窄：有明显头盆不称，骶耻外径≤16.0cm，入口前后径≤8.0cm，胎头跨耻征阳性者，足月活胎不能经阴道分娩。需在临近预产期或临产后按医嘱做好剖宫产的术前准备与护理；轻度头盆不称者，严密监护下可以试产2~4小时。试产过程中专人守护，保证良好的产力；密切观察胎儿情况及产程进展，若发现胎儿窘迫、子宫先兆破裂征象或试产2~4小时胎头仍未入盆，应通知医生，停止试产，并做好剖宫产的术前准备。

（2）中骨盆平面狭窄：若宫口已开全，胎先露降至坐骨棘水平以下，做好阴道助产手术护理，备好胎头吸引、产钳等助产器械包，备好抢救新生儿窒息的护理。若胎先露降至坐骨棘水平以上，或胎儿出现窘迫，应做好剖宫产手术准备护理，告诉产妇禁食禁饮，做好手术心理护理。

（3）骨盆出口平面狭窄：坐骨结节间径加出口后矢状径大于等于15cm，多行阴道助产结束分娩；坐骨结节间径加出口后矢状径小于15cm，以剖宫产结束分娩。

二、软产道异常

软产道包括子宫下段、宫颈、阴道及外阴。软产道异常所致的难产临床较少见，多于妊娠早期在妇科检查中进行诊断。

【护理评估】

1. 阴道异常

（1）阴道横隔：多位于阴道中、上段，于横隔中央或偏侧有一小孔，易被误认为宫颈外口，横隔常影响胎先露下降。如果横隔位置低又较薄，可行X形切开，胎儿经阴道分娩，分娩结束后，切除多余的横隔残端，断缘锁边缝合；如果横膈位置高又坚厚，需剖宫产结束分娩。

（2）阴道纵隔：多较薄弱，先露可将其推向对侧，经阴道分娩；如纵隔很厚，需纵向剪开，分娩结束后再剪断剩余纵隔后，用可吸收线间断缝合残端。

（3）阴道包块：包括囊肿和肿瘤。囊肿于临产后可穿刺抽出囊液后，经阴道分娩；较大肿瘤，可阻碍胎先露下降，则行剖宫产。

（4）阴道尖锐湿疣：体积大、范围广的尖锐湿疣，分娩时易发生裂伤、血肿并致新生儿吸入性肺炎及感染，应行剖宫产。

（5）阴道狭窄：产伤、药物腐蚀所致。剖宫产结束分娩。

2. 宫颈异常

（1）宫颈水肿：多见于扁平骨盆、持续性枕后位或滞产，宫口未开全时过早使用腹压所致。分娩时影响宫颈扩张。可在宫颈两侧注入0.5%利多卡因5～10mL或静脉推注地西泮10mg，无效则行剖宫产。

（2）宫颈坚韧：常见于高龄初产妇，宫颈缺乏弹性或精神过度紧张使宫颈挛缩，不易扩张。可静脉推注地西泮10mg或宫颈两侧注入0.5%利多卡因5～10mL，无效则行剖宫产。

（3）宫颈瘢痕：多由宫颈锥形切除术后、宫颈裂伤修补术后、宫颈深部电熔术后等感染所致。分娩时扩张困难，产力强时可引起严重撕裂。临床多择期剖宫产结束分娩。

【护理措施】

根据局部组织的病变种类、程度及对阴道分娩的影响综合而定。

任务三 胎位异常

胎位异常较常见，本节重点讲解胎位异常。胎儿发育异常略。

分娩时除枕前位为正常胎位外，其余均为异常胎位，这是造成难产的常见原因。胎位异常包括胎头位置异常、臀先露及肩先露等。其中以头先露胎位异常最常见。

一、持续性枕后位、枕横位

在分娩过程中，胎头以枕后位或枕横位衔接，胎头枕部持续不能转向前方，直至分娩后期仍位于母体骨盆的后方或侧方，致使分娩发生困难的现象，称为持续性枕后位或持续性枕横位。

【护理评估】

（一）健康史

评估有无中骨盆平面狭窄等导致胎头俯屈不良、内旋转受阻、宫缩乏力的因素。

（二）产程特点

1. 临产后胎头衔接较晚、俯屈不良　由于胎先露部不易紧贴子宫下段及宫颈内口，可导致继发性协调性宫缩乏力、产程延长，常表现为活跃期晚期及第二产程延长。若枕后位，因胎头枕骨持续位于母体骨盆后方，直接压迫直肠，产妇自觉肛门坠胀、宫口未开全就出现排便感，过早使用腹压，易致宫颈前唇水肿、产妇疲劳。若在阴道口已见到胎发，产妇多次宫缩时屏气用力却不见胎头下降，应考虑持续性枕后位。

2. 腹部触诊　在宫底部触及胎臀，胎背偏向母体后方或侧方；听诊胎心在脐下一侧偏外方最响亮。

3. 肛门检查或阴道检查　枕后位时，骨盆后部空虚，胎头矢状缝位于骨盆斜径上，大囟门在骨盆前方，小囟门在骨盆后方。枕横位时，胎头矢状缝位于骨盆横径上，大小囟门分别位于骨盆的两侧，也可借助胎儿耳廓耳屏的方向判断胎位。

（三）对母儿影响

1. 对产妇的影响　胎位异常导致继发性宫缩乏力，使产程延长，常需阴道助产，容易发生软产道损伤，增加产后出血及感染的机会。若胎头长时间压迫软产道，可发生缺血、坏死，形成生殖道瘘。

2. 对胎儿、新生儿的影响　常出现胎儿窘迫、新生儿窒息，使围生儿死亡率增高。

（四）分娩机转

1. 枕横位　临床多需助产士手法或借助胎头吸引将胎头转成枕前位娩出。少数枕横位可自行转成枕前位娩出。

2. 枕后位

（1）胎头俯屈较好，以前囟门为支点，抬头先俯屈娩出胎头顶部、枕部，继而胎头仰伸，娩出额、鼻、口、颏（图 9－9）。

（2）胎头俯屈不良，以鼻根为支点，抬头先俯屈娩出胎头前囟、顶部、枕部，继而胎头仰伸，娩出鼻、口、颏（图 9－10）。

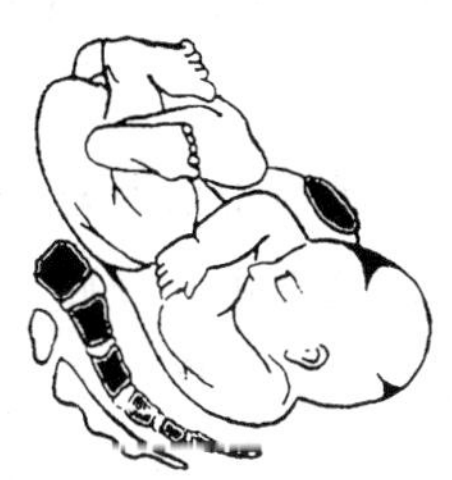
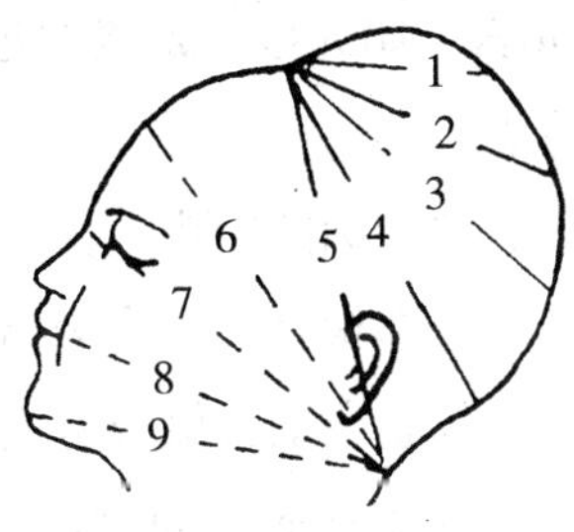

图 9－9 枕后位分娩（胎头俯屈较好）

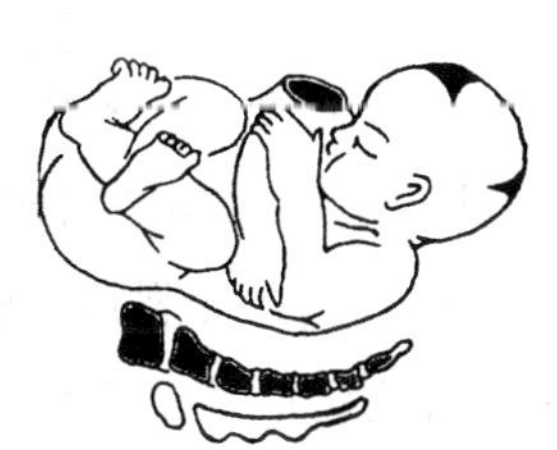
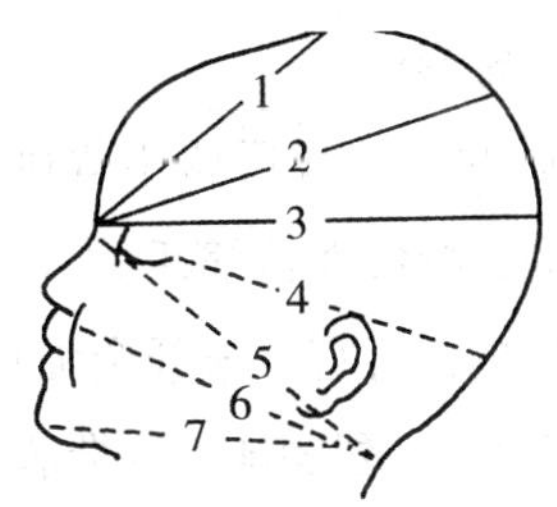

图 9－10 枕后位分娩（胎头俯屈不良）

【护理措施】

1. 宫口未开全时，嘱产妇不要过早屏气用力，以防宫颈水肿。

2. 嘱产妇朝向胎腹的方向侧卧，以利胎头枕部转向前方。

3. 严密观察胎心及产程进展。

4. 可行人工破膜，若产力欠佳，遵医嘱静脉滴缩宫素促进产程进展。

5. 嘱产妇侧卧，予背部按摩，教其放松、减轻疼痛技巧。

6. 有头盆不称或试产过程中出现胎儿窘迫，应做好剖宫产准备。

7. 做好阴道助产术的准备并给予配合：当胎头双顶径达坐骨棘平面以下 2cm 或更多时，配合医生行胎头吸引术或产钳术。

二、臀先露

臀先露即臀位，是最常见的异常胎位，占妊娠足月分娩总数的 3% ～4%。因胎头比胎臀大，分娩时后出的胎头无变形机会，易造成娩出困难，加之常发生胎膜早破、脐带脱垂、新生儿产伤等并发症，围生儿死亡率是枕先露的 3～8 倍。

【护理评估】

（一）分类

1. 单臀先露或腿直臀先露　胎儿双髋关节屈曲，双膝关节伸直，以臀部为先露。最多见。

2. 完全臀先露或混合臀先露　胎儿双髋关节及双膝关节均屈曲有如盘膝坐，以臀部和双足为先露。较多见。

3. 不完全臀先露　胎儿以一足或双足，一膝或双膝、一足一膝为先露。较少见。

（二）产程特点

产妇常感肋下有硬而圆的胎头。由于胎臀不能紧贴子宫下段及宫颈内口，常导致宫缩乏力，产程延长。腹部检查：子宫为纵椭圆形，在宫底部可触及硬而圆、有浮球感的胎头，若未衔接，耻骨联合上方触及宽而软、不规则的胎臀，胎心在脐左上方或右上方听得最清楚。肛查可触及软而不规则的胎臀或胎足；若胎膜已破，阴道检查可触及胎臀、外生殖器、肛门以及胎足。应注意鉴别胎臀与颜面、胎足与胎手。

（三）对母儿的影响

1. 对产妇的影响　胎臀形状不规则，不能紧贴子宫下段及宫颈内口，容易发生胎膜早破和脐带脱垂、继发性宫缩乏力及产程延长，使产后出血与产褥感染的机会增多，产伤和手术产率升高，若宫口未开全强行牵拉，容易造成宫颈撕裂甚至延及子宫下段。

2. 对胎儿、新生儿的影响　脐带脱垂受压可致胎儿窘迫甚至死亡，胎膜早破使早产儿、低体重儿增多，因后出头困难及手术助产使新生儿窒息、产伤的几率增大，故臀先露导致围生儿的发病率、死亡率均增高。

【护理措施】

1. 协助医生纠正胎位　妊娠30周前，臀先露多能自行转为头先露。妊娠30周后仍为臀先露者，应采取以下方法矫正：

（1）胸膝卧位：让孕妇排空膀胱，松解裤带，行胸膝卧位（图9－11），每日2次，每次15分钟，一周后复查。

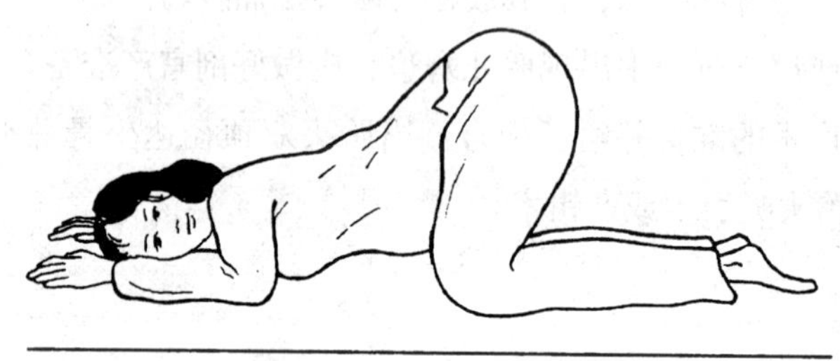

图9－11　胸膝卧位

（2）激光照射或艾灸至阴穴：近年来多用激光照射或艾灸两侧至阴穴（足小趾外侧，距趾甲角3mm），每日1次，每次15～20分钟，5次为一疗程。

（3）外倒转术：上述方法无效者，于妊娠32～34周行外倒转术。外倒转术因有发生胎盘早剥、脐带缠绕等严重并发症的可能，最好在B型超声及胎儿电子监护下进行，以提高安全性，如果在外倒转术过程中胎动频繁或胎心音异常，应停止转动并退回原胎位观察半小时。

2. 产程观察　由于臀位易并发胎膜早破、脐带脱垂，产妇待产中要少活动，尽可能卧床休息，少做肛查，禁止灌肠。在护理中要密切听取胎心音变化，若发生胎膜早破，应立即听取胎心音，抬高床尾，若有胎儿窘迫征象，及时报告医生和助产士，慎防脐带脱垂。

3. 助产协助护理　臀位阴道助产手术包括臀助产（胎儿脐至头由助产士协助娩出者）及臀牵引（从脚到头均由助产士协助娩出者）。在臀位阴道分娩过程中，如果宫口未开全，胎足已脱出阴道口，为使宫颈充分扩张，在外阴消毒后，助产士用手于宫缩时"堵住"阴道口，在堵的过程中，每隔10～15分钟听取胎心音，并做好新生儿窒息的抢救准备。

4. 做好剖宫产术前准备　狭窄骨盆、软产道异常、胎儿体重>3500g、胎儿窘迫、脐带脱垂、妊娠合并症、高龄初产妇、有难产史及不完全臀先露者，均应行剖宫产结束分娩。

5. 第三产程护理　仔细检查新生儿，有无产伤；检查胎盘、胎膜和软产道情况，遵医嘱应用宫缩剂和抗生素，预防产后出血和感染。

知识链接

外倒转术

术前半小时口服舒喘灵4.8mg。在B型超声监测下进行。孕妇平卧，露出腹壁。查清胎位，听胎心率。松动胎先露部（两手插入先露部下方向上提拉，使之松动），转胎（两手把握胎儿两端，一手将胎头沿胎儿腹侧轻轻向骨盆入口推移，另手将胎臀上推，与推胎头动作配合，直至转为头先露）。动作应轻柔，间断进行。

任务四　分娩焦虑及恐惧

分娩焦虑是指产妇在分娩的生理过程中，由于阵痛、医疗检查干预、缺少分娩经验等因素，表现出一种强烈的心理生理负性情绪反应。产妇常表现情绪紧张，心理处在焦虑状态，甚至对分娩过程产生恐惧。

接近预产期，伴随孕妇腹部增大负重，孕妇妊娠初期的欣喜心情逐渐转化为对未知的恐惧和担忧焦虑，担心孩子发育的情况和自己能否顺利度过分娩期，担心孩子性别是否是家人所期待的。

焦虑心理对分娩有着重大影响。焦虑可引起神经内分泌系统发生应激等连锁反应，去甲肾上腺素分泌增加，引起孕妇周围血管收缩，导致了宫胎盘血流减少，影响胎儿供氧，使胎儿宫内窘迫；焦虑还可刺激下丘脑分泌促肾上腺释放激素，通过刺激肾上腺皮质释放糖皮质激素，使血糖增加；焦虑可促使肝脏分解肝糖原，释放葡萄糖以供机体需要，使机体能量储备减少；长期焦虑会使机体葡萄糖储存减少，临产后子宫收缩的能量缺乏，常引起子宫收缩乏力，导致产程延长和胎儿窘迫。

【护理评估】

（一）健康史

评估产妇孕产史，对分娩过程了解情况，产前检查过程中参加产前宣教情况；评估丈夫及家人对胎儿预期等情况是否给产妇造成心理压力。

（二）身心评估

评估产妇睡眠状况，血压、呼吸和脉搏等情况。分娩焦虑产妇表现为失眠、血压升高、呼吸加快、脉搏跳动快；身体肌肉僵硬；对分娩有畏惧情绪，缺乏自信，情绪易激动，易怒。

【护理诊断/问题】

1. 焦虑　与担心胎儿和自身安危有关。

2. 个人应对无效　与焦虑未能将所学应对技巧运用有关。

【护理措施】

1. 加强孕期保健宣讲，对孕妇及其支持系统进行产前教育，向孕妇介绍产前检查的重要性和有关分娩的知识。

2. 提供医护技术条件等信息，增强产妇对医院信任感，使产妇能配合医疗和护理，从而增强产妇自然分娩信心。

3. 让产妇和家属积极参与分娩方式的选择和产程的管理，向其讲明阴道分娩的可能性及优点，并提供最佳的服务，以缓解其恐惧心理，使其安全顺利度过分娩。

4. 提供舒适良好的待产环境，给产妇提供舒适的待产室，尽量家庭化，安静、清洁。可让有经验的家属或丈夫陪伴待产，也可由有经验、爱心及责任心的助产士提供分娩全程陪伴和护理，此种称为“导乐陪伴分娩”。消除产妇对产房环境的陌生感，以增加产妇安全归属感。

5. 产后提供心理支持　第三产程及产褥期，由于家属的关注倾向于新生儿，产妇往往有被忽略、被冷落的感觉。医护人员一定让产妇明白她仍是被关心对象，尽可能满足产妇心理和身体上的需要。

目标检测题

1. 某初产妇，妊娠28周，出现规律宫缩17小时，阴道少量淡黄色液体流出，宫缩25秒/6～8分钟，胎心150次/分。肛查：宫口开大2厘米，胎头S－2，宫颈轻度水肿，骨产道无明显异常。

请　问：(1) 该产妇的产程有无异常？有何异常？

(2) 如观察半小时后，胎心 100 次/分，CST 监护出现频繁的晚期减速，此时应如何处理？

2. 25 岁初产妇，妊娠 40 周，规律宫缩 2 小时，枕左前位，胎心 140 次/分，骨盆外测：坐骨结节间经 7.5cm，耻骨弓角度 86 度，B 超测胎头双顶径值为 9.8cm。

请 问：该产妇有何异常？如有异常属于哪种类型？

（严廷红）

项目十

分娩期并发症妇女的护理

学习目标

1. 掌握分娩期并发症的护理评估及护理措施。
2. 熟悉分娩期并发症的相关病因和辅助检查方法。
3. 了解分娩期并发症的病理生理。
4. 能尊重、关心产妇，为患者实施整体护理。

案例导入

女，39 岁，停经 40 +1 周，2 分钟前自然分娩 1 男婴，产妇突感寒战，呛咳，烦躁不安；继而口唇发绀、呼吸困难、四肢抽搐。体格检查：脉搏细数，血压测不到，肺底布满湿罗音。临床诊断为羊水栓塞。立即给予吸氧、抗过敏、抗休克等治疗。

请思考： 1. 该患者的主要护理问题有哪些？（至少三个）

2. 针对首优问题应采取哪些护理措施？

任务一　胎膜早破

临产前发生胎膜破裂，称为胎膜早破。胎膜早破是常见的分娩期并发症，发生率国外报道为5% ~15%，国内为2.7% ~7%。妊娠20 周以后、未满37 周胎膜在临产前发生的胎膜破裂，称为未足月胎膜早破。妊娠满37 周后的胎膜早破发生率10%；妊娠不满37 周的胎膜早破发生率为2.0% ~3.5%。胎膜早破可以引起早产、胎盘早剥、羊水过少、脐带脱垂、胎儿窘迫和新生儿呼吸窘迫综合征，孕产妇及胎儿感染率和围产儿病死率均显著升高。

【护理评估】

（一）健康史

1. 详细询问病史，确定破膜时间及妊娠周数，是否有宫缩。

2. 了解有无如下诱发胎膜早破的诱因

（1）生殖道感染：病原微生物上行感染，引起胎膜炎，使胎膜局部张力下降而破裂。

（2）胎膜受力不均：头盆不称、胎先露部高浮、胎位异常可使胎膜受压不均导致破裂；宫颈内口松弛，前羊膜囊楔入，受压不均。

（3）羊膜腔内压力升高：多胎妊娠、羊水过多、巨大儿等可使宫内压力增加，易发生破裂。

（4）营养因素：维生素 C、锌及铜缺乏，可使胎膜抗张能力下降，易引起胎膜早破。

（5）其他：细胞因子 IL-1、IL-6、IL-8、TNF-α 升高，激活溶酶体酶，破坏羊膜组织，导致胎膜早破；羊膜穿刺不当、人工剥膜、妊娠晚期性生活频繁等，均可导致胎膜早破。

（二）身体状况

孕妇突感有较多液体自阴道流出，混有胎脂及胎粪。咳嗽、打喷嚏、负重等行为增加腹压时流出液体。上推胎先露部阴道流液量增多。若有羊膜腔感染，母儿心率均可加快，子宫有压痛。

（三）心理－社会支持情况

突然发生胎膜破裂，孕妇及家属会惊慌，担心因羊水流尽而影响孕妇及胎儿健康，惧怕发生早产及感染。

（四）辅助检查

1. 阴道液酸碱度检查　正常阴道液 pH 为 4.5～5.5，羊水 pH 值为 7.0～7.5；用石蕊试纸测试阴道液，若 pH＞6.5 提示胎膜早破。

2. 阴道液涂片检查　阴道液干燥片镜检，可见羊齿植物叶状结晶，经特殊染色后可见胎儿上皮细胞、胎脂，均可确定为羊水，准确率可达 95%。

3. 羊膜镜检查　可直视胎先露部，见不到前羊膜囊，即可诊断胎膜早破。

4. 胎儿纤连蛋白（fFN）测定　fFN 是胎膜分泌的细胞外基质蛋白。当宫颈及阴道分泌物内 fFN 含量＞0.05mg/L 时，胎膜抗张能力下降，易发生胎膜早破。

5. 胰岛素样生长因子结合蛋白－1（IGFBP－1）检测　人羊水中 IGFBP－1 检测试纸，特异性强，不受血液、尿液、精液和宫颈黏液的影响。

6. 羊膜腔感染监测　①羊水细菌培养；②羊水涂片革兰氏染色检查细菌；③羊水白细胞 IL－6 测定，IL－6≥7.9ng/mL，提示羊膜腔感染；④血 C－反应蛋白＞8mg/L，提示羊膜腔感染。

7. 超声检查　羊水量减少可协助诊断。

【护理诊断/问题】

1. 有感染的危险　与胎膜破裂后，下生殖道内病原体上行感染有关。

2. 有胎儿受伤的危险　与脐带脱垂和早产儿肺部不成熟有关。

【护理目标】

1. 孕妇无发生感染。

2. 胎儿无并发症发生。

【护理措施】

1. 一般护理　嘱患者绝对卧床，避免突然增加腹压，禁止性生活；避免不必要的肛查和阴道检查；补充足量的维生素、钙、锌、铜等营养素。

2. 治疗配合

（1）期待疗法：妊娠 28 ~ 35 周，不伴有感染，羊水池深度≥3cm 者，要绝对卧床，防止感染，抑制宫缩，防止脐带脱垂等并发症，纠正羊水过少。

（2）终止妊娠：妊娠 35 周后，胎肺成熟，或伴有羊膜腔感染者，视具体情况可以在抗感染的基础上，选择阴道分娩或剖宫产。

3. 严密监测胎儿情况　密切观察胎心率的变化，嘱孕妇自数胎动，必要时给予电子胎儿监护。定时观察羊水性状、颜色、气味等。若羊水中混有胎粪，表示胎儿宫内缺氧，应及时给予吸氧等处理。对孕龄 <35 周者，遵医嘱给予地塞米松静脉滴注，促胎儿肺成熟。对孕龄 <37 周已临产，或孕龄达 37 周，破膜 12 ~ 18 小时后尚未临产者，均可按医嘱尽快结束分娩。

4. 脐带脱垂的预防及护理　胎膜破裂，脐带脱出于宫颈口外，降至阴道内甚至露于外阴部，称为脐带脱垂。脐带脱垂若受压于胎先露部与骨盆之间，可引起胎儿缺氧，甚至胎心消失，脐带血液循环阻断超过 7 ~ 8 分钟，易胎死宫内。胎膜早破胎先露未衔接的患者，应绝对卧床，取左侧卧位，抬高臀部，防止脐带脱垂造成胎儿缺氧、宫内窘迫。密切观察胎心变化，通过阴道检查确定有无隐性脐带脱垂，若有脐带先露或脐带脱垂，应在数分钟内结束分娩（图 10 – 1）。

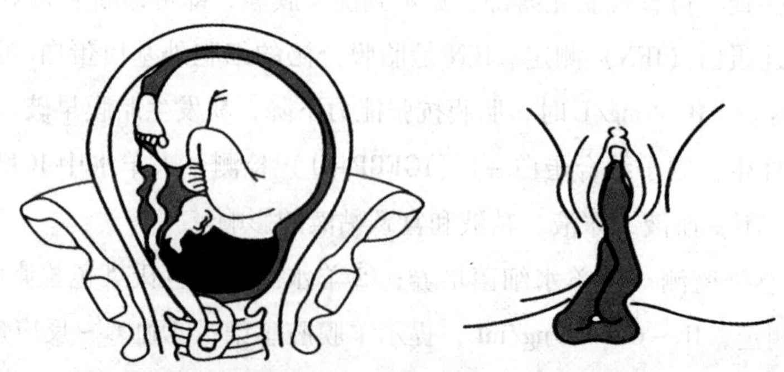

图 10 – 1　脐带脱垂

5. 积极预防感染　保持外阴清洁，每日用苯扎溴铵（新洁尔灭）棉球擦洗外阴2次，使用消毒会阴垫并经常更换，大小便后清洁外阴。严密观察患者生命体征，进行感染监测检查。按医嘱于破膜12小时给予抗生素预防感染。

6. 心理护理　了解孕妇及家属的心理感受，讲解胎膜早破的危害及治疗方案，减轻孕妇及家属的焦虑与担心，使他们能积极配合各项治疗及护理措施。

7. 健康指导　向孕妇讲解胎膜早破的相关知识，使其重视妊娠期保健。若有下生殖道感染，需积极进行治疗；宫颈内口松弛者，妊娠14～18周行宫颈环扎术并卧床休息。

【护理评价】

1. 孕妇保持良好心态，积极参与护埋过程。

2. 母儿生命安全，未发生并发症。

任务二　产后出血

产后出血指胎儿娩出后24小时内失血量超过500mL，剖宫产时超过1000mL，是分娩期的严重并发症，居我国产妇死亡原因首位。

【护理评估】

（一）健康史

评估有无如下原因，这些原因可以共存，也可以相互影响或互为因果。

1. 子宫收缩乏力　这是产后出血最常见原因。任何影响子宫收缩和缩复功能的因素均可引起子宫收缩乏力性出血，如：①全身因素：体质虚弱或合并慢性全身疾病；产妇精神紧张，对分娩恐惧等。②产科因素：前置胎盘、胎盘早剥、妊娠期高血压、宫腔感染等问题，可使子宫肌水肿或渗血，影响收缩；产程延长致使孕妇体力过度消耗。③子宫因素：多胎妊娠、羊水过多、巨大儿；剖宫产史、产次过多、子宫手术；子宫肌瘤、子宫畸形、子宫肌纤维变性等。④药物因素：临产后过多使用镇静剂、麻醉剂或子宫收缩抑制剂。

2. 胎盘因素

（1）胎盘滞留：胎盘多在胎儿娩出后15分钟内娩出，若30分钟后胎盘仍不排出，将导致出血。膀胱充盈、胎盘嵌顿、胎盘剥离不全，可使胎盘滞留宫腔而导致出血。

（2）胎盘植入：胎盘绒毛在其附着部位与子宫肌层紧密连接。部分性胎盘黏连与植入时，表现为胎盘部分剥离、部分未剥离，导致子宫收缩不良，已剥离面血窦开放，往往发生致命性出血。

（3）胎盘部分残留：部分胎盘小叶、副胎盘或部分胎膜残留于宫腔，影响子宫收缩而出血。

3. 软产道裂伤　阴道手术助产、巨大儿分娩急产、软产道静脉曲张、外阴水肿、软产道组织弹性差而产力过强等，都可能造成软产道裂伤而导致产后出血。

4. 凝血功能障碍　任何原发或继发的凝血功能异常，均能导致产后出血。产科并发症，如胎盘早剥、死胎、羊水栓塞、重度子痫前期，可引起弥漫性血管内凝血（DIC），从而导致大出血。

（二）身体状况

分娩后2小时是产后出血的高发时段，应密切关注。评估产后出血量及由产后出血所导致的症状体征的严重程度。初始出血阶段，产妇可有代偿功能，失血体征不明显，一旦出血失代偿状态则很快进入休克，同时易发生感染。全身状况较差或有合并内科疾病的产妇，即使出血量不太多，也可能发生休克。

1. 症状　出血量多，出血速度快时，产妇面色苍白、皮肤湿冷，主诉口渴、头晕、心慌，血压下降、脉搏细速等休克表现；严重时表现怕冷、寒战、打哈欠，懒言或表情淡漠，呼吸急促甚至烦躁不安，继而可转入昏迷状态。软产道损伤或阴道壁血肿的产妇，可有尿频或肛门坠胀感。

2. 体征　因产后出血病因不同而异。

（1）子宫收缩乏力出血：往往有产程延长、胎盘剥离延缓。出现间歇性阴道流血、血色暗红、有凝血块。子宫轮廓不清，触不清宫底，按摩后子宫收缩变硬，停止按摩又变软，按摩子宫时有大量血液或血块自阴道流出。

（2）胎盘因素出血：胎儿娩出后15分钟胎盘未娩出并伴大量阴道流血，可能为胎盘剥离不全、黏连或植入所致。如胎盘娩出后出血，多为胎盘、胎膜残留。

（3）软产道裂伤出血：胎儿娩出后，立即出现持续不断的阴道流血，且颜色鲜红能自凝。出血量与裂伤程度相关。

（4）凝血功能障碍：表现为阴道大量出血或少量持续不断出血，血液不凝，并可伴有全身各部位出血，止血困难。

（三）心理－社会支持情况

一旦发生产后出血，产妇会表现异常惊慌失措、恐惧，失血严重时甚至有濒死感，担心自己生命安危，而精神极度的紧张又会加重出血，很快进入休克；家属则会表现出手足无措、恐惧。

（四）辅助检查

1. 正确评估产后出血量　目前临床常用的方法有3种：①称重法：失血量（mL）=［胎儿娩出后所有敷料湿重（g）－胎儿娩出前所有敷料干重（g）］/1.05（血液比重g/mL）。②容积法：用有刻度的容器收集阴道流出血液，较简便、可靠地了解出血量。③面积法：将血液浸湿的敷料面积按10cm×10cm为10mL计算，因目测失血量往往只有实际出血量的一半，临床一般不用。④休克指数法（SI）：休克指数 = 脉率/收缩压（mmHg），SI = 0.5 为正常；SI = 1 时为轻度休克；1.0 ~ 1.5 时，失血量约为全身血容量的20% ~ 30%；1.5 ~ 2.0 时约为30% ~ 50%；若2.0 以上，约为50% 以上，重度休克。

2. 实验室检查　检查血常规、出凝血时间、凝血酶原时间及纤维蛋白原等。

【护理诊断/问题】

1. 有感染的危险　与失血后抵抗力降低及手术操作有关。

2. 潜在并发症　出血性休克。

【护理目标】

1. 产妇的血容量能尽快得到恢复，血压、脉搏、尿量正常。

2. 产妇无感染症状，白细胞总数和中性粒细胞分类正常。

3. 体温正常，恶露、伤口无异常。

【护理措施】

1. 预防措施

（1）做好妊娠期保健：定期产前检查，积极治疗高危妊娠，必要时及早终止妊娠。高危妊娠者，如患有血液病、肝炎、贫血、妊娠期高血压等疾病，或多胎妊娠、羊水过多，应提前入院待产。

（2）分娩期预防：①第一产程：应消除产妇紧张情绪，宫缩间歇保证充分休息，合理饮食与活动，防止产程延长。②第二产程：指导产妇正确使用腹压；正确保护会阴，适时、适度做会阴侧切术，胎儿娩出速度不宜过快；严格执行无菌操作规程。③第三产程：正确处理胎盘、胎膜娩出；避免过早牵拉脐带或按摩挤压子宫，待胎盘剥离征象出现时，及时娩出胎盘，并仔细检查胎盘、胎膜是否完整。④产后 2 小时内仍需在产房监护，因 80% 的产后出血发生在该时间段内；密切观察产妇的子宫收缩、阴道出血及会阴伤口情况，定时测量血压、脉搏变化，听取产妇主诉；帮助婴儿早吸吮亦能刺激产后子宫收缩。

（3）产褥期预防：产妇返回母婴同室后，督促及时排空膀胱，以免影响宫缩导致产后出血；早期哺乳，婴儿多吸吮产妇乳头，反射性刺激子宫收缩，减少阴道出血量；对可能发生产后出血的高危产妇，要保留静脉通道，做好输血和急救准备，并做好保暖措施。

2. 治疗配合　针对原因迅速止血，纠正失血性休克，控制感染。

（1）子宫收缩乏力所致大出血：加强宫缩能迅速止血，导尿排空膀胱后可采用以下方法。

1）按摩子宫：腹壁单手按摩法：胎盘娩出后，术者一手的拇指在子宫前壁，其余四指在子宫后壁，均匀而有节律地按摩子宫并压迫宫底，挤出宫腔内积血，促使子宫收缩（图 10 - 2）；腹壁双手按摩法：一手在产妇耻骨联合上缘按压下腹中部，将子宫向上托起，另一手握住宫体，使其高出盆腔，在子宫底部有节律地按摩，同时间断地用力挤压子宫，使积存在宫腔内的血块及时排出（图 10－3）；腹部－阴道双手按摩子宫法：一手在子宫体部按摩子宫体后壁，另一手握拳置于阴道前穹隆挤压子宫前壁，两手相对紧压子宫并按摩，既可刺激子宫收缩，又可压迫子宫内血窦，减少出血（图 10－4）。注意：按摩子宫一定要有效。有效的标准是子宫轮廓清楚，收缩有皱褶，阴道出血减少；按压时间以子宫恢复正常收缩并能保持收缩状态为止，有时可长达数小时。

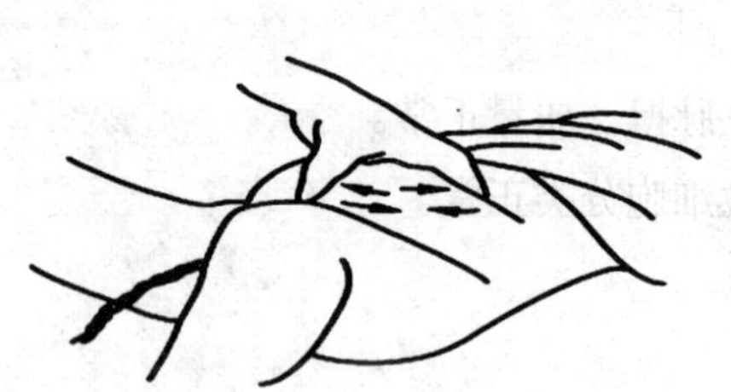

图 10－2 单手按摩子宫法

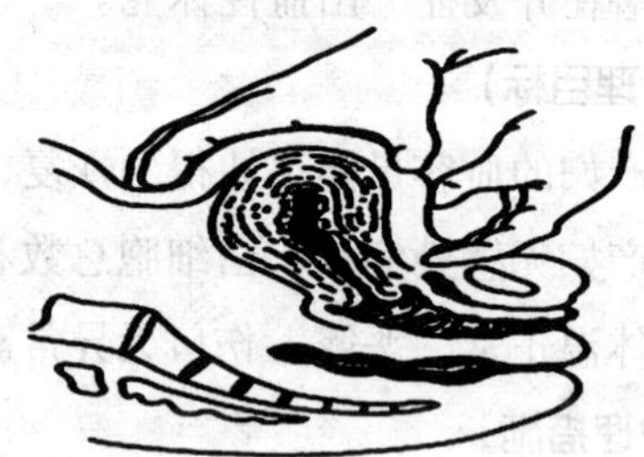

图 10－3 双手按摩子宫法

2）应用宫缩剂：缩宫素 10U 加于 0.9% 生理盐水 500mL 静脉滴注，必要时缩宫素 10U 直接宫体注射；前列腺素类药物：缩宫素无效时，应尽早使用前列腺素类药物。

3）宫腔纱条填塞：助手在腹部固定子宫，术者用卵圆钳将无菌特制宽 6～8cm、长 1.5～2m、4～6 层不脱脂纱布条自宫底由内向外有序地填紧宫腔，压迫止血（图 10－5）。术后应密切观察生命体征及宫底高度和大小，防止出现因纱条填塞不紧，宫腔内继续出血、积血而阴道流血不多的假象。24 小时后取出纱条，取出前使用宫缩剂，并给予抗生素预防感染。

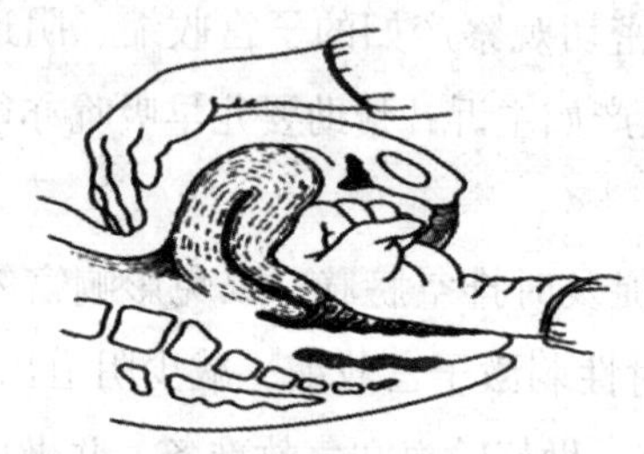

图 10－4 腹部－阴道双手按摩子宫法

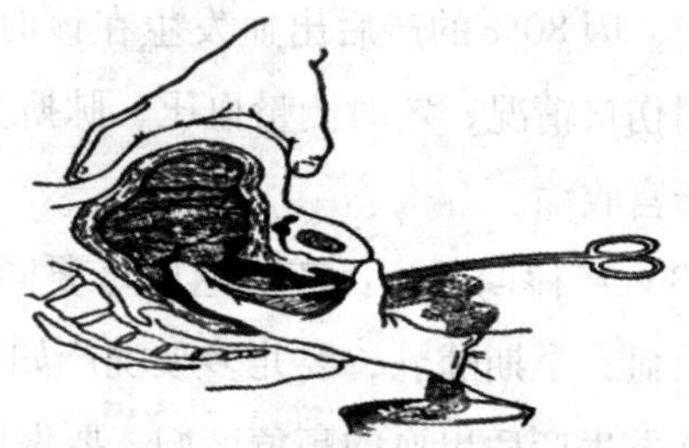

图 10－5 宫腔纱布填塞法

4）结扎盆腔血管：经上述方法积极处理后出血仍不止，为抢救产妇生命，可经阴道结扎子宫动脉上行支，若无效再经腹结扎子宫动脉或髂内动脉。必要时按医嘱做好子宫切除的术前准备。

5）髂内动脉或子宫动脉栓塞：行股动脉穿刺插入导管至髂内动脉或子宫动脉，注入明胶海绵栓塞动脉。栓剂可在 2～3 周后吸收，血管复通。术后观察栓塞效果，患者绝对平卧，术侧肢体伸直制动 12 小时，穿刺部位用沙袋加压 6 小时，防止出血、血肿及血栓形成，24 小时后方可下床活动。密切观察术侧肢体皮肤颜色、温度、感觉、运动功能及足背动脉搏动情况等变化（并与对侧肢体相比较），若出现疼痛、麻木、运动障碍、无脉和苍白时，常提示肢体动脉血栓形成，护士应积极配合医生做好溶栓或手术切开取血栓准备。

（2）胎盘因素所致出血：胎儿娩出后，及时娩出胎盘，并检查胎盘、胎膜是否完整。若胎盘黏连，可在徒手剥离胎盘后取出，胎盘、胎膜残留者可行钳刮术或刮宫术；胎盘植入者，根据产妇出血情况及剥离面积行保守治疗或子宫切除，做好相应的护理配合。

（3）软产道损伤所致的出血：应按解剖层次逐层缝合裂伤处直至彻底止血。软产道血肿应切开血肿，清除积血，彻底止血、缝合，必要时可置橡皮引流。加强会阴部清洁、消毒。

（4）凝血功能障碍者所致出血：首先应排除子宫收缩乏力、胎盘因素、软产道损伤等原因引起的出血。尽快输新鲜全血、补充血小板、纤维蛋白原或凝血酶原复合物、凝血因子等。若并发 DIC 应按 DIC 处理。

3. 失血性休克的护理：产后出血量多而急，产妇因血容量急剧下降而发生低血容量性休克。对失血过多，尚未有休克征象者，应及时补充血容量；对失血多休克者应输血，以补充同等血量为原则；为患者提供安静舒适的环境，保持平卧，给予吸氧、保暖；严密观察并详细记录患者的意识状态、皮肤颜色、血压、脉搏、呼吸及尿量；观察子宫收缩情况，有无压痛；恶露的量、色及气味；关注会阴伤口情况并严格会阴护理；按医嘱给予抗感染治疗。

4. 心理护理　大出血紧急抢救的同时，安抚产妇，使其树立战胜疾病的信心，对病情转归有利；因产妇抵抗力下降，体质虚弱，活动无耐力，生活自理有困难，护士应给予生活的支持，精神的关爱，并寻求家属支持，使产妇增加安全感，情绪稳定；有效纠正贫血，增加产妇体力，逐步增加活动量，以促进康复。

5. 健康指导　出血量控制，休克纠正后，应鼓励产妇进食营养丰富、易消化的饮食，多进食富含铁、蛋白质、维生素的食物，如瘦肉、猪肝、鸡蛋、牛奶、绿叶蔬菜、水果。出院指导既是针对产后出血产妇必要的环节，也是预防晚期产后出血的必要手段。指导产妇加强营养和适量活动等产后康复、自我保健技巧；继续观察子宫复旧及恶露情况；提供避孕指导、产褥期禁止盆浴、禁止性生活；告知产后复查的时间、目的和意义，发现问题，可以及时调整产后指导方案，以利产妇尽快恢复健康；告知产后社区访视组织及访视时间，以便取得支持。

【护理评价】

1. 产妇血压、血红蛋白正常，全身状况得以改善。
2. 出院时产妇体温正常，白细胞数正常，恶露正常，无感染征象。
3. 产妇疲劳感减轻，生活能自理。

知识链接

希恩综合征

垂体或下丘脑的多种病损可累及垂体的内分泌功能，当垂体的全部或绝大部分被毁坏后，可产生一系列的内分泌腺功能减退的表现，主要累及的腺体为性腺、甲状腺及肾上腺皮质，临床上称为腺垂体功能减退症，亦称席汉综合征。

最常见的病因为产后垂体缺血性坏死及垂体腺瘤。

腺垂体多种激素分泌不足的现象大多逐渐出现，一般先出现泌乳素、促性腺激素、生长激素不足的症状，继而促甲状腺激素，最后促肾上腺皮质激素，有时肾上腺皮质功能不足症状的出现可早于甲状腺功能减退。本病患者如未及时诊断和治疗，发展至后期，往往可因各种诱因而发生危象，出现昏迷，垂体危象。

任务三 子宫破裂

子宫破裂是指在妊娠晚期或分娩期子宫体部或子宫下段发生裂开，是直接危及产妇和胎儿的严重并发症。子宫破裂的发生率近年随剖宫产率增加有上升的趋势。

【护理评估】

（一）健康史

评估有无如下相关因素。

1. 瘢痕子宫　是近年来导致子宫破裂的常见原因。如经历剖宫产术、子宫肌瘤剔除术、宫角切除术、子宫成形术后的子宫。在妊娠晚期或分娩期由于子宫腔内压力增高可使瘢痕破裂。前次手术后伴感染、切口愈合不良、剖宫产后间隔时间过短或再次妊娠者，临产后发生子宫破裂的危险性更大。

2. 梗阻性难产　主要见于高龄孕妇，骨盆狭窄、头盆不称、宫颈瘢痕、软产道阻塞、胎位异常、胎儿畸形等均可因胎先露下降受阻，为克服阻力而子宫强烈收缩，使子宫下段过度伸展变薄发生子宫破裂。

3. 宫缩剂使用不当　胎儿娩出前缩宫素使用指征或剂量不当或前列腺素制剂等使用不当，均可导致子宫收缩过强，加之产道梗阻或瘢痕子宫可造成子宫破裂。

4. 手术创伤　宫颈口未开全时行产钳助产或臀牵引术，中－高位产钳牵引等可造成宫颈裂伤延及子宫下段；毁胎术、穿颅术可因器械、胎儿骨片损伤子宫导致子宫破裂；肩先露无麻醉下行内倒转术或强行剥离植入性胎盘或严重黏连胎盘，均可引起子宫破裂。

5. 其他　子宫发育异常或多次宫腔操作，使得局部肌层菲薄，也可导致子宫破裂。

（二）身体状况

子宫破裂多发生于分娩期，也可发生于妊娠晚期。按其破裂程度，分为完全性破裂和不完全性破裂。子宫破裂发生通常是渐进的，多数由先兆子宫破裂进展为子宫破裂。结合如下临床表现评估产妇身体状况。

1. 先兆子宫破裂　常见于产程长、有梗阻性难产因素的产妇。其四大主要临床表现为：病理性缩复环、下腹部压痛、胎心率改变及血尿。

（1）症状：在临产过程中，当子宫收缩加强、胎儿下降受阻时，产妇出现疼痛难忍、烦躁不安、呼吸急促、脉搏加快、下腹部拒按、表情极其痛苦状。膀胱受胎先露部紧压而充血，出现排尿困难，甚而出现血尿。

（2）体征：因胎先露部下降受阻，子宫收缩过强，子宫体部肌肉增厚变短，子宫下段拉长变薄，在两者间形成环状凹陷，称为病理性缩复环（图 10－6）。因宫缩过强、过频，胎儿触不清，胎心率加快或减慢或听不清。

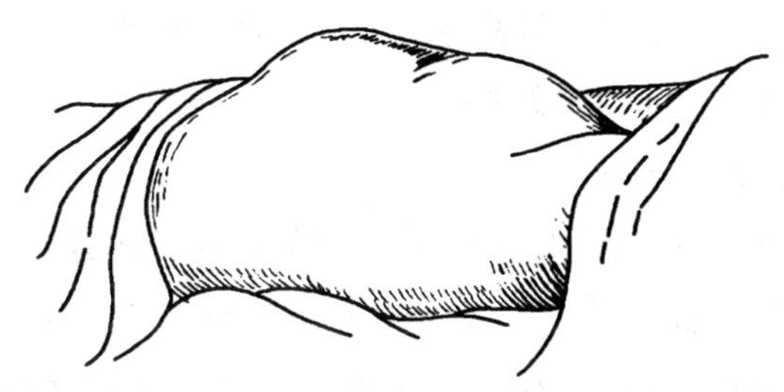

图 10－6　子宫先兆破裂时的腹部外观

2. 子宫破裂

（1）症状：继先兆子宫破裂症状后，产妇突感下腹一阵撕裂样剧痛，子宫收缩骤然停止。腹痛稍缓解后，由于羊水、血液流入腹腔，继而出现全腹持续性疼痛，伴有面色苍白、冷汗、脉搏细速、呼吸急促、血压下降等低血容量休克的征象。

（2）体征：患者出现全腹压痛、反跳痛等腹膜刺激症状；在腹壁下可扪及胎体，胎心、胎动消失；缩小的子宫位于胎儿侧方；阴道可有鲜血流出，肛查可见曾扩张的宫口回缩，下降的胎先露上升或消失。

（三）心理－社会支持情况

子宫先兆破裂与子宫破裂患者，都可出现烦躁不安、焦虑、恐惧等心理表现，严重时甚至有濒死感，担心母儿生命安危。家属则会有手足无措、恐惧等反应。

（四）辅助检查

1. 腹部检查　可发现子宫破裂不同阶段相应的症状与体征。

2. 实验室检查　血常规检查可见血红蛋白值下降；尿常规检查可见红细胞或肉眼血尿。

3. 其他　腹腔穿刺可证实腹腔内出血；B 超检查可协助发现子宫破口的部位及胎儿与子宫的关系。

【护理诊断/问题】

1. 疼痛　与强直性子宫收缩，病理性缩复环或子宫破裂血液刺激腹膜有关。

2. 组织灌注量不足　与子宫破裂后大量出血有关。

3. 预感性悲哀　与切除子宫及胎儿死亡有关。

【护理目标】

1. 强直性子宫收缩得到抑制，产妇疼痛减轻。

2. 产妇低血容量得到纠正和控制。

3. 产妇情绪得到调整，负面情绪缓解。

【护理措施】

1. 预防措施

（1）加强产前检查，宣传孕期保健知识。

（2）对有瘢痕子宫、产道异常等高危因素的患者，应提前收入院待产。

（3）严格掌握缩宫素、前列腺素等宫缩剂的用药指征及方法，严防发生宫缩过强。

2. 先兆子宫破裂患者的护理

（1）密切观察产程进展，及时发现导致难产的诱因，注意胎心率的变化。

（2）若产程中出现宫缩过强、下腹压痛或病理性缩复环时，应立即报告医师并停止缩宫素引产及一切加速产程的操作，按医嘱立即给予宫缩抑制剂，肌内注射哌替啶 100mg，静脉全身麻醉。

（3）监测产妇生命体征，给予吸氧，开通静脉，并快速做好剖宫产术前准备。

（4）协助医师向家属交代病情，并获得家属同意签订手术同意书。

3. 子宫破裂患者的护理

（1）迅速给予输液、输血，尽快补足血容量；同时补充电解质及碱性药物，纠正酸中毒；积极抗休克处理。

（2）密切观察并记录生命体征、出入量；保暖，给氧；急查血红蛋白，正确评估出血量以指导治疗配合方案。

（3）无论胎儿存活与否，迅速做好剖宫产术前准备及新生儿抢救准备。

（4）术中、术后按医嘱应用大剂量抗生素治疗，防止感染。

（5）为产妇提供舒适的环境，给予生活上的照顾及饮食指导。

4. 心理护理　向产妇和家属解释子宫破裂治疗，取得治疗的配合；对胎儿已死亡的产妇，鼓励其宣泄焦虑、恐惧与悲痛的情绪，并表示同情与理解；给予心理安抚，帮助产妇尽快调整情绪，接受现实，适应现实生活。

5. 健康指导　指导产妇进食营养丰富的食物，以更好地恢复体力；指导产妇及家属制订产后康复计划，对行剖宫产或子宫修补术的产妇，如无子女，应指导其避孕2年后再怀孕。

【护理评价】

1. 住院期间产妇的血容量及时得到补充，手术经过顺利。
2. 出院时产妇白细胞计数、血红蛋白正常，伤口愈合好且无并发症。
3. 出院时产妇情绪较为稳定，饮食、睡眠基本恢复正常

任务四 羊水栓塞

羊水栓塞指在分娩过程中羊水突然进入母体血液循环，引起急性肺栓塞、过敏性休克、弥散性血管内凝血（DIC）、肾衰竭等如下一系列病理生理改变的严重分娩并发症。

1. 肺动脉高压 羊水中有形物质如胎儿毳毛、胎脂、胎粪，角化上皮细胞直接形成栓子，经肺动脉进入肺循环，阻塞小血管并刺激血管活性物质使肺小血管痉挛；同时羊水有形物质激活凝血过程，使肺毛细血管内形成弥漫性血栓，进一步阻塞肺小血管。肺小血管阻塞引起肺动脉高压导致急性右心衰竭，继而呼吸循环功能衰竭、血压下降、休克，甚至死亡。

2. 过敏性休克 羊水有形物质成为致敏原作用于母体，引起Ⅰ型变态反应，导致过敏性休克。

3. 弥散性血管内凝血（DIC） 妊娠时母血呈高凝状态。羊水中含有多量促凝血物质类似于组织凝血活酶，进入母血后在血管内产生大量微血栓，消耗凝血因子及纤维蛋白原而发生DIC。DIC时大量凝血物质消耗和纤溶系统激活，血液由高凝状态迅速转为纤溶亢进，血液不凝，极易发生产后出血及失血性休克。

4. 急性肾衰竭 由于休克和DIC使得母体多脏器受累，常见为急性肾缺血导致肾功能障碍和衰竭。也可发生在足月分娩和妊娠10～14周钳刮术时，死亡率高达60%以上，是孕产妇死亡的主要原因之一。近年研究认为，羊水栓塞主要是过敏反应，建议命名为“妊娠过敏反应综合征”。

一般认为羊水栓塞是由胎粪污染的羊水中的有形物质（胎儿毳毛、角化上皮、胎脂、胎粪）进入母体血液循环所引起的。羊膜腔内压力增高，胎膜破裂和宫颈或宫体损伤处有开放静脉或血窦，是导致羊水栓塞发生的基本条件。尤其当第二产程子宫收缩过强时，羊水被挤入破损的微血管而进入母体血液循环。

【护理评估】

（一）健康史

评估发生羊水栓塞的各种诱因：胎膜早破或人工破膜、前置胎盘或胎盘早剥、中期妊娠引产或钳刮术、羊膜腔穿刺术、高龄产妇和多产妇（较易发生子宫损伤）、自发或人为导致的宫缩过强、急产、子宫不完全破裂、剖宫产术等。

（二）身体状况

1. 典型羊水栓塞　是以骤然血压下降、组织缺氧和消耗性凝血病为特征的急性综合征。患者多在破膜后，在第一产程末、第二产程宫缩较强时，或在胎儿娩出短时间内出现，一般经过如下三个阶段。没有先兆的病情严重者，产妇仅惊叫一声或打个哈欠或抽搐一下后，呼吸、心搏骤停，于数分钟内死亡。

（1）心肺功能衰竭和休克：在分娩过程中，尤其是刚破膜不久，产妇突然寒战，出现呛咳、气急、烦躁不安、恶心、呕吐；继而出现呼吸困难、发绀、昏迷、脉搏细速、血压急剧下降、肺底部湿啰音。

（2）出血：患者若能度过心肺功能衰竭和休克后，进入凝血障碍阶段，表现为以阴道流血为主的全身出血倾向，如切口渗血、全身皮肤黏膜出血、血尿及消化道大出血。

（3）急性肾衰竭：患者出现少尿（或无尿）和尿毒症表现。主要因循环功能衰竭引起的肾缺血及DIC前期形成的血栓堵塞肾内小血管，引起缺血、缺氧，导致肾组织损害所致。

2. 不典型羊水栓塞　有些患者病情发展缓慢，症状隐匿。没有明显的急性呼吸循环系统症状或症状较轻；有些患者仅在羊水破裂后突然一阵呛咳，之后缓解，未在意；也有些仅表现为分娩或剖宫产时的一过性寒战，几小时后阴道才大量出血，无凝血块，伤口渗血、酱油色血尿等，并出现休克症状。

（三）心理-社会支持情况

产妇在短时间内出现严重羊水栓塞症状，家属对此毫无心理准备，无法接受，往往表现愤怒，甚至出现过激行为。

（四）辅助检查

1. 身体检查　可见阴道大量出血、全身皮肤黏膜有出血点及瘀斑，切口渗血，心率增快，肺部可闻啰音等体征。

2. 实验室检查　下腔静脉血涂片检查可找到羊水中的有形物质；DIC各项血液检查指标呈阳性。

3. 床边心电图检查　提示右心房、右心室扩大。

4. 床边X线摄片　双肺弥漫性点片状浸润影，沿肺门周围分布，伴右心扩大。

【护理诊断/问题】

1. 气体交换受损　与肺动脉高压有关。

2. 组织灌注量不足　与弥散性血管内凝血及失血有关。

3. 有胎儿窘迫的危险　与羊水栓塞、母体呼吸循环衰竭有关。

【护理目标】

1. 产妇胸闷、呼吸困难症状有所改善。

2. 能维持体液平衡，并维持最基本的生理功能。

3. 胎儿或新生儿安全。

【护理措施】

1. 预防措施

（1）加强产前检查：注意诱发因素，及时发现前置胎盘、胎盘早剥等妊娠并发症并正确处理。

（2）严密观察产程：密切观察宫缩，正确使用宫缩剂，防止宫缩过强。

（3）严格掌握破膜时间：人工破膜应在宫缩间歇期，破口要小，并控制羊水流出速度。

2. 治疗配合　一旦怀疑羊水栓塞，立刻抢救。主要原则为抗过敏、纠正呼吸循环功能衰竭和改善低氧血症，抗休克，防止 DIC 和肾衰竭发生，防止感染。

（1）解除肺动脉高压，改善低氧血症：患者取半卧位，正压给氧；使用解痉药，如阿托品、罂粟碱、氨茶碱，缓解肺动脉高压，同时观察治疗反应；必要时配合麻醉医生气管插管。

（2）抗过敏、抗休克：按医嘱立即静脉推注地塞米松或氢化可的松滴注；用低分子右旋糖酐、新鲜血液补足血容量，若血压仍不回升，可用多巴胺静脉滴注，根据血压调节滴速；可用毛花苷丙（西地兰）静脉缓慢推注，纠正心衰、消除肺水肿，必要时 1～2 小时可重复使用，一般于 6 小时后再重复 1 次以达到饱和量；5% 碳酸氢钠 250mL 静脉滴注，纠正酸中毒，并及时纠正电解质紊乱。

（3）防治 DIC 及肾衰竭：肝素钠用于羊水栓塞早期的高凝状态；及时输新鲜血或血浆、纤维蛋白原等凝血因子；纤溶亢进时用氨基已酸、氨甲苯酸、氨甲环酸等抗纤溶药物。密切关注尿量，若血容量补足后仍少尿，按医嘱给予呋塞米、甘露醇等利尿剂，预防与治疗肾衰竭，若无效则提示急性肾衰竭，应做好血液透析等急救处理的准备。

3. 产科护理　原则上应在产妇呼吸循环功能得到明显改善，并已纠正凝血功能障碍后再处理分娩。

（1）临产者密切监测产程进展、宫缩强度与胎儿情况；若发生羊水栓塞疑似症状时正在滴注缩宫素者，应立即停止滴注，同时立即准备抢救；严密监测患者的生命体征变化，定时测量并记录，同时做好出入量记录。

（2）在第一产程发病者应立即行剖宫产结束分娩以去除病因；在第二产程发病者可根据情况经阴道助产快速分娩；同时密切观察出血量、血凝情况，若子宫出血不止，应配合医师做好子宫切除术的术前准备。

（3）中期妊娠钳刮术中或与羊膜腔穿刺时发生羊水栓塞者，应立即停止手术进行抢救。

（4）加强基础护理，预防感染：若病情得到控制，应提供全面的生活护理；保持病室、床单元整洁；加强会阴护理、皮肤与口腔护理；按医嘱选用对肾脏毒性小的广谱抗生素预防感染，并观察治疗效果。

4. 心理护理　患者神志清醒时，应给予安抚鼓励，使其增强治愈的信心；允许家属表达愤怒情绪，及时通报病情进展及抢救过程，对他们的问题认真解答，并提供相应的情感支持。

5. 健康指导　对出院患者讲解保健知识，进行营养指导，并告知产后 42 天检查时，应复查尿常规及凝血功能；若子女未存活者，指导其采用合适的避孕措施，待身体康复后再次妊娠。

【护理评价】

1. 实施抢救处理方案后，患者胸闷、呼吸困难症状改善。
2. 患者血压及尿量正常，阴道流血量减少，全身皮肤、黏膜出血停止。
3. 胎儿或新生儿无生命危险，患者出院时无并发症。

目标检测题

1. 某产妇，38 岁，G_1P_1，足月分娩。分娩中第二产程延长，行会阴侧切术后助娩一女婴，体重 3950g，Apgar 评分 10～10 分；胎儿娩出 15 分钟后，胎盘自然娩出。产后观察：产妇阴道间歇性出血、色暗红，按压宫底较多血块流出；触摸子宫质地软，宫底升高；产妇出现眩晕、打哈欠、口渴、烦躁不安、面色苍白、呼吸急促等表现；测量血压 85/50mmHg，脉搏 110 次/分。急诊血常规提示：HB79g/L。

请　问：（1）请简述该产妇产后出血的原因及高危因素。

（2）请列出该产妇的护理诊断/问题。

（3）请根据案例分析写出相应的护理措施。

2. 某产妇，26 岁，妊娠 39 周初产。腹痛伴阴道少量流血 2 小时入院，待产过程中宫缩弱，予 2.5U 缩宫素 +0.9 生理盐水 500mL 静脉滴注。1 小时后产妇自述腹痛难忍，并出现烦躁不安。腹部检查胎位欠清晰，可见腹部平脐处一环状凹陷，下腹硬如板状拒按，胎心音未闻及，导尿为血尿。

请　问：（1）请列出此案例最可能的医疗诊断。

（2）请列出该产妇的护理诊断/问题。

(3) 请列出该产妇的首要护理措施，并根据护理诊断/问题详述相应护理措施。

3. 某初孕妇，25岁，急产。胎儿娩出后突然出现呛咳、发绀、呼吸困难，阴道大量流血，鲜红色且不凝，血压85/45mmHg，继而迅速出现呼吸衰竭、昏迷。

请　问：(1) 请列出此案例最可能的医疗诊断。

(2) 请列出该产妇的护理诊断/问题。

(3) 请根据案例分析写出相应的护理措施。

（宋秀彩）

项目十一

产褥期并发症妇女的护理

学习目标

1. 掌握产褥期并发症的护理评估及护理措施。
2. 熟悉产褥期并发症的病因。
3. 了解产褥期并发症的护理诊断及护理评价。
4. 能够患者进行整体护理。

案例导入

某初产妇，产钳助产，产后4天，产妇自述发热，下腹微痛。检查：体温38℃，双乳稍胀，无明显压痛，子宫脐下2指，轻压痛，恶露多而混浊，有臭味。

请思考： 1. 患者可能的医疗诊断是什么？

2. 对此患者应采取的护理措施有哪些？

任务一 产褥感染

产褥感染是指产褥期生殖道受病原体侵袭，引起局部或全身的炎症变化。发病率为6%，是孕产妇死亡的四大原因之一。产褥病率是指分娩24小时以后的10日内，用口表每日测量体温4次，间隔时间4小时，有2次达到或超过38℃。产褥病率多由产褥感染引起，但也可由生殖道以外的其他感染引起，如乳腺炎、上呼吸道感染、泌尿系统感染、血栓静脉炎。产褥感染与产科出血、妊娠合并心脏病、严重的妊娠期高血压疾病，是导致孕产妇死亡的四大原因。

【护理评估】

（一）健康史

1. 评估是否存在如下诱因　正常女性生殖道对细菌入侵有一定的防御功能，阴道有自净作用，羊水中含有抗菌物质，妊娠和正常分娩不会给产妇增加感染的机会。机体对入侵病原体的反应与病原体种类、数量、毒力和机体的免疫力有关。只有在机体免疫力、细菌毒力、细菌数量三者之间的平衡失调时，才会增加感染机会。如产妇体质虚弱、营养不良、孕期贫血、孕期卫生不良、胎膜早破、羊膜腔感染、慢性疾病、手术助产、软产道损伤、产程延长、产前产后出血过多、生殖道、泌尿道感染病史、妊娠合并症及并发症、多次宫颈检查，均可成为产褥感染的诱因。

2. 评估有无如下病原体感染 孕期及产褥期生殖道内有大量需氧菌、厌氧菌、真菌、衣原体及支原体等寄生，以厌氧菌为主。细菌分为致病菌和非致病菌，许多非致病菌在特定环境下可以致病。即使是致病菌也需要达到一定数量或在机体免疫力下降时才会治病。

（1）需氧菌

1）链球菌：是外源性产褥感染的最常见的致病菌，其中β-溶血性链球菌致病性最强，能产生外毒素与溶组织酶，引起严重感染，病变迅速扩散，严重者可致败血症。需氧链球菌可以正常寄生在女性阴道中，也可通过医务人员或产妇其他部位感染而进入生殖道。其临床特点是发热早，打寒战，体温＞38℃，心率加快，腹胀，子宫复旧不良，子宫旁或附件区触痛，甚至并发败血症。

2）杆菌：以大肠埃希菌、克雷伯菌属、变形杆菌属多见，是外源性感染的主要致病菌，能产生内毒素，是菌血症和感染性休克最常见的病原菌。它寄生在阴道、会阴、尿道口周围，在不同环境对抗生素敏感性有很大差异，需行药物敏感试验。

3）葡萄球菌：主要致病菌是金黄色葡萄球菌和表皮葡萄球菌。金黄色葡萄球菌多为外源性感染，容易引起伤口严重感染，且可产生青霉素酶，对青霉素产生耐药性。表皮葡萄球菌存在于阴道菌群中，引起的感染较轻，多见于混合感染。

（2）厌氧菌：厌氧菌感染通常为内源性，来源于宿主本身的菌群，厌氧菌感染的主要特征是化脓，有明显的脓肿形成及组织破坏，厌氧菌感染一般始于皮肤黏膜屏障的破坏。

1）革兰氏阳性球菌：存在于正常阴道中，以消化链球菌和消化球菌最常见。当产道损伤、胎盘残留、局部组织坏死缺氧时，细菌迅速繁殖，常与大肠埃希菌混合感染，会放出异常恶臭气味。

2）杆菌属：为一组厌氧的革兰氏阴性杆菌，常见的有脆弱类杆菌，多与需氧菌和厌氧性球菌混合感染，形成局部脓肿，产生大量脓液，有恶臭味。感染还可以引起化脓性血栓静脉炎，形成感染性血栓，脱落后可随血液循环到达全身各器官，形成多器官脓肿，如肺脑肾肝脓肿。

3）梭状芽孢杆菌：主要是产气荚膜杆菌，可以产生两种毒素，一种毒素可溶解蛋白质而产气，一种毒素可引起溶血。因此，产气荚膜杆菌可引起子宫内膜炎、腹膜炎、败血症，严重者可导致溶血、黄疸、血红蛋白尿、急性肾功能衰竭、循环衰竭、气性坏疽等。

（3）支原体和衣原体：均可存在女性生殖道内，可引起生殖道感染。致病支原体主要是解脲支原体和人型支原体，衣原体主要是沙眼衣原体，近年引起的感染明显增多，但感染多无明显症状。

3. 评估有无如下感染途径

（1）外源性感染：由外界病原体侵入生殖道而引起的感染，常由被污染的衣物、用具、各种手术器械、物品及产妇临产前性生活等途径感染。

（2）内源性感染：正常孕妇生殖道或其他部位寄生的病原体，多数并不致病，当抵抗力降低等感染诱因出现时可致病。相比外源性感染，内源性感染更重要，因孕妇生殖道病原体不仅可以导致产褥感染，而且还能通过胎盘、胎膜、羊水间接感染胎儿，导致流产、早产、胎儿发育不良、胎膜早破、死胎等。

（二）身体状况

评估产妇体温，产褥早期发热常见的原因是脱水，但在2～3日低热后突然出现高热，应警惕感染可能。对产后发热者，应首先考虑产褥感染，再排除引起产褥病率的其他疾病。发热、疼痛、异常恶露是产褥感染的三大主要症状，由于感染部位、程度、扩散范围不同，其临床表现也有如下不同。

1. 急性外阴炎、急性阴道炎、急性宫颈炎　分娩时会阴部损伤或手术产导致感染，葡萄球菌和大肠埃希菌是主要致病菌。会阴裂伤或会阴切开伤口感染是外阴部感染最常见部位，主要表现为会阴局部灼热、疼痛，坐位困难。检查可见局部伤口红肿、硬结、脓性分泌物流出、压痛明显，甚至伤口裂开，伴有低热。阴道裂伤及挫伤感染表现为黏膜充血、溃疡、脓性分泌物增多，感染部位较深时，可引起阴道旁结缔组织炎。宫颈裂伤感染症状多不明显，但若向深部蔓延，可引起盆腔结缔组织炎。产妇可有轻度发热、畏寒、脉速等全身表现。

2. 急性子宫内膜炎、子宫肌炎　病原体经胎盘剥离面侵入，扩散到子宫蜕膜层称子宫内膜炎，侵及子宫肌层称子宫肌炎。两者常伴发。若为子宫内膜炎，可表现为子宫内膜充血、坏死，阴道内有大量脓性分泌物且伴有臭味。若为子宫肌炎，腹痛，恶露增多呈脓性，子宫压痛明显，尤其是宫底部，子宫复旧不良，产妇可出现高热、寒战、头痛、心率加快，白细胞明显增多等全身感染征象。

3. 急性盆腔结缔组织炎、急性输卵管炎　病原体沿宫旁淋巴和血行达宫旁组织，出现急性炎性反应而引起急性盆腔结缔组织炎，同时累及输卵管时可引起输卵管炎。产妇表现为高热、寒战、脉速、头痛等全身症状，下腹明显压痛、反跳痛、肌紧张及肛门坠胀感，宫旁一侧或两侧结缔组织增厚，触及炎性包块，子宫复旧差，严重者侵及整个盆腔形成“冰冻骨盆”。淋病奈瑟菌沿生殖道黏膜上行感染，达输卵管与盆腹腔，形成脓肿后，高热不退。

4. 急性盆腔腹膜炎及弥漫性腹膜炎　炎症继续发展，扩散至子宫浆膜，形成盆腔腹膜炎，继而发展成弥漫性腹膜炎，产妇出现全身中毒症状，如高热、恶心、呕吐、腹胀，检查时下腹部有明显压痛、反跳痛、肌紧张。腹膜面分泌大量渗出液，纤维蛋白覆盖引起肠黏连，也可在直肠子宫陷凹形成局限性脓肿，若脓肿波及肠管与膀胱则可出现腹泻、里急后重与排尿困难。急性期治疗不彻底，可发展成盆腔炎性疾病后遗症导致不孕。

5. 血栓静脉炎　盆腔内栓塞静脉炎常侵及子宫静脉、卵巢静脉、髂内静脉、髂总静脉及阴道静脉，厌氧性链球菌为常见病原体，这类细菌分泌肝素酶分解肝素，促成凝血。病变单侧居多，产后 1 ~2 周多见，产妇表现为寒战、高热并反复发作，持续数周。临床表现随静脉血栓形成的部位不同而有所不同，下肢血栓静脉炎，病变多在股静脉、腘静脉及大隐静脉，表现弛张热，下肢持续性疼痛，局部静脉压痛或触及硬索状，使血液回流受阻，引起下肢水肿，皮肤发白，称“股白肿”。小腿深静脉血栓时，可出现腓肠肌及足底部疼痛和压痛。小腿浅静脉炎症时，可出现水肿和压痛。

6. 脓毒血症及败血症　感染血栓脱落进入血液循环可引起脓毒血症，随后可并发感染性休克和迁徙性脓肿（肺脓肿、左肾脓肿）。若病原体大量进入血液循环并繁殖可形成败血症，表现为持续高热、寒战、脉细数、血压下降、呼吸急促、尿量减少等，全身明显中毒症状可危及生命。

（三）心理 - 社会支持情况

产妇可能因为感染，产生沮丧、烦躁及焦虑情绪，应评估产妇的心理变化及感受。

（四）辅助检查

血液检查显示有无白细胞计数升高。通过宫腔分泌物、脓肿穿刺物、后穹隆穿刺物等，进行细菌培养及药物敏感试验，确定病原体及敏感抗生素。通过 B 超、彩色多普勒超声、CT 等，确定炎性包块、脓肿、血栓等的定位及辅助诊断。血清 C - 反应蛋白 > 8mg/L，有助于早期诊断感染。

【护理诊断/问题】

1. 体温过高　与感染及机体抵抗力下降有关。

2. 舒适改变　与疼痛及恶露增多且有异味有关。

3. 焦虑　与疾病导致恢复慢及担心自身健康有关。

【护理目标】

1. 产妇感染得到有效控制，体温恢复正常。

2. 产妇疼痛得到缓解。

3. 产妇积极配合治疗，焦虑程度减轻。

【护理措施】

1. 一般护理　保持病室及床单位整洁，促进产妇良好休息和睡眠。指导孕妇加强营养，给予高蛋白、高热量、高维生素、易消化饮食，以增强抵抗力。鼓励产妇多饮水，保证足够液体摄入，出现不适症状，如高热、呕吐、疼痛时应对症处理。

2. 病情观察　密切观察产妇生命体征的变化，每4小时测体温1次，评估脉搏及血压变化，询问是否有恶心、呕吐、腹胀、疼痛等状况。观察并记录恶露的色、质、量及气味，观察子宫复旧及会阴伤口情况。

3. 治疗配合　治疗原则为积极控制感染，并改善全身状况。

（1）纠正水、电解质失衡。病情严重或严重贫血者，可多次少量输新鲜血或血浆，以增加抵抗力。

（2）患者取半卧位以利于引流或促使炎症局限于盆腔。会阴伤口感染或盆腔脓肿时，应及时切开引流。胎盘胎膜残留时应及时清除宫腔内容物，若患者急性感染伴高热，应先控制感染再行刮宫。感染严重经积极治疗无效时，应及时行子宫切开术。

（3）未确定病原体时应选用广谱高效抗生素，然后根据细菌培养和药敏试验结果选择抗生素种类和剂量，应严格按照给药时间给药，给药剂量充足，维持血液中有效浓度，达到最佳治疗效果。中毒症状严重者，短期选用肾上腺皮质激素，提高机体应激能力。

（4）在应用大量抗生素治疗血栓静脉炎的同时，可加用肝素钠，即150U/（kg·d）肝素加于5%葡萄糖液500mL中静脉滴注，每6小时一次，体温下降后改为每日2次，连用4～7日。用药期间注意监测凝血功能。口服双香豆素、阿司匹林等，也可用活血化瘀的中药治疗。

（5）感染严重出现感染性休克及肾功能衰竭者应配合医生积极抢救。

4. 心理护理　向家属及产妇详细介绍病情及治疗情况，获得家庭支持，增加产妇治疗信心，以配合治疗，促进康复。

5. 健康指导　指导孕期卫生护理，临产前两个月避免性生活及盆浴，及时治疗外阴、阴道炎及宫颈炎等慢性疾病和并发症，避免胎膜早破、滞产、产道损伤与产后出血。教会产妇自我观察，识别异常恶露。指导产妇保持会阴部清洁，及时更换会阴垫，每天用温水清洗会阴。指导产妇取半卧位，有利于恶露引流及将炎症局限于盆腔。

【护理评价】

1. 产妇出院时，感染症状消失，体温正常。

2. 产妇疼痛减轻，舒适感增加。

任务二　产褥期抑郁症

女性在产后4周比其他时期更容易发生心理异常，其中常见的是产褥期抑郁症。产褥期抑郁症是指产妇在产褥期内出现抑郁症状，是产褥期精神综合征中最常见的一种类型，主要表现为持续和严重的情绪低落及一系列症候，如失眠、悲观、动力减低，甚至影响对新生儿的照顾能力。国外报道产后抑郁症发病率为30%，通常在产后2周内出现。

【护理评估】

（一）健康史

1. 询问产妇有无抑郁症、精神疾病的家族史，流行病学的调查显示，产褥期抑郁症有明显的遗传倾向。有精神病家族史，特别是有家族抑郁症病史的产妇，产褥期抑郁症发病率明显增加。

2. 评估有无重大精神创伤史，有无孕期不良事件，经前期综合征史等。有合并内科疾病如甲状腺功能减退、糖尿病、先兆子痫的产妇，也可能会因巨大的精神压力导致产褥期抑郁症。

3. 了解本次妊娠经过及分娩是否顺利，有无难产、手术助产、滞产、剖腹产及产时并发症等。产时出现并发症、难产、器械助产（如产钳或吸引器助产）、剖宫产、早产等均加剧了产妇的紧张、焦虑和恐惧心理，容易导致神经内分泌失调，诱发产褥期抑郁症。

（二）身体状况

1. 情绪改变：心情压抑、沮丧、情绪淡漠，甚至焦虑、恐惧、易怒，夜间加重；有时表现为孤独、不愿见人或伤心、流泪。

2. 自我评价降低：自暴自弃、罪恶感，对身边的人充满敌意，与家人、丈夫关系不协调。

3. 创造性思维受损，主动性降低。

4. 对生活缺乏信心，觉得无意义，出现厌食、睡眠障碍、易感疲倦、性欲减退，严重者甚至有自杀或杀婴倾向，有时陷于错乱或昏睡状态。

（三）心理－社会支持情况

1. 个性特征　个性特征中脆弱敏感、缺乏自信、情绪不稳定、社交能力不良、固执、内向性格的产妇，产褥期抑郁症发病率较高，可能与这种个性的产妇对可利用资源及支持的感受性较差、对妊娠和分娩带来的压力的应对能力较差有关。

2. 不良生活事件　孕期及产后负性生活事件越多，如夫妻分离、家庭不和、亲人病丧、失业、经济拮据、生女婴被冷落、婴儿不健康，会使产妇应激性压力增加，负性情绪增加，产褥期抑郁症的风险越大。

3. 社会支持缺乏　社会支持的缺乏会显著增加产后抑郁的风险，如单亲、缺少可以坦诚的交谈的对象、缺乏知心朋友、感到社交孤立。在社会支持中，丈夫、父母及亲友的支持是最有力的社会支持，婚姻满意度低、缺乏丈夫支持、家庭矛盾多的产妇容易发展为产褥期抑郁症。

（四）对母婴及家庭的危害

产褥期抑郁症给产妇、儿童及家庭带来严重的不良影响。对产妇而言，抑郁产妇在5年内再次患抑郁症的风险增加1倍。未及时识别和治疗的产褥期抑郁会损害母婴间的良性互动，母亲不能及时地感知婴儿的需求，不能给予婴儿适当的爱与呵护，导致婴儿安全感下降，信任感发展受阻，情绪发育延缓。产褥期抑郁母亲会减少母乳喂养，影响婴儿的体格发育。

此外，产褥期抑郁症还会影响到产妇同丈夫及家庭成员之间的关系，产妇觉得丈夫及家人不理解自己，不能给自己提供有效的帮助，产生被隔离感和孤独感，可能会导致夫妻分居或离婚，这反过来会加剧产妇的抑郁症状。此外，受到抑郁心境的影响，产妇不愿或拒绝与人交往，会产生社会行为退缩。

（五）辅助检查

1. 筛查　采用爱丁堡产后抑郁量表（EPDS）对产褥期抑郁症进行筛查，该量表包括10个条目，分别涉及心境、乐趣、自责、焦虑、恐惧、失眠、应付能力、悲伤、哭泣和自伤等，每个条目根据症状严重程度分为4级：从不、偶尔、经常、总是，评分为0～3分，得分范围0～30分。总分≥13分可诊断为产褥期抑郁症。

表11－1　爱丁堡产后抑郁量表

在过去的7日内			
1. 我能够笑并能看到事物美好的方面			
和以前一样	0分	现在不常做到	1分
现在偶尔能做到	2分	绝对做不到	3分
2. 我会很开心地期待一些事情			
和以前一样	0分	比以前减少一些	1分
比以前减少许多	2分	几乎做不到	3分
3. 当事情变糟时，我会责备自己			
经常	3分	有时	2分
偶尔	1分	从不	0分
4. 在无明显原因的情况下，我会感到非常焦虑或担忧			
从不	0分	偶尔	1分
有时	2分	经常	3分
5. 在无明显原因的情况下，我会感到恐惧或惊慌			
经常	3分	有时	2分
偶尔	1分	从不	0分

续表

在过去的7日内			
6. 事情超出我预期时			
大多我无法像过去一样应对	3分	有时候我不能像过去一样应对	2分
大部分时间我能较好地应对	1分	我能像过去一样应对	0分
7. 我感到不愉快，以致引起睡眠困难			
经常	3分	有时	2分
偶尔	1分	从不	0分
8. 我感到忧伤或痛苦			
经常	3分	有时	2分
偶尔	1分	从不	0分
9. 我因为感到非常不幸而哭泣			
经常	3分	有时	2分
偶尔	1分	从不	0分
10. 我曾出现伤害自己的念头			
经常	3分	有时	2分
偶尔	1分	从不	0分

2. 诊断　可参考美国精神病学会（American Psychiatric Association，1994）在《精神疾病的诊断与统计手册》（DSM－Ⅳ）中关于产褥期抑郁症的诊断标准，警惕产妇产褥期抑郁症的发生。

表11－2　产褥期抑郁症的诊断标准

1. 在产后2周内出现下列5条或5条以上的症状，必须具备（1）（2）两条
（1）情绪抑郁
（2）对全部或多数活动明显缺乏兴趣或愉悦
（3）体重显著下降或增加
（4）失眠或睡眠过度
（5）精神运动性兴奋或阻滞
（6）疲劳或乏力
（7）遇事均感毫无意义或注意力不集中
（8）思维能力减退或注意力不集中
（9）反复出现想死亡的想法
2. 在产后4周内发病

【护理诊断/问题】

1. 家庭运行中断　与产妇无法承担母亲角色有关。

2. 有伤害自己或婴儿的危险　与产后心理障碍有关。

【护理目标】

1. 产妇情绪稳定，能够配合护理人员和家人采取应对措施。

2. 产妇接受并承担母亲角色，能关心照顾婴儿。

3. 产妇心理、生理行为正常。

【护理措施】

1. 一般护理　提供舒适的修养环境，指导合理的饮食，保证产妇良好的休息和充足营养摄入，产后最初几天协助产妇完成日常生活，促进产妇自我护理能力和哺乳技能的掌握。

2. 治疗配合　遵医嘱指导产妇正确服用抗抑郁药物，耐心解释，解除产妇服用药物的心理压力，并注意观察药物疗效及不良反应。重症患者需要心理医生或精神科医生进行会诊治疗。

3. 帮助产妇适应母亲角色　指导产妇多与婴儿沟通、交流，并鼓励产妇多参与到照顾新生儿的活动中来，在母婴互动中转移产妇的注意力，亦可培养产妇的自信心。

4. 预防暴力行为发生　使用爱丁堡产后抑郁量表时，若产妇第 10 条评分≥1 分，应密切观察产妇的行为和心理表现，警惕伤害自己或婴儿的行为，并将可能的危险告知家人，做好安全保护，合理安排产妇的生活和居住环境。

5. 心理护理　护理人员关爱产妇，鼓励产妇宣泄、诉说内心感受，耐心倾听并给予适当陪伴，做好心理疏导工作，减少不良精神刺激和压力。给产妇提供更多的情感和社会支持，指导产妇对情绪和生活进行自我调节。鼓励家庭成员多陪伴、参与照顾产妇及婴儿的日常生活，使产妇感受到被支持、被尊重、被理解，增强自信心和自我控制能力，建立与他人的良好沟通，以缓解内心的压力和不良情绪。

6. 出院指导　产妇出院后，社区人员应及时进行家庭访视，评估产妇抑郁症状的变化，提供心理咨询和指导。

7. 健康指导　早期识别、早期干预是预防产后抑郁症加重的重要措施。因此，应该加强护理人员的教育和培训，及早识别产妇的抑郁症状。完善孕期保健，重视孕妇的心理变化，减轻孕妇对妊娠、分娩的紧张情绪。有精神疾病家族史的产妇应重点观察，避免不良刺激。对有不良分娩史、死胎、畸形儿、分娩不顺利的产妇，产后应加强护理和关心。

【护理评价】

1. 住院期间产妇情绪稳定。

2. 产妇与婴儿健康安全。

3. 产妇掌握自我护理和照顾婴儿的技能。

任务三 晚期产后出血

分娩24小时后，于产褥期内发生子宫大量出血，称为晚期产后出血，多于产后1～2周内发生，也有迟至产后2个月左右发病者。阴道流血少量或中等量，持续或间断；亦可表现为急骤大量流血，同时有血凝块排出；产妇常伴有感染症状。

胎盘、胎膜残留是晚期产后出血最常见的病因，多发生于产后10日左右，黏附在子宫腔内的小块胎盘组织发生变性、坏死、机化，形成胎盘息肉，当坏死组织脱落时，暴露基底部血管，引起大量出血。此外，蜕膜残留、子宫胎盘附着面感染或复旧不全、剖宫产子宫切口裂开、子宫黏膜下肌瘤、绒癌等均可引起晚期产后出血。

【护理要点】

1. 一般护理　出血多者应迅速建立静脉通路，保持输液通畅，必要时做好输血准备；保持平卧，吸氧，保暖；留置导尿管者，保持尿管通畅，注意尿量及颜色。

2. 观察病情　注意观察产妇的血性恶露持续时间是否较长，有无反复出血或突然大出血、子宫复旧不全、宫口松弛等情况。注意观察患者阴道有无排出物，必要时留取标本送检。注意观察子宫收缩、硬度和宫底高度。注意观察产妇的神志、皮肤颜色、四肢的温湿度、生命体征变化及出入量，做好各种记录。若产妇由烦躁不安转为表情淡漠、意识模糊，出现血压下降、脉搏增快、尿量减少的状况，说明病情加重，应快速输液并调整治疗方案。判断有无感染征象。

3. 治疗配合　晚期产后出血的处理原则为抗感染、缩宫剂促使子宫收缩，针对原因行刮宫或剖腹探查手术。遵医嘱应用止血药、宫缩剂及抗感染药。密切配合医生积极查找出血原因，给予对症治疗。对于经药物治疗效果不佳者，应在抗感染、止血的同时行清宫术准备；保持静脉输液通畅、做好备血及输血准备；向产妇及家属解释手术过程及配合方法等。术后注意观察阴道流血情况，会阴护理2次/天。

4. 心理护理　产妇由于出血时间长、迁延淋漓或一次出血量较大，易产生紧张、恐惧、焦虑等心理，可能出现不配合治疗等现象。向产妇及家属解释出血的病因及药物、手术治疗的知识，安慰和关心产妇，允许家属陪伴，消除其不良情绪，保持良好的心理状态，取得产妇的主动配合。

5. 健康指导　指导产妇休息；进食高热量、高蛋白、高维生素、易消化饮食；室内开窗通风，保持空气流通；指导口腔、皮肤、会阴及乳房的护理；禁止性生活至产褥期结束，避孕6个月，指导产妇合适的避孕方法。

知识链接

生化汤

以化瘀生新为主，既生新补虚，又化恶露去瘀滞，达到行中有补，化中有生，补虚消瘀，故名生化汤。

[来源] 清《傅青主女科》。《卫生部药品标准》(1989 年)。

[组成] 当归八钱 [24g]、川芎三钱 [9g]、桃仁十四枚 [6g]、干姜炮黑五分 [2g]、甘草炙五分 [2g]

[用法] 黄酒、童便各半煎服。

[方歌] 生化汤是产后方，归芎桃草酒炮姜，消瘀活血功偏擅，止痛温经效亦彰。

[主治] 血虚寒凝，瘀血阻滞证。如：产后恶露不行，小腹冷痛，子宫复旧不良、胎盘残留等。

[方论] 方中重用当归，补血活血，祛瘀生新为君；川芎行血中之气，桃仁活血祛瘀为臣；黑姜入血散寒，温里定痛为佐；炙甘草调和诸药为使。

目标检测题

1. 李某，28 岁，自然分娩后 16 天，畏寒发热，腹痛 2 天入院。体查：体温 39.8℃，血压 120/80mmHg。急性痛苦面容，下腹压痛，宫底耻骨联合上两横指。妇科检查：阴道内恶露暗红色，臭，子宫增大如孕 3 月，压痛明显。

请　问：(1) 患者可能的医疗诊断是什么？

(2) 列出主要的护理诊断。

(3) 制订相应的护理措施。

2. 患者女性，27 岁，中专文化，教师，20 天前经剖宫产娩出一男婴，体重 4200g，健康，母亲奶水不足。产后一周开始出现失眠、头痛、害怕、发呆、紧抱婴儿不放，担心孩子夭折或成为“呆子”，提心吊胆怕丈夫出事，终日愁眉苦脸，不思饮食，内疚，感到愧对父母和丈夫，担心孩子以后会吃苦，而产生不如与孩子同死的念头。于是，产妇用被子盖住婴儿燃烧并自焚，后经过抢救，婴儿死亡，患者严重烧伤。

请　问：患者可能的医疗诊断是什么？

（林晓燕）

项目十二

产科常见手术的护理

学习目标

1. 掌握会阴切开缝合术、胎头吸引术产钳术及剖宫产术的护理措施。
2. 熟悉臀位助产术的护理措施。
3. 了解产科常见手术适应证、用物准备及步骤。

案例导入

某初产妇，宫口开全2小时，胎膜已破，胎头在坐骨棘下2cm，胎心音144次/分。

请思考： 1. 此时何种方式分娩最合适？

2. 新生儿娩出后，如何护理？

任务一　会阴切开缝合术

会阴切开缝合术为最常用的产科手术，其目的是为了避免会阴条件不好造成的分娩阻滞及严重裂伤。常用的方式有会阴侧－斜切开和会阴正中切开两种术式（图12－1，12－2）。

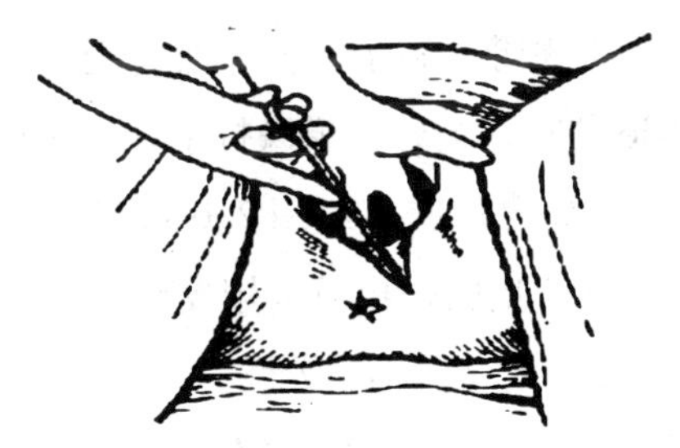

图12－1　会阴侧－斜切开

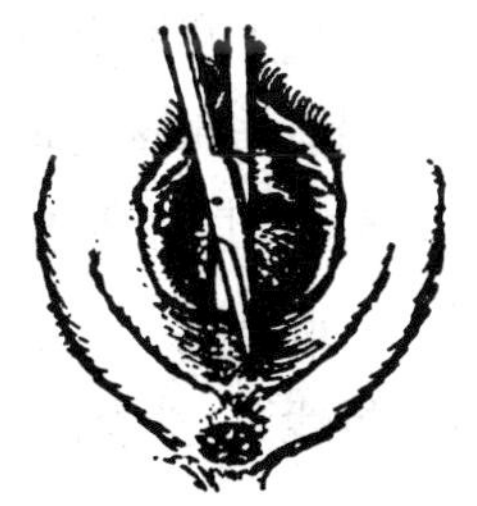

图12－2　会阴正中切开

【适应证】

1. 初产妇需阴道助产术，如产钳术、胎头吸引术及臀位助产术。

2. 宫缩乏力致第二程延长者。

3. 会阴撕裂可能性较大者，如胎儿过大，会阴体过长、过短及伸展不良。

4. 需缩短第二产程者，如有妊娠期高血压疾病、妊娠合并心脏病、胎儿宫内窘迫等。

5. 防止早产儿因会阴阻力引起的颅内出血。

【用物准备】

会阴侧切剪 1 把，20mL 空针 1 副，长穿刺针头 1 个，持针钳 1 把，2 号圆针 1 枚，3 号三角针 1 枚，治疗巾 4 块，纱布 10 块，带尾纱布卷 1 卷，1 号丝线 1 团，0 号肠线 1 支或 2/0 可吸收性缝线 1 根，0.5% 普鲁卡因 20mL。

【麻醉方式】

可用阴部神经阻滞麻醉或局部浸润麻醉（图 12－3）。

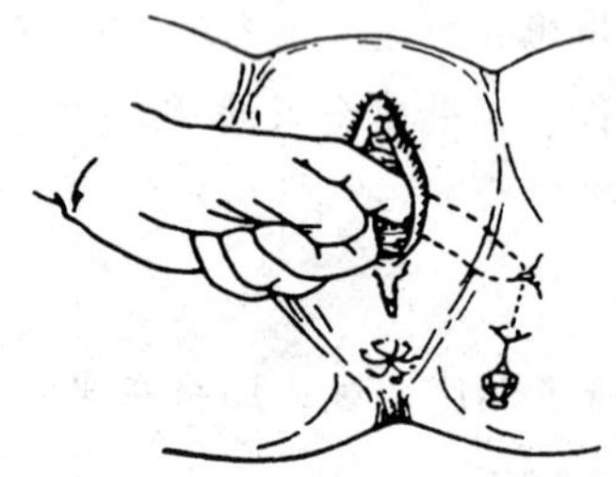

图 12－3　阴部神经阻滞麻醉或局部浸润麻醉

【操作步骤】

（一）会阴侧－斜切开缝合术

1. 会阴切开　左手食、中两指伸入胎先露和阴道侧后壁之间，以保护胎儿并指示切口的位置，右手持剪刀自会阴后联合处向左下方与正中线成 45°～60°角（会阴越膨隆角度越大），在宫缩时剪开皮肤及阴道黏膜，一般长 4～5cm。应注意阴道黏膜与皮肤切口长度一致。然后用纱布压迫止血，小动脉出血时应结扎止血。

2. 切口止血　渗血用纱布压迫止血，小动脉出血时给予结扎。

3. 会阴缝合　胎盘娩出后检查阴道及其他部位无裂伤后，在阴道内塞入带尾纱布卷 1 根，暂时阻止子宫腔血液外流，以便暴露手术视野，利于缝合。然后用 0 号或 1 号肠线自切口顶端前 0.5cm 处间断或连续缝合阴道黏膜，至处女膜缘打结，继续用 0 号或 1 号肠线间断缝合肌层和皮下组织，1 号丝线间断缝合皮肤，或用 2/0 可吸收性缝线间断或连续缝合阴道黏膜、肌层、皮下组织，常规缝合皮肤，也可采用皮内缝合法缝合皮肤（此法可不拆线）。缝合时应注意对合整齐，松紧适宜，不留死腔。

4. 缝合完毕后，取出阴道内纱布卷，行肛门检查，了解有无缝线穿过直肠黏膜及有无阴道血肿。

（二）会阴正中切开缝合术

消毒后沿阴唇后联合中点沿正中线向下垂直剪开 2～3cm。此法出血少，易缝合，但分娩过程中应注意避免会阴切口延长，造成重度会阴裂伤。其他步骤同会阴侧斜切开术。

【护理要点】

1. 向产妇讲解会阴切开术的目的是为了避免阴道、外阴撕裂，使切口整齐，便于愈合，以取得产妇的配合。

2. 密切观察产程进展，准备好会阴切开各种用物，协助医生在最佳时机切开会阴。

3. 护理人员陪伴在产妇身边，指导产妇屏气用力，利用宫缩间歇休息，并为产妇擦汗、喂水，给予关怀安慰等心理上的支持。

4. 术后为产妇更衣，垫好卫生巾，洗手擦脸，注意保暖。定时查看宫缩及阴道流血情况，观察 2 小时无异常送回休息室。

5. 因会阴侧切一般采取左侧切口，故产妇以右侧卧位为佳，以免恶露浸渍切口，影响愈合。

6. 术后保持外阴部清洁、干燥，及时更换会阴垫，每日进行外阴冲洗 2 次，大便后及时清洗会阴。

7. 注意观察外阴伤口有无渗血、红肿、脓性分泌物及硬结等，如有异常及时通知医生处理。

8. 外阴伤口肿胀疼痛明显者，可用 50% 的硫酸镁或 95% 的酒精湿热敷，然后配合烤灯、理疗，利于伤口的愈合。

9. 会阴伤口一般术后 5 日拆线。

任务二 胎头吸引术

胎头吸引术是采用胎头吸引器置于胎头，形成一定负压后吸住胎头，按胎头娩出机制，通过牵引以协助娩出胎头的方法。目前常用的胎头吸引器有金属锥形、金属牛角形及金属扁圆形三种（图 12－4）。

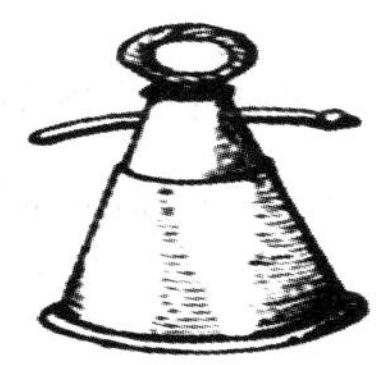

（1）直形胎头吸引器

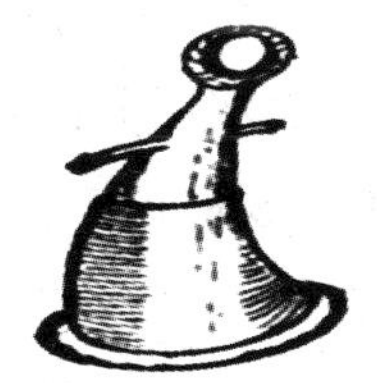

（2）牛角形胎头吸引器

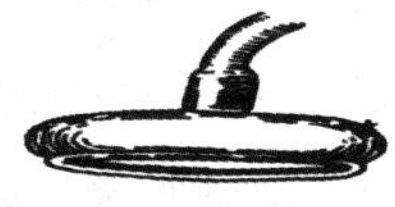

（3）扁圆形胎头吸引器

图 12－4 胎头吸引器

【适应证】

1. 产妇有妊娠期高血压疾病、心脏病、临产宫缩乏力或胎儿窘迫等疾病，需缩短第二产程者。

2. 第二产程延长者或胎头拨露于会阴部达半小时，胎儿未能娩出者。

3. 有剖宫产史或子宫有瘢痕，不宜过分用力者。

4. 轻度头盆不称，胎头内旋转受阻者。

【禁忌证】

1. 胎儿不能或不宜从阴道分娩者。如严重头盆不称、产道阻塞、子宫颈癌、尿瘘修补术后。

2. 除头先露、顶先露以外的其他异常头位，如面先露、额先露等。

3. 宫口未开全或胎膜未破者。

4. 胎头未衔接者。

【用物准备】

胎头吸引器 1 个，50mL 空针 1 副，止血钳 1 把，治疗巾 2 块，纱布 4 块，供氧设备、新生儿低压吸引器 1 台，一次性吸引管 1 根、吸氧面罩 1 个，抢救药品等。

【操作步骤】

1. 产妇取膀胱截石位，导尿排空膀胱。

2. 阴道检查了解子宫颈口开大情况，确定胎头为顶先露，胎先露已达 S +3 以下，排除禁忌证。胎膜未破者予以人工破膜。

3. 初产妇会阴过紧者应先行会阴侧切术。

4. 放置胎头吸引器　将吸引器胎头端涂以润滑剂，左手食、中指撑开阴道后壁，右手持吸引器沿阴道后壁进入，再以左手食、中指掌面向外拨开右侧阴道壁，使吸引器胎头端从该侧滑入阴道内，继而向上提拉阴道前壁，使胎头吸引器从前壁进入，再以右手食、中指向外撑起左侧阴道壁，整个胎头吸引器滑入阴道内，使其边沿与胎头顶部紧贴，注意避开囟门。

5. 检查吸引器　以右手食、中指伸入阴道，沿吸引器与胎头衔接处检查一周，了解吸引器是否紧贴头皮、有无阴道壁及宫颈组织夹于吸引器与胎头之间，检查无误后调整吸引器横柄，使之与胎头矢状缝方向一致，作为旋转胎头的标记。

6. 形成吸引器内负压　术者左手扶持吸引器，助手用 50mL 空针管连接吸引器的橡皮管，逐渐缓慢抽出空气 150 ~ 180mL，形成负压。用血管钳夹紧橡皮管，等候 2 ~ 3 分钟，使吸引器与胎头吸牢，取下空针管。

7. 牵引　沿产轴方向在宫缩时牵引，宫缩间歇时停止牵引，按头位的分娩机制协助胎头俯屈、内旋转、仰伸娩出，并保护好会阴。

8. 取下胎头吸引器　胎头娩出后，放开夹橡皮管的血管钳，取下吸引器。

【护理要点】

1. 向产妇讲解胎头吸引助产的目的、方法，以取得产妇的配合。

2. 注意吸引器的压力适当，如负压不足容易滑脱、负压过大则易使胎儿受损；胎头娩出阴道口时，应立即解除负压以便取下吸引器。

3. 牵引时间不宜过长，一般主张 10～15 分钟内结束分娩为宜，最长不超过 20 分钟。如时间过长，增加胎儿损伤机会。

4. 如因阻力过大或负压不足发生吸引器滑脱，可重新再放置，一般不宜超过 2 次。否则应改用产钳助产或剖宫产。

5. 术后应认真检查软产道，若软产道有撕裂伤，应立即缝合。

6. 由于阴道操作次数多，术后常规应用抗生素，预防感染。

7. 新生儿护理

（1）密切观察新生儿头皮产瘤位置、大小及有无头皮血肿、颅内出血的发生，以便及时处理。

（2）注意观察新生儿面色、反应、肌张力等，并作好新生儿抢救的准备。

（3）新生儿静卧 24 小时，避免搬动，3 日内禁止洗头。

（4）按医嘱给维生素 K_1 10mg 肌内注射，防止颅内出血。

（5）有窒息者可采取下列措施：①协助医生为新生儿清理呼吸道，保持呼吸道通畅。②刺激呼吸，确认呼吸道通畅后进行人工呼吸。可采用托背挺胸、鼻内插管或给氧面罩、口对口人工呼吸法等。③注意保暖，按医嘱给药，预防颅内出血或吸入性肺炎。

任务三 产钳术

产钳术是应用产钳牵引，协助胎儿娩出的手术。产钳由左、右两叶组成。左叶又名左下叶，右叶又名右上叶。每叶又分钳叶（钳匙）、钳胫、钳锁及钳柄四个部分（图 12－5）。钳叶内面凹、外面凸，称为头弯，适合夹持胎头。钳叶向上弯行，称为盆弯，以适应产道弯曲。钳叶中间有一宽孔，使胎头受钳叶挤压时有一定伸展余地。

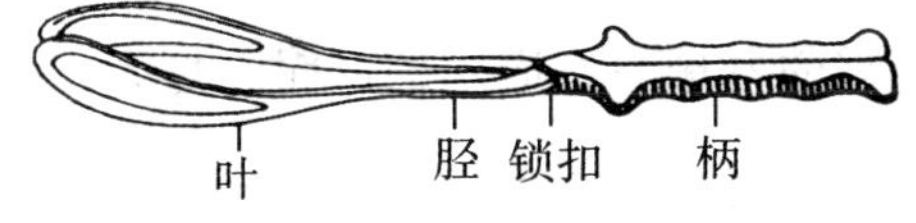

图 12－5 常用产钳及其构造

【适应证】

1. 需缩短第二产程者。

2. 宫缩乏力，第二产程延长者。

3. 胎头吸引术失败者。

4. 臀位后出胎头娩出困难者。

5. 剖宫产娩头困难者。

【禁忌证】

1. 胎头未衔接者。

2. 宫口未开全，胎膜未破。

3. 有明显头盆不称。

4. 异常胎位，如颏后位、额先露、高直位或其他异常胎位。

5. 确定为死胎、胎儿畸形者。

【操作步骤】

1. 产妇取膀胱截石位，导尿排空膀胱。

2. 阴道检查了解子宫颈口开大情况，检查胎方位及先露高低，了解施术条件并排除禁忌证。胎膜未破者予以人工破膜。

3. 初产妇应先行会阴侧切术。

4. 放置左叶产钳　术者以右手掌面四指伸入阴道后壁和胎头之间，左手持左叶产钳钳柄使钳叶垂直向下，将左叶沿右手掌面伸入手掌与胎头之间，在右手引导下将钳叶缓缓向胎头左侧及深部推进，将钳叶置于胎头左侧，钳叶与钳柄处于同一水平面，由助手持钳柄固定。

5. 放置右叶产钳　术者右手持右叶钳柄，左手四指伸入阴道右壁与胎头之间，引导产钳叶至胎头右侧，达左叶产钳对应位置。产钳放置后做阴道检查，了解钳叶与胎头之间有无软组织及脐带夹入，胎头矢状缝是否在两钳叶正中。

6. 合拢钳柄　产钳右叶在上，左叶在下，左右产钳锁扣吻合，左右钳柄内面自然对合。

7. 牵拉产钳　宫缩时术者将合拢的产钳先向外向下，然后再沿水平方向牵拉，当胎头着冠时逐步将钳柄上提，使胎头仰伸娩出。

8. 取出产钳　当胎头牵出后，应取下产钳。先取右叶产钳，后取左叶产钳。然后按分娩机制娩出胎体。

【护理要点】

1. 备好产钳助产术所需的器械，如适用的产钳、灯光、接产者坐凳及接产台、新生儿抢救物品等。

2. 严密观察宫缩及胎心变化，及时给产妇吸氧及补充能量。

3. 陪伴在产妇身旁，提供产程进展信息，给予安慰，减轻其紧张情绪，指导产妇协助完成分娩。

4. 产程长的产妇，双腿因架于腿架上会出现麻木感或肌肉痉挛，应及时为其作局部按摩，协助伸展下肢，并指导产妇配合宫缩正确使用腹压。

5. 臀位后出头困难者在产钳助产时，护理人员应协助按压产妇耻骨上方，使胎头俯屈，以利娩出。

6. 产后常规检查软产道，并注意子宫收缩、阴道流血及排尿情况。

7. 检查新生儿有无产伤，其他新生儿护理同胎头吸引术。

任务四 臀牵引及臀位助产术

臀位助产术是指臀位分娩时，胎儿脐部以下的部分自然娩出，脐部以上的部分由助产者协助娩出。臀牵引术是指臀先露的胎儿全部由助产者牵引娩出。

【适应证】

1. 臀位，胎儿下肢和臀部自然娩出后，上肢和头部不能自然娩出者。
2. 横位行内倒转术后继行臀牵引术。
3. 双胎中第二个胎儿为臀位者。
4. 臀位出现胎儿窘迫或脐带脱垂，而宫口已开全，来不及剖宫产者。
5. 臀位分娩时出现宫缩乏力或第二产程延长者。
6. 有妊娠合并症不能凭借自然产力分娩者。

【禁忌证】

1. 骨盆异常，如扁平骨盆、畸形骨盆、漏斗骨盆等。
2. 胎儿过大估计胎儿体重超过3500g以上者。
3. 宫口未开全者。

【用物准备】

1. 产包1个，内有：治疗碗2个、小药杯1个、血管钳3把、小镊子1把、持针钳1把、缝合针2枚、侧切剪1把、线剪1把、双层大包布1块、臀单1块、腿套2条、治疗巾6块、接产衣2件、脐带卷1个、纱布数块等。

2. 抢救新生儿用物，包括：负压吸引器1台、一次性吸痰管1根、供氧设备、吸氧面罩1个、抢救药品及新生儿保暖用品等。

【术前准备】

1. 排空膀胱后取膀胱截石位，常规消毒铺巾。
2. 阴道检查，确定胎方位、先露的高低及宫口是否开全、产道有无畸形。
3. 初产妇或经产妇会阴较紧者需做会阴侧切。
4. 做好新生儿的抢救准备。

【操作步骤】

（一）臀位牵引术

1. 下肢及臀部娩出　完全臀先露时，当胎足已脱出至阴道口时，术者握持胎儿双足作牵引。当臀部牵出后以治疗巾包裹胎臀，双手拇指置于胎儿骶部，其余四指握住胎儿髋部，向下牵引躯干，同时将胎背逐渐转至母体前方，使胎儿双肩径通过骨盆入口横径或斜径。如为腿直臀先露，术者用双手食指勾住胎儿双侧腹股沟作牵引。当胎臀娩出后，双手拇指置于胎儿大腿后面，其余四指置于胎儿骶部，握持胎体向下向外牵引。随胎儿下肢逐渐外露时，握持点应逐渐上移至胎儿股部，同时将胎背逐渐转至母体前方。胎儿脐部露出后先将脐带向外拉出 5～10cm，至胎儿肩胛、肋缘相继显露。

2. 胎肩及上肢娩出　当胎儿肩胛骨开始显露后，继续向下牵引的同时将胎背转向母体侧方，骶右前位时将胎背转向母体右侧，骶左前位时胎背转向左侧，使胎儿双肩径通过骨盆出口前后径，可用下列两种方法娩出胎肩及上肢。

（1）旋转胎体法（以骶右前位为例）：术者双手握住胎儿髋部，将胎背向逆时针的方向旋转，同时向下牵引，使胎儿前肩及上肢自耻骨弓下娩出。再将胎体向顺时针方向旋转，将另一肩及上肢娩出（图 12－6）。

（2）滑脱法：术者右手握住胎儿双足，将胎体向前上方提起，当后肩显露于会阴部时，左手食、中指伸入阴道，勾住胎儿后上肢肘部，使前臂沿胎儿胸前滑出。然后将胎体放低，前肩及上肢自耻骨弓下娩出。（图 12－7）。

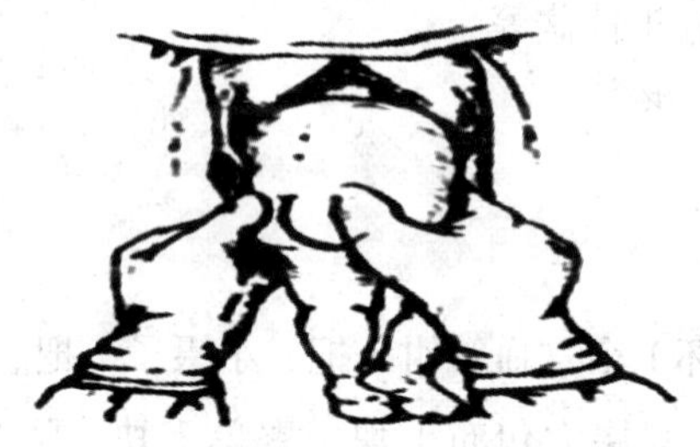

图 12－6　旋转胎体法

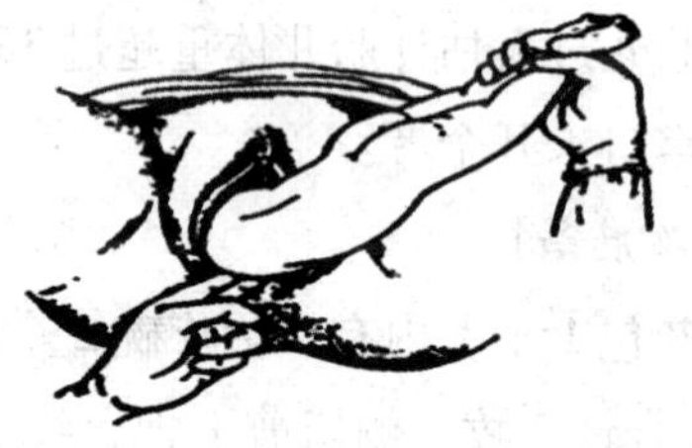

图 12－7　滑脱法

3. 胎头娩出　胎肩及上肢全部娩出后，将胎背转向正前方，使胎头矢状缝与骨盆出口前后径一致，然后将胎体骑跨于术者左前臂上，同时左手中指伸入胎儿口腔抵于下颌部，食指与无名指分别抵于胎儿上颌部。右手中指压低胎头枕部使胎头俯屈，食指与无名指置于胎儿两锁骨上（切勿放于锁骨上窝，避免损伤臂丛神经），术者两手协同用力向下牵拉胎头，此时助手可从产妇耻骨联合上方经腹壁按压，协助胎头俯屈。当胎头枕骨粗隆抵达耻骨弓下方时，以此为支点，将胎体逐渐上举，使胎儿下颏、口、鼻、眼、额相继娩出（图 12－8）。胎头娩出困难者，可使用后出头产钳助产。

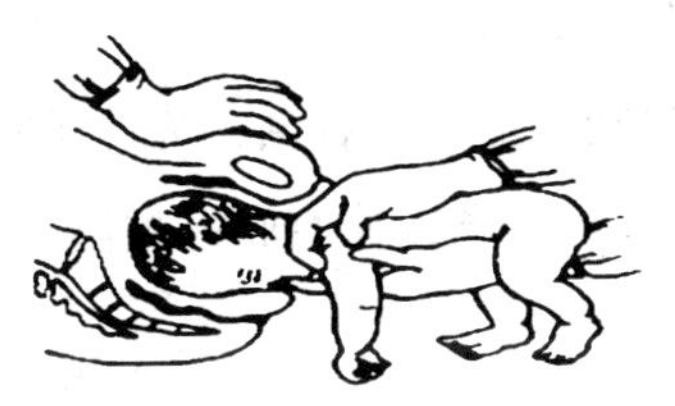
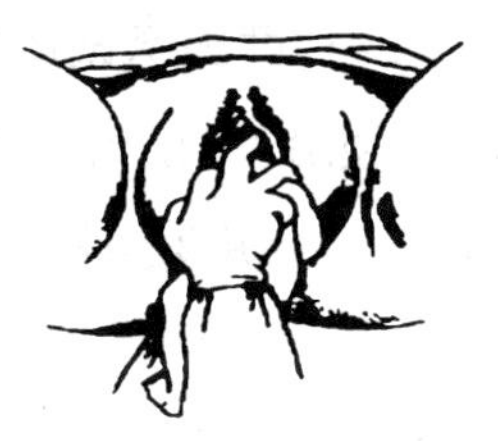
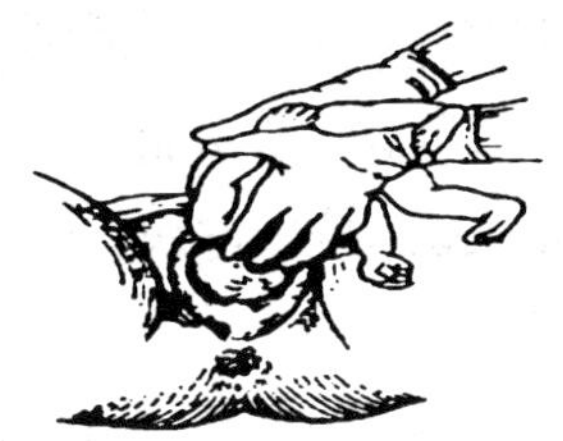

图12-8 胎头娩出法

（二）臀位助产术

1. 完全臀位　先露部拔露，宫口扩张4～5cm时，术者于宫缩时用无菌巾堵住阴道口，以免胎足过早娩出。胎臀及下肢娩出后用无菌巾裹住胎体，扶住胎儿髋部。当脐部娩出后，先将脐带向外拉出5～10cm，再按臀位牵引法，协助娩出胎肩、上肢及胎头。

2. 腿直臀位　在分娩过程中不必堵阴道口，随着宫缩加强，胎臀及下肢下降扩张软产道。胎臀露于阴道口时，术者扶持外露的臀部任其自然娩出。当娩出至脐部后，再按臀位牵引法，协助娩出胎肩、上肢及胎头。

【护理要点】

1. 向产妇介绍臀位助产手术的过程及安全性，耐心解答产妇的疑问，指导产妇采取正确的应对方式，减轻其心理压力。

2. 臀位助产过程中须按臀位分娩机制进行，不能操之过急；牵引时用力应均匀，以防胎儿和产妇损伤。

3. 脐部娩出后，必须在8分钟内娩出胎儿，否则脐带受压时间过久，易导致胎儿窘迫。

4. 新生儿娩出后应积极抢救，防止新生儿窒息。注意观察有无骨折、臂丛神经损伤及颅内出血等产伤。

5. 臀位助产或牵引时可能因为宫缩乏力或软产道损伤而导致产后出血，产后2小时及产后24小时为产后出血高发期，应加强观察。

6. 保持外阴清洁，每日外阴擦洗2次，左侧会阴侧切者嘱其采取右侧卧位，防止会阴伤口感染。

任务五　剖宫产术

剖宫产术是指妊娠28周及以后经腹切开子宫取出胎儿及其附属物的手术。剖宫产术是为解决困难的阴道分娩或阴道分娩对母儿的危害较大时的手术方式，对母儿有一定危害，应严格掌握适应证，合理使用，不宜滥用。

【适应证】

1. 母体适应证　骨盆严重狭窄或轻度狭窄试产失败；高危妊娠（如子痫前期、子痫、合并心脏病、心功能不全等）；经阴道助产手术失败而胎儿仍存活；先兆子宫破裂；合并严重尖锐湿疣或淋病；产道畸形；合并生殖器瘘管、直肠或盆腔肿瘤梗阻产道；产道手术后等。

2. 胎儿适应证　胎儿窘迫；胎位异常（如持续性枕后及枕横位、臀位、横位、颏后位、额先露、胎头高直位等）不能经阴道分娩；多胎妊娠；巨大儿；珍贵儿；脐带脱垂或脐带先露；联体双胎等。

3. 母儿适应证　前置胎盘、前置血管或胎盘边缘血窦破裂出血较多；胎盘早剥；胎盘功能降低；胎膜早破伴羊水污染或宫内感染。

【手术方式】

1. 子宫下段剖宫产术　是指妊娠末期或临产后，经腹膜内切开子宫膀胱反折腹膜，推开膀胱，切开子宫下段娩出胎儿及其附属物的手术。即在子宫下段切开子宫膀胱腹膜反折，下推膀胱，暴露子宫下段，在子宫下段前壁正中做横小切口，并钝性撕开10～12cm，取出胎儿、胎盘。此术式切口出血少，术后愈合好，与盆腔黏连少，再次妊娠时发生子宫破裂的机会少，是最常用的术式。

2. 子宫体剖宫产术（子宫上段剖宫产术）子宫体剖宫产术又称古典式剖宫产术，是取子宫体部正中纵切口取出胎儿及其附属物的手术。手术方法较易掌握，可用于妊娠任何时期。但术中出血多，切口缝合不易，术后愈合较差，切口易与周围脏器黏连，再次妊娠时发生子宫破裂的可能性较大。此手术仅用于急于娩出胎儿而子宫下段形成不佳者、前置胎盘附着于子宫前壁或同时做子宫切除术时。

3. 腹膜外剖宫产术　是指打开腹壁，不切开腹膜，在腹膜外分离推开膀胱，暴露子宫下段并作横切口，取出胎儿及其附属物的手术。此术式术后肠功能恢复快，肠胀气、肠麻痹等并发症减少，但手术较复杂，时间较长，有损伤膀胱的可能，子宫下段显露不足，易致胎儿娩出困难。多用于子宫腔有严重感染或潜在感染者。

4. 新式剖宫产术　新式剖宫产术为子宫下段剖宫产术的改良。腹壁切口在两侧髂前上棘连线下2～3cm处，横形切开皮肤，钝性撕开皮下脂肪、腹直肌、壁层腹膜，反折腹膜切开一小口后钝性撕开并下推膀胱，子宫下段先切开一个小口，再向两侧撕开。关腹时不缝合脏层及壁层腹膜，皮肤及皮下脂肪组织全层缝合2～3针，有利于切口愈合，减少瘢痕形成。手术时间缩短，胎儿娩出快，术后恢复快。

【麻醉方式】

以持续硬脊膜外麻醉为主，其他麻醉方法有局部浸润麻醉、蛛网膜下腔联合硬膜外麻醉、全身麻醉。

【用物准备】

剖宫产手术包一个，内有：25cm 不锈钢盆 1 个，治疗碗 1 个，弯盘 1 个，卵圆钳 6 把，短有齿镊 2 把，短无齿镊 2 把，长无齿镊 1 把，18cm 弯形止血钳 6 把，10cm、12cm、14cm 直止血钳各 4 把，Allis 钳 4 把，组织剪 2 把，线剪 1 把，持针器 3 把，巾钳 6 把，压肠板 1 个，吸引器头 1 个，皮肤拉钩 1 个，直角拉钩 1 个，"S" 型拉钩 2 个，手术刀柄 3 个，刀片 3 个，双层剖腹单 1 块，手术衣 6 件，治疗巾 10 块，长盐水纱垫 1 块，纱布垫 6 块，纱布 20 块，手套 10 副，丝线团（1、4、7 号）各 1 个，铬制肠线 2 管或可吸收缝线 2 根。

【护理要点】

1. 术前护理

（1）向家属讲解剖宫产术的必要性、手术的过程及术后的注意事项，消除患者紧张心理，取得患者家属的配合。

（2）腹部备皮同一般腹部手术。

（3）药物过敏试验做普鲁卡因、青霉素等药物过敏试验。

（4）核实交叉配血情况，协助医生联系好血源，做好输血准备。

（5）指导产妇演习术后在病床上翻身，饮水，用餐，双手保护切口咳嗽、吐痰的技巧。

（6）术前禁用呼吸抑制剂，以防新生儿窒息。

（7）留置导尿管，排空膀胱。

（8）做好新生儿保暖和抢救准备工作。

（9）产妇取仰卧位，必要时向左倾斜手术台 15°～30°，可防止或纠正仰卧位低血压综合征和胎儿窘迫。

（10）密切观察胎心，并做好记录。

2. 术中配合

（1）器械护士：熟悉手术步骤，及时递送各种器械、敷料。胎儿娩出后协助第二手术者钳夹宫壁切口止血及娩出胎盘。术前、术中、术后清点器械、敷料，确保清楚无误。

（2）巡回护士：术前检查手术室内术中所用物品的数量，是否处于完好备用状态。协助麻醉医生穿刺麻醉管，摆好体位，完成静脉穿刺，听胎心。术中提供所需物品，协助助产士处理好接生及抢救新生儿。

（3）助产士：携带新生儿衣被、抢救器械、药品等到手术室侯产。胎儿娩出后协助医生抢救新生儿。

3. 术后护理

按一般腹部手术后常规护理及产褥期产妇的护理，但应注意：

（1）全麻患者未清醒前去枕平卧，头偏向一侧。硬膜外麻醉患者平卧6～8小时，术后12～24小时改半卧位，情况良好者，鼓励尽早下床活动，有利恶露排出和术后恢复。

（2）观察伤口有无渗血及感染征象。如有异常及时报告医生处理。

（3）注意宫缩及阴道流血情况，遵医嘱用宫缩剂加强宫缩，防止产后出血。

（4）鼓励产妇6小时以后进流食，以后根据肠道功能恢复的情况逐步过渡到半流、普食，以保证患者营养，有利乳汁的分泌。酌情补液2～3天，有感染者按医嘱加用抗生素。

（5）术后留置导尿管24～48小时，拔管后注意产妇排尿情况。

（6）作好出院指导。指导产妇保持外阴部清洁；进食营养丰富、全面的食物，以保证产后恢复及母乳喂养的进行；鼓励产妇坚持母乳喂养；坚持做产后保健操，以帮助身体的恢复；产后42天到门诊复查子宫复旧情况。产褥期结束后应采取避孕措施，坚持避孕2年以上。

知识链接

剖宫产疤痕妊娠 （CSP)

剖宫产疤痕妊娠（CSP）是指有剖宫产史的女性，再次怀孕时，受精卵、滋养细胞种植于剖宫产（cs）后子宫疤痕处。目前已公认其是位于子宫体腔以外的异位妊娠。

剖宫产术后3个月经阴道超声检查测量剖宫产子宫瘢痕的大小与厚度，发现半数以上患者瘢痕处肌层变薄且肌层失去连续性，有微小裂隙存在，即瘢痕愈合存在缺陷。阴道超声的特征表现为瘢痕处血流呈三角形聚集征。研究认为子宫瘢痕处肌层缺陷和血管增生可能是形成此症的病理学基础。

由于该瘢痕处肌壁薄弱且纤维组织多，此处妊娠后容易发生子宫破裂、大出血等严重并发症，危及患者生命安全。

目标检测题

某产妇，行会阴侧切分娩后第二天，会阴伤口水肿明显，局部无分泌物和压痛。

请　问：护士应如何护理此患者？

（张国华）

项目十三

妇产科护理操作技术

学习目标

1. 掌握妇产科常用技术的目的、适应证、禁忌证、护理要点。
2. 能够根据临床需要熟练完成妇产科常用技术的物品准备和操作。
3. 在操作过程中，能做到动作轻柔，尊重、关爱妇女。

案例导入

某孕妇，32岁，妊娠38周后入院待产，分娩时行会阴左侧切开术，产后3天，伤口出现红肿，疼痛。

请思考： 1. 护士应如何对伤口进行湿热敷？

2. 术后几天可以坐浴，应注意什么？

任务一 产科外阴消毒

【目的】

产科外阴消毒是利用消毒液对外阴部进行擦洗和消毒的技术。通过对外阴擦洗和消毒，清洁外阴，避免产时污染，预防感染。

【适应证】

1. 分娩产妇。
2. 行人工流产术的妇女。
3. 行其他产科检查或经阴道手术前患者。

【物品准备】

产床，治疗车，方盘，弯盘，无菌消毒包（内含弯盘2个、卵圆钳2把），肥皂水纱球罐（内置消毒肥皂水纱球），纱球罐（内置消毒干纱球），无菌治疗巾1块，冲洗壶 2 个，温开，含碘消毒液（碘附，含有效碘 0.5%），便盆，一次性会阴垫，污物桶。

【操作方法】

1. 核对产妇床号及姓名，向产妇解释外阴消毒的目的，取得产妇配合。

2. 产妇取膀胱截石位，注意保暖，臀下放便盆。

3. 操作者站在产妇右侧，取第 1 把卵圆钳，夹取第 1 只肥皂水纱球擦洗外阴各部，顺序为大小阴唇、阴阜、大腿内上 1/3、会阴及肛门周围。以上擦洗重复三遍，顺序不变，但范围不能超过前一只纱球擦洗的范围。擦洗时间要求超过 3 分钟。第 4 只纱球加强会阴及肛门擦洗，然后丢弃持物钳。

4. 取第 2 把卵圆钳，夹取 1 只干纱球，堵住阴道口，用温开水冲净肥皂水，冲洗顺序为大小阴唇、阴阜、大腿内上 1/3、会阴及肛门周围。冲洗范围不超过擦洗范围。

5. 夹取第 2 只干纱球堵住阴道口，用消毒液冲洗外阴部，冲洗顺序同上，但范围不能超过上次冲洗范围。

6. 取第 3 只干纱球，擦干外阴部，顺序同擦洗和冲洗，但范围不能超过擦洗和冲洗的范围。

7. 撤去便盆，臀下铺无菌治疗巾。

8. 整理用物，洗手。

【护理要点】

1. 操作前告知产妇，操作过程中若有宫缩来临，不要左右翻动。

2. 冲洗顺序应自上而下，由里向外。

3. 温开水温度为 38℃ ~40℃。

4. 擦洗、温开水冲洗、消毒液冲洗的范围应逐渐缩小，会阴部应加强擦洗及消毒。

5. 凡碰到过肛门的卵圆钳不可再用。

6. 天冷时，擦洗注意保暖，消毒液需要加温。

任务二 会阴擦洗

【目的】

会阴擦洗是妇产科常用的会阴局部清洁的护理操作技术，保持患者会阴清洁，预防逆行性感染，促进舒适和伤口愈合。

【适应证】

1. 产科或妇科腹部手术后留置导尿者。

2. 会阴、阴道手术术后患者。

3. 会阴部有伤口者。

4. 长期卧床患者。

【物品准备】

治疗车，方盘，消毒罐（内放无菌持物钳），小药杯，会阴擦洗包（内放弯盘2个、卵圆钳2把、消毒小药杯），纱球罐（内放消毒干纱球），棉球罐（内放消毒干棉球），温开水，碘附原液，无菌治疗巾，大毛巾，污物桶。

【操作方法】

1. 核对患者床号、姓名，解释操作目的，取得患者配合，嘱男家属回避。

2. 推车至患者床旁，关闭门窗，嘱患者排空膀胱，协助患者脱下一侧裤腿，取膀胱截石位，充分暴露外阴部。

3. 若为产后患者，则解开会阴垫，按摩子宫，了解宫底高度、子宫软硬度，按压宫底，观察恶露色、质、量、气味，弃去会阴垫。

4. 用一把镊子或消毒止血钳夹取干净的药液棉球，用另一把镊子或止血钳夹住棉球进行擦洗。一般擦洗3遍，擦洗的顺序为第1遍时自耻骨联合一直向下擦至臀部，先擦净一侧后换一棉球同样擦净对侧，再用另一棉球自阴阜向下擦净中间。自上而下、自外向内，初步擦净会阴部的污垢、分泌物和血迹等；第2遍的顺序为从内向外，或以伤口为中心向外擦洗，其目的为防止伤口、尿道口、阴道口被污染。擦洗时均应注意最后擦洗肛门，并将擦洗后的棉球丢弃。第3遍顺序同第2遍。必要时，可根据患者的情况增加擦洗的次数，直至擦净，最后用干纱布擦干。

5. 取第2把卵圆钳，夹取1只棉球消毒会阴伤口。

6. 保留导尿管者需更换集尿袋。

7. 弃去用物，撤去治疗巾，更换干净的会阴垫，穿上裤子，恢复体位，整理好床单位。

8. 做好宣教（产后会阴伤口者的宣教包括：保持会阴清洁，勤更换会阴垫，大小便后清洗会阴部，向伤口对侧卧位等）。

9. 整理用物，洗手。

【护理要点】

1. 擦洗时应注意观察会阴部及伤口有无红肿、分泌物性质，若有异常应及时处理。水肿者可用50%硫酸镁湿热敷或95%乙醇湿敷。

2. 天冷时注意保暖，纱球需要加温。

3. 擦洗动作应轻柔，凡有血迹的地方均应擦洗干净。

4. 擦洗时应掌握由上而下的原则，凡是擦过肛门的纱球和卵圆钳均不可再用。

5. 对留置导尿者，尿道口周围应擦洗干净，注意观察导尿管是否通畅，避免脱落或打结。

任务三　阴道灌洗

【目的】

阴道灌洗可使阴道和宫颈保持清洁，避免子宫切除过程中阴道与盆腔相通时，细菌或病原体进入盆腔引起感染，以减少术后阴道残端炎症等并发症。

【适应证】

1. 各种阴道炎、宫颈炎的治疗。

2. 子宫切除术前或阴道手术前的常规阴道准备。

【禁忌证】

月经期、阴道流血者、妊娠晚期、产后10天内、人工流产术后宫口未闭合、宫颈癌患者有活动性出血者。

【物品准备】

1. 物品　消毒灌洗筒1个，橡皮管1根，灌洗头1个（头上有控制冲洗压力和流量的调节开关），输液架1个，弯盘1只，橡皮垫1块，一次性塑料垫1块，便盆1个，一次性手套一副，窥阴器1只，卵圆钳1把，消毒大棉球1~2个。

2. 灌洗溶液　常用的阴道灌洗溶液有0.025%碘伏溶液；0.2%苯扎溴铵溶液；生理盐水；2%~4%碳酸氢钠溶液；2.5%乳酸溶液；4%硼酸溶液；0.5%醋酸溶液；1:5000高锰酸钾溶液等。注意滴虫阴道炎的患者，应用酸性溶液灌洗；假丝酵母菌病患者，则用碱性溶液灌洗；而非特异性阴道炎者，用一般消毒液或生理盐水灌洗；妇科术前常规阴道准备选择碘附溶液、高锰酸钾溶液或苯扎溴铵溶液。

【操作方法】

1. 核对患者床号、姓名，向其解释操作目的，取得患者配合，关闭治疗室门窗，调节适宜的温度。

2. 嘱患者排空膀胱后至治疗室。协助患者上检查床，取膀胱截石位，脱去一侧裤脚，冬天用小毛毯保暖，臀下垫一次性塑料布，放置便盆。

3. 根据患者的病情配制灌洗液500~1000mL，将灌洗筒挂在输液架上，其高度距离检查床60~70cm，排去管内空气，试水温（41℃~43℃）适宜后备用。

4. 操作者右手持冲洗头，先灌洗外阴部，然后用左手将小阴唇分开，将灌洗头沿阴道纵侧壁的方向缓缓插入至阴道达阴道后穹隆部，边灌洗边将灌洗头围绕子宫颈轻轻地上下左右移动；灌洗宫颈、阴道穹隆及阴道壁，使用窥阴器者，边灌洗边转动窥阴器，确保阴道各侧壁均冲洗干净。灌洗完毕，轻轻下压窥阴器，使阴道内残留液体完全流出。

5. 当灌洗液约剩 100mL 时，夹住皮管，拔出灌洗头和窥阴器，再冲洗一次外阴部，然后扶患者坐于便盆上，使阴道内残留的液体流出。

6. 用干纱球擦干外阴部，弃去患者臀下一次性塑料布，铺治疗巾，协助患者穿好裤子，恢复体位。

7. 整理用物，洗手。

【护理要点】

1. 灌洗液温度以 41℃ ~43℃ 为宜，温度过低容易造成患者不舒服，温度过高容易导致患者阴道黏膜烫伤。

2. 灌洗筒与检查床的距离不应超过 70cm，以免压力过大，水流过速，使液体或污物进入子宫腔，或者冲洗液与局部作用时间不足。

3. 灌洗溶液应根据不同的目的选择，滴虫性阴道炎应选择酸性溶液，念珠菌性阴道炎应选择碱性溶液，非特异性阴道炎选择一般消毒液或生理盐水。妇科术前常规阴道准备选择碘附溶液、高锰酸钾溶液或苯扎溴铵溶液。

4. 产后 10 天或妇科手术 2 周后的患者，若出现阴道分泌物混浊、有臭味、阴道伤口愈合不良时，可行低位阴道灌洗，灌洗筒的高度一般不超过检查床 30cm，以免污物进入宫腔或损伤阴道残端伤口。

5. 未婚妇女一般不做阴道灌洗，必要时可用导尿管进行灌洗，不能使用窥阴器。

任务四 会阴湿热敷

【目的】

会阴湿热敷是应用热原理和药物化学反应直接接触皮肤患区，从而促进局部血液循环，增强局部白细胞吞噬作用和组织活力，加强组织再生、消炎、止痛，以促进伤口愈合。

【适应证】

1. 会阴部水肿及会阴血肿的吸收期。

2. 会阴伤口硬结及早期感染等患者。

【物品准备】

治疗车，方盘，无菌包（内放消毒弯盘 2 个、卵圆钳 2 把），纱布罐（内放无菌纱布若干），棉签，医用凡士林，沸水，热源袋（如热水袋、电热宝），红外线灯，无菌治疗巾，棉垫。热敷药物：煮沸的 50% 硫酸镁或 95% 乙醇。

【操作方法】

1. 核对患者床号、姓名、住院号，向其解释操作目的，取得患者配合，关闭门窗，男家属回避。

2. 嘱患者排空膀胱，协助其松解衣裤，暴露会阴部，臀下铺治疗巾。

3. 热敷部位先涂一层凡士林，盖上纱布，再敷上浸有热敷溶液的温纱布，外面盖上棉布垫保温。

4. 一般每隔3～5分钟更换热敷垫1次，热敷时间为15～30分钟，亦可用热源袋放在棉垫外或用红外线灯照射。

5. 热敷完毕，移去敷料，观察热敷部位皮肤，用纱布擦净皮肤上凡士林。

6. 协助患者穿好衣裤，整理好床单位。

7. 处理用物，洗手，记录。

【护理要点】

1. 湿热敷时，应在会阴擦洗、局部伤口清洁后进行。

2. 湿热敷的温度一般在41℃～48℃左右。

3. 湿热敷的面积应为病损范围的2倍。

4. 湿热敷过程中应定时检查热源袋是否完好，防止烫伤，对休克、虚脱、昏迷及术后感觉不敏感的患者应特别注意。

5. 湿热敷治疗中，护士应随时评价热敷效果，为患者提供必要的生活护理。

任务五　阴道或宫颈上药

【目的】

阴道或宫颈上药是将治疗性药物经过阴道涂抹到阴道壁或宫颈黏膜上，以达到局部治疗各种阴道或宫颈炎症的作用。

【适应证】

各种阴道炎、宫颈炎、术后阴道残端炎。

【物品准备】

治疗车，方盘，一次性塑料布，一次性手套，阴道冲洗包（内含弯盘2个、卵圆钳2把、窥阴器、药杯），润滑油，消毒干棉球，消毒长棉签，带尾线的大棉球/纱球。

【操作方法】

1. 核对患者姓名、床号、住院号，向其解释操作目的，取得患者配合，关闭门窗，置屏风。

2. 嘱患者排空膀胱，协助患者上检查床，取膀胱截石位，脱去一侧裤子，臀下垫一次性塑料布。

3. 上药前先行阴道冲洗或擦洗，依据病情及治疗目的不同，选择不同方法上药。

（1）阴道后穹隆上药：常用于滴虫性阴道炎、白色念珠菌性阴道炎、老年性阴道炎及慢性宫颈炎等患者。常用药物有甲硝唑、制霉菌素等药片、丸剂或栓剂。可指导患者自行放置，临睡前洗净双手，戴一次性手套，用示指将药片或栓剂沿阴道后壁推行至阴道后穹隆处。

（2）局部用药：常用于宫颈炎或阴道炎患者。①非腐蚀性药物，如1%甲紫或大蒜液可用于治疗念珠菌性阴道炎，新霉素、氯霉素可用于治疗急性或亚急性宫颈炎或阴道炎，用长棉签蘸药液涂擦于阴道壁或子宫颈；②腐蚀性药物，如20%～50%硝酸银可用于治疗慢性宫颈炎颗粒增生型患者，用长棉签蘸药液涂于宫颈糜烂面，并插入宫颈管内0.5cm，片刻后用生理盐水棉球擦去表面残余药液，最后用干棉球吸干。

（3）宫颈棉球上药：适用于子宫颈亚急性或急性炎症伴有出血者。常用药物有止血药、消炎止血粉和抗生素等。用窥阴器充分暴露宫颈，用卵圆钳将带有尾线的棉球蘸药后塞于宫颈处，同时将窥阴器轻轻退出，然后取出卵圆钳，以防退出窥阴器时将棉球带出，将线尾端露于阴道口外，并用胶布固定于阴阜侧上方。叮嘱患者于上药后12～24小时轻拉尾线将棉球取出。

（4）喷雾器上药：常用于非特异性阴道炎及老年性阴道炎，常用药物有土霉素、呋喃西林、己烯雌酚等。用窥阴器暴露阴道壁，用喷雾器将药物粉末喷于炎性组织表面。

4. 弃去一次性塑料布，铺治疗巾于患者臀下，协助患者穿好裤子，恢复体位。

5. 整理用物，洗手。

【护理要点】

1. 使用非腐蚀性药物时，应转动窥阴器，使阴道各侧壁均涂上药物。

2. 应用腐蚀性药物时，要注意保护正常阴道壁及组织，上药前将纱布或干棉球垫于阴道后壁或阴道后穹隆处，以免药液灼伤正常组织。药液涂好后，用干棉球吸干，随即取出棉球或所垫纱布。

3. 棉签上的棉花必须捻紧，涂药时朝同一方向转动，避免棉花落入阴道内。

4. 阴道栓剂宜于晚上临睡前使用，以免站起脱落，影响治疗效果。

5. 未婚妇女上药时，不能使用窥阴器，可用长棉签上药。

6. 用药期间，禁止性生活。

7. 经期或子宫出血者不宜阴道上药。

任务六 坐 浴

【目的】

坐浴是通过水温和药液的作用，清洁外阴，改善局部血液循环，减轻局部炎症及疼痛，利于组织修复。

【适应证】

1. 外阴、阴道手术或经阴道行子宫切除术的术前准备。

2. 治疗或辅助治疗外阴炎、阴道炎症、子宫脱垂患者。

3. 会阴切口愈合不良患者。

【禁忌证】

月经期妇女、阴道流血者、孕妇、产后7天内产妇。

【物品准备】

坐浴盆，30cm高的坐浴盆架，消毒小毛巾、温度计。溶液准备与配制如下：

1. 滴虫性阴道炎　常用0.5%醋酸溶液、1%乳酸溶液或1∶5000高锰酸钾溶液。

2. 念珠菌性阴道炎　常用2%～4%碳酸氢钠溶液。

3. 萎缩性阴道炎　0.5%～1%乳酸溶液。

4. 外阴炎、非特异性阴道炎、外阴阴道手术术前准备　常用1∶5000高锰酸钾溶液、1∶1000苯扎溴铵溶液、0.02%碘附溶液等。

【操作方法】

1. 核对患者姓名、床号、住院号，向其解释坐浴的目的、方法及注意事项，取得患者配合。

2. 根据病情及治疗目的，配制好坐浴溶液2000mL，根据不同治疗目的调节好温度，将坐浴盆置于坐浴架上。

3. 嘱患者排空膀胱后全臀及外阴部浸泡于溶液中，坐浴时间为15～20分钟，坐浴结束后用无菌小毛巾擦干臀部及外阴。

4. 根据目的不同，坐浴分为3种：①热浴：水温在41℃～43℃，适用于渗出性病变及剂型炎性病变，可先熏洗后坐浴；②温浴：水温在35℃～37℃，适用于慢性盆腔炎、术前准备等；③冷浴：水温在14℃～15℃，适用于膀胱阴道松弛、性无能及功能性无月经者。主要是利用低温刺激肌肉神经，使其张力增加。坐浴时间为2～5分钟。

【护理要点】

1. 坐浴前擦干净外阴及肛门周围。

2. 坐浴溶液应严格按比例配制。浓度过低，起不到治疗效果；浓度过高，容易导致黏膜烧伤。

3. 坐浴溶液温度根据坐浴的不同目的调节，并按照坐浴时间进行坐浴。

4. 坐浴时需将臀部及外阴部全部浸入药液中。

目标检测题

1. 患者，女 42 岁，今日由于宫颈癌，需要做广泛子宫切除和盆腔淋巴结清扫术。

请　问：如何指导患者实施坐浴？

2. 患者，27 岁，因外阴瘙痒，白带增多，呈豆渣样，诊断为假丝酵母菌性阴道炎。

请　问：护士如何给患者实施阴道冲洗？

（张国华）

项目十四

妇科病史采集及检查的配合

学习目标

1. 掌握妇科病史的采集方法和内容。
2. 熟悉常用特殊检查的方法及护理配合。
3. 了解妇科患者的心理特点。
4. 能尊重、关心患者并对妇科患者进行整体护理。

案例导入

某妇女，55 岁，生育情况：足月产 1 次，健全；自然流产 1 次，人工流产 1 次。
请思考：其生育史如何简写？

任务一 妇科护理病史采集

一、采集方法

病史采集是指收集患者的全面资料，并加以整理、综合、分析判断的过程，以了解患者目前的健康状况，并评价其过去和现在的应对形态。妇科病史采集可以通过询问、观察、身体检查、阅读检查报告、交谈等方式进行。由于妇科病史采集时会涉及患者的婚姻、妊娠、性生活等隐私问题，她们会感到害羞、难以启齿，所以在采集病史的过程中，要态度和蔼诚恳，语言亲切，关心和尊重患者，耐心细致地询问，并为患者保密，这样才能收集到患者真实的病史、生理和心理社会资料。若患者不愿说出实情时，不能勉为其难，更不能反复追问与性生活有关的病史。

二、采集内容

（一）一般情况

包括患者的姓名、年龄、婚姻、籍贯、职业、民族、教育程度、宗教信仰、家庭住址、入院日期、病史记录日期、入院方式等。

（二）主诉

促使患者就诊的主要症状（和体征）及持续时间。力求简明扼要，通常不超过20字。妇科常见的症状有外阴瘙痒、阴道流血、白带异常、闭经、下腹痛、下腹部包块及不孕等。如患者有停经、阴道流血及腹痛3种主要症状，应按其发生的顺序，将主诉写成："停经42日后，阴道流血2日，腹痛6小时。"若本人自觉无任何不适，妇科普查发现子宫肌瘤，主诉应写："普查发现子宫肌瘤3日。"

（三）现病史

指患者本次疾病发生、演变和诊疗全过程，是病史的主要部分，可按照时间顺序进行询问，应围绕主诉了解发病的时间、发病的原因及可能的诱因、病情发展经过、就医经过、采取的护理措施及效果。还需了解患者有无伴随症状及其出现的时间、特点和演变过程，特别是与主要症状的关系。此外详细询问患者相应的心理反应，询问食欲、大小便、体重变化、活动能力、睡眠、自我感觉、角色关系、应激能力变化。

（四）月经史

包括初潮年龄、月经周期、经期持续时间，如：12岁初潮，月经周期28～30日，持续5日，可简写为$12\frac{5}{28\sim30}$天。了解经量多少、经前期有无痛经、乳房胀痛、水肿、精神抑郁或易激动等，常规询问末次月经时间及其经量和持续时间。若其流血情况不同于以往正常月经时，还应再问前次月经日期。绝经者应询问绝经年龄、绝经后有无不适、有无阴道出血、分泌物增多或其他不适情况。

（五）婚育史

包括婚次、每次结婚年龄、男方健康情况、是否近亲结婚、同居情况、双方性功能、性病史。生育情况包括足月产、早产、流产次数以及现存子女数，以4个阿拉伯数字顺序表示，可简写为：足－早－流－存，如足月产1次，无早产，流产2次，现存子女1人，可记录为1－0－2－1。或用孕2产1（G_2P_1）表示。同时记录分娩方式、新生儿出生情况；有无难产史、产后大量出血或产褥感染史、末次分娩或流产的时间和情况，以及采用的计划生育措施及效果。

（六）既往史

以往健康状况和疾病情况，特别是妇科疾病、心血管疾病、肝炎、结核及手术外伤史、输血史、预防接种史、药物过敏史等，如患过某种疾病，应询问疾病的治疗和转归。为防止遗漏，可按全身各系统依次询问。

（七）个人史

询问患者的生活和居住情况、出生地和曾居住地区、个人自理程度、生活方式、睡眠、饮食、营养、卫生习惯等。了解与他人、家人的关系，对待职业、工作、退休的满意度，有无毒品使用史及烟酒嗜好。

（八）家族史

了解患者的家庭成员包括父母、兄弟、姊妹及子女的健康状况，询问家庭成员有无遗传性疾病（如血友病、白化病），有无可能与遗传有关的疾病（如糖尿病、高血压），以及有无传染病（如结核）等疾病病史。

任务二 妇科检查及护理配合

一、全身检查

测量体温、脉搏、呼吸、血压、身高、体重；观察精神状态、全身发育、毛发分布、皮肤、淋巴结（尤其是左锁骨上淋巴结和腹股沟淋巴结）、头部器官、颈、乳房（检查其发育情况及有无皮肤凹陷、包块或分泌物），心、肺、脊柱及四肢。

二、腹部检查

是妇产科体格检查的重要组成部分，应在盆腔检查前进行。视诊观察腹部形状和大小，有无隆起或呈蛙腹状，腹壁有无瘢痕、静脉曲张、妊娠纹、腹壁疝、腹直肌分离等。扪诊腹壁厚度，肝、脾、肾有无增大及压痛，腹部其他部位有无压痛、反跳痛及肌紧张，腹部能否扪到肿块，如有包块，应描述包块的部位、大小（以 cm 为单位表示或相当于妊娠月份表示，如包块相当于妊娠 3 个月大）、形状、质地、活动度、表面光滑或高低不平隆起以及有无压痛。叩诊时注意鼓音和浊音分布区，有无移动性浊音存在。必要时听诊了解肠鸣音情况。如为孕妇，应进行四步触诊和胎心率听诊检查（见项目二）。

三、盆腔检查

为妇科特有的检查，又称为妇科检查，包括外阴、阴道、宫颈、宫体及双侧附件的检查。检查器械包括无菌手套、阴道窥器、鼠齿钳、长镊、子宫探针、宫颈刮板、玻片、棉拭子、消毒液、液体石蜡或肥皂水、生理盐水等。

（一）基本要求

1. 检查者关心体贴患者，做到态度严肃，语言亲切，检查前向患者做好解释工作，检查时仔细认真，动作轻柔。

2. 除尿失禁患者外，检查前嘱咐患者排空膀胱，必要时先导尿。大便充盈者应在排便或灌肠后进行。

3. 为避免感染或交叉感染，置于臀部下面的垫单、检查器械和无菌手套应一人一换，一次性使用。

4. 除尿瘘患者有时需取膝胸位外，一般妇科检查取膀胱截石位，头部略抬高，两手平放于身旁，以使腹肌松弛，患者臀部置于检查台缘，检查者一般面向患者，立在患者两腿间。不宜搬动的危重患者不能上检查台，可在病床上检查。

5. 应避免月经期做盆腔检查。如为阴道异常出血必须检查时，应先消毒外阴，并使用无菌手套及器械，以免感染。

6. 无性生活患者禁做阴道窥器检查，禁做双合诊和三合诊检查，一般仅限于直肠－腹部诊。如确有检查必要时，在征得患者及其家属同意后，方可进行检查。

7. 怀疑有盆腔内病变而腹壁肥厚、高度紧张不合作或无性生活史患者，如妇科检查不满意时，可行B超检查，必要时可在麻醉下进行盆腔检查，以作出正确的判断。

8. 男性医护人员对患者进行妇科检查时，应有女性医护人员在场，以减轻患者紧张心理，并可避免发生不必要的误解。

（二）检查方法

一般按下列步骤进行：

1. 外阴部检查　观察外阴发育、阴毛多少和分布情况（女性型或男性型），有无畸形、水肿、炎症、溃疡、赘生物或肿块，注意皮肤和黏膜色泽或色素减退及质地变化，有无增生、变薄或萎缩。然后分开小阴唇，暴露阴道前庭及尿道口和阴道口，观察尿道口周围黏膜色泽及有无赘生物。无性生活的患者处女膜一般完整未破，其阴道口勉强可容示指；有性生活的患者阴道口能容两指通过；经产妇的处女膜仅余残痕或可见会阴后－侧切瘢痕。检查时还应让患者用力向下屏气，观察有无阴道前壁或后壁膨出、子宫脱垂或尿失禁等情况。

2. 阴道窥器检查　临床常见的阴道窥器为鸭嘴形，可以固定，便于阴道内治疗操作。阴道窥器有大小之分，根据患者阴道大小和阴道壁松弛情况，选用适当大小的阴道窥器。

（1）放置和取出：当放置窥器时，将阴道窥器两叶合拢，表面涂润滑剂（生理盐水或肥皂液）润滑两叶前端，以利插入阴道，避免阴道损伤。冬天气温较低时，可将窥器前端置于40℃～45℃肥皂液中预先加温，防止因窥器的温度过低影响对患者的检查效果。如拟做宫颈细胞学检查或取阴道分泌物作涂片时，可改用生理盐水润滑，以免润滑剂影响涂片质量和检查结果。放置窥器时，检查者左手拇指和示指将两侧小阴唇分开，暴露阴道口，右手持阴道窥器避开敏感的尿道周围区，斜行沿阴道侧后壁缓慢插入阴道内（图 14－1），边推进边旋转，将窥器两叶转正并逐渐张开两叶，直至完全暴露宫颈、阴道壁及穹隆部（图 14－2），然后旋转窥器，充分暴露阴道壁。取出窥器时应将两叶合拢后退出，以免小阴唇和阴道壁黏膜被夹入两叶侧壁间而引起患者剧痛或不适。

（2）窥器检查内容包括宫颈、阴道的视诊。首先观察阴道前后壁和侧壁及穹隆黏膜颜色、皱襞多少，是否有阴道隔或双阴道等先天畸形，有无溃疡、赘生物或囊肿等。并注意阴道分泌物的量、性状、色泽，有无臭味。阴道分泌物异常者应进行滴虫、假丝酵母菌、淋菌及线索细胞等检查。然后暴露宫颈，观察宫颈大小、颜色、外口形状，有无出血、柱状上皮异位、撕裂、外翻、腺囊肿、损伤、息肉、赘生物、畸形，宫颈管内有无出血或分泌物。并可采集宫颈外口鳞－柱交接部或宫颈分泌物标本做宫颈细胞学检查。

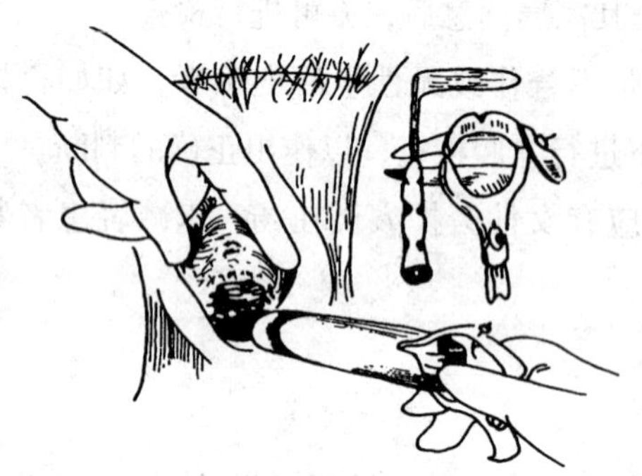

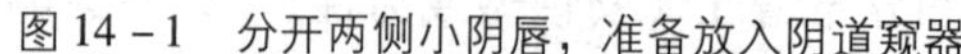

图 14－1　分开两侧小阴唇，准备放入阴道窥器

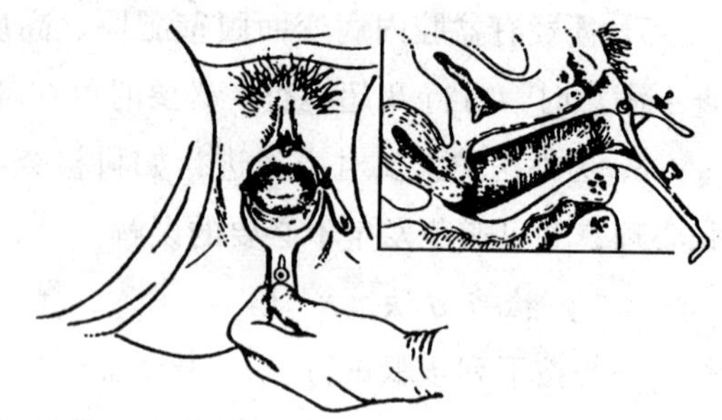

图 14－2　阴道窥器检查（暴露宫颈及阴道侧壁）

3. 双合诊　是盆腔检查中最重要的项目。检查者一手示指和中指涂擦润滑剂后伸入阴道内，另一手放在腹部配合检查，称为双合诊检查。目的在于检查阴道、宫颈、宫体、输卵管、卵巢及宫旁结缔组织和韧带，以及盆腔内壁情况。检查方法：检查者戴无菌手套，右手（或左手）示指和中指蘸润滑剂，顺阴道后壁轻轻插入，检查阴道通畅度、深度、弹性，有无先天畸形、瘢痕、结节、肿块及阴道穹隆情况。触诊宫颈的大小、形状、硬度及宫颈外口情况，有无接触性出血和宫颈举痛。当扪及宫颈外口方向朝后时，宫体为前倾；宫颈外口方向朝前时，宫体为后倾。宫颈外口朝前且阴道内手指伸达后穹隆顶部可触及子宫体时，子宫为后屈。随后将阴道内两指放在宫颈后方，另手掌心朝下手指平放在患者腹部平脐处，当阴道内手指向上、向前方抬举宫颈时，腹部手指向下向后按压腹壁，并逐渐向耻骨联合部位移动，通过内、外手指同时抬举和按压，相互协调，扪诊子宫体位置、大小、形状、软硬度、活动度以及有无压痛（图 14－3）。正常子宫位置一般是前倾略前屈，位于盆腔中央。扪清子宫后，将阴道内两指由宫颈后

方移至一侧穹隆部，尽可能往上向盆腔深部扪触；与此同时，另一手从同侧下腹壁髂嵴水平开始，由上往下按压腹壁，与阴道内手指相互对合，以触摸该侧子宫附件区有无肿块、增厚或压痛（图 14－4）。若扪及肿块，应查清其位置、大小、形状、软硬度、活动度、与子宫的关系以及有无压痛等。正常卵巢偶可扪及，触后稍有酸胀感。正常输卵管不能扪及。

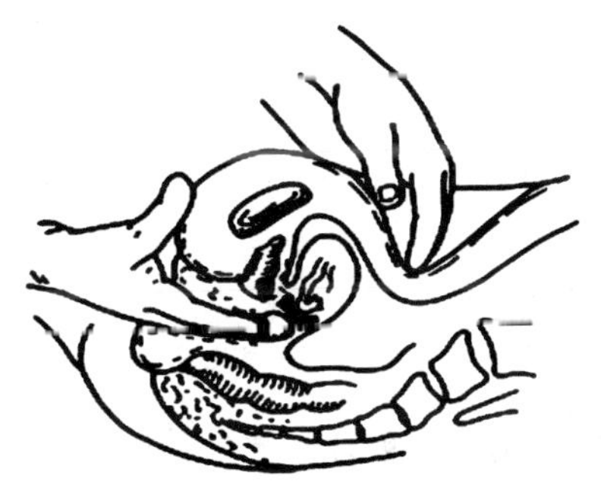

图 14－3　双合诊（检查子宫）

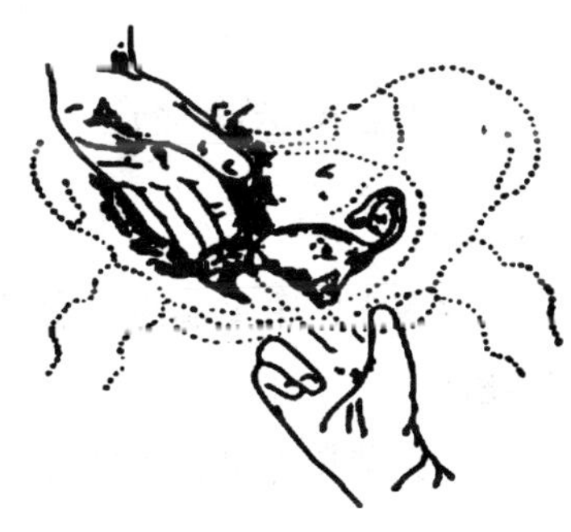

图14－4　双合诊（检查子宫附件）

4. 三合诊　经直肠、阴道、腹部联合检查，称为三合诊。方法：一手示指放入阴道，中指插入直肠以替代双合诊时的两指外，其余检查步骤与双合诊相同（图 14－5）。通过三合诊能扪清后倾或后屈子宫的大小，发现子宫后壁、宫颈旁、直肠子宫凹陷、子宫骶韧带及双侧盆腔后壁的病变，估计盆腔内病变范围，及其与子宫或直肠的关系，特别是癌肿与盆壁间的关系，以及扪诊阴道直肠隔、骶骨前方或直肠内有无病变，所以三合诊在生殖器官肿瘤、结核、内膜异位症、炎症的检查时尤为重要。

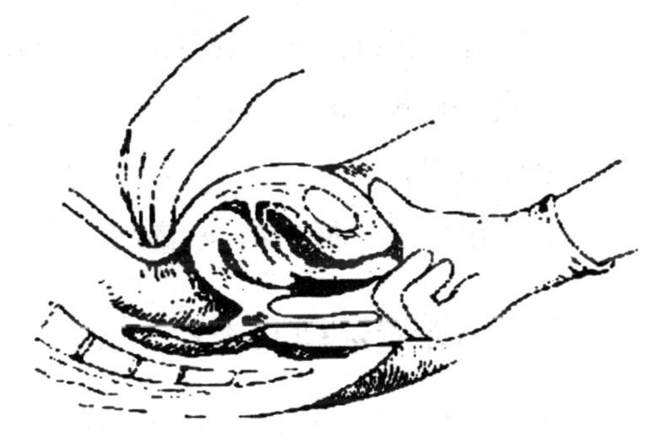

图 14－5　三合诊

5. 直肠－腹部诊　检查者一手示指伸入直肠，另一手在腹部配合检查，称为直肠－腹部诊。一般适用于无性生活史、阴道闭锁、经期不宜做双合诊检查者或有其他原因不宜行双合诊检查的患者。

（三）记录

盆腔检查结束后，应按照解剖部位的先后顺序记录检查结果。

外阴：发育情况、阴毛分布形态、婚产类型，有异常发现时，应详加描述。

阴道：是否通畅，黏膜情况，分泌物量、色、性状及有无臭味。

子宫颈：大小、硬度，有无柱状上皮异位、撕裂、息肉、腺囊肿，有无接触性出血、举痛及摇摆痛等。

宫体：位置、大小、硬度、活动度、有无压痛等。

附件：有无块物、增厚、压痛。如扪及块物，记录其位置、大小、硬度、表面光滑与否、活动度、有无压痛，与子宫及盆壁关系。左右两侧情况分别记录。

任务三 妇科常用特殊检查及护理

一、阴道分泌物悬滴检查

【适应证】

检查阴道内有无阴道毛滴虫、假丝酵母菌感染。

【用物准备】

阴道窥器，无菌长棉签，生理盐水，10% 氢氧化钾，玻片，显微镜等。

【操作方法】

首先，取溶液（查阴道毛滴虫用生理盐水，查假丝酵母菌用10% 氢氧化钾）1 滴于玻片上，然后，嘱患者取膀胱截石位，用阴道窥器扩张阴道，用无菌长棉签在阴道后穹隆处取少许分泌物混于溶液中制成混悬液，立即在低倍显微镜下做以下特殊检查：

1. 阴道毛滴虫检查　混悬液于镜下检查，找到活动的阴道毛滴虫即为阳性。
2. 假丝酵母菌检查　混悬液于镜下检查，找到假丝酵母菌的菌丝与孢子即可诊断。

【护理要点】

准备用物，协助检查，收集结果。

二、阴道脱落细胞检查

阴道脱落上皮细胞包括来自阴道、宫颈管、子宫及输卵管的上皮细胞，以阴道上段、宫颈阴道部的上皮细胞为主。由于阴道脱落细胞受卵巢激素的影响呈周期性变化，所以阴道上皮细胞检查既可以反映体内激素水平，又可以作为生殖道恶性肿瘤的初筛，是一种经济、简便、实用的辅助检查方法。

【适应证】

1. 卵巢功能检查。
2. 生殖道炎症。
3. 宫颈癌筛选。
4. 怀疑宫颈管、宫颈内恶性病变者。

【禁忌证】

1. 月经期。
2. 生殖器官急性炎症期。

【用物准备】

阴道窥器1个，宫颈刮片2个，宫颈吸管1根，宫颈钳1把，子宫探针1根，装有固定液的小瓶1个，玻片2张，长棉签数根，干棉球数个等。

【操作方法】

1. 阴道侧壁涂片　患者取膀胱截石位，用阴道窥器扩开阴道（阴道窥器上不涂润滑剂），用刮片在阴道侧壁上1/3处轻轻刮取细胞涂片，然后放入装有固定液的小瓶内。对未婚女性，可将卷紧的消毒棉签蘸生理盐水浸湿，然后伸入阴道，在其侧壁上1/3段轻卷后取出棉签，在玻片上涂片。

2. 宫颈刮片　宫颈刮片为筛查早期宫颈癌的重要方法，具有简便易行、结果可靠的优点。在宫颈外口鳞－柱上皮交界处，以宫颈外口为中心，用刮片轻轻刮取一周（图14－6），涂于玻片上。该法获取细胞数目不全面，制片也较粗劣，目前应用已减少，多推荐涂片法。

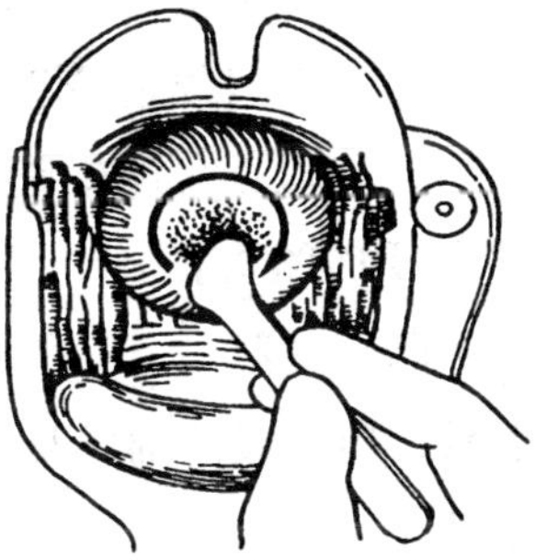

图14－6　宫颈刮片取材方法

3. 宫颈管涂片　为了解宫颈管情况，可行此检查。先将宫颈表面分泌物拭净，用小型刮板进入宫颈管内，轻轻刮取一周作涂片。目前，最好采用薄层液基细胞学制片法，利用特制的“宫颈取样刷”在宫颈管内旋转360°刷取宫颈管上皮后取出，立即将宫颈取样刷放置在特制细胞保存液内，通过离心或滤过膜、分离血液与黏液，使上皮细胞均匀分布在玻片上，提高了识别宫颈鳞状上皮病变的灵敏度。

4. 宫腔吸片　疑宫腔内有恶性病变时，可采用此法。严格消毒后，用探针探查宫腔，将吸管放入宫腔，上下左右移动吸取分泌物。取出吸管，将吸出的标本均匀涂于玻片上，然后放入装有固定液的小瓶中。

【护理要点】

1. 向患者讲解检查的意义及步骤，取得患者配合。告之患者采集标本前2天内禁止性生活和阴道检查、阴道灌洗的方法及用药情况。

2. 将用物准备齐全，并协助患者摆好体位。

3. 刮片、阴道窥器必须消毒、干燥，未吸附任何化学药品或润滑剂，必要时可用生理盐水润湿阴道窥器。另外，所用的载玻片应行脱脂处理。

4. 取标本时，动作应轻、稳、准，以免损伤组织，引起出血。如白带较多，可先用无菌干棉球轻轻拭去，再行标本刮取。

5. 涂片应均匀，不可来回涂抹，以免破坏细胞。

6. 载玻片应做好标记，避免混淆患者姓名和取材部位。

7. 嘱患者及时将病理报告反馈给医生，以免延误治疗。

三、宫颈或颈管活体组织检查

取宫颈病变处或可疑部位小部分组织进行病理学检查，以确定宫颈病变性质，临床上较为常用。

【适应证】

1. 宫颈脱落细胞学涂片检查巴氏Ⅲ级或Ⅲ级以上；宫颈脱落细胞学涂片检查巴氏Ⅱ级经抗炎治疗后仍为Ⅱ级。

2. 阴道镜检查反复可疑阳性或阳性者。

3. 疑有宫颈癌或慢性特异性炎症，需进一步明确诊断者。

4. 肉眼见宫颈有溃疡或赘生物需明确诊断者。

【用物准备】

阴道窥器 1 个，卵圆钳 1 把，宫颈钳 1 把，宫颈活检钳 1 把，小刮匙 1 把，纱布数块，带尾线的棉球及干棉球数个，棉签数根，装有固定液的标本瓶 4 ~ 6 个，消毒液等。

【操作方法】

1. 嘱患者排空膀胱，取膀胱截石位，常规消毒外阴、阴道后铺孔巾。阴道窥器暴露子宫颈，用干棉球拭净宫颈黏液及分泌物，局部再次消毒。

2. 用活检钳在宫颈外口鳞 - 柱上皮交接处、肉眼糜烂较深或特殊病变处取材。可疑宫颈癌者在宫颈 3、6、9、12 点四处用活检钳各取下一小块组织。为提高取材准确性，在阴道镜检下行定位活检，或在宫颈阴道部涂以碘溶液，在不着色区取材。

3. 将所取组织立即分装于标本瓶内，并做好标记送检。

4. 用带尾棉球压迫钳取部位止血，并将尾线留在阴道口外，嘱患者 24 小时后自行取出。

【护理要点】

1. 术前准备　向患者介绍宫颈活组织检查的目的、基本操作过程，作组织病理学检查的临床意义及对疾病诊断的重要性，以取得患者的配合；近月经期或月经期不宜行活检术，以防感染和出血过多；患生殖器急性炎症者，需待治愈后进行活检，以免炎症扩散。

2. 术中配合　为医生提供活检所需物品；标本瓶应注明患者姓名、取材部位，封好瓶口送检；护理人员应陪伴在患者身边，给患者提供心理支持。

3. 术后护理　嘱患者于 24 小时后自行取出阴道内带尾线棉球及纱布；如带尾线棉球未取出或出血较多者，必须立即就诊；保持外阴清洁；1 个月内禁止盆浴及性生活。

四、诊断性刮宫术

诊断性刮宫简称诊刮，是诊断宫腔疾病最常用的方法。其目的是刮取子宫内膜和内膜病灶行病理检查以明确诊断并指导治疗。对疑有子宫颈管病变者，需对宫颈管及宫腔分别进行诊断性刮宫，简称分段诊刮。

【适应证】

1. 子宫异常出血或阴道排液，需证实或排除子宫内膜癌、宫颈管癌或其他病变如流产、子宫内膜炎等。

2. 月经失调，如功能失调性子宫出血、闭经，需了解子宫内膜的变化及其对性激素的反应。

3. 不孕症者需了解有无排卵，或疑有子宫内膜结核者。

4. 当宫腔内有组织残留或功能失调性子宫出血，且流血时间过长时，刮宫既有助于诊断，又有止血效果。

【禁忌证】

1. 急性或亚急性盆腔炎。

2. 滴虫、假丝酵母菌感染或细菌感染所致的急性阴道炎或宫颈炎。

【用物准备】

人工流产包 1 个，内有：阴道窥器 2 个，长持物钳 1 把，宫颈钳 1 把，子宫探针 1 根，宫颈扩张器 1 套，有齿卵圆钳 1 把，子宫刮匙 1 个，弯盘 1 个，孔巾 1 块，纱布 1 块，棉球数个，装有固定液的标本瓶 1 ~2 个。

【操作方法】

1. 嘱患者排尿后取膀胱截石位，常规消毒后铺巾，双合诊查清子宫的位置、大小及附件情况。

2. 暴露宫颈，清除阴道分泌物，并消毒宫颈及颈管，然后钳夹宫颈。

3. 探测宫腔后，用宫颈扩张器逐号扩张宫颈管至 8 号扩张器能放入，送入中型刮匙。

4. 用刮匙自子宫前壁、侧壁、后壁、子宫底部刮取组织。如需分段刮宫者，先不探查宫腔深度，用小刮匙先刮取宫颈内组织，然后再刮取宫腔内组织。

5. 将刮出组织分别放入标本瓶内送病理检查。

【护理要点】

1. 术前准备　热情接待患者，向患者讲解诊断性刮宫的目的、手术过程，消除患者的恐惧心理，使患者主动配合手术。准备好刮宫所需物品。

2. 术中配合　填写好病理检查单，并准备好固定标本的小瓶。陪伴在患者身边，教患者放松技巧。将刮出的组织放入已作好标记并装有固定液的小瓶内，立即送病理科检查，并做好记录。

3. 术后护理　告之患者保持外阴部清洁，禁止性生活和盆浴2周，1周后到门诊复查恢复情况及了解病理检查结果。

五、基础体温测定

基础体温（BBT）是指机体经过较长时间（6～8小时）睡眠，醒后未进行任何活动所测得的体温。它反映机体在静息状态下的基础能量代谢。

正常育龄妇女的基础体温受卵巢性激素的影响而呈周期性变化。月经前半周期（卵泡期）体温较低，排卵时最低，排卵后（黄体期）由于孕激素的作用，体温上升0.3℃～0.5℃，持续12～14日，于下次月经来潮前1～2日下降。这种具有低温和高温相的体温曲线称双相体温曲线，表示有排卵。无排卵的月经周期缺乏孕激素的作用，基础体温呈单相型，表示无排卵。

临床上常用来了解卵巢功能，包括月经周期的长短、有无排卵、排卵时间、黄体功能，有助于诊断功能失调性子宫出血、闭经、不孕，指导避孕和受孕。

测量方法：每日于清晨醒后（夜班工作后，可在睡眠6～8小时后）立即取体温表放于舌下，测口腔温度5分钟，并记录于基础体温单上，按日记录，连成曲线，注意测量前不讲话，不活动，将可能影响体温的情况如月经期、性生活、失眠、感冒等随时记在体温单上，以便诊疗参考。一般应连续测量3个月经周期。

六、经阴道后穹隆穿刺

在无菌条件下，以长穿刺针从阴道后穹隆刺入盆腔，抽取直肠子宫陷凹处标本的穿刺方法。因直肠子宫陷凹是盆腔最低部位，与阴道后穹隆接近，腹腔中游离血液、渗出液、脓液、肿瘤破碎物或腹水等常积聚于此。由此穿刺，用于诊断腹腔内液体的性质，具有重要的临床意义。

【适应证】

1. 怀疑有腹腔内出血时，如输卵管妊娠流产或破裂、卵巢黄体破裂等。

2. 怀疑盆腔内有积液、积脓时，可做穿刺抽液检查，若为盆腔脓肿，行穿刺引流及局部注入广谱抗生素。

3. B型超声引导下行卵巢子宫内膜异位囊肿或输卵管妊娠部位注药治疗。

4. B型超声引导下经后穹隆穿刺取卵，用于各种助孕技术。

【禁忌证】

1. 盆腔严重黏连，直肠子宫陷凹被较大肿块完全占据，并凸向直肠。

2. 疑有肠管与子宫后壁黏连。

3. 临床高度怀疑恶性肿瘤。

4. 异位妊娠准备采用非手术治疗时，避免穿刺，以免引起感染，影响疗效。

【用物准备】

阴道窥器1个，卵圆钳1把，宫颈钳1把，7～9号腰穿针头1枚，10mL注射器1个，孔巾1块，纱布2块，无菌试管1支。

【操作方法】

1. 患者排尿后取膀胱截石位，常规消毒外阴及阴道后铺无菌孔巾。

2. 双合诊检查了解子宫、附件情况。

3. 用阴道窥器充分暴露宫颈，再用宫颈钳夹持宫颈后唇，向前上方提拉，充分暴露阴道后穹隆，再次消毒。

4. 将穿刺针与10mL注射器连接后，选取后穹隆中央或偏向患侧进针，在距宫颈阴道黏膜交界下方1cm处与宫颈平行方向刺入，有落空感时（进针约2～3cm）立即抽吸，必要时改变方向或深浅度，如无液体抽出，可边退针边抽吸。

5. 抽吸完毕后拔针，以无菌纱布压迫片刻，止血后取出宫颈钳和阴道窥器。

【护理要点】

1. 穿刺前向患者介绍后穹隆穿刺的目的、方法、对诊断疾病的意义，减轻患者的心理压力，取得患者的配合。

2. 穿刺过程中注意观察患者面色、生命体征的变化，了解患者的感受，陪伴在其身边提供心理支持。为医生提供所需物品，协助医生做好记录。

3. 穿刺术后安置患者回病房休息，观察患者有无脏器损伤或内出血等征象。即时将抽出物送涂片检查、病理检查、细菌培养及药物敏感试验等检查。

七、输卵管通畅检查

输卵管通畅检查是检测输卵管是否通畅的方法，以了解子宫腔和输卵管腔形态及输卵管阻塞部位。常用方法有输卵管通液术、子宫输卵管造影术。近年随着内镜的应用，已普遍采用腹腔镜直视下输卵管通液检查、宫腔镜下经输卵管口插管通液检查和腹腔镜联合检查等方法。

（一）输卵管通液术

【适应证】

1. 不孕症，男方精液正常，疑有输卵管阻塞者。

2. 评价输卵管绝育术、输卵管再通术或输卵管成形术的效果。

3. 对输卵管黏膜轻度黏连有疏通作用。

【禁忌证】

1. 生殖器官急性炎症、慢性炎症急性或亚急性发作。

2. 月经期或有异常阴道出血。

3. 严重的全身性疾病，不能耐受手术。

4. 可疑妊娠。

5. 体温高于37.5℃者。

【用物准备】

子宫导管1根，阴道窥器1个，弯盘1个，卵圆钳1把，宫颈钳1把，子宫探针1根，长镊子1把，宫颈扩张条2～4号各1根，孔巾1块，纱布6块，棉签、棉球数个，20mL注射器1副，生理盐水20mL，庆大霉素8万U，地塞米松5mg，透明质酸酶1500U，氧气，抢救用品等。

【操作方法】

1. 患者排尿后取膀胱截石位，双合诊检查子宫位置及大小，外阴、阴道常规消毒后铺无菌孔巾。

2. 放置阴道窥器充分暴露宫颈，再次消毒阴道及宫颈，用宫颈钳钳夹宫颈前唇。

3. 用Y形管将宫颈导管与压力表、注射器相连，压力表应高于Y形管水平，以免液体进入压力表。

4. 将注射器与宫颈导管相连，并使宫颈导管内充满0.9%氯化钠注射液或抗生素溶液。排出空气后沿宫腔方向将其置入宫颈管内，缓慢推注液体，观察有无阻力及有无液体返流、患者有无下腹痛等。

【护理要点】

1. 术前向患者讲解手术的目的、步骤，以取得患者的配合。检查用物是否完备，各种管道是否通畅。

2. 注入液体过程中随时了解患者的感受，观察患者下腹部疼痛的性质、程度，如有不适应立即配合医生处理。为手术医生提供手术所需物品。所需0.9%氯化钠注射液温度应接近体温，以免过冷刺激造成输卵管痉挛。

3. 注入液体时必须使宫颈导管紧贴宫颈外口，防止液体外漏。

4. 术后2周禁盆浴及性生活，按医嘱给抗生素预防感染。

（二）子宫输卵管造影

【适应证】

1. 了解输卵管是否通畅及其形态、阻塞部位。

2. 了解宫腔形态，确定有无子宫畸形及类型，有无宫腔黏连、子宫黏膜下肌瘤、子宫内膜息肉及异物等。

3. 内生殖器结核非活动期。

4. 不明原因的习惯性流产，了解宫颈内口是否松弛，宫颈及子宫有无畸形。

【禁忌证】

1. 生殖器急性或亚急性炎症。

2. 严重的全身性疾病，不能耐受手术。

3. 妊娠期、月经期。

4. 产后、流产、刮宫术后6周内。

5. 碘过敏者。

【用物准备】

X线放射诊断仪，子宫导管1根，阴道窥器1个，宫颈钳1把，子宫探针1根，长弯钳1把，宫颈扩张条2~4号各1根，孔巾1块，纱布6块，棉签、棉球数个，20mL注射器1副，40%碘化油或76%泛影葡胺20~40mL，氧气，抢救用品等。

【操作方法】

1. 患者取膀胱截石位，常规消毒外阴、阴道，铺无菌孔巾，检查子宫位置及大小。

2. 放置阴道窥阴器充分暴露宫颈，再次消毒阴道及宫颈，用宫颈钳钳夹宫颈前唇，探查宫腔。

3. 将40%碘化油充满宫颈导管，排出空气，沿宫腔方向将其置入宫颈管内，徐徐注入，在X线透视下观察碘化油流经输卵管及宫腔情况并摄片。24小时后再摄盆腔平片，以观察腹腔内有无碘化油。如用泛影葡胺造影，应在注射后立即摄片，10~20分钟后第二次摄片。

【护理要点】

1. 术前询问患者有无过敏史，并进行皮试。在造影过程中注意观察患者有无过敏症状。

2. 手术后安置患者休息，观察1小时无异常方可让患者离院。按医嘱用抗生素，造影后2周禁性生活和盆浴。

八、妇产科内镜检查

内镜检查是妇产科疾病诊断及治疗的常用手段，常用的内窥镜有阴道镜、宫腔镜、腹腔镜，而羊膜镜临床已极少应用。目前胎儿镜、输卵管镜也开始应用于临床。

（一）阴道镜检查

阴道镜检查是利用阴道镜在强光源照射下将宫颈阴道部上皮放大10~40倍，以观察宫颈异常上皮细胞、异型血管及早期癌变，以便准确地选择可疑部位作定位活检。对宫颈癌及癌前病变的早期发现、早期诊断有一定的临床意义。

【适应证】

1. 有接触性出血，肉眼观察宫颈无明显病变者。

2. 宫颈刮片细胞学检查结果巴氏Ⅱ级以上或TBS提示上皮细胞异常，或持续阴道分泌物异常者。

3. 肉眼可疑宫颈癌变、阴道癌变者。

【禁忌证】

1. 月经期或检查部位有出血。

2. 阴道、宫颈急性炎症期。

【用物准备】

弯盘1个，阴道窥器1个，宫颈钳1把，卵圆钳1把，活检钳1把，尖手术刀及刀柄各1个，标本瓶4~6个，纱布4块，棉球数个及棉签数根。

【操作方法】

1. 患者排空膀胱，取膀胱截石位，用阴道窥器充分暴露宫颈、阴道穹隆。

2. 用棉球拭净宫颈分泌物或黏液。

3. 肉眼观察宫颈大小、形态、色泽，有无糜烂、赘生物、裂伤、外翻等。

4. 将阴道接物镜放至距病灶20~30cm处，目镜与两眼水平一致，调好阴道镜光源，调整焦距，使图像清晰达到最佳状态。

5. 先在白光下将物镜扩大10倍观察，然后再增大倍数循视野观察。

6. 宫颈先涂3%~5%的醋酸，使上皮净化并肿胀，确定病变范围，便于观察病变。对血管作精密观察时加上绿色滤光镜片，并放大20倍。

7. 再涂复方碘液，在碘试验不着色区或可疑病变部位取组织，并放入装有固定液的标本瓶内送病理检查。

【护理要点】

1. 检查前行妇科检查，除外阴道毛滴虫、假丝酵母菌、淋病奈瑟菌等感染。

2. 检查前24小时避免阴道冲洗、检查、性交等，月经期禁止检查。

3. 向患者讲解阴道镜检查的目的及方法，以消除患者的顾虑。

4. 阴道窥器上不涂润滑剂，以免影响观察结果。

5. 术中配合医生调整光源，及时传递所需用物。

6. 若取活体组织，应填好申请单，标本瓶上注明标记后及时送检。

（二）宫腔镜检查

宫腔镜检查是应用膨宫介质扩张宫腔，通过纤维导光束和透镜将冷光源经宫腔镜导入子宫腔内，直视下观察宫颈管、宫颈内口、宫内膜及输卵管开口，以便针对病变组织直观准确取材并送病理检查。也可在直视下行宫腔内手术治疗。宫腔镜分全景宫腔镜、接触性宫腔镜和显微宫腔镜三种。

【适应证】

1. 异常子宫出血，如月经过多、功能失调性子宫出血、绝经前后异常子宫出血等。

2. 原发或继发不孕的子宫原因的诊断。

3. 宫腔黏连的诊断及分离。

4. 子宫内异物取出、节育器的定位与取出等。

5. 子宫内膜息肉、子宫黏膜下肌瘤摘除等。

【禁忌证】

1. 急性盆腔炎。

2. 月经期、妊娠期、子宫出血较多者。

3. 严重内科疾病不能耐受手术者。

4. 近期有子宫手术或损伤史。

5. 宫颈过硬难以扩张或宫腔过度狭小者。

6. 疑有宫颈癌或子宫内膜癌者。

【用物准备】

阴道窥器1个，宫颈钳1把，敷料钳1把，卵圆钳1把，子宫腔探针1根，宫腔刮匙1把，宫颈扩张器4~8号各1根，小药杯1个，弯盘1个，纱球2个，中号纱布2块，棉签数根，5%葡萄糖500mL，庆大霉素8万U，地塞米松5mg等。

【护理要点】

1. 术前评估，排除有无禁忌证。

2. 一般于月经干净后1周内检查为宜，此期子宫内膜处于增生早期，内膜薄，黏液少，不易出血，宫腔病变易暴露。

3. 术中陪伴在患者身旁，消除其紧张、恐惧心理。

4. 术中、术后应注意观察患者的面色、生命体征，有无腹痛等，及时发现有无类似人工流产术时可能引起的“心脑综合征”发生，如有异常应及时处理。

5. 术后卧床观察1小时，按医嘱使用抗生素，告知患者经子宫镜检查后1周阴道可能有少量血性分泌物，需保持会阴部清洁，术后2周内禁性生活及盆浴。

（三）腹腔镜检查

腹腔镜检查是将腹腔镜自腹壁插入盆、腹腔内，观察病变的部位、形态，必要时取有关组织行病理学检查，用以明确诊断的方法。近年来腹腔镜已普遍用于盆、腹腔疾病的治疗。

【适应证】

1. 怀疑子宫内膜异位，腹腔镜检查是确诊的最可靠方法。

2. 了解盆腹腔肿块的部位、性质或取组织活检。

3. 不明原因的急慢性腹痛和盆腔疼痛。

4. 了解不孕、不育症者盆腔疾病，判断输卵管通畅度，观察卵巢有无排卵。

5. 恶性肿瘤手术或化疗后效果评价，可代替二次探查术。

6. 生殖道发育异常的诊断。

【禁忌证】

1. 严重心肺功能不全者。

2. 膈疝。

3. 腹腔有广泛黏连者。

4. 腹腔内大出血或有弥漫性腹膜炎者。

5. 盆腔肿瘤过大超过脐水平者。

6. 脐部皮肤感染者。

7. 有血液病者。

8. 过度肥胖者。

【用物准备】

阴道窥器1个，宫颈钳1把，子宫腔探针1根，举宫器1个，巾钳5把，直血管钳2把，弯血管钳5把，组织钳4把，持针钳1把，线剪1把，有齿镊1把，弯盘1个，7号刀柄1把，11号刀片1片，小药杯2个，无菌巾6块，缝线，缝针，棉球，棉签，纱布，内镜，CO_2气体，2mL空针1副，局麻药等。

【护理要点】

1. 术前准备

（1）在全面评估患者身心状况的基础上，向患者讲解腹腔镜检查的目的、操作步骤、术中配合及注意事项等，使患者消除疑虑，配合手术。

（2）嘱患者排空膀胱，取膀胱截石位，进行检查时需使患者臀部抬高15°。

2. 术中配合

（1）体位：随着CO_2气体进入腹腔，将患者改为头低臀高位，并遵医嘱及时变换所需体位。

（2）注意观察患者生命体征的变化，如有异常及时处理。

（3）陪伴在患者身旁，了解患者的感受，并指导患者与医生配合的技巧。

3. 术后护理

（1）卧床休息半小时，询问患者的感受，并密切观察患者生命体征、有无并发症的出现，如发现异常，及时汇报医生。

（2）向患者讲解因腹腔残留气体而有肩痛及上肢不适的症状，告知这些症状会逐渐缓解；两周内禁止性生活；如有发热、出血、腹痛等情况应及时到医院就诊。

（3）观察脐部伤口情况。

（4）鼓励患者每天下床活动，尽快排除腹腔气体。

九、超声检查

常用的超声诊断仪有A型示波仪、B型显像仪和多普勒超声仪三种。此检查简便安全，其中以B超应用最为广泛。常用于子宫肌瘤、卵巢肿瘤、输卵管积水及盆腔包块的鉴别；葡萄胎诊断；探查有无宫内节育器。检查前应充盈膀胱，以便于显示盆腔内器官。可嘱受检查者在检查前2小时饮适量温开水，直至有尿意感。检查时取仰卧位，暴露下腹部进行探查。

知识链接

妇科疾病的中医病因病机及治法概要

中医妇科认为淫邪因素、情志因素、生活因素（饮食不节、劳逸失常、房劳多产、跌仆损伤）、环境因素、痰饮瘀血、体质因素等，皆可引起脏腑功能失调、气血失常，直接或间接影响冲任，导致冲任损伤，胞宫、胞脉、胞络损伤，肾-天癸-冲任-胞宫轴失调，从而引发经、带、胎、产、杂病。

中医妇科认为遵循辨证论治的前提下，掌握"异病同治、同病异治"，"急则治其标、缓则治其本"的原则。注重脏腑、气血、冲任的整体调理，强调心理治疗，达到七情调和之目的。

目标检测题

李某，27岁，已婚，因近6日白带增多、带血，并觉尿频、尿痛来院就诊。一般查体无特殊，医师告知她需要做妇科检查，李某焦急地问："妇科检查要做些什么？痛不痛？"

请　问：针对该患者现在的情况，你该怎样做好解释工作？

（朱柳梅）

项目十五

女性生殖系统炎症患者的护理

学习目标

1. 掌握妇科炎症的临床表现、护理措施及健康指导。
2. 熟悉女性生殖系统的自然防御功能及常见妇科炎症的病因。
3. 能对妇科炎症患者实施整体护理。
4. 学会尊重患者，保护患者隐私，与患者进行良好的沟通。

案例导入

患者，女，32岁，已婚，因白带增多，腰骶部疼痛，性交后出血就诊。妇科检查为宫颈糜烂。

请思考： 1. 此病最好的治疗方法是什么？
2. 治疗期间应注意什么问题？

任务一 概 述

一、女性生殖系统的自然防御功能

1. 外阴 两侧大阴唇自然合拢遮掩阴道口、尿道口，防止外界微生物污染。

2. 阴道 由于盆底肌的作用，阴道口闭合，阴道前后壁紧贴，可防止外界的污染。经产妇的阴道较为松弛，这种防御功能较差。阴道黏膜被覆鳞状上皮，青春期后，受卵巢分泌的雌激素的影响，阴道上皮增生变厚，上皮细胞内的糖原含量增加，在阴道乳酸杆菌的作用下，分解为乳酸以维持阴道正常酸性环境（pH多在3.8～4.4），使适于弱碱性环境的病原菌的活动和繁殖受到抑制，称为阴道自净作用。此外，阴道分泌物可维持巨噬细胞活性，防止细菌侵入阴道黏膜。

3. 子宫颈　宫颈阴道部表面覆以复层鳞状上皮，具有较强的抗感染能力。子宫颈分泌的黏膜形成“黏液栓”，堵塞子宫颈管，且宫颈内口平时紧闭，病原体不易侵入。

4. 子宫内膜　子宫内膜分泌液含有乳铁蛋白、溶菌酶，可清除少量进入宫腔的病原体。生育年龄妇女子宫内膜周期性剥脱，能及时消除宫内感染。

5. 输卵管　输卵管黏膜上皮细胞的纤毛向宫腔方向摆动及输卵管的蠕动，都有利于阻止病原菌侵入。输卵管分泌液也含有乳铁蛋白、溶菌酶，可清除进入输卵管的病原体。

6. 生殖道的免疫系统　生殖道黏膜如子宫和宫颈，还聚集有不同数量的淋巴组织及散在的淋巴细胞，包括T细胞、B细胞。此外，中性粒细胞、巨噬细胞、补体以及一些细胞因子也有重要的免疫作用。

二、病原体

1. 细菌　以化脓菌多见，如葡萄球菌、链球菌、大肠埃希菌、厌氧菌、变形杆菌、淋病奈瑟菌、结核杆菌。

2. 原虫　以阴道毛滴虫多见，偶见阿米巴原虫。

3. 真菌　以白假丝酵母菌为主。

4. 病毒　如疱疹病毒、人乳头瘤病毒。

5. 螺旋体　如苍白密螺旋体。

6. 衣原体　以沙眼衣原体多见，感染症状不明显，但常导致输卵管黏膜结构及功能的破坏。

7. 支原体　正常阴道菌群的一种，在一定条件下可引起生殖道炎症。

三、传染途径

1. 沿生殖道黏膜上行蔓延　病原体由外阴侵入阴道，沿黏膜上行，通过子宫颈、子宫内膜、输卵管内膜到达卵巢及腹腔。葡萄球菌、淋球菌、沙眼衣原体多沿此途径蔓延（图15－1）。

2. 经血液循环播散　病原体先侵入人体其他器官组织，再通过血液循环侵入生殖器官，是结核杆菌的主要传播途径（图15－2）。

3. 经淋巴系统蔓延　病原体由外阴、阴道、宫颈及宫体等创伤处的淋巴管侵入后，经丰富的淋巴系统扩散至盆腔结缔组织、子宫附件与腹膜。链球菌、大肠埃希菌、厌氧菌多沿此途径感染（图15－3）。

4. 直接蔓延　腹腔脏器感染后直接蔓延到内生殖器。如阑尾炎可引起输卵管炎。

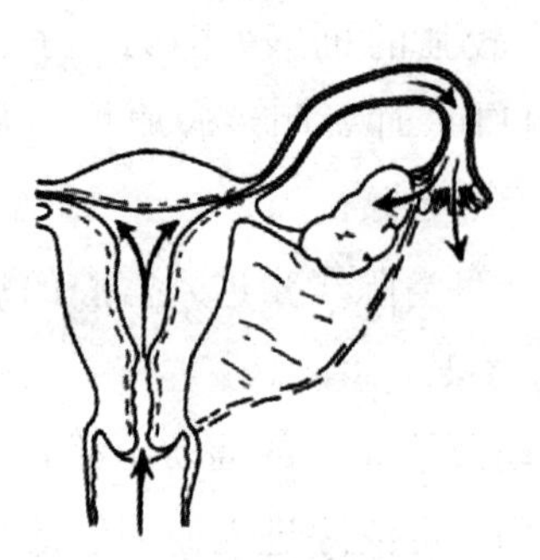
图 15－1　炎症经黏膜上行蔓延

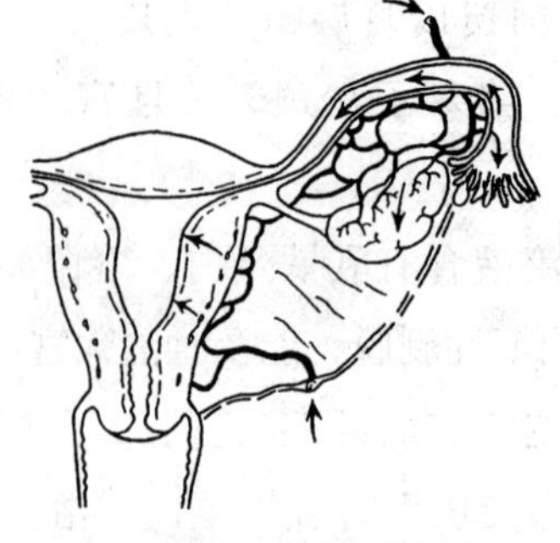
图 15－2　炎症经血行蔓延

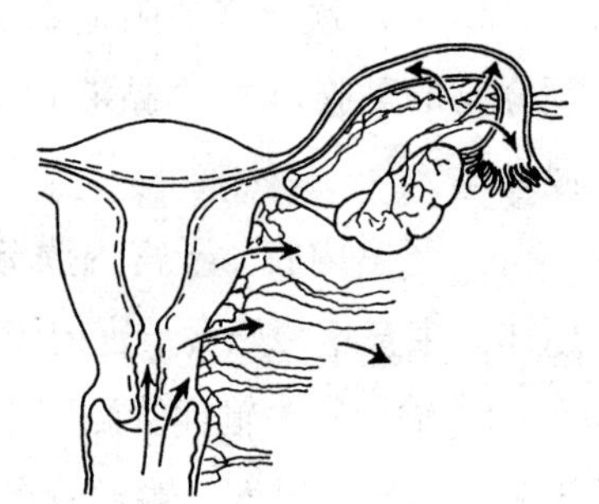
图 15－3　炎症经淋巴系统蔓延

任务二　外阴炎症

一、外阴炎

外阴部暴露在外，且与尿道、肛门邻近，经常受阴道分泌物、经血、恶露、尿液、粪便及糖尿的刺激，若外阴不洁，易引起外阴炎。此外，着化纤内裤、紧身衣、经期卫生巾使用不当，可致局部透气性差，局部潮湿，亦易引起外阴炎。

【护理评估】

（一）健康史

询问病因及可能的诱因。了解外阴部不适的开始时间及持续时间，是否呈间断性，以便确定病因。

（二）身体状况

1. 症状　主要为外阴皮肤瘙痒、疼痛或烧灼感等。

2. 体征　外阴部皮肤充血、肿胀，常有抓痕，有时可见皮肤破溃、渗血。病程较长的患者可见局部皮肤增厚、粗糙，呈棕色改变。

（三）心理－社会支持情况

了解病程，了解患者对症状的反应，有无烦躁、不安等心理。

【护理诊断】

1. 皮肤或黏膜完整性受损　与外阴皮肤黏膜炎症有关。

2. 舒适的改变　与外阴瘙痒、疼痛、分泌物增多有关。

【护理目标】

1. 患者皮肤完整性受到保护。

2. 患者自诉舒适感增加。

【护理措施】

1. 预防措施　加强卫生知识宣教，使患者了解外阴部炎症的发病特点，消除致病因素，积极治疗阴道炎、糖尿病、尿瘘等导致外阴感染的疾病。

2. 治疗配合　去除病因，积极治疗阴道炎、生殖道瘘、糖尿病。消除物理刺激，注意个人卫生，保持外阴清洁、干燥。局部用1∶5000高锰酸钾溶液或其他外阴消毒洗液坐浴。用高锰酸钾配成浓度为1∶5000、水温约40℃、肉眼观测为淡玫瑰红色的溶液。坐浴时间约20分钟，每日2次。药液的浓度、温度均按要求配制，以免灼伤皮肤。坐浴时要使会阴部浸没于溶液中，月经期禁止坐浴。也可选用止痒、消炎、抗过敏软膏外涂，若有破溃涂抗生素软膏。

3. 健康指导

（1）养成良好的卫生习惯，每天清洗外阴，保持外阴部清洁干燥，尤其是月经期、妊娠期、分娩期和产褥期等特殊时期。急性期注意休息，禁止性生活。嘱患者不要搔抓皮肤，勿用刺激性药物或肥皂清洗外阴，应使用柔软消毒会阴垫，减少摩擦，如有破溃要注意预防继发感染。

（2）选择透气性好的内衣，不穿化纤内裤和紧身衣。勤换内裤，内裤要及时清洗并在日光下晒干、避免悬挂于潮湿处。

（3）指导尿瘘、粪瘘患者注意个人卫生，便后及时清洗会阴，更换内裤。指导糖尿病患者监测和控制血糖。

（4）指导患者养成正确的饮食及生活习惯，不饮酒，限制辛辣食物的摄入。

【护理评价】

1. 患者受损的外阴皮肤经治疗愈合。

2. 患者睡眠良好，生活恢复正常。

二、前庭大腺炎

前庭大腺炎是病原体侵入前庭大腺引起的炎症，在性交、分娩等情况污染外阴部时易发生炎症。如炎性渗出物堵塞腺管开口，脓液积聚不能外流则形成前庭大腺脓肿。如急性炎症消退后腺管堵塞，分泌物不能排出，脓液转为清液而形成前庭大腺囊肿。主要病原体为葡萄球菌、链球菌、大肠杆菌、肠球菌、淋病奈瑟菌及沙眼衣原体等。此病育龄妇女多见，幼女及绝经后妇女少见。

【护理评估】

（一）健康史

了解有无流产、分娩、外阴阴道手术后感染史；是否患有糖尿病、尿瘘、粪瘘等疾病；有无性生活、经期卫生习惯不良等病史。

（二）身体状况

1. 症状　急性炎症期可有发热，大阴唇后1/3处疼痛、肿胀，甚至影响走路。

2. 体征　妇科检查可见外阴局部皮肤红肿、发热，前庭大腺区有囊状隆起、压痛，当脓肿形成时可触及波动感，可自行破溃流出脓液，脓肿多为单侧，大小不等，可伴腹股沟淋巴结肿大。急性炎症消退后形成前庭大腺囊肿，囊肿多为单侧，也可为双侧。

（三）心理－社会支持情况

多因羞于就医，使炎症发展或转为慢性。因炎症局部痒痛难忍或影响正常生活而产生焦虑情绪。

（四）辅助检查

1. 患部分泌物检查，寻找病原体。

2. 血、尿常规检查，了解感染程度，有无糖尿病等。

【护理诊断】

1. 疼痛　与局部炎性刺激有关。

2. 有皮肤完整性受损的危险　与手术或脓肿破溃有关。

3. 焦虑　与疾病影响正常生活及治疗效果不佳有关。

【护理目标】

1. 患者疼痛减轻或消失。

2. 患者皮肤完整性受保护。

3. 患者焦虑情绪缓解。

【护理措施】

1. 预防措施　保持局部清洁卫生，纠正不良卫生习惯，发现异常及时就诊。

2. 治疗配合　急性期嘱患者卧床休息，对外阴局部进行清洁护理，可选用清热解毒中药热敷或坐浴；按医嘱给予抗生素及止痛剂；协助医生进行脓肿引流或开窗术，外阴部用1∶5000氯已定（洗必泰）棉球擦洗，每日2次。

3. 健康指导　对患者进行疾病预防知识的指导，在经期、产褥期禁止性交，每天清洗外阴。

【护理评价】

1. 皮肤、黏膜完整性恢复正常。

2. 患者恢复正常生活。

任务三 阴道炎症

一、滴虫性阴道炎

滴虫性阴道炎是由阴道毛滴虫引起的最常见的阴道炎症。阴道毛滴虫呈梨形，体积为中性粒细胞的2～3倍，其顶端有4根鞭毛，体部有波动膜，后端尖并有轴柱凸出（图15－4）。活的阴道毛滴虫透明无色，呈水滴状，鞭毛随波动膜的波动而活动。适宜生长的温度25℃～40℃，pH5.2～6.6的潮湿环境最适宜其生长繁殖，能在3℃～5℃生存21日，在46℃生存20～60分钟。月经前后，阴道pH发生变化，月经后接近中性，隐藏在腺体及阴道皱襞中的滴虫在月经前后得以繁殖，造成滴虫阴道炎。其次，妊娠期、产后等阴道环境改变，适于滴虫生长繁殖而发生滴虫阴道炎。滴虫能消耗或吞噬阴道上皮细胞内的糖原，阻碍乳酸生成，以降低阴道酸度而有利于繁殖。阴道毛滴虫还可寄生于尿道、尿道旁腺、膀胱、肾盂，以及男性包皮皱褶、尿道、前列腺等处。

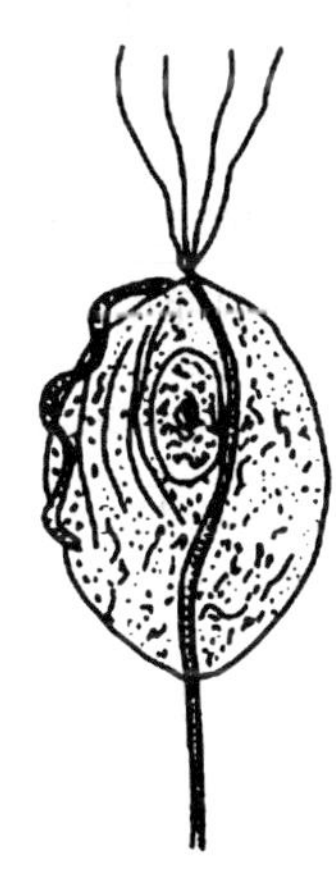

图15－4 阴道毛滴虫

【护理评估】

（一）健康史

1. 了解患者既往阴道炎病史、月经周期与发病的关系、个人卫生习惯等。

2. 详细了解并记录治疗的经过。

3. 分析有无如下可能的感染途径

（1）经性交直接传播：由于男性感染滴虫后常无症状，易成为感染源。

（2）间接传播：经公共浴池、浴盆、浴巾、游泳池、坐式便器、衣物等间接传播，还可通过污染的器械及敷料传播。

（二）身体状况

1. 症状　主要症状是白带增多伴外阴瘙痒，典型的阴道分泌物呈稀薄、泡沫状、有臭味，若有其他细菌混合感染可呈黄绿色、血性、脓性。外阴瘙痒部位主要为阴道口及外阴，局部灼热及疼痛感。少数滴虫感染者无临床症状，称为带虫者。阴道毛滴虫能吞噬精子，并能阻碍乳酸生成，影响精子在阴道内存活，可致不孕。合并尿道感染，可有尿频、尿痛，有时可见血尿。

2. 体征　妇科检查可见阴道黏膜充血，严重时有散在的出血点，后穹隆有多量白带，呈灰黄色、黄白色稀薄液体或黄绿色脓性分泌物，常呈泡沫状。

（三）心理－社会支持情况

患者常因疾病的反复发作而烦躁、焦虑，并有无助感。

（四）辅助检查

1. 悬滴法　于玻片上放 1 滴温生理盐水，从阴道后穹隆取少许分泌物混于生理盐水中，立即在低倍显微镜下寻找滴虫。阳性率可达 60% ~70%。注意在取分泌物前不做双合诊检查，窥阴器不涂润滑剂。

2. 培养法　对可疑患者，多次悬滴法未能发现滴虫时，可送培养，准确性达 98%。检查前 24 ~48 小时患者应避免性交、阴道灌洗、局部用药。分泌物取出后及时检查并注意保暖，否则影响检查效果。

【护理诊断】

1. 组织完整性受损　与炎性分泌物刺激引起搔抓致皮肤破损有关。

2. 舒适的改变　与外阴、阴道瘙痒、疼痛、分泌物增多有关。

3. 焦虑　与治疗效果不佳有关。

4. 知识缺乏：缺乏预防、治疗滴虫阴道炎的知识。

【护理目标】

1. 患者接受治疗措施后，瘙痒症状减轻，不搔抓外阴。

2. 患者阴道分泌物转为正常性状，瘙痒、疼痛症状减轻。

3. 患者焦虑的症状减轻或消失。

4. 患者能叙述该病的有关知识并积极治疗，改变不良卫生习惯。

【护理措施】

1. 预防措施　积极开展普查普治，消灭传染源。加强防病知识宣传，切断传染途径。

2. 检查配合　告知患者在取分泌物前 24 ~48 小时避免性生活、阴道灌洗或局部用药。及时送检取出的分泌物并注意保暖。

3. 治疗配合

（1）全身用药：常用甲硝唑 400mg，每日 2 ~3 次，7 日为一疗程；对首次患病者单次口服甲硝唑 2g，可收到同样效果。性伴侣应同时治疗，治疗期间避免无保护性交。注意观察有无如下胃肠道反应：食欲减退、恶心、呕吐。此外，偶见头痛、皮疹、白细胞减少等，一旦发现应报告医师并停药。甲硝唑可透过胎盘到达胎儿体内，亦可从乳汁中排泄，故孕 20 周前或哺乳期禁用。甲硝唑可抑制乙醇在体内氧化而产生的中间产物，甲硝唑用药期间及停药 24 小时内、替硝唑用药期间及停药 72 小时内禁止饮酒。

（2）局部用药：甲硝唑阴道泡腾片 200mg 每晚塞入阴道 1 次，7 天为一疗程。局部用药前，可先用 1% 乳酸液或 0.1% ~0.5% 醋酸液冲洗阴道，改善阴道内环境，以提高疗效。告知患者各种剂型药物的阴道用药方法，及在药液冲洗阴道后再塞药的原则。在月经期间暂停坐浴、阴道冲洗及阴道用药。

4. 健康指导

（1）指导自我护理：指导患者注意个人卫生，保持外阴部清洁、干燥，尽量避免搔抓外阴部致皮肤破损。治疗期间禁止性生活、勤换内裤。内裤、坐浴及洗涤用物应煮沸消毒5～10分钟以消灭病原体，避免交叉和重复感染。

（2）坚持正规治疗：向患者解释坚持治疗的重要性，告知治疗后滴虫检查为阴性时，仍应于下次月经干净后继续治疗一个疗程，以巩固疗效。

（3）强调治愈标准：滴虫阴道炎常于月经后复发，故治疗后检查滴虫阴性时，仍应每次月经后复查白带，连续3次检查均为阴性，方为治愈。

【护理评价】

1. 患者自诉外阴瘙痒症状减轻。

2. 患者接受医务人员指导，焦虑缓解或消失。

3. 患者主动实施健康的行为。

二、外阴阴道假丝酵母菌病

外阴阴道假丝酵母菌病由假丝酵母菌引起，假丝酵母菌病发病率仅次于滴虫阴道炎。最常见的病原体为白假丝酵母菌，发病率较高。外阴阴道假丝酵母菌呈卵圆形，有芽生孢子及假菌丝，此菌不耐热，加热至60℃持续1小时即死亡，但对干燥、日光、紫外线及化学试剂等抵抗力较强。白假丝酵母菌为条件致病菌，当阴道内糖原增多、酸度增加、局部免疫力下降时，最适合假丝酵母菌繁殖。

【护理评估】

（一）健康史

1. 评估有无如下常见发病诱因：孕妇，糖尿病、大量雌激素治疗、长期应用抗生素者，服用皮质类固醇激素或免疫缺陷综合征者，穿紧身化纤内裤、肥胖者等。

2. 分析有无如下可能的感染途径

（1）内源性传染：为主要传播途径，假丝酵母菌为条件致病菌，可寄生在阴道、肠道和口腔，一旦条件适宜可引起感染，这三个部位的假丝酵母菌可以互相传染。

（2）直接传播：少部分患者可通过性交传染。

（3）间接传播：极少通过接触被污染的衣物、毛巾等物品间接传染。

（二）身体状况

1. 症状　主要症状是外阴、阴道奇痒，灼热感，坐卧不宁，并可伴有尿频、尿痛及性交痛，白带增多，典型的阴道分泌物呈白色稠厚、凝乳块或豆渣样。

2. 体征　妇科检查可见外阴皮肤抓痕，小阴唇内侧及阴道黏膜附有白色膜状物，擦除后露出红肿黏膜面，可见糜烂及浅表溃疡。

（三）心理－社会支持情况

外阴阴道瘙痒致患者痛苦不堪，严重影响休息和睡眠。有些患者因害羞延误治疗，担心自身疾病被公开而忧心忡忡，害怕被人歧视。

（四）辅助检查

悬滴法：放1滴10%氢氧化钾于玻片上，再取少量阴道分泌物与之混合，在低倍镜下找到假丝酵母菌的芽孢及假菌丝即可确诊，必要时可采用培养法。

【护理诊断】

1. 黏膜完整性受损　与阴道炎症出现湿疹或溃疡有关。

2. 自我形象紊乱　与怕被人歧视、感羞愧和内疚有关。

3. 知识缺乏：缺乏预防、治疗假丝酵母菌病的知识。

【护理目标】

1. 患者阴道分泌物检查转为正常性状，瘙痒、疼痛症状减轻。

2. 患者能正确认识自我形象，积极配合治疗。

3. 患者能说出感染的途径及防治措施。

【护理措施】

1. 预防措施　注意对患者做好健康及卫生知识的宣传教育。积极治疗糖尿病，长期使用抗生素、雌激素者应停药。

2. 治疗配合

（1）恢复阴道自净作用：用2%～4%碳酸氢钠溶液冲洗阴道。降低阴道酸度，抑制假丝酵母菌生长。

（2）局部用药：选用咪康唑栓剂1粒（200mg）、克霉唑栓剂1粒（150mg）、制霉菌素栓剂1粒（10万u）等药物放于阴道内，连用7～10日。注意药液浓度和治疗时间，灌洗液药物要充分溶化，温度一般在40℃～41℃，切忌温度过高烫伤皮肤。

（4）全身用药：氟康唑150mg，顿服。或伊曲康唑每次200mg，每日1次，连用3～5日。无需对性伴侣进行常规治疗，约15%的男性与女性患者接触后患有龟头炎，对有症状男性应进行假丝酵母菌检查及治疗，预防女性重复感染。妊娠期合并感染者，为避免胎儿感染，应坚持局部治疗，至妊娠8个月，禁用口服唑类药物，可选用克霉唑栓剂等，以7日疗法效果为佳。

3. 健康指导　与患者讨论发病的因素及治疗原则，积极配合治疗方案，鼓励患者坚持用药，不随意中断疗程；培养健康的卫生习惯，保持局部清洁；避免交叉感染。勤换内裤，用过的内裤、盆及毛巾均应用开水烫洗。

【护理评价】

1. 患者诉说外阴瘙痒症状减轻，不再搔抓外阴。

2. 患者焦虑缓解或消失。

3. 患者舒适感增加，恢复正常生活。

三、萎缩性阴道炎

萎缩性阴道炎常见于自然绝经或人工绝经后的妇女，也可见于产后闭经或药物假绝经治疗的妇女。因卵巢功能衰退，雌激素水平降低，阴道上皮萎缩，黏膜变薄，上皮细胞糖原减少，阴道内 pH 升高，多为 5.0～7.0，嗜酸性的乳酸杆菌不再是优势菌群，阴道自净作用减弱，其他致病菌过度繁殖或易于入侵引起炎症。

【护理评估】

（一）健康史

询问患者月经情况、绝经时间，有无手术切除卵巢或盆腔治疗史，阴道分泌物性状。

（二）身体状况

1. 症状　主要症状是白带增多，分泌物稀薄、呈黄水状，严重感染者呈血性或脓性，有臭味。外阴伴有瘙痒、灼热、尿频、尿急等症状。

2. 体征　妇科检查见阴道皱襞消失，上皮菲薄，黏膜有散在出血点，严重者可出现表浅溃疡、狭窄、粘连，阴道弹性消失。

（三）心理－社会支持情况

白带增多、有臭味，甚至出现阴道血性分泌物致患者心情不愉快，但又不愿意诊治。久治不愈易产生无助感。

【护理诊断】

1. 舒适改变　与外阴阴道瘙痒、灼热及白带增多有关。

2. 知识缺乏：缺乏对萎缩性阴道炎疾病的认识和有效的保健知识。

3. 有感染的危险　与局部分泌物增多、破溃有关。

【护理目标】

1. 患者的外阴阴道瘙痒减轻，灼热消失，白带减少。

2. 患者能讲述萎缩性阴道炎的发病原因，预防措施。

3. 破损皮肤及黏膜溃疡逐渐好转。

【护理措施】

1. 预防措施　对围绝经期、老年妇女进行健康教育，使其掌握预防萎缩性阴道炎的知识和方法。

2. 治疗配合

（1）针对病因，补充雌激素是萎缩性阴道炎的主要治疗方法（乳癌或子宫内膜癌患者慎用）。雌激素制剂可局部给药，也可全身用药。雌三醇软膏或结合雌激素软膏局部涂抹，每日 1～2 次，14 日为一疗程。全身用药可口服替勃龙 2.5mg，每日 1 次，或选用其他雌孕激素联合用药。

（2）患者可采用1%乳酸或0.5%醋酸冲洗阴道，1次/日，以增加阴道酸度，抑制细菌生长繁殖。通常在阴道冲洗后进行阴道局部用药。

（3）阴道局部应用抗生素如甲硝唑200mg或诺氟沙星100mg，放入阴道深部，每日1次，7～10日为一疗程。对于阴道局部干涩明显者，可应用润滑剂。患者用药有困难者，指导其家属协助用药或由医务人员帮助使用。

3. 健康指导　养成良好的卫生习惯，穿棉质内裤，减少刺激。对卵巢切除、放疗患者给予激素替代治疗的指导。

【护理评价】

1. 患者诉说症状减轻。

2. 患者接受治疗后，舒适感增加。

3. 患者养成了良好的卫生习惯。

任务四　子宫颈炎

急性宫颈炎可由多种病原体、物理因素、化学因素刺激、机械性宫颈损伤引起。病原体主要为性传播疾病病原体和内源性病原体。性传播疾病的病原体，如淋病奈瑟菌、沙眼衣原体，主要见于性传播疾病的高危人群。因宫颈阴道部鳞状上皮与阴道鳞状上皮相延续，阴道炎症可引起宫颈阴道部炎症。慢性宫颈炎可由急性宫颈炎迁延而来，也可以是病原体持续感染所致。

【护理评估】

（一）健康史

询问患者分娩、手术史，了解有无宫颈损伤、有无阴道分泌物增多等情况。了解发病的时间、治疗经过、治疗方法及效果。

（二）身体状况

多无症状，少数患者可有阴道分泌物增多，淡黄色或脓性，性交后出血或月经间期出血，偶有分泌物刺激，引起外阴瘙痒或不适。妇科检查可见患者宫颈外口处的宫颈阴道部外观呈细颗粒状的红色区，称为宫颈糜烂样改变，或有黄色分泌物覆盖子宫颈口或从此流出，也可表现为子宫颈肥大或子宫颈息肉。

（三）心理－社会支持情况

患者往往因为害羞而不及时就医，遇有白带带血或性交后出血时可出现害怕、紧张及烦躁情绪，并因担心癌变而焦虑。

（四）辅助检查

1. 宫颈刮片　在治疗前须常规行宫颈刮片检查，以排除癌变可能。

2. 宫颈活组织检查　必要时选择宫颈活检以明确诊断。

【护理诊断】

1. 组织完整性受损　与宫颈糜烂有关。

2. 舒适改变　与宫颈炎引起的白带增多伴有腰骶部疼痛有关。

3. 焦虑　与担心宫颈癌有关。

【护理目标】

1. 患者宫颈糜烂治愈，原有症状消失。

2. 患者的舒适感增加。

3. 患者焦虑感消失，积极面对生活。

【护理措施】

1. 预防措施　避免分娩、手术时损伤宫颈，发现宫颈裂伤应及时修补。

2. 一般护理　给予高蛋白、高热量、高维生素饮食，适当卧床休息。做好会阴护理，保持外阴清洁，及时更换会阴垫，保持床单位及衣物清洁。

3. 治疗配合

（1）急性子宫颈炎：主要是抗生素治疗。可根据不同情况采用经验性抗生素治疗或针对病原体的抗生素治疗。若为淋病奈瑟菌或沙眼衣原体感染，性伴侣要进行相应的检查和治疗。注意观察药物副作用。

（2）慢性子宫颈炎

1）宫颈糜烂样改变若无临床症状，不需治疗，仅需要做细胞学筛查。若细胞学异常，则根据细胞学结果进行相应处理。对糜烂样改变伴有分泌物增多、乳头状增生或接触性出血者，常给予物理治疗，包括激光、冷冻和微波治疗，也可辅以保妇康栓等中药治疗。治疗前应排除宫颈上皮内瘤变和宫颈癌。慢性子宫颈管黏膜炎可针对病因进行治疗；病原体不清者，尚无有效治疗方法，可使用物理治疗；子宫颈息肉可行息肉摘除术；子宫颈肥大一般无需治疗。

2）临床常用的物理治疗方法有激光治疗、冷冻治疗、红外线凝结疗法及微波疗法等。其原理都是将宫颈糜烂面的单层柱状上皮破坏，结痂脱落后新的鳞状上皮覆盖创面，为期3~4周，病变较深者，需6~8周，宫颈恢复光滑外观。接受物理治疗的患者应注意：①治疗前应常规做宫颈刮片行细胞学检查，排除宫颈癌和宫颈上皮内瘤变；②有急性生殖器炎症者列为禁忌；③治疗时间选择在月经干净后3~7天内进行；④术后应每日清洗外阴2次，保持外阴清洁，在创面尚未愈合期间（4~8周）禁盆浴、性交和阴道冲洗；⑤患者术后均有阴道分泌物增多，在宫颈创面痂皮脱落前，阴道有大量黄水流出，在术后1~2周脱痂时可有少量血水或少许流血，若出血量多需急诊处理，局部用止血粉或压迫止血，必要时加用抗生素；⑥一般于两次月经干净后 3～7 天复查，了解创面愈合情况，同时注意观察有无宫颈管狭窄。未痊愈者可择期再作第二次治疗。

4. 心理护理　耐心向患者讲解宫颈炎的有关知识，允许患者表达心理感受，并给予心理支持。鼓励提问并给予解释，消除焦虑心理。告知治疗前宫颈刮片检查的必要性，使其接受和配合治疗。

5. 健康指导

（1）教育患者养成良好的卫生习惯，避免不洁性交及无保护性交。

（2）指导患者局部用药方法，提高慢性宫颈炎的治疗效果。

（3）指导妇女定期接受妇科检查，及时发现宫颈病变，并积极治疗。

【护理评价】

1. 患者白带恢复正常，腰骶疼痛消失。

2. 患者的舒适感增加。

3. 患者焦虑感消失，对宫颈炎的防治内容有所了解。

任务五　盆腔炎性疾病

盆腔炎性疾病是指女性上生殖道的一组感染性疾病，炎症可局限于一个部位，也可同时累及几个部位。当女性生殖系统自然防御功能遭到破坏、内分泌发生变化，使机体免疫力下降时，如病原体侵入，即可导致炎症的发生。主要包括如下类型。

1. 急性子宫内膜炎及子宫肌炎　子宫内膜充血、水肿，有炎性渗出物，严重者内膜坏死、脱落形成溃疡。镜下见大量白细胞浸润，并向深部侵入形成子宫肌炎。

2. 急性输卵管炎、输卵管积脓、输卵管卵巢脓肿　急性输卵管炎症因病原体传播途径不同而有不同的病变特点：①炎症经子宫内膜向上蔓延者，首先引起输卵管黏膜炎，导致输卵管管腔及伞端闭锁，输卵管积脓。还可导致输卵管黏膜结构及功能破坏，并引起盆腔广泛黏连。②病原菌经过宫颈的淋巴扩散，首先侵及浆膜层发生输卵管周围炎，然后累及肌层，黏膜层可不受累或受累极轻，病变以输卵管间质炎为主，其管腔常可因肌壁增厚受压变窄，但仍能保持通畅。轻者输卵管仅有轻度充血、肿胀、略增粗，严重者输卵管明显增粗、弯曲，与周围组织黏连。卵巢很少单独发炎，常与发炎的输卵管伞端黏连而发生卵巢周围炎，称为输卵管卵巢炎，习称附件炎。炎症可通过卵巢排卵的破孔侵入卵巢实质形成卵巢脓肿，脓肿壁与输卵管积脓黏连并穿通，形成输卵管卵巢脓肿。输卵管卵巢脓肿可破入直肠或阴道，若破入腹腔则引起弥漫性腹膜炎。

3. 急性盆腔腹膜炎　盆腔内器官发生严重感染时往往蔓延到盆腔腹膜，发炎的腹膜充血、水肿，并有少量含纤维素的渗出液，形成盆腔脏器黏连。当有大量脓性渗出液积聚于黏连的间隙内，可形成散在小脓肿，多见积聚于直肠子宫陷凹处形成盆腔脓肿，脓肿可破入直肠而使症状突然减轻，也可破入腹腔引起弥漫性腹膜炎。

4. 急性盆腔结缔组织炎　病原体经淋巴管进入盆腔结缔组织而引起结缔组织充血、水肿及中性粒细胞浸润，以宫旁结缔组织炎最常见。若组织化脓形成盆腔腹膜外脓肿，可自发破入直肠或阴道。

5. 败血症及脓毒血症　当病原体毒性强、数量多、患者抵抗力降低时常发败血症。

6. 肝周围炎（Fitz－Hugh－Curtis 综合征）　是指肝包膜炎症而无肝实质损害的肝周围炎，淋病奈瑟菌及衣原体感染均可引起。由于肝包膜水肿，吸气时右上腹疼痛。肝包膜上有脓性或纤维渗出物，早期在肝包膜与前腹壁腹膜之间形成松软黏连，晚期形成琴弦样黏连。5%～10%输卵管炎患者可出现肝周围炎，临床表现为继下腹痛后出现右上腹痛，或下腹疼痛与右上腹疼痛同时出现。

其中，最常见的是输卵管炎及输卵管卵巢炎，单纯的子宫内膜炎或卵巢炎较少见。盆腔炎性疾病多发生在性活跃期有月经的妇女，初潮前、绝经后或未婚者很少发生盆腔炎性疾病，若发生盆腔炎性疾病也往往是邻近器官炎症的扩散。盆腔炎性疾病若被延误诊断和未能得到有效治疗，有可能导致上生殖道感染后遗症（不孕、输卵管妊娠、慢性腹痛等），称为盆腔炎性疾病后遗症，主要病理改变为组织破坏、广泛黏连、增生及瘢痕形成，导致输卵管阻塞、输卵管增粗、输卵管卵巢肿块、输卵管积水或输卵管卵巢囊肿，盆腔结缔组织炎的遗留改变表现为主、骶韧带增生、变厚，若病变广泛，可使子宫固定，从而影响妇女的生殖健康，且增加家庭与社会的经济负担。

知识链接

盆腔炎性疾病诊断标准（2006 年美国 CDC 诊断标准）

1. 最低诊断标准　宫颈举痛或子宫压痛或附件压痛

2. 附加标准　体温超过 38.3℃（口表）；宫颈或阴道异常粘液脓性分泌物；阴道分泌物生理盐水涂片见到白细胞；红细胞沉降率升高；C—反应蛋白升高；实验室证实的宫颈淋病奈瑟菌或衣原体阳性。

3. 特异标准　子宫内膜活检证实子宫内膜炎；阴道超声或核磁共振检查显示输卵管增粗、输卵管积液、伴或不伴有盆腔积液或输卵管卵巢肿块；腹腔镜检查发现 PID 征象。

最低标准为诊断所必需，附加标准可增加诊断的特异性，特异标准基本可诊断盆腔炎性疾病。

【护理评估】

（一）健康史

1. 评估有无如下引发盆腔炎性疾病的高危因素：①年龄，年轻妇女容易发病；②性行为不良，如性生活年龄过早、性生活紊乱、性卫生不良及性伴侣有性传播疾病；③下生殖道感染，尤其是淋病奈瑟菌性宫颈炎、衣原体性宫颈炎以及细菌性阴道炎；④宫腔内手术操作后感染；⑤经期卫生不良；⑥邻近器官炎症直接蔓延；⑦盆腔炎性疾病再次急性发作。

2. 评估有无如下引发盆腔炎性疾病的病原体类型：①寄居阴道内的内源性菌群包括需氧菌和厌氧菌；②外源性病原体如淋病奈瑟菌、沙眼衣原体、支原体等性传播疾病的病原体。二种病原体可同时存在，也可单独存在。

3. 评估有无如下盆腔炎性疾病的感染途径：①沿生殖器黏膜上行蔓延：淋病奈瑟菌、沙眼衣原体及葡萄球菌常沿此途径扩散；②经淋巴系统蔓延：是产后、流产后感染的主要途径；③经血液循环传播：是结核菌感染的主要途径；④直接蔓延：腹腔其他脏器感染后，直接蔓延到生殖器。

（二）身体状况

1. 急性盆腔炎性疾病

（1）症状：①轻者无症状或症状轻微不易被发现，常因延误正确治疗而导致上生殖道感染后遗症。常见症状为下腹痛、发热、阴道分泌物增多。腹痛为持续性、活动或性交后加重。②重者可有寒战、高热、头痛、食欲缺乏等症状。月经期发病者可出现经量增多、经期延长。腹膜炎者出现消化系统症状，如恶心、呕吐、腹胀、腹泻。若有脓肿形成，可有下腹包块及局部压迫刺激症状。患者若有输卵管炎的症状及体征并同时伴有右上腹疼痛者，应怀疑有肝周围炎。

（2）体征：患者呈急性病容，体温升高，心率加快；下腹部有压痛、反跳痛及肌紧张，叩诊鼓音明显，肠鸣音减弱或消失。盆腔检查：阴道充血，可见大量脓性臭味分泌物从宫颈口外流；穹隆有明显触痛，宫颈充血、水肿、举痛明显；宫体增大，有压痛，活动受限；宫旁一侧或两侧片状增厚，或有包块，压痛明显。

2. 盆腔炎性疾病后遗症　患者有时出现低热，感到乏力，临床多表现为不孕、异位妊娠、慢性盆腔痛或盆腔炎性疾病反复发作等症状。妇科检查通常发现子宫大小正常或稍大，常呈后位，活动受限，或黏连固定、触痛；宫旁组织增厚，骶韧带增粗，触痛；或在附件区可触及条索状物，囊性或质韧包块，活动受限，有触痛。如果子宫被固定或封闭于周围瘢痕化组织中，则呈“冰冻骨盆”状态。

（三）心理－社会支持情况

1. 患者常因病情反复，担心疾病预后，产生烦躁、焦虑、失望、无助感。

2. 因病程较长、治疗效果不明显，患者常出现精神萎靡、失眠等神经衰弱症状，严重者可影响生活和工作，甚至影响夫妻关系。

（四）辅助检查

1. 血、尿常规检查　了解患者一般身体状况，提示炎症反应程度。

2. 宫颈分泌物、盆腔脓液培养及药敏试验　寻找病原体，为合理选用抗生素提供依据。

3. B 型超声检查　了解盆腔情况，炎性包块、脓肿、囊肿的部位和大小。

【护理诊断】

1. 疼痛　与急性炎症引起腹膜炎，慢性炎症导致的盆腔淤血及黏连有关。

2. 睡眠形态紊乱　与慢性疼痛影响睡眠有关。

3. 焦虑　与治疗时间较长且治疗效果不显著或不孕有关。

4. 知识缺乏：缺乏个人卫生知识和有效的保健措施。

【护理目标】

1. 患者疼痛症状减轻或消失。

2. 患者能保证足够的睡眠。

3. 患者的焦虑缓解并正确对待治疗。

4. 患者能叙述有关保健方面的知识。

【护理措施】

1. 一般护理

（1）嘱患者在急性期卧床休息，取半卧位，有利于脓液积聚于子宫直肠陷凹，使炎症局限。

（2）给予高热量、高蛋白、高维生素、流质或半流饮食，并遵医嘱纠正电解质紊乱和酸碱失衡。

（3）高热时采用物理降温，若有腹胀应行胃肠减压。

（4）做好床边消毒隔离，每天消毒外阴 2 次，保持外阴清洁，减少不必要的盆腔检查，以避免炎症扩散。

2. 预防措施

（1）做好经期、孕期、产褥期的卫生宣教。嘱患者注意性生活卫生，经期禁止性交。及时、彻底治愈生殖器炎症，防止迁延转为慢性盆腔炎。

（2）严格掌握妇产科手术指征，做好术前准备，术中严格无菌操作。宫腔手术后注意患者外阴清洁卫生，加强患者营养，增强其体质。

（3）预防并发症　严密观察，防止脓毒血症、败血症及肝周围炎的发生。

（4）防治后遗症　为预防盆腔炎性疾病后遗症的发生，应该注意：①严格掌握手术指征，严格遵循无菌操作规程，为患者提供高质量的围术期护理；②及时诊断并积极正确治疗下生殖道感染及盆腔炎性疾病；③注意性生活卫生，减少性传播疾病。对于被确定为盆腔炎性疾病后遗症的患者，要使其了解通过中、西医结合的综合性治疗方案有望缓解症状，从而减轻患者的焦虑情绪。

3. 治疗配合

（1）急性盆腔炎：主要为及时足量的抗生素治疗，必要时手术治疗。①要使患者了解及时、足量的抗生素治疗的重要性，明白经恰当的抗生素积极治疗，绝大多数盆腔炎性疾病患者能彻底治愈，从而使其树立信心，主动配合。②护士应经常巡视患者，保证药液在体内的有效浓度，并观察患者的用药反应。对于药物治疗无效、脓肿持续存在、脓肿破裂者需要手术切除病灶，根据患者情况选择经腹手术或腹腔镜手术。需要手术治疗者，要为其提供相应的护理措施。③对于接受抗生素治疗的患者，应在 72 小时内随诊以确定疗效，评估有无临床情况的改善，若此期间症状无改善，则需进一步检查，重新进行评估，必要时行腹腔镜或手术探查。对沙眼衣原体及淋病奈瑟菌感染者，可在治疗后 4 ~ 6 周复查病原体。

（2）盆腔炎性疾病后遗症：多采用综合性治疗方案控制炎症，同时注意增强机体抵抗力，缓解症状，增加受孕机会。包括：①物理疗法，能促进盆腔局部血液循环，改善组织营养状态，提高新陈代谢，有利于炎症吸收和消退，常用的有激光、短波、超短波、微波、离子透入等；②中药治疗，结合患者特点，通过清热利湿、活血化瘀或温经散寒、行气活血的方法达到治疗目的；③西药治疗，针对病原菌选择有效抗生素控制炎症，还可采用透明质酸酶等使炎症吸收；④输卵管积水者可手术治疗；⑤不孕妇女可选择辅助生育技术达到受孕目的。

4. 心理护理　关心患者的疾苦，倾听患者诉说其思想顾虑并耐心解答疑问，尽量满足患者的需求，和患者及其家属共同探讨适合个人的最佳治疗方案，取得家人的理解和支持，减轻患者的焦虑和心理压力，增强其战胜疾病的信心。

【护理评价】

1. 患者自诉舒适感增加、疼痛减轻。
2. 患者精神良好，没有疲倦感。
3. 患者能积极配合治疗，并对治疗有信心。

目标检测题

某孕妇，妊娠 31 周。主诉：外阴瘙痒 7 天。检查：阴道分泌物呈白色凝乳状，外阴及阴道黏膜红肿，小阴唇内侧及阴道黏膜附有白色膜状物，擦除后黏膜浅表溃疡。

请　问： 1. 该患者可能的医疗诊断是什么？

2. 需做的辅助检查是什么？

3. 应如何为患者实施护理？

（杨柳）

项目十六

妇科围手术期的护理

学习目标

1. 掌握妇科手术术前准备及术后护理。
2. 熟悉妇科各种手术的名称、手术范围、适应证。
3. 学会妇科各种手术的术前准备和术后护理的操作。
4. 能够在术前和术后护理过程中尊重患者，保护患者隐私。

案例导入

一子宫肌瘤患者，行子宫全切术。

请思考：护士应如何做好术前准备和术后护理？

任务一 腹部围手术期的护理

根据手术的范围，可以分为剖腹探查术、附件切除术、次全子宫切除术、全子宫切除术、全子宫及附件切除术、子宫根治术、肿瘤减灭术等；根据手术的急缓程度，可以分为择期手术、限期手术和急诊手术。近年来，腹腔镜下妇科于术有很大的发展。

一、术前护理

【护理评估】

手术前护理评估的目的是排除手术禁忌证，了解患者的生理、心理状况，为手术前准备提供依据。

（一）健康史

1. 了解患者的一般情况：年龄、婚姻状况、职业、文化程度、民族；询问患者目前居住的地址、联系方式等。

2. 了解患者当前情况：疾病诊断、治疗方案、护理措施等。

3. 了解手术的理由和目的；了解拟施行的手术；了解手术的迫切性。

4. 了解患者月经史、婚姻史和生育史，如末次月经的时间、月经紊乱病史，以避免月经期手术；了解患者药物过敏史和其他过敏史。

5. 了解既往的疾病史，根据年龄了解患者是否有该年龄段常见病或者多发病史，评估老年患者身体各器官退化状况，判断是否存在视力或者听力减退现象，是否伴有老年病、慢性病，排除手术禁忌证。

6. 询问饮食情况和睡眠情况，若有异常要评估原因以便及时纠正。

7. 评估患者的健康信念，判断其是否对治疗和护理产生负面情绪。

（二）身体状况

1. 疾病情况　评估疾病相关的症状和体征，判断疾病对患者的影响及其程度，评估自理能力。

2. 生命体征　测量体温、脉搏、血压及呼吸，体温高于 37.5℃，要考虑是否为感染；脉搏、血压异常，可能有心、血管病变。对异常者应及时报告医生查明原因，给予适当处理。评估患者是否有疼痛，若有，要了解疼痛的性质和程度。目前都用疼痛量表测量疼痛的程度，若有中度至重度的疼痛要采取干预的措施。

3. 全身状况　了解患者的身高、体重；观察患者的全身营养状况；观察患者皮肤的颜色、弹性等，是否有贫血貌，若有营养不良或贫血，要纠正后再行手术；评估皮肤的完整性，特别是手术部位的皮肤完好性；评估睡眠形态和质量；评估目前是否有阴道流血。存在阴道流血的患者要避免手术，但大出血需要抢救者除外。

4. 了解患者原发病的治疗情况，判断是否对本次手术有影响，若发现手术禁忌证要及时报告医生，纠正后再行手术。

（三）心理－社会支持情况

1. 了解患者对医院陌生环境的适应程度，了解环境是否对患者休息和睡眠有负面的影响。

2. 了解患者对疾病、手术、预后的了解程度和态度，特别是对手术的态度和心理准备情况，与医务人员在手术期间合作配合的可能性和合作度。

3. 了解患者对手术可能引起的术后情况是否存在焦虑、恐惧等心理。

4. 如果患者拟施行子宫和（或）卵巢切除术，要了解患者对切除子宫后可能的结果是否了解，是否有正确的认识。

5. 评估患者对手术期间不能履行母亲、妻子、女儿等家庭角色和社会角色，而产生的焦虑、不安、悲观、抑郁等情况。

6. 了解患者家人如丈夫、子女对患者疾病和手术的相关知识的熟悉程度及态度，手术和治疗是否存在经济困难等问题。了解患者家庭的沟通模式，家庭关系和相互间信任和依赖的程度。

（四）辅助检查

1. 实验室检查

（1）血、尿、粪三大常规检查：了解患者的一般健康情况。了解其红细胞总数、血红蛋白含量，排除贫血。

（2）凝血功能测定：测定凝血酶原时间及血小板计数，排除凝血功能异常。

（3）水、电解质水平测定：排除水、电解质紊乱。

（4）肝、肾功能检查：排除肝肾疾病。

（5）空腹血糖或糖化血红蛋白测定：排除糖尿病。

2. 影像学检查　常规进行胸部X线摄片，排除呼吸道感染，年龄>60岁，有肺气肿、肺纤维化、胸廓畸形、肺叶切除术后的患者应做肺功能测定。

3. 其他检查　心电图检查，以了解心脏功能。心电图显示有心律失常者应做24小时动态心电图检查，器质性心脏病患者应做超声心动图检查。

【护理诊断/问题】

1. 知识缺乏：缺乏手术相关知识及手术前准备相关知识。

2. 焦虑　与医院陌生环境刺激、手术具有危险性有关。

3. 舒适度减弱　与手术前需要做各种准备工作，需改变原有生活形态有关。

【护理目标】

1. 患者能掌握手术护理的相关知识。

2. 患者能减轻焦虑的程度。

3. 患者能叙述避免因住院和术前准备带来的负面影响的方法。

【护理措施】

1. 一般护理　在等待手术期间，患者应尽可能保证充足睡眠，健康饮食；保持良好的心态，增强体质，预防感冒。

2. 心理护理　当患者与医务人员达成共识，接受手术治疗方案后，从生理上和心理上开始准备手术，也因此会产生心理压力。患者会担心麻醉的安全，手术是否顺利，术后的疼痛程度，手术后是否会因为某些功能的丧失而影响日常生活和夫妻生活。要亲切耐心接待患者入院，做好病室环境、病友及医护人员的介绍，减少患者陌生感。及时充分了解患者的担忧和需要，并尽可能地满足或给予比较满意的解释。用浅显易懂的言语、资料或图片，介绍相关疾病医学知识，让患者了解手术目的及手术前后的注意事项。纠正错误认知，如子宫切除后不会引起早衰，不会失去性功能。近年来，很多医院都开展了手术室护士在术前1日到病房了解患者情况，向患者介绍麻醉方式、手术室环境、手术过程等做法，有的带患者去手术室参观，减轻或避免患者术前焦虑和恐惧，使患者相信在医院现有条件下，能顺利度过手术全过程。同时，在不影响治疗配合的前提下，尊重患者的信仰和习惯，鼓励患者说出自己的感受，共同探讨适合于个体缓解心理应激的方法，从而减轻患者心理应激。另外，还要向家属进行健康指导，取得他们的支持与配合。

3. 术前指导

（1）提供相关知识和信息：要根据患者年龄和文化程度，使用患者可以理解和接受的方式，提供相关知识和信息。可启发患者讨论，提问题，让患者在心情放松的情况下接受知识和信息。

1）手术治疗的必要性、重要性和可行性：给患者提供相关的疾病知识，与患者分析手术治疗对治疗疾病的必要性和重要性。向患者介绍医务人员和医疗设备，加深其对此类手术的自信心。

2）围术期护理知识：告之患者术前准备的内容，如备皮、阴道准备、肠道准备；介绍拟订的手术、麻醉方式，鼓励患者与医务人员很好地配合完成手术前的准备工作。与患者讨论手术后可能出现的不适和健康问题及可能的处理方法，如术后患者将会进入复苏室，可能继续静脉输液，有留置的尿管或引流管，可能有手术部位的疼痛感，因为麻醉使胃肠蠕动功能减弱而致术后腹胀，告知术后镇痛的方法及其选择，告知早期活动可促进胃肠功能的恢复，预防坠积性肺炎等好处，并指导患者怎样进行术后早期活动。

（2）指导适应性功能锻炼：术后患者常因为切口疼痛等不愿意咳嗽和翻身，所以术前要训练患者深呼吸、咳嗽、咳痰的方法。如指导患者双手按住切口两侧，限制腹部活动的幅度，以胸式呼吸用力咳嗽。同时应教会患者在别人协助下床上翻身，做肢体运动的方法。让患者反复练习，直到掌握为止。

4. 术前准备

（1）观察生命体征：生命体征与患者的病情密切相关，应根据医嘱进行观察测量。术前3日，每8小时测体温、脉搏、呼吸1次，每日测血压1次。若患者出现发热、血压增高等现象，应通知医生，并协助查找原因。若推迟手术，需向患者及家属说明原因，取得患者及家属的理解。

（2）保证足够营养：术前营养状况直接影响术后康复。术前应指导患者进高蛋白、高热量、富含维生素的食物；若年老、体弱、进食困难者应与营养师讨论，调整其饮食结构，制定合理食谱，必要时通过肠外营养方式补充，如输白蛋白、输血。

（3）处理术前合并症：对合并贫血、营养不良、高血压、糖尿病、心脏疾患等患者，要及时给予适当的治疗，争取调整到最佳身心状态，为手术创造条件。

（4）确认术前检查项目的完整性：确认必要的术前检查，如血、尿、大便常规、心电图、肝功能、肾功能、出凝血时间及交叉配血试验的报告及结果；确认没有手术禁忌证。

（5）签手术同意书：尊重患者知情同意的权利，签署手术同意书。一方面使患者和家属了解术前诊断，手术的名称，手术目的，术中和术后可能出现的问题，避免不合意愿的手术。另一方面也是院方手术行为得到患者和家属认可的依据，避免产生纠纷。签署后的手术同意书要妥善保管。

（6）如果判断将要施行的手术范围较大，患者腹腔内黏连严重，手术可能涉及肠道时，遵医嘱术前3日做肠道准备。

1）术前无渣半流饮食2日，流质饮食1日。若患者食欲好，可用双份流质饮食。

2）术前3日口服庆大霉素8万U，每日4次、灭滴灵0.4g，每日3次，以抑制肠道内细菌生长。

3）术前1日口服20%甘露醇250mL+5%葡萄糖盐水或生理盐水1000mL，或和爽（复方聚乙二醇电解质散）1袋（68.56g）溶于温开水2000mL。

4）术前1日清洁灌肠，即下午、傍晚肥皂水灌肠各1次，之后根据患者排便情况选择肥皂水或生理盐水灌肠至排出的灌肠液中无大便残渣。目前常以口服导泻剂代替多次灌肠，效果良好，但对老年、体弱者要根据个体反应性而选择用量，防止水泻导致脱水。

（7）术前1日常规准备如下。

1）饮食：软食，晚餐进流质饮食，午夜后禁食。

2）输血准备：是手术前常规准备工作。备血量多少，是根据患者手术大小和难易程度决定。先由医生填写用血预约申请单，申请单要填写完整和准确。然后采集患者血液标本，认真核对患者姓名、年龄、床号等信息，采集到的血液标本装入专用备血试管，贴上与用血预约申请单联号一致的标签。由专人将标本、用血预约单、手术预约通知单一并送血库。如果有多个患者做备血准备，要注意患者间资料和血液标本不混淆。

3）清洁：应淋浴，更衣，剪指甲，去指甲油及其他化妆品等。

4）阴道准备：适合于已有性生活，即将行子宫全切除的患者。进行阴道的清洁和消毒。先用肥皂液清洁阴道、宫颈、穹隆部，然后用消毒液（250mg/L碘附液，1:8000的高锰酸钾，1:1000的新洁尔灭）冲洗，擦干后用无痛碘原液（聚维酮碘消毒液）消毒宫颈和穹隆部。手术日晨再次行阴道消毒。无性生活史的和拟行附件手术的患者，无须做阴道准备。

5）肠道准备：目的是使肠道空虚、暴露手术野、减轻或防止术后肠胀气；防止手术时使用麻醉药物使肛门括约肌松弛致大便失禁污染手术台。灌肠：行大手术的患者，如全子宫切除术，于下午和傍晚肥皂水灌肠各1次；其他手术的患者于下午肥皂水灌肠1次。目前也有用口服导泻剂，如番泻叶水、蓖麻油、甘露醇、硫酸镁，或甘油灌肠剂置肛导泻替代灌肠。

6）促进睡眠：遵医嘱晚上给镇静剂，保证患者有足够的休息。

（8）手术日准备：如下。

1）测量生命体征：体温、脉搏、呼吸、血压，了解有无月经来潮，如有异常报告医生。

2）皮肤准备：以顺毛、短刮的方式进行手术区域剃毛备皮，其范围是上自剑突下，两侧至腋中线，下达两大腿上1/3处及外阴部的皮肤，注意清洁脐窝部。

3）取下患者活动义齿、发夹、首饰及贵重物品，交家属妥善保管。

4）备好患者需携带的物品：病历，术中用药，核对后交给手术室护士。

5）安置留置导尿管：保持引流通畅，避免术中损伤膀胱。

6）术前半小时给基础麻醉药：通常为苯巴比妥和阿托品，以缓解患者的紧张情绪及减少腺体的分泌。

7）与手术室护士交接患者：核对患者姓名、床号、住院号、年龄、诊断、手术名称、携带药物；核对患者腕带信息。

（9）急诊手术准备：妇产科常见的急诊手术有卵巢囊肿扭转、破裂，异位妊娠腹腔大出血等。由于发病急病情重，常使患者及家属心情紧张。在给患者及家属提供心理安全感的同时，配合医生在最短的时间内完成术前准备。休克患者在处理休克的同时，快速完成腹部手术准备。应立即询问病史，测量生命体征，观察病情并做好医疗记录；签署手术同意书；完成备皮、输液、配血、导尿等准备工作。同时，对患者和家属进行手术目的以及术前准备的针对性解释，通过娴熟的技术让患者确信自己正处于救治中，减轻患者紧张恐慌的情绪，也使其家属积极配合急诊手术。

【护理评价】

1. 患者叙述与自己疾病相关的围术期护理知识。

2. 患者没有出现焦虑的症状和体征。

3. 患者积极与医务人员配合，成功完成术前各项准备工作。

二、手术后护理

术后护理应从手术完毕至患者出院。术后的短时间内，应以观察患者生命体征为护理重点，以后则应注意各系统功能的恢复情况，目的是使患者能尽快康复，防止各种手术并发症的发生。针对患者存在的问题，采取相应的护理措施，让患者和家属参与到护理活动中，发挥患者的主观能动性，提高患者自护能力。

【护理评估】

（一）健康史

详细阅读手术记录单、麻醉师和手术室护士的交接记录单等，详细了解患者的手术情况。如麻醉的方式及效果，手术范围，术中出血量，术中尿量，输血、输液及用药情况。

（二）身体状况

1. 生命体征　及时测量患者血压、脉搏、呼吸和体温，观察术后血压并与术前、术中比较；了解呼吸的频率、深度；注意脉搏是否有力，节律是否整齐；了解体温的变化情况。

2. 神志　观察全麻患者的神志，以了解麻醉恢复的情况；对腰麻及硬膜外麻醉患者，了解有无神志的异常变化。

3. 皮肤　评估皮肤的颜色和温度，特别应观察切口、麻醉针孔处敷料是否干燥，有无渗血；手术过程中受压部位皮肤及骨突出处皮肤是否完整。

4. 疼痛　评估患者术后疼痛的部位、性质、程度，了解患者的止痛方式；如采用硬膜外置管和自控镇痛装置，需观察管道是否固定通畅；采用注射或口服药物时，要了解药物剂量和使用间隔时间，观察止痛后患者疼痛的缓解程度。

5. 各种引流管　了解引流管的放置部位和作用，观察引流管是否固定通畅，评估引流液的质、色、量，是否有异味等；了解术中是否有腹腔内用药。妇科腹部手术患者常见的引流管有尿管、腹腔引流管、盆腔引流管、胃肠减压管等。

（三）心理-社会支持情况

患者对手术是否成功，有无并发症最为关心，对术后出现的不适往往感到紧张焦虑。应通过评估患者对手术的耐受情况，亲切耐心地与患者交流，观察其心理反应。同时，了解患者有无家属或丈夫陪伴，及其他支持情况。

（四）辅助检查

不做常规要求，根据患者情况进行相应的检查。如术中出血多的患者，要随访红细胞计数以排除贫血；疑有感染发生时，做X线胸部摄片或血液细菌培养。

【护理诊断/问题】

1. 慢性疼痛　与手术创伤有关。

2. 舒适度减弱　与虚弱、疼痛及携带各种导管影响活动度有关。

3. 有感染的危险　与手术创伤有关。

【护理目标】

1. 患者疼痛缓解。

2. 患者舒适度如期恢复。

3. 患者没有术后感染。

【护理措施】

1. 准备环境　为术后患者提供安静舒适、空气清新的休息环境，备好麻醉床，根据不同手术做好物品的准备，如输液架、心电监护仪、各种引流袋。根据需要准备好氧气等抢救物品。

2. 交接患者　与手术室护士或麻醉师交接患者，测量血压与脉搏，检查静脉通路，各类引流管是否通畅，评估皮肤的完整性。

3. 安置体位　根据手术及麻醉的方式决定体位。

（1）全麻未清醒的患者取平卧位，头偏向一侧，保持呼吸道通畅，防止呕吐物、分泌物呛入气管引起窒息或吸入性肺炎，清醒后可根据患者需要选择卧位。未清醒时防止坠床。

（2）椎管麻醉者取平卧位，头侧向一侧，第2日改为半卧位，有利于腹腔引流，使术后腹腔内的液体、炎性渗出液局限在直肠子宫陷凹，避免对膈肌的激惹，减少脏器刺激。同时半卧位可松弛腹部肌肉，降低腹部切口张力，减轻疼痛；使肺扩张，有利于呼吸、咳嗽、排痰，减少术后肺部并发症。

无论采取何种卧位，都应注意在保证患者舒适的情况下，定时给患者翻身、协助其肢体活动，以促进术后恢复。

4. 观察病情　主要观察患者生命体征、腹部切口、麻醉恢复情况。

（1）生命体征：认真观察并记录患者生命体征。通常术后每30分钟监测1次血压、脉搏和呼吸，直至平稳。平稳后，改为每4～6小时1次；24小时以后，每日测4次，正常后再测3日。术后有心电监护仪者，根据医嘱监测血压、脉搏、呼吸至平稳后，每4小时监测一次直至停止使用心电监护。若测得生命体征异常或有内出血征象，应增加监测的次数，及时报告医生。术后应每日测体温4次，由于机体对手术创伤的反应，术后1～3日体温稍有升高，但一般不超过38℃，如果体温持续升高，或正常后再次升高，应观察有无切口、肺部、泌尿道等部位的感染。

（2）切口：术后24小时内注意观察腹部切口有无出血、渗液，切口敷料是否干燥，切口周围皮肤有无红、肿、热、痛等感染征象，敷料污染或渗出多时要请示医生予以更换。对子宫全切的患者，应观察有无阴道流血及阴道分泌物的量、质、色，以判断阴道切口的愈合情况。

（3）麻醉的恢复：观察全麻患者意识的恢复情况，观察椎管腰麻患者下肢感觉的恢复情况。一般情况下，停药6小时后麻醉作用消失。

5. 缓解疼痛　疼痛是术后主要的护理问题，麻醉作用消失至术后24小时内疼痛最明显。患者常常因为疼痛而拒绝翻身、检查，甚至产生焦虑、恐惧、失眠等。可按医嘱使用止痛剂或镇痛泵，以缓解患者的疼痛症状。护士应掌握止痛的方法和技巧，正确指导患者使用自控镇痛装置，或在评估患者疼痛的基础上及时给予止痛药，常用哌替啶、吗啡。另外，应保持病室安静，环境舒适；6小时以后用腹带帮助固定伤口，并帮助患者采取半卧位以减轻疼痛。

6. 留置管的护理　包括导尿管护理和引流管护理。

（1）导尿管的护理，注意以下方面。

1）导尿管保留时间：全子宫切除术者保留48小时，中手术（囊肿剥出术）保留

24 小时，广泛全子宫切除 + 盆腔淋巴清扫术患者要保留 10 ~ 14 日。

2）置管期间定期观察并记录尿液的色、质、量。

3）集尿袋每周更换 2 次，保持引流通畅、避免导管扭曲或受压，避免尿潴留及逆流。

4）置管期间用 250mL/L 碘附溶液每日擦洗会阴 2 次，鼓励患者多饮水，预防感染。

5）拔管后鼓励患者多饮水，及时排尿，排尿有困难者要测残余尿量。

（2）引流管的护理：护理的原则是保持引流管固定，引流通畅，保持引流管周围皮肤清洁干燥，同时观察引流物的量、质、色，并做好记录。

1）留置时间：妇科患者术后通常有留置的腹腔或盆腔引流管，医生根据患者的手术情况和引流量决定保留时间。一般留置 2 ~ 3 日。

2）观察：要观察引流量，一般在 24 小时负压引流液不超过 200mL。若量多应了解是否在术中有腹腔内用药；量多且色鲜红，要警惕内出血。

7. 饮食护理　一般手术患者，术后 6 小时进流质饮食，应避免产气食物如牛奶、豆浆，以免肠胀气。大手术流质饮食 1 ~ 2 日，中手术 1 日。肛门排气后改流质为半流饮食，以后逐步过渡到普通饮食；涉及肠道的手术患者，术后应禁食，排气后才能进流质饮食，逐步过渡到半流质、普通饮食。术后饮食应以营养丰富、易消化、高热量及富含维生素为原则。鼓励患者进食，促进肠道功能恢复及术后康复，不能进食或进食不足期间，应静脉补充液体和电解质，必要时给静脉高营养。

8. 促进休息与活动　在止痛的前提下，要保证患者有良好的休息和足够的睡眠。同时按循序渐进的原则，鼓励患者早期活动。每 2 小时协助卧床患者翻身 1 次，生命体征平稳后鼓励患者尽早下床活动，改善循环，促进肺功能恢复，防止下肢静脉血栓形成。活动时，注意防止患者特别是老年患者因体位变化引起血压不稳定，防止突然起床或站立时发生跌倒。

9. 处理常见问题　无论手术大小，都有出现健康问题的可能性。护理的目标是预防或减轻症状，促进患者尽早康复。

（1）腹胀：多由手术、麻醉引起患者肠蠕动减弱所致，炎症、低钾等也可引起术后腹胀。通常患者在术后 48 小时排气，标志肠蠕动恢复。超过 48 小时未排气的患者应注意观察有无腹胀及腹胀的程度，查找腹胀的原因并进行处理。出现腹胀者排除肠梗阻后可采取热敷腹部、肛管排气、针灸、皮下注射新斯的明（0.5mg）等措施刺激肠蠕动，缓解腹胀。炎症或低钾者可给予抗生素或补钾。同时，鼓励早期下床活动预防或减轻腹胀。

（2）便秘：术后由于活动减少，胃肠蠕动减弱，患者容易便秘。除鼓励活动外，能进食的患者应多饮水，吃蔬菜、水果，必要时根据患者情况给予麻仁丸、液体石蜡、番泻叶等缓泻剂来预防便秘，保持大便通畅，避免用力大便造成切口疼痛、切口裂开或愈合不良。

（3）尿潴留：不习惯卧床排尿、留置尿管的机械性刺激是术后患者尿潴留的主要原因。预防措施有：术前床上解便的有效训练；术后鼓励患者坐位排尿；增加液体入量；拔尿管前，夹管并定时开放，以训练膀胱功能。若以上措施无效，则再导尿。

10. 心理护理　减轻患者疼痛，解除不适，告知手术的情况及术后的注意事项，帮助患者提高自理能力；做好家属的健康教育，取得其积极的配合，从而有效降低术后患者不良的心理反应。

11. 出院指导　在评估患者自我护理能力以及家属对患者照顾能力的基础上，在患者入院时就开始进行针对性指导，并在出院时提供详细的出院指导。出院指导包括出院后的休息、活动、用药、饮食、性生活、门诊复查时间、可能出现的异常症状、体征的观察和处理等。

【护理评价】

1. 患者无疼痛的痛苦表情，自述疼痛减轻，安静入睡。

2. 患者述说舒适度逐渐改善，能配合医务人员进行早期活动。

3. 患者体温维持正常，切口无红、肿、热、痛等感染征象。

任务二　外阴及阴道围手术期的护理

外阴手术是指女性外生殖器部位的手术，包括外阴癌根治术、处女膜切开术、前庭大腺脓肿切开引流术等。阴道手术是指阴道局部手术及经阴道的手术，如阴道成形术、会阴裂伤修补术、尿瘘修补术、子宫黏膜下肌瘤摘除术、阴式子宫切除术。

一、术前护理

【护理评估】

（一）健康史

1. 了解患者的一般情况：年龄、婚姻状况、职业、文化程度、民族；询问患者目前居住的地址、联系方式等。因先天性无阴道需要手术再造的患者多为年轻人，而因盆底功能减退要行阴式子宫切除及阴道前后壁修补的患者一般为老年人。

2. 了解患者疾病的发病时间和病程中症状变化，确定患者是否需要急诊手术，若为外阴、阴道创伤引起的出血或血肿，通常需要急诊手术。

3. 了解手术的理由和目的，了解拟施行的手术，了解手术的迫切性。

4. 了解患者月经史、婚姻史和生育史。如末次月经时间、月经紊乱病史，以避免月经期手术。了解药物过敏史和其他过敏史。

5. 了解患者的既往疾病史，根据年龄了解患者是否有该年龄段常见病或者多发病史，评估年老患者身体各器官退化状况，是否存在视力或者听力减退的情况，是否伴有老年病、慢性病，排除手术禁忌证。

6. 询问患者的饮食情况和睡眠情况，若有异常要评估原因，以便及时纠正。

（二）身体状况

阴道手术前应该评估患者的全身及局部情况，其内容和方法与腹部手术前的身体状况相似。评估重点是手术部位皮肤的完整性，是否有皮肤感染的症状和体征。

（三）心理－社会支持情况

外阴阴道是女性特别隐私的部位，应评估患者对疾病、外阴阴道手术方式及预后的反应。先天性无阴道患者多为年轻女性，往往不愿意谈及疾病，常表现为羞怯、怕被世人看不起的心理；外阴癌患者担心手术后康复及疾病预后，易出现焦虑、自尊紊乱等心理反应。了解家属，特别是丈夫的反应，评估患者在家庭中的角色功能是否因疾病而改变。

（四）辅助检查

基本要求同腹部手术。已婚妇女进行白带常规检查和阴道脱落细胞检查，排除外阴阴道部炎症。

【护理诊断/问题】

1. 情景性低自尊　与外阴、阴道疾病，手术暴露或手术切除外阴有关。

2. 知识缺乏　缺乏疾病发生、发展、治疗及护理知识。

【护理目标】

1. 患者能表述和讨论心理的担忧和顾虑，维持良好心情。

2. 患者能正确叙述有关疾病的知识和围术期护理知识。

【护理措施】

术前的护理措施与腹部手术护理基本相同，但由于外阴阴道的位置靠近肛门，血管、神经丰富，又属机体隐私部位，护理上应该加强下列几个方面的护理。

1. 心理护理　针对外阴阴道手术患者的心理特征，最大限度地保护患者隐私。有条件者，患者宜住单间或病员数相对少的病房；术前准备、检查、各种操作时宜用屏风，避免闲杂人员，尽量减少暴露部位。同时与患者、家属一起讨论疾病治疗相关事项，协助做好家属特别是丈夫的工作，让其理解患者，配合治疗及护理。

2. 皮肤准备　皮肤准备范围上至耻骨联合上 10cm，下至外阴部、肛门周围、臀部及大腿内侧上 1/3。外阴局部皮肤感染或有湿疹者，治愈后方能手术。此外，若手术需要植皮的患者，应遵医嘱作好供皮区的准备。

3. 肠道准备　要涉及肠道的手术需进行肠道的准备，如阴道成形术。准备的内容与方法与腹部手术前的肠道准备基本相同。

4. 阴道准备　术前3日开始准备，行阴道冲洗，每日2次；手术日晨行宫颈阴道消毒。方法同腹部手术的准备。

5. 特殊用物准备　根据患者手术所采取的体位准备相应的物品，膀胱截石位需准备软垫，避免压迫腘窝处的血管、神经，致血液循环障碍；膝胸卧位者，应为患者准备支托；根据术后患者的具体需要准备灭菌的棉垫、绷带、阴道模型等。

6. 导尿管放置　外阴、阴道手术患者一般不应在术前放置导尿管，但应排空膀胱。

【护理评价】

1. 患者能正确自我评价，表达自我感受，处事、交往良好。

2. 患者能说出治疗方式、护理要点并能积极配合。

二、术后护理

【护理评估】

评估内容与方法同腹部手术患者。但因为手术部位接近尿道口、阴道口及肛门，故还需注意观察局部切口早期感染的征象。

【护理诊断/问题】

1. 慢性疼痛　与外阴、阴道疾病及手术创伤有关。

2. 情景性低自尊　与手术后局部护理过程中隐私部位暴露所致的羞愧、内疚心理有关。

3. 有感染的危险　与疾病及手术的部位接近阴道口、尿道口及肛门口有关。

【护理目标】

1. 患者疼痛逐渐减轻。

2. 患者低自尊的心理状态得到纠正。

3. 患者无感染发生。

【护理措施】

术后护理措施基本同腹部手术的术后护理措施，由于外阴、阴道局部血管、神经丰富，前后毗连尿道口和肛门，还应特别注意以下几个方面。

1. 安置体位　根据不同手术采取相应的体位：行外阴根治术的外阴癌患者术后采取平卧位，双腿外展屈膝，膝下垫软枕，可减少腹股沟及外阴部的张力，促进切口愈合；膀胱阴道瘘患者术后应相对瘘口位置采取健侧卧位，减少尿液对修补瘘口处的浸泡，有利愈合；应尽早取半卧位，利于盆腔引流，但接受阴道壁修补术的患者术后以平卧为宜，禁止半卧位，以免增加局部压力，影响预后。子宫脱垂患者做阴式子宫切除术后早期也要避免半卧位，以免引起阴道和会阴部的水肿。

2. 观察切口　外阴、阴道肌肉组织少，张力大，切口愈合相对缓慢，除观察局部切口有无出血、渗液、红肿热痛等感染征象外，还应观察局部皮肤的颜色、温度、有无坏死等。阴道内留置纱条压迫止血者，要注意观察其阴道分泌物的量、性质、颜色及气味，纱条一般于术后 12 ~24 小时内取出。此外，外阴加压包扎者，还应观察双下肢的皮温，观察足背动脉搏动等，若有异常及时与医生联系。

3. 积极止痛　外阴神经末梢丰富，对疼痛敏感，要给予患者及时、充分的止痛。可按医嘱给予止痛剂或者使用自控镇痛泵，并注意观察用药后的止痛效果。

4. 护理会阴　置消毒会阴垫，保持外阴清洁干燥，每日行外阴擦洗 2 次，保持床单及接触外阴部的物品清洁干燥。大小便后清洁会阴。

5. 保持大小便通畅　一般留置尿管 5 ~7 日，按保留尿管患者的护理常规进行护理，特别注意导尿管的通畅；为防止解便对切口的牵拉，一般从术后第 3 日开始口服液体石蜡 30ml，每晚 1 次，软化大便，避免排便困难。

6. 避免增加腹压的动作　告诉患者腹压加大会增加局部切口的张力，影响切口的愈合，患者避免下蹲，避免用力大便等增加腹压的动作。

7. 健康指导　出院前指导，患者术后三个月内避免重体力劳动，避免用力排便、剧烈咳嗽等增加腹压的动作。定期随访，检查确定伤口完全愈合后方可恢复性生活。

【护理评价】

1. 患者自述疼痛减轻或消失，无疼痛所致的痛苦表情。
2. 患者能正确面对疾病，正确地自我评价。
3. 患者没有出现感染的征象。

目标检测题

患者，女，40 岁，近日因宫颈癌，需要做广泛子宫切除和盆腔淋巴结清扫术。

请　问： 1. 术前准备的重点是什么？

2. 术后护理要点是什么？

（李晓红）

项目十七

女性生殖系统肿瘤患者的护理

学习目标

1. 掌握各肿瘤患者的护理评估及护理措施。
2. 熟悉各肿瘤患者的护理诊断及护理评价。
3. 了解各肿瘤的相关致病因素，病理。
4. 能对妇科肿瘤患者实施整体会理。

案例导入

患者，55岁，绝经6年，阴道不规则出血1个月收入院，体形肥胖，尿糖（+）。妇科检查：外阴阴道萎缩不明显，宫体稍大，软，活动良，附件（-）。

请思考： 1. 此病例最何能的医疗诊断是什么？
2. 为进一步确诊，需要做的检查项目是什么？
3. 该病最主要的治疗手段和护理措施是什么？

任务一 子宫颈癌

子宫颈癌是由子宫颈阴道部的鳞状上皮及颈管内柱状上皮在致癌因素作用下，发生无序过度增生而引起的肿瘤病变，是女性生殖系统最常见的恶性肿瘤。高发年龄为50~55岁。近几十年，随着国内外妇女保健工作的重视和普及开展，宫颈癌的发病率和死亡率已明显下降。

子宫颈癌病变多发生在宫颈外口-鳞柱状上皮交界处，相当于子宫颈外口的原始鳞-柱状上皮交界部和生理性鳞-柱上皮交接部之间形成的移行带区。宫颈癌的发生和发展是一个缓慢的过程，按癌组织的发生发展过程可分：不典型增生（癌前病变）、原位癌、浸润癌三个阶段。按病灶的形态特点又可见以下四种类型（图17-1）。宫颈癌的主要转移途径是直接蔓延和淋巴转移，最常见的是向下直接蔓延至阴道壁，极少向上累及宫腔，晚期可发生血行转移。

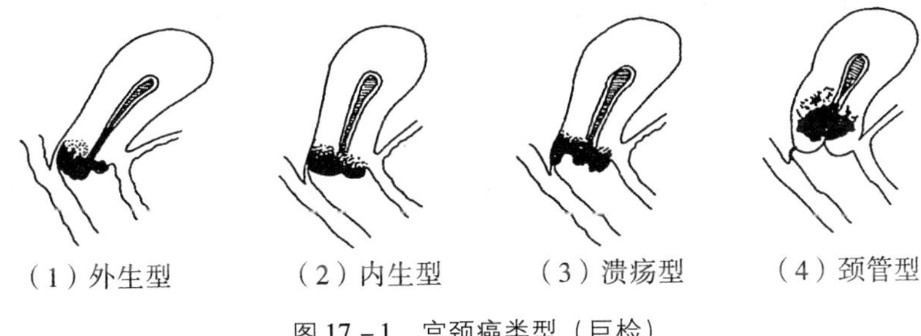

图 17－1　宫颈癌类型（巨检）

【护理评估】

（一）健康史

1. 了解患者的一般情况　年龄、职业、文化程度、种族、饮食、家庭经济状况、既往史、家族史等。

2. 了解患者的婚育史和不洁性生活史　女性 <16 岁即有性生活经历、性伴侣过多、早育、多产等，可导致宫颈癌高发；女性与宫颈癌高危男子（男子患有阴茎癌、前列腺癌等疾病，或男子前妻因宫颈癌去世）结婚，增加患宫颈癌几率。

3. 评估有无人乳头瘤病毒（HPV）、单纯疱疹病毒Ⅱ型及人巨细胞病毒等生殖道病毒感染　目前研究表明，女性生殖道感染高危型是宫颈癌的主要致病因素，单纯疱疹病毒Ⅱ型及人巨细胞病毒感染也与宫颈癌的发生有关。

4. 评估年轻女性的接触性阴道出血病史，年老患者的绝经后阴道不规则流血史或异常排液情况。

（二）身体状况

1. 症状　宫颈癌患者早期多无明显症状，早期患者多在妇科普查中发现。

（1）阴道流血：部分患者早期主要表现为接触性阴道出血。出血量的多少、时间早晚与宫颈癌的病理类型有关，外生型出血量多时间早，内生型出血时间较晚。绝经后患者常表现为不规则阴道流血，年轻患者表现经量增多，经期延长。

（2）阴道排液：多数宫颈癌患者有阴道排液增多，液体呈白色或血性水样或淘米水样腥臭液体，往往患者自认为炎症而耽误诊治时机；晚期患者可有大量夹杂坏死组织米汤样或脓性阴道排液。

（3）疼痛等晚期症状：晚期患者可出现腰骶部、下腹及下肢疼痛；肾盂积水、尿毒症、贫血、恶病质等全身衰竭症状。

2. 体征　早期宫颈癌局部无明显异常改变，肉眼难与宫颈炎、宫颈上皮内瘤样变相区别。随着病情发展，可出现不同体征。外生型病变组织向宫颈表面生长，可为息肉状、乳头状、菜花状赘生物，质脆，触之易出血；内生型病变组织向颈管内生长，可表现出宫颈肥大、质硬，宫颈管膨大如桶状。晚期癌组织坏死脱落形成溃疡或空洞，若癌肿浸润阴道，致阴道壁变硬、有赘生物；浸润宫旁，致宫旁组织呈结节状增厚、变硬，双合诊检查时表现为“冰冻”骨盆体征。

3. 临床分期 见表17－1。

表17－1 子宫颈癌的临床分期

0期	原位癌（浸润前癌）
Ⅰ期	癌肿局限于子宫颈
$Ⅰ_{A}$	仅在镜下可见浸润癌，肉眼未见病灶
$Ⅰ_{A1}$	癌细胞间质浸润深度≤3mm，宽度≤7mm
$Ⅰ_{A2}$	癌细胞间质浸润深度＞3mm，宽度≤7mm
$Ⅰ_{B}$	肉眼可见癌肿但局限在子宫颈，或镜下病灶间质浸润深度超过 Ia_2
$Ⅰ_{B1}$	肉眼所见病灶最大直径≤4mm
$Ⅰ_{B2}$	肉眼所见病灶最大直径＞4mm
Ⅱ期	癌肿超越子宫颈，侵犯阴道，但未达阴道下1/3，侵犯宫旁，但未达盆壁
$Ⅱ_{A}$	侵犯阴道，无宫旁浸润
$Ⅱ_{B}$	侵犯阴道，且有宫旁浸润
Ⅲ期	癌肿蔓延到骨盆壁和（或）侵犯阴道下1/3和（或）引起肾盂积水或肾无功能
$Ⅲ_{A}$	侵犯阴道下1/3，无骨盆壁蔓延
$Ⅲ_{B}$	浸润蔓延到骨盆壁和（或）引起肾盂积水或无肾功能
Ⅳ期	癌肿已扩散至骨盆外和（或）已浸润膀胱黏膜及直肠黏膜
$Ⅳ_{A}$	癌扩散超出真骨盆，浸润膀胱黏膜或直肠黏膜
$Ⅳ_{B}$	癌扩散至远处脏器

（三）心理－社会支持情况

早期宫颈癌患者多在体检中发现，得知病情后会表现出惊讶、怀疑、愤怒等复杂情绪。随着诊断治疗的深入，还会出现悲观、厌世表现，因出现接触性出血和大量阴道排液，使患者不能正常性生活，担心会影响夫妻关系，产生巨大的心理压力；害怕手术担心治疗费用，而不能正确配合医疗救治。患者家属得知情况后，会表现出恐惧焦虑，无法正常与患者沟通交流等问题，而采取隐瞒、回避等做法，大多数家属会四处寻求好的医治方法。

（四）辅助检查

包括妇科常规检查、宫颈刮片细胞学检查、阴道镜检查、宫颈及颈管活组织检查、子宫颈锥形切除术等其他检查。

1. 妇科常规检查 阴道窥器检查早期可见宫颈呈炎症病变，随病情进展可见宫颈有息肉状、乳头状、菜花状赘生物；也可见宫颈肥大，宫颈管变大如桶状；晚期病变宫颈表面可见凹陷性溃疡或空洞。患者双合诊和三合诊检查早期部分患者可有接触性出血，晚期宫旁组织双侧双侧增厚，结节状，或盆腔呈冰冻骨盆。

2. 宫颈刮片细胞学检查　简便易行，是宫颈上皮内瘤样变及宫颈癌的主要筛查、诊断方法。凡已婚妇女妇科检查时，应常规行此项检查，每 1 ~2 年一次。临床取材方法，多用液基薄层细胞涂片方法。病理细胞诊断方法国内基层医院多采用巴氏 5 级分类法，目前国内正在推广使用 TBS 分类系统。

3. 阴道镜检查　适应于巴氏分级Ⅲ级或以上和 TBS 提示低度上皮细胞内瘤样变者。

4. 宫颈及颈管活组织检查　是确诊宫颈上皮内瘤样变和宫颈癌最可靠的方法。多在宫颈外口即宫颈鳞 - 柱状上皮移行带 3、6、9、12 点处或可疑病变处取病变组织送检。

5. 子宫颈锥形切除术　适用于宫颈刮片细胞学检查多次阳性而宫颈组织活检阴性者，或活检为原位癌需确诊者。做好宫颈阴道擦洗消毒等无菌护理。

6. 其他检查　宫颈癌确诊后，应进一步做胸部 X 线检查、淋巴造影、膀胱镜检、直肠镜检等，以帮助确定临床分期。

【护理诊断/问题】

1. 恐惧　与诊断和癌症对生命威胁，担心时日无多或生活质量下降有关。

2. 有感染的危险　与阴道流血、手术创伤、放疗导致机体抵抗力低下有关。

3. 排尿障碍　与手术治疗致膀胱张力下降有关。

【护理目标】

1. 患者能够对疾病有正确认识。

2. 患者在诊治过程中未发生感染等并发症。

3. 患者术后未发生排尿障碍。

【护理措施】

1. 一般护理　根据患者营养状况与营养师沟通加以指导，以多样化饮食保证患者机体需要，维持体重不降；协助患者勤擦身，更换衣服，保持床单整洁和外阴清洁，病室注意通风换气；指导患者勤换会阴垫，每天冲洗会阴 2 次，便后及时冲洗外阴保持外阴清洁干燥；术后遵医嘱指导患者摆好体位，临床多取半坐卧位。

2. 病情观察

（1）护理查房时主要观察患者阴道流血、排液情况，流血量有无发生变化或阴道排液有无异味情况，应及时汇报主治医生；观察排尿情况和尿量及其变化，有尿潴留和血尿等出现时应及时汇报医生；观察患者有无腹部、会阴腹股沟等处疼痛，有无下肢水肿等回流障碍。

（2）手术患者的观察：术前观察患者体温，阴道流血量、颜色，阴道排液情况，及时发现感染征象，遵照医嘱给予抗生素防治感染。术后观察引流管、导尿管通畅情况，观察引流液、尿液的量和性状，尤其是手术后患者阴道残端有无流血情况；观察下肢有无肿胀疼痛等下肢回流障碍或血栓形成的征兆。

3. 检查配合

（1）宫颈组织细胞学检查：行宫颈刮片等细胞检查前嘱患者检查前 2 日禁止性生活、阴道冲洗上药等；准备好标本瓶等医疗用物；将钳取或刮取组织分别放进标本瓶内固定，贴上写有患者姓名和取材部位的标签及时送验。宫颈活组织检查后若有纱布压迫止血者，嘱患者 24 小时后取出。

（2）子宫颈锥形切除术：做好宫颈阴道擦洗消毒等无菌护理。

（3）其他检查：宫颈癌确诊后，应进一步做胸部 X 线检查、淋巴造影、膀胱镜检、直肠镜检等，以帮助确定临床分期。做这些检查时，应与患者及其家属沟通，讲清检查的必要性，告知检查需做的准备，并提前与相关检查科室预约联系好，协助患者做好检查。

4. 治疗配合　临床常依据患者年龄、有无生育要求、临床分期等多方面因素，综合考虑采取以手术和放疗为主化疗为辅的综合治疗方案。

（1）手术患者的护理：宫颈癌Ⅰa～Ⅱa 患者宜早期手术治疗，应做好有关手术前准备及手术后护理工作。详见项目十六。此外，术前指导、教会、督促患者进行手术后卧床时生活习惯改变的锻炼，如呼吸的锻炼、排尿排便习惯的锻炼。教会患者进行肛门阴道缩舒练习，提高盆底肌肉韧性的锻炼。术前每日擦洗会阴 2 次，勤换会阴垫，保持会阴清洁干燥。术前 3 日用消毒剂（常用碘附溶液）擦洗消毒宫颈及阴道，但外生型菜花状癌肿有活动性出血的患者应用消毒纱条填塞止血，填塞纱条时动作要轻柔，慎防癌肿破裂大出血。填塞纱条数量等情况要做好记录，执行交班汇报，遵医嘱按时取出或更换。术后 3 日禁食以静脉补充营养以供机体需要。手术后保持导尿管、盆腔引流管的通畅，遵医嘱拔除导尿管（术后 7～14 日拔除）、引流管（术后 48～72 小时取出）。留置导尿管期间每天外阴擦洗 2 次，大便后也要行外阴擦洗。拔除导尿管前 3 日开始控制夹管，每 2～4 小时放开 1 次定时排尿以训练膀胱功能。拔导尿管后 4～6 小时测残余尿量 1 次，如果超过 100mL 需继续留置导尿管，必须重新留置尿管 3～5 日；少于 100mL 者，每日测 1 次，2～4 次均在 100mL 以下，表明膀胱功能已恢复。拔管后护士要让患者多饮水，同时鼓励患者自行排尿。

（2）放射治疗的护理：注意以下方面。

1）腔内照射护理：①放置放射源前护理：放置前 1 天用肥皂水清洁灌肠，剃掉阴毛，行阴道冲洗；评估患者有无生殖道炎症症状，如果有应考虑推迟放疗计划；放置前核实放疗计划和“三查七对”，测生命体征并记录；配合放射科医生摆好患者体位，一般取膀胱截石位，冲洗外阴，铺无菌巾；放置放射源之日起，停止一切口服药；向患者讲解放疗的注意事项。②放射源放置时护理：治疗需在麻醉下进行，由放射医师经阴道将给药器放入宫腔，经 X 线证实位置正确后，再将药物放入给药器，保留 1 ~ 3 日，留置导尿管；在放置过程中护士一定做好自我防护措施，并记录好放置时间、应取出时间。③放置放射源后：在护理腔内照射患者时，护士要提高自我保护意识，护理操作集中进行尽量减少床边操作时间；患者应绝对仰卧位卧床休息，限制床上翻身等活动，以防止放射源脱落移位；嘱患者经常做深呼吸和腿部按摩、适度活动。观察病情注意有无腹痛、腹泻等症状，嘱患者多饮水、进高热量低渣饮食，减少排便；限制或尽量缩短家属探视时间，禁止孕妇或准备怀孕的妇女及未满 18 岁少年探视和护理患者；取出放射源后，每天阴道冲洗 2 次，防止阴道黏连。大剂量放射治疗可引起阴道萎缩，治疗时、治疗后采取阴道填充，可减少阴道狭窄的发生，护士应教会患者用阴道器进行阴道扩张，直至恢复性生活；注意观察放疗不良反应，近期反应有直肠炎和膀胱炎，晚期并发症出现于放疗后 1 ~ 3 年，形成直肠溃疡、狭窄、血尿甚至形成瘘。

2）腔外照射的护理：①告知患者不能擦洗放射标记部位，不能晒太阳；②局部皮肤保持清洁干燥，禁用刺激性药物，禁做热敷或理疗；③观察患者有无食欲减退、厌食、尿频、尿急、便秘等症状，观察患者外阴部皮肤有无瘙痒和破损，嘱患者瘙痒不应搔抓，发现后应及时向医生汇报，遵医嘱给予相应处理。

5. 心理护理　认真倾听患者的感受和对疾病的了解情况，用患者能够接受理解的语言与患者沟通，解释宫颈癌的相关医学常识。用治愈的实例、科室现有的影视资料，向患者介绍各种辅助检查和治疗方法的相关知识，以及患者需要配合的内容，提高患者战胜疾病的信心和勇气，解除患者恐惧心理，取得患者信任，积极配合医护人员的各项检查和治疗。

6. 健康指导

（1）向社区或体检的育龄妇女做好宫颈癌发病的高危因素的宣传工作，讲解保护生殖道避免病毒等感染的重要性，讲清定期做妇科检查、宫颈刮片细胞学检查对宫颈癌早发现、早诊断、早治疗的重要性。讲清宫颈炎不能盲目进行物理治疗，一定要到医院积极诊治治疗的原因。

（2）鼓励患者多与医护人员及其家属沟通交流，共同制订出院后的康复锻炼计划。讲解定期随访的内容：出院后 1 个月做第一次随访，以后每 2 ~ 3 个月复查 1 次；第 2 年，每 3 ~ 6 个月复查 1 次；第 3 ~ 5 年，每半年 1 次复查；第 6 年每年复查 1 次。随访时除进行全面体检外，应定期行胸透和血常规检查。告知患者出现任何症状都要及时复查。鼓励患者积极参加社交活动，调整自我，树立生活信心。告知患者术后半年禁止性生活。

【护理评价】

1. 患者心态平和，积极配合医护人员诊治工作。

2. 患者合理膳食，维持正常体重。

3. 患者疼痛减轻，能适应术后的生活方式。

4. 患者出院时排尿功能恢复良好。

5. 患者出院时未出现感染表现。

6. 患者出院时能料理日常生活。

知识链接

宫颈上皮内瘤变

宫颈上皮内瘤变（CIN）是一组与宫颈浸润癌密切相关的癌前期病变的统称。包括宫颈不典型增生和宫颈原位癌，反映了宫颈癌发生中连续发展的过程，即由宫颈不典型增生（轻→中→重）→原位癌→早期浸润癌→浸润癌的一系列病理变化。CIN 与人类乳头状瘤病毒（HPV）、吸烟、过早性生活、口服避孕药、内源性与外源性免疫缺陷等有关。CIN 一般无明显症状和体征，部分有白带增多、白带带血、接触性出血及宫颈肥大、充血、糜烂、息肉等慢性宫颈炎的表现。

中医认为是由气血瘀滞，痰湿凝聚，毒热蕴结而致。用膳应禁忌肥腻甘醇、辛辣香窜，油煎烤炸等生湿、生痰、燥热，易致出血的食品。白带多水样时，忌食生冷、瓜果、冷食以及坚硬难消化的食物；带下多黏稠，气味臭时，忌食滋腻之品。

任务二 子宫肌瘤

子宫肌瘤是子宫平滑肌组织无序增生而形成的女性生殖器官最常见的良性肿瘤，好发于生育期女性，多见于 30～50 岁女性，据统计 30 岁以上妇女约有 20% 有子宫肌瘤。青春期前少见，绝经后肌瘤停止生长，甚至萎缩或消失，提示子宫肌瘤是女性性激素相关性肿瘤。生物化学检测显示，肌瘤组织局部雌二醇的雌酮转化明显低于正常肌组织，肿瘤中雌激素受体明显增高，故认为肌瘤组织对雌激素的高度敏感性是发生肌瘤的重要因素之一。此外，研究显示，孕激素有促进肌瘤有丝分裂，刺激肌瘤生长的作用。近些年，细胞遗传学研究表明，1/4～1/2 的子宫肌瘤细胞存在染色体异常；分子生物学研究表明，子宫肌瘤是单克隆平滑肌细胞增殖而成。

子宫肌瘤由子宫平滑肌组织和纤维结缔组织组成，肌瘤含有结缔组织多少决定肌瘤的颜色与硬度。子宫肌瘤多为实质性球形结节，表面光滑，质地较正常子宫肌组织硬，切面肌瘤纤维呈灰白色漩涡状或编织状排列。由于肌瘤生长，瘤体压迫周围正常肌壁组织，形成假包膜。

当肌瘤生长速度快，肌瘤组织缺血、缺氧等特殊条件下，子宫肌瘤失去原有的典型组织结构特点发生继发性病理改变，常见有玻璃样变（最常见）、囊性变、红色样变（多见妊娠期和产褥期）、钙化、肉瘤变。肉瘤变即肌瘤恶性变（发生率为肌瘤的0.4%～0.8%）。

【护理评估】

（一）健康史

询问患者月经史、生育情况、流产史，以及有无长期服用雌激素等用药史的因素存在；询问患者家族中有无子宫肌瘤发病史。由于子宫肌瘤多无或很少有临床症状，导致临床就诊率远低于实际发病率。

（二）身体状况

1. 分类　子宫肌瘤始发于子宫肌层，周围包绕正常平滑肌组织形成肌壁间肌瘤（占60%～70%）。伴随肌瘤生长，若向子宫外周表面生长，肌瘤表面被覆浆膜，形成浆膜下肌瘤（占20%～30%）。若肌瘤向子宫腔内生长，肌瘤表面被覆黏膜形成黏膜下肌瘤（占10%～15%）。同一子宫，有各种类型肌瘤并发，称多发性子宫肌瘤（图17-2）。另外，按肌瘤生长的部位，分为宫体肌瘤和宫颈肌瘤。

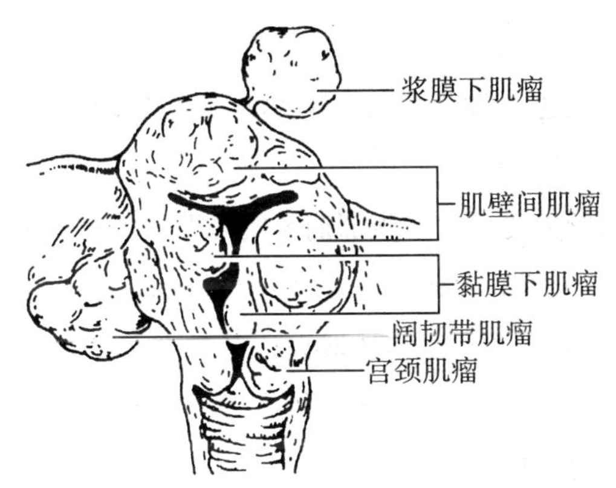

图17-2　各型子宫肌瘤示意图

2. 临床表现　子宫肌瘤多数患者在妇科体检中发现。临床表现主要与肌瘤类型、生长的部位和有无肌瘤变性有关。

（1）症状

1）月经改变：是子宫肌瘤最常见的临床表现，多见于大的肌壁间肌瘤和黏膜下肌瘤，肌瘤使子宫体积和内膜面积增大并影响宫缩。此外，肌瘤可使其附近的静脉受压，导致内膜静脉丛充血扩张，而引起经期延长、经量增多。长期经量增多可继发贫血，出现嗜睡、乏力、心悸等症状。黏膜下肌瘤在子宫收缩作用下，可脱出宫颈外口至阴道内或阴道外，若伴有感染坏死时，可引起阴道不规则流血，出现接触性阴道流血，或血样脓性排液。浆膜下肌瘤因内膜面积无改变，故没有月经改变。

2）下腹包块：当肌瘤增大使子宫超过3个月妊娠大小时，患者可在下腹部扪及质地较硬的包块，巨大的黏膜下肌瘤可脱出于阴道口外。浆膜下肌瘤主要表现为腹部包块。

3）白带异常：肌壁间肌瘤使宫腔面积增大，内膜腺体分泌增多使白带增多；黏膜下肌瘤一旦感染、溃疡、坏死，可有脓性白带、血性或脓血性白带。

4）腹部、腰骶部疼痛：当浆膜下肌瘤蒂扭转时，发生急性腹痛、恶心等急腹症表现；肌瘤红色样变时，表现为急性剧烈腹痛伴发热、恶心；黏膜下肌瘤经宫颈口排出宫腔时，表现为下腹痉挛性疼痛伴腰骶部坠胀、酸痛，或臭味的阴道排液。

5）压迫症状：子宫前壁下段肌瘤可压迫膀胱引起尿频、尿急；宫颈肌瘤可引起排尿困难、尿潴留；子宫后壁肌瘤可引起下腹坠胀不适，便秘；阔韧带肌瘤或宫颈巨型肌瘤嵌入盆腔压迫输尿管，导致输尿管扩张甚至肾盂积水。

6）不孕或流产：肌瘤压迫输卵管妨碍受精，肌瘤占居宫腔影响孕卵着床，造成不孕或流产。

7）继发性贫血：长期月经过多导致不同程度的贫血，出现乏力、心悸、气急等症状。

（2）体征

1）全身检查：肌瘤红色变性或黏膜下肌瘤继发感染时可伴发热。继发性贫血时，可有贫血貌。

2）局部体征：肌瘤较大时可在下腹部扪及实质性不规则包块。妇科检查子宫增大，表面不规则，呈单个或多个结节状突起。浆膜下肌瘤子宫表面有球状物，与子宫以蒂相连，可活动。黏膜下肌瘤子宫多为均匀性增大，有时可在子宫颈口或阴道内见到肿块，红色，表面光滑。若伴有感染，可见坏死、出血及脓性分泌物。

（三）心理－社会支持情况

1. 由于患者多数无明显临床症状，是体检偶然发现，缺少思想准备和对肿瘤的相关知识。一部分患者在得知诊断时表现出惊讶、恐惧心理，多家医院看病重复检查，甚至坚决要求住院手术切除等心理；另一部分患者因为子宫肌瘤是良性肿瘤而表现出轻视心理，不能配合医生检查，不能按期随诊观察。

2. 有月经改变、阴道不规则流血的患者，由于影响起居和性生活，可表现出焦虑、失眠烦躁等社会心理现象。

（四）辅助检查

妇科检查与盆腔B超检查是临床常用而简便的辅助检查，通过检查了解肌瘤类型和大小位置。血常规检查评估有无贫血和感染。宫腔镜、腹腔镜等检查方法是诊断、治疗为一体的辅助检查。

【护理诊断/问题】

1. 知识缺乏：患者缺乏对疾病的了解及随访、治疗的相关知识。

2. 焦虑　与担心肌瘤恶变、害怕手术有关。

3. 有感染的危险　与失血、手术、机体抵抗力下降有关。

4. 潜在并发症：贫血。

【护理目标】

1. 患者能正确认识疾病，很好配合护士工作。

2. 能正确看待疾病及手术等相关治疗。

3. 未发生感染等并发症。

4. 患者的焦虑减轻。

【护理措施】

1. 一般护理　为患者提供舒适清洁的环境，保证充足的休息；注意补充高蛋白、高热量、高维生素、富含铁的饮食，禁止吃含有雌激素类的药品、食品或补品。

2. 急救护理

（1）阴道大出血时，立即置患者于平卧位、吸氧、保暖，迅速建立静脉通道，做好输血前准备。遵医嘱输液、输血维持循环血量，应用止血药或宫缩剂。

（2）子宫肌瘤蒂扭转需剖腹探查时，迅速做好术前准备。

3. 随访指导　随访观察适用于无症状肌瘤小的患者，或症状不明显近绝经年龄的女性。随访患者的随访时间为每 3 ~6 个月随访一次，通过盆腔 B 超检查了解肌瘤生长速度；通过月经\经量的动态观察，了解子宫肌瘤的生长情况。在随访中，一定要耐心讲解随访的重要性，引起患者重视，嘱患者若病情有变化，应及时到医院就诊。

4. 药物治疗配合　适用于肌瘤小、症状轻、近绝经年龄，或全身状况差不能耐受手术的患者。目前的药物，只有使肌瘤缩小或减缓生长改善症状的作用。药物治疗过程中，观察症状缓解情况和有无药物副反应的发生。

（1）促性腺激素释放激素类似物（GnRH－a）：可通过性腺轴反馈调节作用，降低雌激素水平，抑制子宫肌瘤生长，临床常用亮丙瑞林或戈舍瑞林。此类药物长期服用，可引起围绝经期综合征、骨质疏松等副作用，临床报道也可导致老年痴呆症高发危险。

（2）米非司酮：常用于术前用药，但长期应用可出现拮抗糖皮质激素的副作用。

（3）近绝经期的女性，可用抗雌激素制剂雄激素或他莫昔芬治疗，雄激素每月总量不应超过 300mg，以防男性化。他莫昔芬长期服用可使子宫内膜增生过长，需定期检查随访。

5. 手术治疗的配合　对症状明显继发贫血者，或肌瘤超过 10 周妊娠子宫大小，或经保守治疗无效者，需手术治疗。35 岁以下，希望保留生育能力的患者，术前排除子宫及子宫颈的恶性病变后，可考虑经腹或经腹腔镜下肌瘤切除，部分黏膜下肌瘤可经阴道或宫腔镜下摘除；无需保留生育功能或疑有恶变者，可行子宫切除术。

（1）手术前护理

1）术前观察观察症状的变化，有无并发症、继发性改变的发生。若有异常变化，应立即汇报医生，并做好急诊手术准备。

2）术前教会、督促患者进行术后卧床时生活习惯改变的锻炼，如呼吸的锻炼，排尿、排便习惯的锻炼。教会患者进行肛门阴道缩、舒练习，提高盆底肌肉韧性的锻炼。

3）术前常规护理：术前 1 天进流食，术前 8～12 小时禁食。经腹子宫次全切除的患者，术前 1 天灌肠 2 次；经腹子宫全切的患者，术前 3 天进无渣半流食，术前 1 天行清洁灌肠。术前半小时插导尿管，术中持续开放，并注意观察。腹腔镜手术术前，腹部皮肤准备时应着重注意脐部的清洁护理。

4）术前专科护理：阴道擦洗与上药经腹子宫次全切除的患者，术前 1 天行阴道灌洗；经腹子宫全切的患者，术前 3 天每天阴道灌洗 1 次，手术当天早晨常规阴道擦洗后，宫颈口、阴道穹隆部消毒处理；保持外阴清洁干燥，防止感染。腹腔镜手术时，遵照手术医生的要求及时更换体位。

（2）手术后护理：同妇科腹部围手术期护理章节。

6. 心理护理　帮助患者正确认识疾病，告知患者子宫肌瘤为良性肿瘤，极少发生癌变，预后好。让患者了解随访、药物、手术治疗的方法，使患者解除思想顾虑，增强信心，积极配合治疗。

7. 贫血、预防感染的护理　遵医嘱做好血液生化检查采血、配血、输血、止血措施，执行治疗方案，维持患者正常血容量；保持患者会阴清洁，认真做好会阴擦洗护理，注意阴道分泌物情况，若有臭味等异常及时汇报医生。

8. 健康指导

（1）对生育期女性做好月经相关知识宣传，增强女性自我保护意识，积极接受定期的妇科普查工作；建立女性正确使用美容保健品的健康理念。

（2）告知患者长期服药，可使肌瘤缩小，但停药后肌瘤可反弹性增大。

（3）嘱手术患者出院 1 个月后来医院门诊复查，以了解恢复情况。术后 3 个月内禁止性生活和重体力劳动。告知子宫肌瘤切除术的患者，术后应避孕 2 年以上才能考虑妊娠。

（4）部分患者及其家属担心切除子宫后，影响女性特征和夫妻生活，要给予相关医学知识咨询和指导。

【护理评价】

1. 患者体温正常，阴道分泌物无臭味，无感染发生。

2. 患者能叙述子宫肌瘤保守治疗的注意事项或手术后的自我护理措施。

3. 患者能说出疾病的症状、治疗方法及预后，心情平稳。

4. 患者面色红润，血红蛋白值在正常范围。

任务三 子宫内膜癌

子宫内膜组织细胞发生无序恶性增生，形成的一组上皮性恶性肿瘤称子宫内膜癌。是女性生殖系三大恶性肿瘤之一。病理类型以腺癌为主，黏液腺癌最常见，多发生在子宫体的内膜层，又称宫体癌。子宫内膜癌生长缓慢，转移较晚。转移途径有：直接蔓延、淋巴转移（为内膜癌主要的转移途径）、血行转移（较少见，多发生在晚期）。有75%的患者年龄在50岁以上，平均发病年龄为60岁，高发年龄为58～61岁。是老年女性最常见的女性生殖系统恶性肿瘤，近年来发病呈上升趋势。

【护理评估】

（一）健康史

1. 子宫内膜癌多见于长期持续的雌激素刺激而缺乏孕激素拮抗的女性。了解患者有无高危因素存在（如无排卵型功血、多囊卵巢综合征、绝经后长期服用雌激素的、肥胖、高血压、糖尿病、不孕、不育、绝经延迟）及诊疗经过。

2. 因有10%的患者有遗传因素存在。需询问有无肿瘤（尤其卵巢肿瘤）病史或家族史。

（二）身体状况

1. 阴道排液　早期子宫内膜癌无明显临床表现，部分患者可出现阴道排液增多，呈浆液性或浆液血性，合并感染时伴有臭味，晚期可出现淘米汤血样阴道排液。

2. 阴道流血　老年女性绝经后不规则阴道流血为子宫内膜癌最常见症状，也是患者就诊的主要症状，流血量常不多，断续不止；围绝经期女性多表现月经异常，经量多，经期延长，月经中期异常出血。

3. 疼痛　当癌肿浸润周围组织、压迫神经时发生，为晚期患者表现，多为下腹部及腰骶部疼痛，或伴放射性一侧下肢和足部疼痛，也可发生下腹胀痛、痉挛痛。

（三）心理－社会支持情况

由于患者多为老年人，若身体同时患有其他老年性疾病，多表现出精神紧张、不安、极度恐惧、悲观、无助、放弃治疗等心理。

（四）辅助检查

1. 分段诊断性刮宫　是确诊子宫内膜癌最主要的方法。先刮子宫颈管，后依次刮取子宫体各部的内膜组织，标本分瓶做好标记，一并送病理检查。

2. 细胞学检查　是筛查子宫内膜癌的方法。采用特制的宫腔吸管或宫腔刷放入宫腔，取分泌物做细胞学检查。

3. 宫腔镜检查　直观子宫内膜病灶的生长情况，并可取活组织送病理检查。

4. 盆腔 B 超检查　了解病灶大小、浸润周围情况等。

5. 其他　淋巴造影、CT、MRI 及血清 CA_{125} 检测以便临床分期。

（五）临床分期　见表 17－2。

表 17－2　子宫内膜癌手术－病理分期（FIGO，2000）

分　期	标　准
Ⅰ期	癌局限于子宫体
Ⅰa	癌局限于子宫内膜
Ⅰb	癌侵犯子宫肌层≤1/2
Ⅰc	癌侵犯子宫肌层＞1/2
Ⅱ期	癌已累及子宫颈，但局限于子宫，无子宫外病变
Ⅱa	癌仅累及宫颈黏膜腺体
Ⅱb	子宫颈间质受累及
Ⅲ期	癌扩散至子宫以外的盆腔内，但未累及膀胱、直肠
Ⅲa	癌累及浆膜和（或）卵巢输卵管和（或）腹腔细胞学查出癌细胞
Ⅲb	癌累及阴道
Ⅲc	癌累及盆腔淋巴结和（或）腹主动脉淋巴结转移
Ⅳ期	癌累及膀胱及直肠（黏膜明显受累），或有盆腔外远处转移
Ⅳa	癌累及膀胱和（或）直肠黏膜
Ⅳb	有远处脏器转移，腹腔内转移和（或）腹股沟淋巴结转移

【护理诊断/问题】

1. 恐惧、焦虑　与担心肿瘤危及生命、预后、手术有关。

2. 营养失调：低于机体需要量　与阴道出血继发贫血、放疗和化疗导致摄入减少及疾病消耗有关。

3. 知识缺乏：缺乏疾病的相关知识。

【护理目标】

1. 患者能够正确面对疾病。

2. 患者未发生体重下降、机体消耗等症状。

3. 患者住院期间能与病友及医护人员沟通良好，能将自身感受说出来。

【护理措施】

1. 一般护理　指导患者合理饮食、改善体质，必要时静脉补充营养，支持治疗；提供安静舒适的病房环境，保证患者充分休息。

2. 病情观察　重点观察有无感染发生，按要求做好生命体征等一般情况的观察、记录。护理查房时尤其注意阴道出血、排液、腹痛及合并症引起的各种表现变化。老年人阴道自净作用弱，应加强会阴护理；其次应注意提高机体抵抗力。

3. 检查配合　与患者交代好子宫内膜分段诊刮检查的术前准备工作，做好术前沟通工作，术中做好标本瓶标记准备和医生配合工作，术后及时将标本送检。

4. 治疗配合

（1）手术治疗常为首选，手术既可以进行术中病理分期，又可以切除肉眼所见的病灶。Ⅰ期患者一般行筋膜外全子宫切除及双侧附件切除术，Ⅱ期行改良根治性子宫切除术及双侧附件切除术；Ⅲ期、Ⅳ期行肿瘤细胞减灭术。

（2）激素、化疗等药物治疗和放射治疗多适用于有严重合并症不能耐受手术，晚期或复发癌患者、不能手术切除或疾病早期、年轻、要求保留生育功能者。指导患者正确服药，注意药物的副作用及不良反应。常用药物：①孕激素适用于晚期或复发的患者，也可用于疾病极早期年轻有生育要求的患者，主张以高效、大剂量、长期服用，至少服用12周以上。常用药物：醋酸甲羟孕酮和己酸孕酮。孕激素长期服用后可能出现胃肠道反应、水钠潴留、水肿、药物性肝炎等副作用。②化疗药物常用的有顺铂、紫杉醇等，主要用于晚期或复发癌症患者的综合治疗。③放射治疗详见子宫颈癌。

（3）子宫内膜癌患者多体质虚弱，加之化疗、放疗等因素患者常合并多种并发症，在护理中应加强合并症及并发症的治疗配合。

5. 心理护理　除做好常规的心理护理外，应考虑到老年人特殊的心理特点，特别做好患者的思想工作，解除其顾虑；鼓励患者子女多与患者沟通，给予亲情支持；各种检查前应予以解释；尽量不要在患者面前过多讨论病情或治疗，以免引起患者过度恐慌。

6. 健康指导

（1）大力加强子宫内膜癌的防治知识宣传，定期进行防癌普查，中老年妇女每年1次妇科检查。对具有高危因素的人群，应增加检查次数并严格掌握雌激素的用药指征，加强监护、随访。

（2）对患者提出利于康复的合理化建议，如合理科学饮食、休息；与患者制订日常锻炼计划。

（3）强调出院后定期复查的重要性。复查内容：询问病史、盆腔检查、阴道细胞学涂片检查、胸部X片、血清CA125检测。术后2～3年内，每3个月复查1次，第3～5年，每6个月复查1次，5年后，每1年复查1次。如有异常及时检查。

（4）对出院后需服用药物治疗的患者，要详细讲解服药的方法及注意事项，可能出现的问题及应对方法。

【护理评价】

1. 患者能说出一些缓解心理压力的方法，焦虑减轻，睡眠良好。

2. 患者能说出子宫内膜癌治疗和护理的有关知识。

3. 患者营养状况得到改善。

任务四　卵巢肿瘤

卵巢肿瘤是女性生殖系统常见肿瘤，可发生于任何年龄，多发年龄为生育期，青少年或老年少见，一旦发生多为恶性肿瘤。由于卵巢的组织和解剖结构特点，卵巢肿瘤不仅组织类型多，有良性、交界性及恶性之分，而且肿瘤早期不易被发现，晚期肿瘤又缺少根治的有效治疗，所以卵巢恶性肿瘤对女性生命威胁最大。

【护理评估】

（一）健康史

1. 注意询问患者月经、生育情况。

2. 了解有无家族性肿瘤病史，20%～30%的卵巢恶性肿瘤患者有家族史。

3. 甄别有无高危因素的存在，如：女性初潮年龄较早、绝经年龄较晚、少育、不孕、使用激素替代疗法、服用诱发排卵药物、高胆固醇饮食等。

（二）卵巢肿瘤组织学分类

1. 卵巢肿瘤依组织发生来源分类

（1）生发上皮
- 向输卵管上皮样组织化生：浆液性囊腺瘤/癌。
- 向子宫颈管上皮样组织化生：黏液性囊腺瘤/癌。
- 向子宫内膜上皮样组织化生：子宫内膜样肿瘤。

（2）卵巢皮质
- 卵巢生殖细胞：成熟/未成熟畸胎瘤、内胚窦瘤、无性细胞瘤。
- 卵巢性索－间质细胞：颗粒细胞肿瘤、卵泡膜细胞瘤等功能性肿瘤。

（3）卵巢间质：纤维瘤、血管瘤等。

（4）转移性肿瘤：多来自乳腺、消化道恶性肿瘤的转移，如库肯勃氏瘤。

2. 卵巢瘤样病变　黄素囊肿、滤泡囊肿、黄体囊肿等。

（三）临床常见的卵巢肿瘤的特点

1. 卵巢上皮样肿瘤　是最常见的卵巢肿瘤，可分为良性、恶性和交界性肿瘤。

（1）浆液性囊腺瘤/癌：浆液性囊腺瘤占卵巢良性肿瘤25%，以单侧多见，大小不等，囊壁光滑，壁薄，囊腔多呈单房，囊内充满淡黄色清亮的浆液。

浆液性囊腺癌是最常见的卵巢恶性肿瘤，占卵巢上皮样癌75%，肿瘤体积较大，多发生双侧卵巢，呈半实质性、结节状或分叶状，表面光滑，灰白色，切面常为多房，囊壁内有乳头生长，转移早，生长迅速，预后差。

（2）黏液性囊腺瘤/癌：黏液性囊腺瘤占卵巢良性肿瘤的20%，单侧多见，可长成巨大，肿瘤表面光滑，呈灰白色。囊腔以多房常见，囊内充满胶冻状黏液，少数肿瘤在生长过程中，由于囊腔压力增大致使囊壁在薄弱处出现破裂，囊液通过囊壁的裂缝渗透、播散到盆腔、腹腔内，形成腹腔黏液瘤。

黏液性囊腺癌占卵巢上皮癌20%，常为单侧，巨大，囊腔内可有乳头生长，囊液混浊或呈血性。

2. 卵巢生殖细胞肿瘤

（1）成熟畸胎瘤：是最常见的卵巢良性肿瘤，又称皮样囊肿。发生于任何年龄，但以生育期女性多见，肿瘤常为单侧类圆形、中等大小，囊腔多为单房，肿瘤组织内含两种或三种胚层组织，易发生卵巢囊肿并发症。成熟畸胎瘤恶变率为2%～4%，多发生在绝经后女性。

（2）未成熟畸胎瘤：属恶性肿瘤，多见青少年，单侧实质性，主要为原始神经组织。

（3）内胚窦瘤：少见的高度恶性肿瘤，占卵巢恶性肿瘤的1%，多见于儿童及年轻女性。常为单侧，圆形或卵圆形，较大肿瘤。肿瘤组织形态极似卵黄囊组织，肿瘤细胞可产生甲胎蛋白，故甲胎蛋白（AFP）可为该肿瘤的肿瘤标记物。

（4）无性细胞瘤：少见的卵巢肿瘤，中度恶性，实质性，质硬如橡皮，肿瘤表面光滑或分叶状，切面呈淡棕色。易发于青春期及生育期，对放射治疗敏感。

3. 卵巢性索－间质肿瘤

（1）颗粒细胞肿瘤：低度、实性恶性肿瘤，可发生任何年龄，多见45～55岁女性。肿瘤细胞可分泌雌激素，青春期患者表现为性早熟，生育期患者表现为月经紊乱，老年期患者表现为“返老还童”现象。肿瘤多为单侧，圆形或类圆形，切面组织质脆而软。手术切除肿瘤后易复发。

（2）卵泡膜细胞瘤：单侧，圆形或卵圆形。属良性具有分泌功能的肿瘤，肿瘤细胞可分泌雌激素。常与颗粒细胞肿瘤同时存在，易合并了宫内膜增生甚至了宫内膜癌。

（3）纤维瘤：呈单侧，实质性，质硬，中等大小的良性肿瘤，部分纤维瘤患者伴有胸水或腹水者，称梅格斯综合征。临床手术切除纤维瘤后，胸水或腹水自然消失，无需处理。

（4）库肯勃瘤：是一种原发于消化道恶性肿瘤的转移性腺癌，常见双侧卵巢，中等大小，实质性肿瘤，双侧卵巢多保持原状或呈肾形。肿瘤组织显微镜下可见典型的印戒细胞。

（四）卵巢良性肿瘤和恶性肿瘤的鉴别　见表17－3。

表17－3　卵巢良性肿瘤和恶性肿瘤的鉴别

项　目	良性肿瘤	恶性肿瘤
病史	病程长，肿块逐渐增大	病程较短，肿块增长较快
全身情况	良好	较差，易出现腹胀、腹痛、消瘦、恶病质
体征	多为单侧，囊性，表面光滑，活动，一般无腹水，后穹隆检查多无异常	多为双侧，实性或囊实性，表面不平或呈结节状，活动度差或固定，常有腹水（多为血性），可查到癌细胞，后穹隆检查多可触及乳头状或结节状物

（五）身体状况

1. 临床表现　卵巢肿瘤早期无明显症状和体征，患者多是在妇科检查或诊治其他疾病时偶然发现。随着病情发展可出现腹胀感、胃肠消化不良、不规则阴道流血等表现，伴随肿瘤的增大可出现压迫症状。增大的肿瘤可使腹部隆起，恶性肿瘤还可出现腹水、疼痛、恶病质等征象。若为功能性肿瘤，患者有相应的性激素过多的表现，如性早熟、返老还童、月经紊乱。

临床现采用FIGO（2000年）制定手术－病理分期（表17－4），用以估计预后和比较疗效。

表17－4　卵巢恶性肿瘤的手术－病理分期（FIGO，2000年）

Ⅰ期	肿瘤局限于卵巢
Ⅰa期	肿瘤局限于一侧卵巢，包膜完整，卵巢表面无肿瘤，腹水或腹腔冲洗液未找到恶性细胞
Ⅰb期	肿瘤局限于双侧卵巢，包膜完整，卵巢表面无肿瘤，腹水或腹腔冲洗液未找到恶性细胞
Ⅰc期	肿瘤局限于单侧或双侧卵巢，并伴有以下任何一项：包膜破裂；卵巢表面有肿瘤；腹水或腹腔冲洗液有恶性细胞
Ⅱ期	肿瘤累及一侧或双侧卵巢，伴有盆腔扩散
Ⅱa期	扩散和（或）种植至子宫和（或）输卵管；腹水或腹腔冲洗液无恶性细胞
Ⅱb期	扩散至其他盆腔器官；腹水或腹腔冲洗液无恶性细胞
Ⅱc期	Ⅱa或Ⅱb，伴腹水或腹腔冲洗液找到恶性细胞
Ⅲ期	肿瘤侵犯一侧或双侧卵巢，并有显微镜证实的盆腔外腹膜转移和（或）局部淋巴结转移，肝表面转移
Ⅲa期	显微镜证实的盆腔外腹膜转移，淋巴结阴性
Ⅲb期	肉眼盆腔外腹膜转移灶最大径线≤2cm，淋巴结阴性
Ⅲc期	肉眼盆腔外腹膜转移灶最大径线>2cm，和（或）区域淋巴结转移
Ⅳ期	超出腹腔外的远处转移（胸水有癌细胞，肝实质转移）

2. 并发症

(1) 蒂扭转：为卵巢肿瘤最常见的并发症，也是常见的妇科急腹症。易发于中等大小、蒂长、活动度大、重心偏于一侧的肿瘤（如皮样囊肿）。当患者体位突然改变、腹压骤降、妊娠期或产褥期子宫位置改变时均易引起蒂扭转。蒂的组成为患侧输卵管、卵巢固有韧带和输卵管系膜。典型表现为突然发生一侧下腹剧痛，伴恶心、呕吐甚至休克。有时扭转可自然复位，腹痛也随之缓解（图 17－3）。

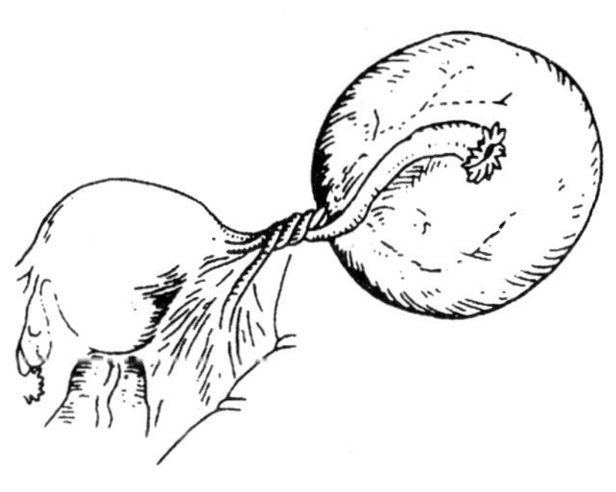

图 17－3 卵巢肿瘤蒂扭转

(2) 破裂：包括自发性破裂和外伤性破裂两种。自发性破裂可为恶性肿瘤侵蚀囊壁或继发于蒂扭转之后；外伤性破裂常由挤压、分娩、性交、粗暴妇科检查、穿刺所致。表现为剧烈腹痛、恶心、呕吐和不同程度的腹膜刺激症状，有时可导致内出血、腹膜炎或休克。

(3) 感染：多因蒂扭转或破裂引起，也可因邻近脏器的感染所致。表现为高热、腹痛、白细胞升高及腹膜炎等。

(4) 恶变：多见于年龄大，尤其是绝经后妇女。早期无症状不易发现，当双侧性肿瘤迅速生长，应疑为恶变。

3. 转移途径　卵巢恶性肿瘤的转移途径主要通过直接蔓延及腹腔种植方式。肿瘤穿破包膜，向外发展，累及邻近器官，并广泛种植于腹膜及大网膜表面。其次为淋巴转移，血行转移少见。

(六) 心理－社会支持情况

患者担心肿瘤的性质及预后，处于焦急、恐惧、烦躁状态，一旦了解到肿瘤可能是恶性，会表现出癌症患者的共同心理特点。

(七) 辅助检查

1. 盆腔 B 超检查　是诊断卵巢肿瘤的主要手段，能了解盆腔肿块部位、大小、形态、性质及肿块来源，并能鉴别腹水和结核性包裹性积液。

2. 肿瘤标志物　包括 AFP、CA_{125}、HCG、雄激素、雌激素等。提示某类卵巢肿瘤，如 80% 卵巢上皮性癌患者 CA_{125} 水平高于正常，90% 以上患者 CA_{125} 水平高低与病情缓解或恶化相一致；AFP 和 HCG 分别对卵巢内胚窦瘤和原发性卵巢绒癌有特异性诊断价值；颗粒细胞瘤、卵泡膜细胞瘤产生较高水平雌激素；睾丸母细胞瘤可产生雄激素。

3. 腹腔镜检查　可直视肿块情况，并能观察盆、腹腔情况，在可疑部位多点活检，抽吸腹水行细胞学检查，协助诊断及治疗。

4. 放射学诊断　CT、X 线等检查。

5. 细胞学检查　腹水或腹腔冲洗液找癌细胞，以确定临床分期及选择治疗方案，并可用以随访观察疗效。

【护理诊断/问题】

1. 焦虑/恐惧　与担心病情、预后、手术有关。

2. 营养失调：低于机体需要量　与癌症慢性消耗、化疗、手术创伤有关。

3. 有感染的危险　与机体抵抗力低、手术、化疗有关。

【护理目标】

1. 患者情绪稳定，能正确看待手术等治疗手段。

2. 患者未发生体重下降、治疗引起的负损伤。

3. 患者住院期间无感染发生。

【护理措施】

1. 一般护理　为患者提供舒适安静的病房环境，讲解各种检查的必要性和检查前患者如何做好准备。肿瘤过大或腹部过度膨隆不能平卧的患者，应指导取半卧位。

2. 病情观察　护理查房时在观察患者生命体征的同时应关注阴道流血情况，早期发现有无感染征象发生；注意有无腹痛等症状出现，有无引起蒂扭转发生的诱因存在，尤其要观察患者腹痛、腹胀、尿频等症状的转归，注意及早发现并发症，并及时汇报医生。

3. 治疗配合

（1）良性肿瘤一经确诊应尽早手术，常用卵巢肿瘤切除术；交界性肿瘤应早期手术治疗，晚期治疗同恶性肿瘤；恶性肿瘤以手术治疗为主，化疗和放疗为辅的综合治疗，临床常用肿瘤细胞减灭术，现多主张同时行后腹膜淋巴结清扫术，年轻患者根据情况可考虑保留对侧卵巢；蒂扭转及破裂一经确诊立即手术切除。发生感染者先控制感染及对症处理，再择期手术，若短期内感染不能控制，宜即刻手术。

（2）卵巢肿瘤患者放腹水的护理：备好腹腔穿刺用物，协助医师操作。在放腹水过程中，严密观察、记录患者的生命体征变化、腹水性质及出现的不良反应；一次放腹水 3000mL 左右，不宜过多，以免腹压骤降发生虚脱，放腹水速度宜缓慢，放完后用腹带包扎腹部。巨大肿瘤患者，术前需准备好砂袋，以防腹压骤然下降出现休克，余按常规护理。

（3）急救措施：急性腹痛、大出血、昏迷等，协助医生寻找原因，做好各种急救。

（4）预防感染：注意发现早期感染的表现，并采取必要的预防措施。

（5）腹腔化疗护理：认真做好“三查七对”等护理常规；配药、治疗时一定做好防护措施；保持药管局部干燥，防止药液外渗，及时更换敷料；遵医嘱协助患者取好治疗体位，告知禁止随意更改体位；严密观察化疗药物的毒性反应。

4. 心理护理　勤查房与患者沟通，耐心细致解释患者的疑虑。

（1）某些卵巢肿瘤术前不能确定性质，患者紧张，多表现既心存侥幸又经常陷入恐慌状态的矛盾心理，此阶段应加强与患者的沟通，做好心理疏导工作，稳定患者的情绪。

（2）对已确诊良性肿瘤的患者，耐心讲解手术治疗的必要性，使患者及其家属能积极配合医护检查及处理。

（3）对恶性肿瘤患者一定做好沟通、咨询服务工作，鼓励患者坚持治疗，以积极的心态应对生活的挑战。

5. 健康指导

（1）做好妇女普查宣传工作：加强预防保健意识，提倡多摄入高蛋白、富含维生素的食物，减少高胆固醇饮食；凡30岁以上妇女、与高危因素有关的人群，均为卵巢癌的筛查对象，每年进行1次妇科检查，高危人群不论年龄大小最好每半年接受1次检查，以排除卵巢肿瘤；高危妇女口服避孕药有利于预防卵巢癌的发生，对患有其他癌症患者，应定期随访检查，以减少转移性卵巢肿瘤的发生；对临床确诊为卵巢肿瘤的患者，做好讲解说服工作，指出尽快手术的重要性；卵巢瘤样病变者应暂行观察或口服避孕药，若2个月后不能自行消失或反而增大，应考虑为卵巢肿瘤，及时处理。

（2）与出院患者一同制订康复计划，做好康复知识宣传工作，并给予指导、帮助。做好术后定期随访宣传教育工作，与患者及家属讲清定期随访工作的重要性。良性卵巢肿瘤患者手术后1个月行常规复查；恶性肿瘤患者术后1年内，每月复查1次；术后第2年，每3月复查1次；术后第3年，每6月复查1次；术后第4年起，每年复查1次。

【护理评价】

1. 患者掌握应对疼痛的方法，自诉疼痛减轻。
2. 患者能克服化疗副反应，摄入足够热量，维持体重。
3. 患者能正确面对疾病，表达哀伤，积极配合治疗。

目标检测题

某患者，40岁，孕2产1，月经多5年，周期正常。查：贫血貌，心肺听诊无异常，腹部肝脾未扪及，耻骨联合上两横指处可摸及一质硬的包块，无移动性浊音。妇科检查：子宫如孕3月大小，表面凹凸不平，其左侧可及6cm×6cm×6cm大小包块，质硬，与子宫分不开，无压痛。Hb60g/L。

请　问：此妇女最可能的医疗诊断是什么？如何护理？

（李晓红）

项目十八

妊娠滋养细胞疾病患者的护理

学习目标

1. 掌握葡萄胎、妊娠滋养细胞肿瘤的护理评估和措施。
2. 熟悉滋养细胞疾病的定义、病因和病理。
3. 能为妊娠滋养细胞疾病患者实施整体护理。
4. 学会与患者进行良好的沟通，为患者提供心理支持。

案例导入

患者，女35岁，停经3个月，因阴道出血就诊。检查发现子宫大小如妊娠4个月，血HCG为1000KU/L，B超显示子宫腔未见胚囊，充满弥漫光点和小囊样无回声区。

请思考： 1. 该病理的医疗诊断是什么？

2. 若拟行清宫术应如何护理？

3. 该病例的随访内容和时间是什么？

妊娠滋养细胞疾病（GTD）是一组来源于胎盘绒毛滋养细胞的疾病。根据组织学特征主要分为葡萄胎、侵蚀性葡萄胎、绒毛膜癌和胎盘部位滋养细胞肿瘤。

除葡萄胎外，其余统称为滋养细胞肿瘤。绝大部分滋养细胞肿瘤来源于妊娠，本章节主要讲解妊娠滋养细胞疾病。

任务一 葡萄胎

葡萄胎分为完全性葡萄胎和部分性葡萄胎两种。

完全性葡萄胎是指宫腔内被水泡样的组织充满，没有胎儿及附属物。巨检可见犹如葡萄样、成串的水泡组织，呈数毫米至数厘米直径大小不等，之间有纤细的纤维素相连接，混有血块和蜕膜碎片，不见胎儿及胎盘组织。镜下见：①可确认的胚胎或胎儿组织缺失；②绒毛水肿；③弥漫性滋养细胞增生；④种植部位滋养细胞呈弥漫和显著的异型性。

部分性葡萄胎是指仅部分绒毛呈水泡状，合并胚胎或胎儿组织，胎儿多已死亡，且常伴发育迟缓或多发性畸形，合并足月儿极少。镜下见：①有胚胎或胎儿组织存在；②局限性滋养细胞增生；③绒毛大小及其水肿程度明显不一；④绒毛呈显著的扇贝样轮廓、间质内可见滋养细胞包涵体；⑤种植部位滋养细胞呈局限和轻度的异型性。

【护理评估】

（一）健康史

评估患者有无如下相关因素及流行病学特点。

1. 完全性葡萄胎

（1）地区因素：亚洲及拉丁美洲发生率比北美及欧洲高，我国浙江省最高，山西省最低。

（2）营养状况和社会经济因素：饮食中缺乏维生素 A、前体胡萝卜素、动物脂肪者，葡萄胎的发生率显著增高。

（3）年龄：可发生在任何年龄的生育期妇女，年龄 <20 岁及 >35 岁的妇女葡萄胎的发生率明显增高，可能与这两个年龄段容易发生异常受精有关。

（4）既往葡萄胎史：有 1 次葡萄胎妊娠的妇女再次发病率为 1%，但如有 2 次葡萄胎患者的再次发生率则为 15% ~20%。

（5）遗传：双亲染色体的共同参与是胚胎正常发育所必需。完全性葡萄胎的染色体核型为二倍体，均来自父系。染色体父系来源是滋养细胞过度增生的主要原因，并与基因组印迹紊乱有关。

（6）其他：流产和不孕史也可能是高危因素。

2. 部分性葡萄胎　迄今对部分性葡萄胎的高危因素的了解较少，可能相关的因素有不规则月经和口服避孕药等，但与饮食因素及母亲年龄无关。部分性葡萄胎的染色体核型 90% 以上为三倍体，合并存在的胎儿也为三倍体。其多余的一套染色体也来自父方。多余的父源基因物质也是部分性葡萄胎滋养细胞增生的主要原因。

（二）身体状况

1. 症状

（1）停经后阴道流血：为最常见的症状。大部分患者常在停经后 8 ~12 周左右出现间断性、不规则的阴道流血，量多少不定，常有反复大量出血，色暗红，出血可伴有水泡状组织排出。反复阴道流血可导致感染和贫血，当葡萄胎自行排出时易发生大出血导致患者休克，甚至死亡。

（2）腹痛：由葡萄胎迅速增长引起子宫急速增大所致，表现为阵发性下腹痛，一般不剧烈，能忍受，常发生在阴道流血之前；若发生卵巢囊肿扭转或破裂，可出现急腹痛。

（3）妊娠呕吐：多发生在子宫异常增大或 hCG 水平异常升高者，比正常妊娠出现时间早、症状重、持续时间长，纠正不及时可致水、电解质紊乱。

2. 体征

（1）子宫异常增大、变软：由于葡萄胎增长迅速，约半数以上的患者宫腔内积血，子宫大于停经月份，质地软；约有 1/3 的患者子宫大小与停经月份相符，还有少数子宫小于停经月份，可能与水泡退行性变有关。

（2）子痫前期征象：多见于子宫异常增大者，可在妊娠 24 周前，出现高血压、蛋白尿和水肿，但子痫罕见。

（3）卵巢黄素化囊肿：大量绒毛膜促性腺激素刺激卵巢卵泡内膜细胞，发生黄素化而形成囊肿。常为双侧性，大小不等，囊壁薄，表面光滑。一般无症状，偶可发生扭转。囊肿在水泡状胎块清除后 2～4 个月可自行降低或消失。

（4）甲状腺功能亢进的征象，约 7% 具有此征象。常出现心动过速、皮肤潮湿、震颤，血清游离 T_3、T_4水平升高。但突眼少见。

以上是完全性葡萄胎的典型临床表现。部分性葡萄胎的症状没有完全性葡萄胎典型，除阴道流血常见外，一般无子痫前期、卵巢黄素化囊肿等，妊娠呕吐也较轻。子宫多数与停经月份相符，甚至更小。

（三）心理－社会支持情况

一旦确诊，患者及家属会担心患者的安全、预后、治疗效果及费用。对清宫手术的恐惧及对今后生育的担心，会使患者出现恐惧、焦虑、自尊紊乱等情绪。

（四）辅助检查

1. hCG 测定　是诊断葡萄胎的重要辅助检查。常采用尿 hCG 酶联反应吸附试验及血 hCG 放射免疫测定。正常妊娠时 hCG 的分泌高峰在妊娠的 8～10 周，持续 1～2 周后逐渐下降。葡萄胎时，滋养细胞高度增生，产生大量 hCG，使血清中 hCG 浓度远高于正常妊娠，且在停经 8～10 周后继续持续上升。45% 的患者血清 hCG 水平常超过 100000U/L。

2. 超声检查　是诊断葡萄胎可靠和敏感的检查方法，通常采用经阴道彩色多普勒超声检查。B 超下见异常增大的子宫中出现弥漫分布的光点及囊状无回声区或呈粗大点状、落雪状影像。完全性葡萄胎时无胎体及胎心搏动，部分性葡萄胎时可见胎体及胎心搏动，胎儿常合并畸形。

3. 组织学检查　全部或部分胎盘绒毛变性、肿胀呈葡萄样水泡，无胚胎、脐带、羊膜等胎儿附属物。其镜下可见三个特点：①绒毛肿大，间质水肿；②间质血管稀少或消失；③滋养细胞不同程度的增生。

4. DNA 倍体分析　流式细胞计数是最常用的倍体分析方法。完全性葡萄胎的染色体核型为二倍体，部分性葡萄胎多为三倍体。

5. 母源表达印迹基因检测　可以区别完全性和部分性葡萄胎。

【护理诊断/问题】

1. 焦虑　与担心预后有关。

2. 自尊紊乱　与分娩的期望得不到满足及对将来妊娠担心有关。

3. 有感染的危险　与长期不规则阴道流血、贫血所造成的免疫力下降有关。

【护理目标】

1. 患者的焦虑程度减轻。

2. 患者能接受葡萄胎及流产的结局。

3. 患者感染能及时得到预防和控制。

【护理措施】

1. 一般护理　嘱患者进食高蛋白、富含维生素 A、易消化的食物，如鸡蛋、牛奶、鱼、蔬菜、水果，保证营养。保证充分睡眠，适当活动，改善机体免疫力。勤换会阴垫，每日清洁外阴，保持外阴清洁，流血时间长者，遵医嘱给予抗生素预防感染。每次清宫术后禁止患者性生活及盆浴 1 个月以防止感染，促进患者康复。

2. 病情观察　注意观察患者阴道流血的量、色、性质及排出物，将水泡状组织送病理检查，并保留消毒会阴纸评估出血量。患者常有腹痛，应严密观察腹痛的位置、程度、持续的时间及疼痛后是否有较多的阴道流血及压痛等，出血多的患者应注意观察血压、脉搏及呼吸等生命体征的变化。同时应注意患者有无咳嗽、咯血、头晕、头痛等转移征象。

3. 治疗配合

（1）清除宫腔内容物：为葡萄胎主要的治疗方法。一般先用大号吸管吸宫，待子宫缩小后再谨慎刮宫，并将刮出物送检，一次刮不净，可一周后再次刮宫。清宫前应建立好静脉通道，准备好血液、缩宫素、氧气等各种抢救药品与物品，以便于大出血时的及时抢救；手术过程中注意观察患者血压、脉搏等生命体征的变化；清宫以后应禁止患者性生活 1 个月，并保持会阴部的清洁干燥。

（2）预防性化疗：葡萄胎恶变率为 10% ~25%。预防性化疗可降低葡萄胎发生妊娠滋养细胞肿瘤的几率，一般选用单一的化疗药物治疗一个疗程。部分性葡萄胎不做预防性化疗。

（3）全子宫切除术：对年龄较大无生育要求者可行手术治疗，保留双侧卵巢，术后随访。

（4）卵巢黄素囊肿：一般不需要处理，随着 hCG 的下降就会自然消失。若发生扭转，可以在 B 超或腹腔镜下穿刺吸出囊液，使其复位，扭转时间较长发生坏死者，需行患侧附件切除术。

4. 检查配合 教会患者正确留取尿液标本。抽血监测 hCG 的变化及进行相关检查。清宫时，对刮出的组织选择靠近宫壁的小水泡进行固定与保存，并及时送病理检查，以协助诊断。帮助患者进行 B 超等相关检查。

5. 心理护理 详细评估患者对疾病的心理承受能力，确定其主要心理问题。鼓励患者表达不能得到良好妊娠结局的悲伤；表达对疾病和治疗手段的认识。向患者讲解葡萄胎的发生发展过程，让其了解葡萄胎属于良性病变，清宫手术的必要性，疾病治愈一年后可正常妊娠等情况，以减轻患者不良心理反应程度，增强战胜疾病的信心。

6. 健康指导

（1）向患者讲解疾病的知识；教会患者学会自我监测，自我监测的项目如下：有无阴道流血情况、有无水泡状组织、将阴道排出组织送医护人员检查等。

（2）随访指导：让患者及家属明白坚持正规治疗和随访是根治葡萄胎的基础，通过随访可以早期发现滋养细胞肿瘤，并得到及时的处理。随访内容包括如下。①定期 hCG 测定，葡萄胎清宫后每周一次，直至连续 3 次阴性，以后每个月一次共 6 个月，然后再每 2 个月一次共 6 个月，自第一次阴性后共计 1 年；②了解患者的月经是否规则，有无阴道异常出血、咳嗽、咯血等及其他转移症状；③定期进行妇科检查、B 超检查、X 线胸片或 CT 检查等。

（3）计划生育指导：葡萄胎患者随访期间应可靠避孕 1 年，hCG 呈对数下降者阴性后 6 个月可以妊娠，但对 hCG 下降缓慢者，应延长避孕时间。妊娠后，应在妊娠早期作 B 型超声和 hCG 测定，以明确是否正常妊娠，产后也需 hCG 随访至正常。避孕方法可选用避孕套或口服避孕药。不选用宫内节育器，以免混淆子宫出血的原因或造成穿孔。

【护理评价】

1. 患者及家属能理解清宫术的重要性，积极配合治疗和护理。
2. 患者及家属的情绪稳定，焦虑减轻，治愈疾病的信心增强。
3. 患者生命体征稳定，血象正常，未发生感染。

知识链接

葡萄胎继发妊娠滋养细胞肿瘤的高危因素

葡萄胎排空后，少数可继发妊娠滋养细胞肿瘤，出现子宫局部侵犯和远处转移的几率约为 15% 和 4%。

高危因素包括：清宫后血 hCG 下降速度缓慢；血 HCG > 100000U/L；子宫明显大于相应月份；卵巢黄素化囊肿直径 > 6cm；年龄 > 40 岁；复发性葡萄胎。

任务二　妊娠滋养细胞肿瘤

妊娠滋养细胞肿瘤（GTN）是侵蚀性葡萄胎、绒毛膜癌及胎盘部分滋养细胞肿瘤的统称，属恶性病变。大约60%继发于葡萄胎，30%继发于流产，10%来源于足月妊娠或者异位妊娠，也有极少数病例，并无明确的妊娠史。其中侵蚀性葡萄胎全部继发于葡萄胎妊娠，绒癌可继发于葡萄胎妊娠，也可继发于非葡萄胎妊娠。胎盘部位滋养细胞肿瘤极为罕见，不再介绍。

侵蚀性葡萄胎是指葡萄胎组织侵蚀子宫肌层或转移至子宫以外的其他组织器官，引起局部组织破坏。侵蚀性葡萄胎具有恶性肿瘤行为，但是恶性程度不高，多为局部侵蚀，巨检可见子宫肌壁内有大小不等的水泡状组织，宫腔内可有原发病灶，也可没有原发病灶。当病灶接近子宫浆膜层时，子宫表面可见紫蓝色结节。病灶可穿透子宫浆膜层或侵入阔韧带内。镜下可见水泡状组织侵入子宫肌层，有绒毛结构及滋养细胞增生和异型性。但绒毛结构也可退化，仅见绒毛阴影。仅4%患者有远处转移，预后较好。

绒毛膜癌简称绒癌，指恶变的滋养细胞失去绒毛或葡萄胎样结构，而散在地侵蚀子宫肌层，或转移到其他器官造成破坏。巨检见肿瘤侵入子宫肌层内，可突向宫腔或穿破浆膜，单个或多个，大小不等，无固定形态，与周围组织分界清，质地软而脆，海绵样，暗红色，伴明显出血坏死。镜下见细胞滋养细胞和合体滋养细胞成片状高度增生，明显异型，不形成绒毛或水泡状结构，并广泛侵入子宫肌层造成出血坏死。肿瘤不含间质和自身血管，瘤细胞靠侵蚀母体血管而获取营养物质。绒毛膜癌多发生于生育年龄的妇女，其恶性程度极高，如果不进行化疗，绒毛膜癌的死亡率高达90%。

【护理评估】

（一）健康史

1. 仔细询问患者的滋养细胞疾病病史、用药史及药物过敏史。

2. 对患过葡萄胎者应采集葡萄胎的治疗经过，如清宫的次数、时间、水泡的大小、吸出组织物的量，清宫后阴道流血的量、质、时间和子宫复旧情况。

3. 收集随访的资料，如血、尿hCG测定和肺部X线检查的结果。

4. 询问原发灶及转移灶相应的症状及主诉。

5. 询问是否化疗及化疗的时间、药物、剂量、疗效以及用药后的副反应。

6. 询问既往有无肝、肾、肺等器官疾病史及相应器官的功能等。

（二）身体状况

1. 无转移灶妊娠滋养细胞肿瘤　大多数继发于葡萄胎妊娠，临床表现如下。

（1）不规则阴道流血：葡萄胎排空、流产或者足月产后出现持续或者间歇性阴道流血，量可多可少，也可以表现为一段时间的正常月经后停经，然后又出现阴道流血，长期流血可导致贫血。

（2）子宫复旧不全或者不均匀增大：葡萄胎清空后4～6个周未恢复到正常大小子宫，质地软，也可以表现为子宫不均匀增大。

（3）卵巢黄素囊肿：持续存在。

（4）腹痛：一般无腹痛，但当子宫病灶穿破浆膜层时可引起急性腹痛及腹腔内出血症状。若子宫病灶坏死继发感染，也可引起腹痛及脓性白带。黄素化囊肿发生扭转或破裂时，也可出现急性腹痛。

（5）假孕症状：由于hCG及雌孕激素的作用，表现为乳房增大，乳头及乳晕着色，甚至有初乳样分泌，外阴、阴道、宫颈着色，生殖道质地变软。

2. 转移性妊娠滋养细胞肿瘤　肿瘤主要经血行播散，转移发生早而且广泛。最常见的转移部位是肺（80%），其次是阴道（30%）、盆腔（20%）、肝（10%）和脑（10%）等。由于滋养细胞的生长特点之一是破坏血管，所以各转移部位症状的共同特点是局部出血。

（1）肺转移：主要症状是胸痛、咳嗽、咯血及呼吸困难的急性发作，偶可因肺动脉滋养细胞瘤栓形成，造成急性肺梗死，出现肺动脉高压、急性肺功能衰竭及右心衰竭。

（2）阴道转移：转移灶常位于阴道前壁及穹隆，呈紫蓝色结节，破溃时引起不规则阴道流血，甚至大出血。

（3）肝转移：为不良预后因素之一，主要表现右上腹部或肝区疼痛、黄疸等，若病灶穿破肝包膜可出现腹腔内出血，导致死亡。

（4）脑转移：预后凶险，为主要的致死原因。转移初期多无症状。脑转移的形成可分为3个时期，首先为瘤栓期，可表现为一过性脑缺血症状如猝然跌倒、暂时性失语、失明。继而发展为脑瘤期，即瘤组织增生侵入脑组织形成脑瘤，出现头痛、喷射样呕吐、偏瘫、抽搐直至昏迷。最后进入脑疝期，因脑瘤增大及周围组织出血、水肿，造成颅内压进一步升高，脑疝形成，压迫生命中枢，最终死亡。

（5）其他转移：脾、肾、膀胱、消化道、骨等，其症状视转移部位而异。

（三）心理－社会支持情况

当患者知道自己的病情后，大多会产生不同程度的恐惧、悲哀、沮丧情绪。患者及家属担心疾病的预后，害怕化疗药物毒副作用，化疗期间，出现脱发、皮肤色素沉着及恶心、呕吐等严重副反应，会导致患者自我形象紊乱，担心子宫切除失去女性特征和生育能力，由此感到自尊受损，再加上昂贵的治疗费用带来的经济负担，常常使患者对治疗和以后的生活失去信心。

（四）辅助检查

1. 血hCG测定　hCG水平是妊娠滋养细胞肿瘤的主要诊断依据。影像学证据支持诊断，但不是必需的。对于葡萄胎后滋养细胞肿瘤，凡符合下列标准中的任何一项，且排除妊娠物残留或再次妊娠，即可诊断为妊娠滋养细胞肿瘤。①hCG 测定 4 次高水平呈平台状态（±10%），并持续 3 周或更长时间，即 1，7，14，21 日；②hCG 测定 3 次上升（>10%），并至少持续 2 周或更长时间，即 1，7，14 日。非葡萄胎后滋养细胞肿瘤的诊断标准：足月产、流产和异位妊娠后 hCG 多在 4 周左右转为阴性，若超过 4 周血清 hCG 仍持续高水平，或一度下降后又上升，在除外妊娠物残留或再次妊娠后，可诊断妊娠滋养细胞肿瘤。

2. B 超　是诊断子宫原发病灶最常用的方法。在声像图上子宫可正常大小或不同程度增大，肌层内可见高回声团块，边界清但无包膜；或肌层内有回声不均区域或团块，边界不清且无包膜，彩色多普勒超声主要显示丰富的血流信号和低阻力型血流频谱。

3. 胸部 X 线摄片　为常规检查。肺转移的最初 X 线征象为肺纹理增粗，以后发展为片状或小结节阴影，典型表现为棉球状或团块状阴影。转移灶以右侧肺及中下部较为多见。X 线胸片明确的肺转移支持妊娠滋养细胞肿瘤诊断。

4. CT 和磁共振检查　胸部 CT 对发现肺部较小病灶和脑、肝等部位的转移灶有较高的诊断价值。磁共振主要用于脑、腹腔和盆腔病灶诊断。

5. 组织学检查　在子宫肌层内或子宫外转移灶组织中若见到绒毛或退化的绒毛阴影，则诊断为侵蚀性葡萄胎；若仅见成片滋养细胞浸润及坏死出血，未见绒毛结构者，则诊断为绒癌。若原发灶和转移灶诊断不一致，只要在任一组织切片中见有绒毛结构，均诊断为侵蚀性葡萄胎。

【护理诊断/问题】

1. 营养失调：低于机体的需要量　与化疗所致的消化道反应有关。

2. 自我形象紊乱　与化疗副反应引起的脱发、皮肤色素沉着有关。

3. 活动无耐力　与腹痛、化疗导致的副反应有关。

4. 感染的危险　与化疗引起的白细胞减少有关。

5. 潜在并发症：肺、阴道或者脑转移。

【护理目标】

1. 患者能维持足够的营养摄入、满足机体营养需要。

2. 患者恢复原有的自尊和自我形象。

3. 患者的体力能满足自理的需求。

4. 患者住院期间体温正常，未发生感染。

5. 患者并发症及时被发现，并得到相应的处理。

【护理措施】

1. 一般护理　嘱患者进食高蛋白、高维生素、富含营养素、易消化的食物，如鸡蛋、牛奶、鱼、蔬菜、水果。保证休息与睡眠，尤其是有转移灶症状者应卧床休息。保持外阴清洁，每天外阴清洁两次，并勤换内裤，避免感染，以促进康复。

2. 病情观察　注意观察患者的阴道流血及腹痛状况，包括：腹痛的位置、程度、持续的时间及疼痛后有无阴道流血增加等。出血多的患者应注意观察血压、脉搏及呼吸等生命体征的变化。注意观察转移器官的症状、体征，如有无咳嗽、咯血、头昏、头痛。观察 hCG 的变化。

3. 治疗配合

（1）化疗：滋养细胞肿瘤是所有妇科恶性肿瘤中对化疗药物最敏感的疾病。目前常用的一线化疗药物有甲氨蝶呤（MTX）、氟尿嘧啶（5 - FU）、放线菌素 D（Act - D）及更生霉素（KSM）、环磷酰胺（CTX）等。低危的患者一般采用单一药物化疗，高危患者采用联合化疗的方法。可以静脉注射、肌内注射、口服及局部注射、鞘内注射给药。随着化疗药物的方法学和药物学的快速发展，滋养细胞肿瘤得到了很好的治疗，绒毛膜癌患者的死亡率有了大幅度下降。

（2）手术：①子宫切除：主要是用于无生育要求的低危无转移的患者可进行子宫全切，并结合化疗直至 hCG 正常；②肺叶切除：用于多次化疗未吸收的独立肺转移耐药病灶。

（3）放射治疗：应用较少，主要是用于肝、脑、肺转移耐药的病灶治疗。

4. 转移患者的护理

（1）阴道转移：①注意观察阴道流血的量、性状、颜色及有无恶性组织流出；②需局部注射化疗的患者，应配合医生在严格无菌技术操作的情况下进行，每次操作时注意观察阴道转移结节有无缩小，以观察药物的疗效；③禁止患者性生活及一些不必要的阴道检查，以防阴道转移灶的破溃大出血；④床旁应准备好各种抢救物资（如输血输液用物、长纱条、止血药、氧气、照明灯），并配血备用；⑤注意患者血压、脉搏、呼吸的变化，按医嘱给静脉输血、止血药等；⑥若发生阴道转移灶出血，应积极配合医生抢救，用消毒大纱条填塞阴道，以达到局部止血。阴道填塞纱条者一般 24 ~ 48 小时如数取出，填塞期间应密切观察阴道流血、生命体征的变化，每天行外阴擦洗 2 次，以保持外阴部清洁，并按医嘱给予抗生素治疗。

（2）肺转移患者护理：①注意观察患者有无咳嗽、咯血、呼吸困难，并注意观察咳嗽频率，有无痰中带血等；②嘱患者卧床休息，减少患者消耗，有呼吸困难者取半卧位，并间断给氧；③若有大量咯血者，应立即通知医生抢救，同时将患者头偏向一侧，保持呼吸道通畅，可轻拍背，将积血排出。

（3）脑转移的护理：①注意观察患者有无头昏、头痛、恶心、呕吐及生命体征的变化，同时注意有无一过性脑转移的症状，如突然跌倒、一过性肢体失灵、失语、失明。②做好治疗、检查配合，按医嘱补液，给止血药、脱水药、吸氧、化疗等，配合医生做好鞘内化疗，常用药物为 MTX。配合医生做 hCG 测定，腰穿抽脑脊液送检和 CT 等检查。③积极预防患者意外事故的发生，若患者昏迷应专人守护，采取一些安全防护措施，如放置床档，做好口腔、皮肤、黏膜护理，预防咬伤、吸入性肺炎、压疮发生。

5. 化疗药物的护理

（1）用药护理：①准确测量体重，以确定用药的剂量及调整剂量：测体重一般在一个疗程用药前、中分别测量一次；测量体重的时间应在清晨、空腹时，并排空大小便，减去衣服，以保证体重的准确。②在配药及给患者用药的过程中严格执行查对制度，保证用药人、时间、剂量等准确无误。严格控制输液速度，保证在规定时间内完成给药。③药物应现配现用，化疗药物放置一般不超过 1 小时；对放线菌 D 及顺铂等需要避光的药物应严格避光；若联合用药应注意药物的使用顺序。④合理使用及保护静脉血管：由于化疗药物对血管的刺激性大，最好选用深静脉置管的方法进行化疗。若选用外周静脉应遵守从远端到近端静脉；对刺激性大、需要快速进入的药物应选用大血管；刺激性小、输注速度慢的药物可选用小血管，最好使用泵入的输注方式。⑤预防药液外渗：用药前先注入少量生理盐水，确保针头在静脉中再用化疗药。若疑化疗药物外渗应立即停止滴注，并进行局部冷敷、生理盐水或普鲁卡因局部封闭后外敷金黄散，以减少组织坏死，减轻疼痛和肿胀。⑥严格控制输液速度，保证药物在规定的时间内完成。⑦在化疗前和化疗中进行血常规、尿常规、肝肾脏功能等检查，若用药前白细胞低于 $4.0\times10^9/L$ 者不能用药，用药期间若白细胞低于 $3.0\times10^9/L$ 需考虑停药；用药后 1 周继续监测各项生化指标，若有异常及时处理。

（2）化疗药物副反应的观察与护理：①消化道副反应的护理：指导患者进食易消化的软食，避免吃生、冷、硬及刺激性大的食物；应少食多餐，鼓励患者呕吐后再进食；每次进食前后用生理盐水漱口，进食后用软毛牙刷刷牙，保持口腔的清洁；对口腔溃疡疼痛难以进食的患者，在进食前 15 分钟可给予丁卡因溶液涂抹溃疡面，减轻疼痛。②骨髓移植的护理：及时观察患者白细胞的计数，警觉患者危急值的报告。对白细胞低于 $3.0\times10^9/L$ 的患者应通知医生考虑停药，对白细胞低于 $1.0\times10^9/L$ 者应进行保护性隔离，并谢绝探视、禁止带菌者进行患者护理、净化空气等措施。同时，遵照医嘱使用抗生素、成分输血等。③其他：对肝、肾功能受到损伤者应进行保肝及保肾的治疗，严重者停止用药，待功能恢复后方可用药；皮肤出现色素沉着、脱发者停药后仍可恢复，可以建议患者戴帽子、围巾或假发。④动脉化疗并发症的护理：动脉灌注化疗可因穿刺损伤或患者凝血机制异常而出现穿刺部位血肿或大出血，应用沙袋压迫穿刺部位 6 小时，穿刺肢体制动 8 小时，卧床休息 24 小时。若有渗血应及时更换敷料，出现血肿或大出血应立即对症处理。

6. 心理护理　认真评估患者及家属的心理问题及程度，建立良好的护患关系是有效护理的基础。通过与患者沟通交流，帮助患者分析自己不良心理反应的原因；让患者及家属了解滋养细胞肿瘤对化疗均很敏感，即使转移也会产生根治性的效果，以解除顾虑；向患者和家属介绍缓解心理应激的措施，指导患者选择积极的应对方式，如向亲人朋友倾诉、积极寻求帮助、利用呼吸、想象；向患者介绍治疗成功的例子，并告知脱发、皮疹等副反应会在停药后恢复，减少患者的过分担心；鼓励患者和家属参与疾病的治疗过程，帮助她们树立战胜疾病的信心。

7. 健康指导　讲解化疗护理的常识，教会患者化疗时的自我护理。向难于坚持治疗的患者讲明坚持化疗的重要性，嘱咐患者一定坚持正规化疗。治疗结束后应严密随访，第1次在出院后3个月，然后每6个月1次至3年，此后每年1次直至5年，以后可每2年1次。也可Ⅰ—Ⅲ期低危患者随访1年，高危患者包括Ⅳ期随访2年。随访内容同葡萄胎。随访期间应严格避孕，一般于化疗停止≥12个月后方可妊娠。

【护理评价】

1. 患者能坚持进食，保证摄入量，未发生水、电解质紊乱。

2. 患者能以平和的心态接受自己形象的改变。

3. 患者的体力能满足自理的需求。

4. 患者住院期间体温正常，未发生严重感染。

5. 患者并发症及时被发现，并得到相应的处理。

目标检测题

1. 某患者，25岁，孕1产0，停经11周，近三天有暗红色阴道流血，量少，并有明显呕吐及下肢浮肿。查体：Bp150/95mmHg，宫底脐下1横指，尿HCG1:512阳性。B超检查子宫增大，宫内呈落雪状影像，未见胎儿影像及胎心搏动。X线检查：双肺正常。

请　问：(1) 该患者，最可能的医疗诊断是什么？

(2) 首优护理诊断是什么？

(3) 护士应制订的护理措施及随访内容是什么？

2. 女性，30岁，因葡萄胎清宫术后12个月，阴道不规则流血1月，伴反复咳嗽、咯血半月就诊。查体：T36.6℃，P72次/分，R17次/分，Bp122/78mmHg。妇科检查：子宫孕8周大小；hCG2264292IU/L。X线检查：左肺下段有个小圆形阴影，直径1~3cm。

请　问：(1) 该患者最可能的医疗诊断是什么？应首选何种治疗方法？

(2) 如何进行护理？

（藏雪红）

项目十九

女性生殖内分泌疾病患者的护理

学习目标

1. 掌握功能失调性子宫出血、痛经和绝经综合征的护理评估及护理措施。
2. 熟悉女性生殖内分泌疾病的性激素治疗。
3. 能为患者实施整体护理。
4. 能够在护理过程中尊重、爱护患者。

案例导入

患者，女，48岁，月经紊乱近1年，经量时多时少，周期无规律，此次间隔2个月，月经来潮后，持续出血近1个月，妇科检查：子宫前位，正常大小，质软。

请思考： 1. 此案例最可能的医疗诊断是什么？

2. 该患者首选的止血的方法是什么？

3. 如何实施护理？

任务一 功能失调性子宫出血

功能失调性子宫出血简称功血，是由于下丘脑－垂体－卵巢这一生殖内分泌轴功能紊乱，导致的异常子宫出血。分为无排卵性和有排卵性两大类，分别称为无排卵性功能失调性子宫出血和排卵性月经失调。功血是一种常见的妇科疾病，可发生于月经初潮至绝经间的任何年龄。

一、无排卵性功能失调性子宫出血

无排卵性功血患者的子宫内膜，受雌激素持续作用而无孕激素对抗，可发生不同程度的增生性改变。根据体内雌激素浓度高低和作用时间长短，以及子宫内膜对雌激素反应的敏感程度，子宫内膜的改变可以分为以下三种。

1. 子宫内膜增生症　国际妇科病理协会（ISGP，1998 年）的分型如下。

（1）单纯型增生：为最常见的子宫内膜增生类型。腺体增生有轻至中度的结构异常，增生涉及腺体和间质；子宫内膜局部或全部增厚，或呈息肉样增生。细胞与正常增生期内膜相似。腺体数目增多，腺腔囊性扩大，大小不一。腺上皮为单层或假复层，细胞呈高柱状，无异型性。间质细胞丰富。

（2）复杂型增生：只涉及腺体，通常在子宫内膜的某一部位发生。子宫内膜腺体增生，拥挤，结构复杂。由于腺体增生明显，使间质减少，出现腺体与腺体相邻的背靠背现象。增生的腺上皮向腺腔内突出，呈乳头状或向间质出芽状生长。腺上皮细胞呈柱状，可见复层排列，但无细胞异型性。细胞核大、深染，有核分裂。

（3）不典型增生：只涉及腺体。通常在子宫内膜的某一部位发生，有时可见多灶性和弥漫性表现。子宫内膜腺体高度增生，拥挤，结构复杂，间质细胞显著减少。腺上皮细胞增生，并出现异型性，细胞极性紊乱，体积增大，核质比例增加，细胞核深度染色，见核分裂。功血患者没有此类子宫内膜增生表现。

2. 增生期子宫内膜　子宫内膜与正常月经周期中的增生期内膜相同。无排卵性功血患者，在月经周期的后半期乃至月经期，仍表现为增生期子宫内膜的形态。

3. 萎缩型子宫内膜　子宫内膜萎缩菲薄，腺体少而小，腺管狭而直，腺上皮为单层立方形或低柱状细胞，间质少而致密，胶原纤维相对增多。

【护理评估】

（一）健康史

1. 询问年龄、月经史、婚姻史、生育史等信息，评估属于以下哪种类型的功血

（1）青春期功血：由于青春期少女的下丘脑－垂体－卵巢轴激素间反馈调节尚未成熟，大脑中枢对雌激素的正反馈作用反应低下，FSH 持续处于低水平状态，虽然有卵泡生长，但不能发育成熟卵泡；LH 不能形成排卵必需的陡直高峰而致无排卵。此外，青春期少女正处于生理与心理急剧变化期，发育不成熟的下丘脑－垂体－卵巢轴容易受内外环境因素的影响，导致排卵障碍。青春期少女初潮后需要 1.5～8 年时间（平均 4.2 年）建立稳定的月经周期性调控机制，青春期功血因此多发生于初潮后的几年内。

（2）绝经过渡期功血：在绝经过渡期，妇女的卵巢功能不断衰退，卵巢对垂体促性腺激素反应性降低，雌激素分泌量下降致卵泡未能发育成熟，雌激素不能形成排卵前高峰，而致无排卵。

（3）育龄期无排卵功血：育龄期妇女发生无排卵性功血，主要有两类原因。一类是妇女受到内外环境刺激，如劳累、应激、流产、手术、疾病，通过中枢神经系统引起下丘脑－垂体－卵巢轴功能调节异常，引起短暂的无排卵；另一类是妇女因为肥胖、多囊卵巢综合征、高催乳素血症等，引起持续无排卵。

2. 了解本次疾病情况　本次月经异常发生的时间、持续的时间，用药情况、用药后机体反应。

3. 了解与本次疾病有关的因素　如精神创伤、营养问题、过度劳累、环境改变、避孕措施；近期有无服用干扰排卵的药物或抗凝药物。

4. 了解既往健康情况　如有无肝病、血液病、高血压、代谢性疾病，有无能引起月经失调的全身或生殖系统的相关疾病史。

（二）身体状况

无排卵性功血患者主要的健康问题，是失去正常周期性和出血量的不恒定性。患者可有如下不同的临床表现。

1. 症状

（1）子宫不规则出血：常见的异常子宫出血有以下情况。①月经过多：周期规则，但经量过多（>80mL）或经期延长（>7 日）；②子宫不规则出血过多：周期不规则，经期延长，经量过多；③子宫不规则出血：周期不规则，经期延长，经量正常；④月经过频：月经频发，周期缩短（<21 日）。

青春期功血的出血时间可长可短，长达数十日或数月，出血间隔也无规律；出血量时多时少，甚至大量出血。有的患者表现为先有数周或数月停经，然后发生阴道不规则流血，血量较多，且持续 2～3 周甚至更长时间，不易自止。有的患者则一开始即为阴道不规则流血，也有患者表现为类似正常月经的周期性出血。绝经过渡期功血大多表现为闭经、月经稀少和（或）月经过少，少数人可表现为月经过多、月经不规则或月经频发。

（2）贫血：头晕、乏力、失眠、精神不振、心悸等。

2. 体征　贫血的体征，如贫血貌。

（三）心理－社会支持情况

异常出血、月经紊乱等，都会造成患者的心理压力。尤其是年轻患者，常常会因为害羞或有其他顾虑不及时就诊，也不与他人沟通。如果病程长或并发感染或止血效果不佳，更容易产生恐惧和焦虑感。

（四）辅助检查

目的是排除器质性疾病，确定诊断无排卵功血。

1. 实验室检查

（1）全血细胞计数：确定有无贫血。

（2）凝血功能检查：检测凝血酶原时间、血小板计数、出凝血时间等，排除凝血和出血功能障碍性疾病。

（3）尿妊娠试验或血 hCG 检测：用于有性生活史者，以排除妊娠及妊娠相关疾病。

（4）血清性激素测定：适时测定孕酮水平，可确定有无排卵及黄体功能。无排卵患者血清孕酮含量低下。

(5) 宫颈黏液结晶检查：经前出现雌激素作用的羊齿状结晶，而没有孕激素作用的椭圆性结晶，提示无排卵。

(6) 阴道脱落细胞涂片检查：无排卵者表现为中高度雌激素影响。

2. 影像学检查　盆腔B超检查，了解子宫内膜厚度，排除宫腔占位病变及其他生殖道器质性病变等。无排卵性功血B超检查无异常。

3. 其他检查　包括基础体温测定、诊断性刮宫、子宫内膜活组织检查和子宫镜检查。

(1) 基础体温测定：基础体温（BBT）是机体处于静息状态下的体温。具有正常卵巢功能的生育年龄妇女，基础体温呈特征性变化。在月经后及卵泡期体温比较低(36.6℃以下)，排卵后体温上升0.3℃～0.5℃，一直持续到经前1～2日或月经第1日，体温又降到原来水平。将月经周期每日测量的基础体温画成连线，则呈双相曲线(图19－1)。无排卵性功血的基础体温，呈单相曲线（图19－2）。

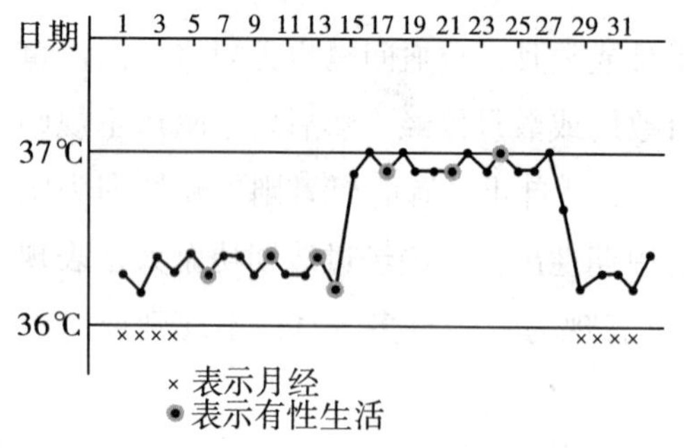

图19－1　正常基础体温曲线

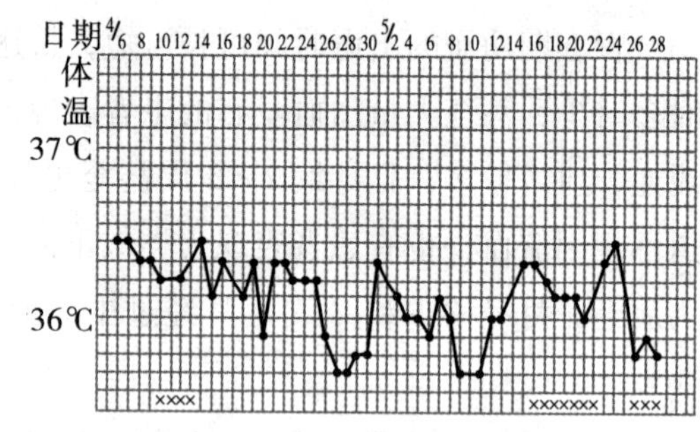

图19－2　基础体温单相型（无排卵性功血）

(2) 诊断性刮宫：简称诊刮。既是诊断方法，也是治疗方法。适用于有性生活的急性大出血和绝经过渡期患者。对药物治疗无效或存在子宫内膜癌高危因素的患者，有止血和明确诊断的作用。无排卵功血患者的子宫内膜病理检查可见增生期变化或增生过长，无分泌期出现。无性生活史患者，若激素治疗无效或疑有器质性病变需做诊刮时，应经患者或家属知情同意。

(3) 子宫内膜活组织检查：适用于无需诊刮止血，但需要病理诊断的患者。患者的子宫内膜病理检查结果为增生期变化或增生过长，无分泌期内膜出现。

(4) 子宫镜检查：镜下可见子宫内膜增厚，也可不增厚，表面平滑无组织突起，但有充血。在宫腔镜直视下选择病变区进行活检，可排除各种宫腔内病变，如子宫内膜息肉、子宫黏膜下肌瘤、子宫内膜癌。

【护理诊断/问题】

1. 舒适度减弱　与子宫不规则出血、月经紊乱影响工作、学习有关。

2. 疲乏 与子宫异常出血导致的继发性贫血有关。

3. 有体液不足的危险 与可能的贫血有关。

4. 防护能力低下 与贫血导致的机体抵抗力下降有关。

【护理目标】

1. 患者能够完成日常活动。

2. 患者能说出增加舒适感的方法并实施。

3. 患者住院期间无感染发生。

【护理措施】

1. 一般护理 患者因为出血多，体质较差，每日需要保证充足的睡眠与休息，避免剧烈运动；加强营养以改善全身情况，可补充铁剂、维生素 C 和蛋白质。成人体内大约每 100mL 血中含 50mg 铁，行经期妇女，每日约从食物中吸收铁 0.7 ~ 2.0mg，出血量多者应额外补充铁。向患者推荐含铁较多的食物如猪肝、豆角、蛋黄、胡萝卜、葡萄干，同时，按照患者的饮食习惯，为患者制订适合于个人的饮食计划，保证患者获得足够的营养。

2. 病情观察 重点观察子宫出血量、出血所致贫血及其严重程度、激素止血治疗的效果。嘱患者保留出血期间使用的会阴垫及内裤，准确地估计出血量；观察并记录患者的生命体征。

3. 检查配合 子宫内膜检查时取内膜的时间要正确。为确定卵巢排卵和黄体功能的检查应在经前期或月经来潮 6 小时内取子宫内膜。对通过诊断性刮宫取子宫内膜的患者要做好手术前准备。无性生活史的患者做检查前要得到患者或家属的知情同意。

4. 治疗配合 无排卵性功血以周期性激素治疗为主。在出血期间应迅速有效止血，纠正贫血。血止后要查明病因并对因治疗，防止出血反复发作。青春期功血和育龄期功血的治疗原则是止血、调整周期、促排卵；绝经过渡期功血的治疗原则是止血、调整周期、减少出血量，预防子宫内膜病变。

（1）止血：药物对功血患者的止血治疗有效。根据出血量选择合适的制剂和方法。对少量出血者，使用最低有效量激素，减少药物副作用。对大量出血者，药物止血要求在治疗 8 小时内见效，24 ~ 48 小时内出血基本停止。

1）性激素：性激素是止血的重要药物，常用的有孕激素、雌激素、雄激素。用于止血的性激素使用方法有雌孕激素联合用药和单一药物使用两种。①雌孕激素联合用药：联合用药的止血效果优于单一药物。常用口服避孕药治疗青春期和育龄期无排卵性功血。目前使用的药物有去氧孕烯炔雌醇片、复方孕二烯酮片或炔雌醇环丙孕酮片，用法为每次 1 ~ 2 片，每 8 ~ 12 小时 1 次，血止 3 日后逐渐减量至每日 1 片，维持至 21 日周期结束。②单纯雌激素：雌激素能使子宫内膜增生，达到内膜修复，这种治疗方法也称子宫内膜修复法，适用于出血时间长、量多，血红蛋白 < 80g/L 的青春期患者。主要

药物及用法如下。苯甲酸雌二醇：初始剂量3～4mg/d，分2～3次肌内注射。若出血明显减少，则维持此剂量；若出血量未见减少，则加大剂量。也可从6～8mg/d开始。出血停止3日后开始减量，每3日递减1/3。每日最大剂量一般不超过12mg。结合雌激素：1.25mg/次口服，4～6小时1次，血止3日后每3日递减1/3。用雌激素治疗时如果患者血红蛋白计数增加至90g/L以上，必须加用孕激素，引发撤退性出血。对雌激素水平较低的间断性少量长期出血者，采用生理替代剂量，如妊马雌酮1.25mg，每日1次，共21日，最后7～10日加用孕激素，如醋酸甲羟孕酮10mg，每日1次。停药后3～7日发生撤药性出血，一般7日内血止。雌孕激素同时撤退，有利于子宫内膜同步脱落。③单纯孕激素：孕激素使增生的子宫内膜转化为分泌期或促进内膜萎缩，停药后内膜剥落，这种治疗方法也称子宫内膜脱落法或药物刮宫。止血的作用机制是在雌激素作用下，持续性增生的子宫内膜转化为分泌期。停药后子宫内膜脱落较完全，起到药物性刮宫作用。一般停药后短期内即有撤退性出血。单纯孕激素治疗，适用于体内已有一定的雌激素水平、血红蛋白水平>80g/L、生命体征稳定的患者。常用药物有甲羟孕酮、甲地孕酮、炔诺酮等。炔诺酮的首剂量5mg，每8小时1次，2～3日血止后每3日递减1/3量，直至维持量每日2.5～5.0mg，持续用药至血止后21日停药，停药后3～7日发生撤药性出血。

2）刮宫术：刮宫可迅速止血，也可了解内膜病理，除外其他病变。刮宫术适用于有性生活的急性大出血和绝经过渡期功血患者。刮宫术不能用于长期治疗。对无性生活史的青少年一般不用刮宫术，只在药物治疗无效需立即止血或进行子宫内膜组织学检查时才用。需获得患者或家属的知情同意。

3）辅助治疗：用一般止血药，如氨甲环酸、维生素K，进行辅助治疗；丙酸睾酮通过对抗雌激素作用，减少盆腔充血，增加子宫血管张力，达到减少子宫出血量的作用；出血严重时补充凝血因子，如纤维蛋白原、血小板；中重度贫血患者给予铁剂和叶酸治疗，必要时输血；出血时间长、严重贫血、抵抗力差、合并感染者，给予抗生素治疗。

（2）调整月经周期：应用雌激素止血后，必须继续使用性激素人为控制形成月经周期。青春期及育龄期无排卵性功血患者，需要恢复正常的内分泌功能，建立正常的月经周期；绝经过渡期患者，需要控制出血及预防子宫内膜增生症的发生，防止功血再发生。

1）雌孕激素序贯疗法：即人工周期，为模拟自然月经周期中卵巢的内分泌变化，将雌孕激素序贯应用，使子宫内膜发生相应变化，引起周期性脱落。此法适用于青春期功血，或育龄期功血内源性雌激素水平较低者。常用药物有妊马雌酮1.25mg或戊酸雌二醇2mg，从撤药性出血第5日开始，每晚1次，连服21日，第11日起加用醋酸甲羟孕酮10mg，每日1次，连用10日。一般连续应用3个周期，患者能自发排卵。若正常月经仍未建立，应重复上述序贯疗法。

2）雌孕激素合并应用：治疗开始就雌孕激素合并使用。其中孕激素可限制雌激素促内膜生长作用，使撤药性出血逐渐减少，而雌激素可预防治疗过程中孕激素突破性出血。常用的药物为口服避孕药，它可以很好地控制周期，尤其适用于有避孕需求的患者。用药方法为周期撤药性出血第5日起，每日1片，连服21日，停药一周后再服用下一个周期的药，连续3个周期为一个疗程。病情反复者可延用6个周期。

3）孕激素法：适用于青春期或病理检查结果为增生期内膜的功血患者。于月经周期后半期（撤药性出血的第16～25日）服用醋酸甲羟孕酮10mg，每日1次，连用10～14日，酌情应用5～6个周期。

4）促排卵：适用于有生育要求经上述治疗后仍无排卵的不孕患者，可针对病因进行促排卵治疗。促排卵治疗，可从根本上防止功能失调性子宫出血复发。常用的药物有氯米芬（又名克罗米芬，CC）、人绒毛膜促性腺激素（hCG）、尿促性素（HMG）和促性腺激素释放激素激动剂（GnRHa）。促排卵治疗可能导致卵巢过度刺激综合征，严重者可危及生命。所以，用促性腺素诱发排卵，必须由有经验的医生在有B型超声和激素水平监测的条件下用药。青春期一般不提倡使用促排卵药物。

5）宫内孕激素释放治疗：常用于治疗严重月经过多或多种药物治疗无效，且无生育要求者。在宫腔内放置含孕酮或左炔诺孕酮宫内节育器，通过在宫腔内局部释放孕激素，抑制内膜生长。青春期功血者不用此方法治疗。

（3）手术治疗：适用于药物治疗无效或不宜用药、无生育要求的患者，尤其是不易随访的年龄较大的患者。

1）子宫内膜切除术：在宫腔镜下电切割或激光切除子宫内膜，或采用滚动球电凝或热疗等方法，直接破坏大部分或全部子宫内膜和浅肌层，使出血减少甚至闭经。适用于药物治疗无效，又不愿或不适合做子宫切除术的患者。术前一个月先用药物达那唑或孕三烯酮，使子宫内膜萎缩、子宫体积缩小、血管再生减少，以缩短手术时间、减少术中出血，增加手术安全性。手术可在月经周期的任何时间进行。手术前要排除子宫内膜癌。

2）子宫切除术：此方法很少用以治疗功血。患者经各种治疗均效果不佳，在了解所有功血的可行方法后，由患者和家属知情选择后进行。

（4）支持治疗：补充铁剂、维生素C和蛋白质，改善全身状况。流血时间长者给予抗生素预防感染。贫血严重者遵医嘱做好配血、输血、止血措施，执行治疗方案，维持患者正常血容量。

5. 用药护理　遵医嘱使用性激素：准时准量给药，保持药物在血中的稳定程度，不得随意停服和漏服，以免因药量不足所致的撤退性出血；药物减量必须按规定在血止后开始，每3日减量1次，每次减量不超过原剂量的1/3，直至维持量，以防再次出血。

雌激素治疗仅适用于青春期功血，生育期和绝经过渡期不宜采用；雌激素治疗时如果患者血红蛋白计数增加至90g/L以上后，均须加用孕激素撤退。有血液高凝或血栓性疾病史的患者禁止使用大剂量雌激素止血；激素止血治疗通常24～48小时之内能减少出血或完全止血，72小时尚未止血者应报告医生，注意检查是否有器质性疾病或用药不当。使用促排卵药物时，患者要正确测量基础体温，以监测排卵情况，同时观察卵巢过度刺激综合征的症状和体征，及时发现，及时处理。

6. 预防感染　出血时要注意外阴清洁，勤换内裤及月经垫等月经用品，千万不能因有出血而不清洗外阴。要避免盆浴，已婚妇女在出血期要避免性生活。严密观察与感染有关的征象，如体温、脉搏、子宫体压痛，监测白细胞计数，做好会阴护理，保持局部清洁。若有感染征象，及时与医师联系并遵医嘱进行抗生素治疗。

7. 心理护理　鼓励患者表达内心感受，耐心倾听患者的诉说，了解患者的疑虑；向患者解释病情及提供相关信息，帮助患者澄清问题，解除思想顾虑。也可交替使用放松技术，如看电视、听广播、看书，以此分散患者的注意力。

8. 健康指导　指导患者正确测量基础体温；指导患者在治疗时及治疗后定期随访；对治疗无效者要嘱患者按医嘱进一步检查以排除其他疾病。

【护理评价】

1. 患者说出疲乏对生活的影响，并在他人的帮助下提高对活动的耐受能力。
2. 患者按规定正确服用性激素，服药期间药物副反应程度轻。
3. 患者未发生感染，体温正常，血白细胞计数正常，血红蛋白得到纠正。

二、排卵性月经失调

排卵性月经失调较无排卵性功血少见，多发生于生育年龄的妇女。因为患者有周期性排卵，因此，临床上仍有可辨认的月经周期。

排卵性月经失调有两种类型，分别为月经过多和月经周期间出血。月经周期间出血又分为黄体功能异常和围排卵期出血。黄体功能异常分为黄体功能不全和子宫内膜不规则脱落两类。排卵性月经失调分类的简单表达式为：

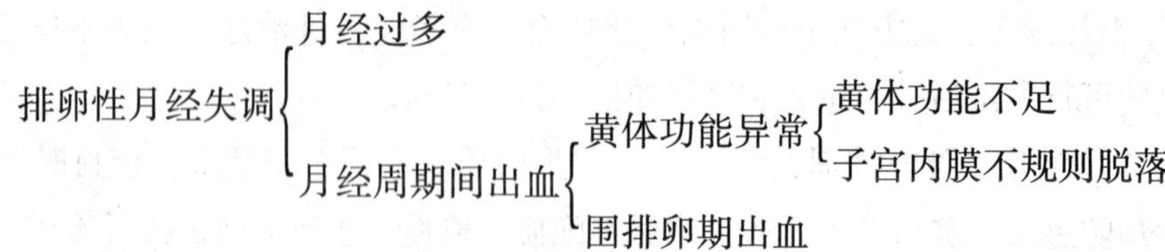

1. 月经过多　是指月经周期规则、经期正常，月经量较正常多。其发病机制复杂，可能是因子宫内膜纤溶酶活性过高或前列腺素血管舒缩因子分泌比例失调所致，也可能是因为分泌期子宫内膜雌激素受体和孕激素受体高于正常的缘故。患者的子宫内膜形态为分泌期内膜，可能存在间质水肿或腺体与间质发育不同步症状。

2. 黄体功能不足　是指月经周期中有卵泡发育及排卵，但黄体期孕激素分泌不足或黄体过早衰退，导致子宫内膜分泌反应不良和黄体期缩短。黄体功能不足的原因在于患者神经内分泌调节功能紊乱，导致卵泡期 FSH 缺乏，卵泡发育缓慢，雌激素分泌减少，从而对垂体及下丘脑正反馈不足；LH 峰值不高及排卵峰后 LH 低脉冲缺陷，使排卵后黄体发育不全，孕激素分泌减少；卵巢本身发育不良，卵泡期颗粒细胞 LH 受体缺陷，也使排卵后颗粒细胞黄素化不良，孕激素分泌减少，从而使子宫内膜分泌反应不足。另一种情况是黄体分泌功能正常，但维持时间过短。生理性因素如初潮、分娩后、绝经过渡期，以及内分泌疾病、代谢异常、高催乳素血症可导致黄体功能不足。患者子宫内膜形态也表现为分泌期内膜，但腺体分泌不良，间质水肿不明显或间质发育不同步，内膜活检显示分泌反应落后 2 日。

3. 子宫内膜不规则脱落　是指月经周期有排卵，黄体发育良好，但萎缩过程延长，导致子宫内膜不规则脱落。其发病原因是由于下丘脑－垂体－卵巢轴调节功能紊乱，或溶黄体机制失常，造成黄体萎缩不全，子宫内膜持续受孕激素影响，不能如期完整脱落。子宫内膜不规则脱落患者在月经期第 5～6 日，仍能见呈分泌反应的子宫内膜，常表现为分泌期内膜和增生期内膜共存的混合型子宫内膜。

4. 围排卵期出血　是指在两次月经中间的排卵期，由于雌激素水平短暂下降，使子宫内膜失去激素的支持而出现部分子宫内膜脱落引起的有规律性阴道流血。其发生的原因不明，可能与排卵前后激素水平波动有关。

【护理评估】

（一）健康史

1. 询问年龄、月经史、婚姻史、生育史、避孕措施等信息。

2. 了解本次疾病情况　本次月经异常发生的时间、持续的时间、用药情况、用药后机体反应；与本次疾病有关的因素，如精神创伤、营养问题、过度劳累、环境改变。

3. 了解既往健康情况　了解有无肝病、血液病、高血压、代谢性疾病等能引起月经失调的全身或生殖系统的相关疾病史。

（二）身体状况

1. 症状　月经过多者表现为周期规则，经期正常，但经量多于 80mL；黄体功能不足者表现为月经周期缩短，有时月经周期虽在正常范围内，但卵泡期延长、黄体期缩短，患者因此不易受孕或受孕后发生早期流产；子宫内膜不规则脱落者表现为月经周期正常，但经期长达 9～10 日，月经量较多；围排卵期出血者有排卵期的规律性阴道流血，时间短于 7 日，多为 1～3 日，也可为时有时无。

2. 体征　此类患者无异常改变。

（三）心理－社会支持情况

如果因为黄体功能不足引起不孕及妊娠早期流产，患者常有相应的心理压力和反应。

（四）辅助检查

1. 子宫内膜活组织检查　黄体功能不足者显示分泌反应至少落后 2 日；子宫内膜不规则脱落者在月经期第 5～6 日的子宫内膜仍有分泌反应。

2. 基础体温测定　黄体功能不足者的基础体温呈双相型，但高温相持续时间小于11 日（图 19－3）；子宫内膜不规则脱落者的基础体温也呈双相型，但下降缓慢（图 19－4）。

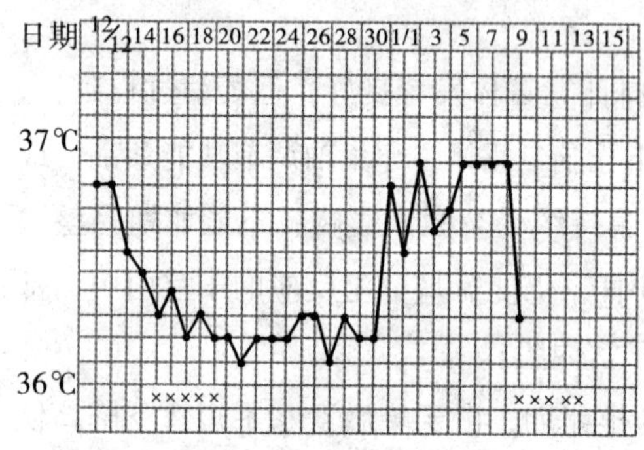

图 19－3　基础体温双相型（黄体期短）

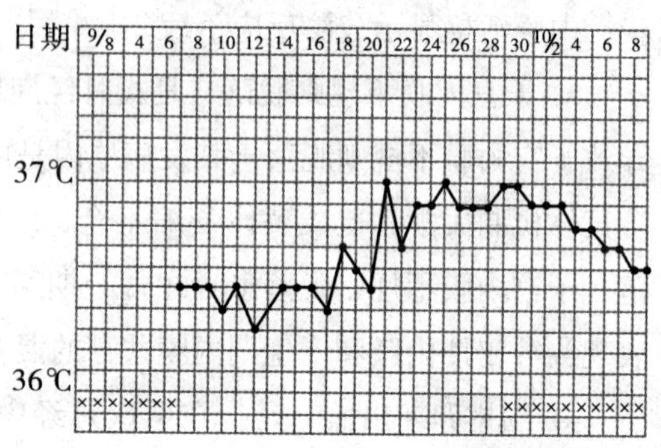

图 19－4　基础体温双相型（黄体萎缩不全）

【护理诊断/问题】

1. 舒适度减弱　与经期延长影响工作、学习有关。

2. 焦虑　与病程长、治疗时间长、不孕有关。

【护理目标】

1. 患者能够表达对疾病的感受。

2. 患者能找到增加舒适感的方法。

【护理措施】

1. 一般护理　患者需要保证充足的睡眠与休息，避免剧烈运动。加强营养，特别是贫血的患者，以改善全身情况。出血量多者应额外补充铁。患者应保持会阴部的清洁、干燥。

2. 病情观察　重点观察治疗效果、用药反应。出血多的患者要嘱其保留出血期间使用的会阴垫及内裤，准确地估计出血量。

3. 检查配合　子宫内膜检查时取内膜的时间要正确。黄体功能不足者在排卵后取内膜；子宫内膜不规则脱落者在月经期第 5～6 日取内膜。诊断性刮宫患者要做好手术前准备。

4. 治疗配合　正确使用性激素：准时准量给药，保持药物在血中的稳定程度，不得随意停服和漏服，避免因药量不足所致的撤退性出血。

（1）月经过多：治疗原则是止血。氨甲环酸1g，2～3次/日。也可用酚磺乙胺、维生素K等。宫内孕激素释放治疗和孕激素内膜萎缩法也可应用。复方短效口服避孕药因为能抑制内膜增生致出血量减少也被应用于月经过多的治疗。

（2）黄体功能不足：治疗原则是促进卵泡发育、促进月经中期LH峰形成、黄体功能刺激、黄体功能补充等。妊马雌酮0.625mg在月经第5日起每日口服，连续5～7日；氯米芬50mg从月经第3～5日起每日口服，连服5日；绒毛膜促性腺激素5000～10000U在卵泡成熟后一次或分两次肌内注射，于基础体温上升后开始，隔日肌内注射1000～2000U，共5次。排卵后，黄体酮10mg每日肌内注射，共10～14日。

（3）子宫内膜不规则脱落：治疗目标是使黄体及时萎缩，内膜按时完成脱落。给药途径如下：①甲羟孕酮10mg在排卵后第1～2日或下次月经前10～14日开始每日口服，连服10日。有生育要求者应用天然黄体酮，无生育要求者也可口服避孕药。②绒毛膜促性腺激素：用法同黄体功能不足。

（4）围排卵期出血：一般无需治疗。

5. 心理护理　向患者解释病情及提供相关信息，帮助患者澄清问题，解除思想顾虑，积极配合治疗，倾听患者的述说，改善焦虑。

6. 健康指导　指导患者正确测量基础体温；指导患者在治疗时及治疗后定期随访；告知患者在出血期要避免性生活。

【护理评价】

1. 患者表达对疾病的感受，包括正性的和负性的。
2. 患者说出增加舒适感的方法并实施。

任务二　闭　经

闭经是常见的妇科症状，表现为无月经或月经停止。根据既往有无月经来潮，闭经分为原发性闭经和继发性闭经两大类。原发性闭经指年龄超过13岁，第二性征尚未发育者；或年龄超过15岁，第二性征已发育，月经还未来潮者。继发性闭经指正常月经建立后，月经停止6个月，或按自身原有月经周期计算停止3个周期以上者。青春期前、妊娠期、哺乳期及绝经后的月经不来潮属生理现象，本节不讨论。

根据生殖轴病变或功能失调的部位，闭经分为下丘脑性闭经、垂体性闭经、卵巢性闭经、子宫性闭经及下生殖道发育异常导致的闭经。

世界卫生组织（WHO）根据机体激素水平将闭经归纳为三型：Ⅰ型闭经：无内源性雌激素产生，卵泡刺激素（FSH）水平正常或低下，催乳素（PRL）水平正常，无下丘脑－垂体器质性病变；Ⅱ型闭经：有内源性刺激素产生，FSH 和 PRL 水平正常；Ⅲ型闭经：FSH 升高，提示卵巢功能衰竭。

【护理评估】

（一）健康史

1. 了解年龄、月经史、婚姻史、生育史、避孕措施等信息。

2. 了解本次疾病情况　通过询问，结合如下分类界定是原发性闭经还是继发性闭经。

（1）原发性闭经：较少见，多由遗传原因或先天性发育缺陷引起。

1）米勒管发育不全综合征：约 20% 的青春期原发性闭经由此原因引起。主要异常表现为始基子宫或无子宫、无阴道。有些患者伴有肾异常或骨骼畸形。患者的染色体核型为正常的 46，XX；促性腺激素正常，有排卵，外生殖器、输卵管、卵巢发育正常；女性第二性征正常。

2）雄激素不敏感综合征：又称睾丸女性化完全型。是男性假两性畸形，染色体核型为 46，XY，但 X 染色体上的雄激素受体基因缺陷。性腺为睾丸，但没有睾酮的生物学效应，睾酮转化为雌激素，故表型为女性。患者有青春期乳房隆起丰满，但乳头发育不良，乳晕苍白，阴毛、腋毛稀少，阴道为盲端，短而浅，子宫及输卵管缺失。

3）对抗性卵巢综合征：又称卵巢不敏感综合征。患者卵巢内多数为始基卵泡及初级卵泡，内源性促性腺激素，特别是 FSH 升高，卵巢对外源性促性腺激素不敏感，但女性第二性征存在。

4）生殖道闭锁：任何生殖道闭锁引起的横向阻断均可导致闭经，如阴道横隔、无孔处女膜。

5）真两性畸形：非常少见，患者同时存在男性和女性性腺，染色体核型可为 XX，XY 或嵌合体。女性第二性征存在。

6）低促性腺激素性功能减退：因下丘脑分泌 GnRH 不足或垂体分泌促性腺激素不足而致原发性闭经。最常见为体质性青春发育延迟，其次为嗅觉缺失综合征。女性第二性征发育缺如。

7）高促性腺激素性功能减退：因为性腺衰竭导致性激素分泌减少，引起反馈性 LH 和 FSH 升高，常与生殖道异常同时存在，有特纳综合征、46，XX 单纯性腺发育不全、46，XY 单纯性腺发育不全等疾病。第二性征发育不良。

（2）继发性闭经：发生率明显高于原发性闭经。病因复杂。下丘脑性闭经最常见，依次为垂体、卵巢及子宫性闭经。

1）下丘脑性闭经：是最常见的一类闭经。指中枢神经系统及下丘脑各种功能和器质性疾病引起的闭经，以功能性原因为主。特点是下丘脑合成和分泌 GnRH 缺陷或下降导致垂体促性腺激素 LH 和 FSH 的分泌功能低下。原因如下：①精神因素：突然或长期精神压抑、紧张、忧虑、环境改变、过度劳累、情绪变化、寒冷刺激等均可使机体处于紧张的应激状态，扰乱内分泌的调节功能，从而发生闭经。②体重下降和神经性厌食：中枢神经对体重急剧下降极为敏感，1年内体重下降10%左右，即使仍在正常范围也可引起闭经。严重的神经性厌食可在内在情感剧烈矛盾或为保持体型而强迫节食时发生。临床表现为厌食、极度消瘦、低促性腺激素水平、皮肤干燥、低体温、低血压。③运动性闭经：长期剧烈运动易致闭经，原因是多方面的。初潮发生和月经维持有赖于一定比例（17%～22%）的机体脂肪，肌肉/脂肪比率增加或总体脂肪减少均可使月经异常。其发生机制可能是运动剧增后，GnRH释放受抑制，从而使LH释放受抑制。也有可能是因为体内脂肪减少和营养不良引起瘦素水平下降导致生殖轴功能受到抑制。④药物性闭经：长期应用某些药物如吩噻嗪及其衍生物（奋乃静、氯丙嗪）、利血平以及甾体类避孕药可出现闭经和异常乳汁分泌。其机制是药物抑制下丘脑分泌GnRH或通过抑制下丘脑多巴胺，使垂体分泌催乳素增多。药物性闭经通常是可逆的，一般在停药后3～6个月月经能自然恢复。⑤颅咽管瘤：是垂体、下丘脑性闭经的罕见原因。瘤体增大压迫下丘脑和垂体柄引起闭经、生殖器官萎缩、肥胖、颅压增高、视力障碍等症状，也称肥胖生殖无能营养不良症。

2）垂体性闭经：主要病变在垂体。腺垂体器质性病变或功能失调可影响促性腺激素的分泌，继而影响卵巢功能而引起闭经。常见于垂体肿瘤、垂体梗死、空蝶鞍综合征等。

3）卵巢性闭经：闭经的原因在卵巢。卵巢性激素水平低落，子宫内膜不发生周期性变化而导致闭经。常见于卵巢早衰、卵巢功能性肿瘤和多囊卵巢综合征等。

4）子宫性闭经：闭经原因在子宫。此时月经调节功能正常，第二性征发育也往往正常，但子宫内膜受到破坏或对卵巢激素不能产生正常的反应，从而引起闭经。常见于子宫内膜损伤、子宫内膜炎、子宫切除手术后或子宫腔内放射治疗后。

3. 既往健康情况　回顾患者婴幼儿期生长发育过程，有无先天性缺陷或其他疾病。询问家族中有无相同疾病者。了解有无全身性疾病及其治疗情况。

（二）身体状况

1. 症状　主要表现为无月经或月经停止，同时出现与疾病相关的症状。阴道横隔或无孔处女膜患者可出现周期性下腹痛；嗅觉缺失综合征患者可有嗅觉减退或丧失；卵巢早衰有过早绝经并伴绝经综合征症状；神经性厌食伴有体重急剧下降情况。

2. 体征　临床评估可发现与疾病相关的体征。嗅觉缺失综合征患者其内外生殖器均为幼稚型；多囊卵巢综合征患者有毛发增多、肥胖、双侧卵巢增大症状；特纳综合征患者有身体发育异常、第二性征缺失、卵巢不发育等症状；希恩综合征患者的生殖器官萎缩、阴毛稀少等；先天性下生殖道发育异常可见处女膜闭锁或阴道横隔等。

（三）心理－社会支持情况

闭经对患者的自我概念会有较大的影响，患者会担心闭经对自己的健康、性生活和生育能力有影响。病程过长及反复治疗效果不佳时会加重患者和家属的心理压力，患者可能会情绪低落，对治疗和护理缺失信心，这反过来又会加重闭经。

（四）辅助检查

1. 功能试验

（1）药物撤退试验：用于评估体内雌激素水平，确定闭经程度。常用孕激素试验和雌孕激素序贯试验。

1）孕激素试验：用以评估内源性雌激素水平。黄体酮注射液，每日肌内注射20mg，连续5日，停药后出现撤药性出血（阳性反应），提示子宫内膜已受一定水平雌激素影响；停药后无撤药性出血（阴性反应），说明患者体内雌激素水平低下，对孕激素无反应，应进一步行雌孕激素序贯试验。

2）雌孕激素序贯试验：适用于孕激素试验阴性的闭经者。每晚睡前服用妊马雌酮1.25mg，共21日，最后10日加用醋酸甲羟孕酮，每日口服10mg，停药后出现撤退性出血为阳性，提示子宫内膜功能正常，可排除子宫性闭经，引起闭经的原因是患者体内雌激素水平低落，应进一步寻找原因。无撤药性出血为阴性，可再重复试验一次，若两次试验均为阴性，提示子宫内膜有缺陷或被破坏，可诊断为子宫性闭经。

（2）垂体兴奋试验：又称GnRH刺激试验，用以了解垂体对GnRH的反应性。静脉注射LHRH15～60分钟后LH较注射前高2～4倍以上，说明垂体功能正常，病变在下丘脑；若经多次重复试验，LH值仍无升高或增高不显著，提示垂体功能减退，引起闭经的病因可能在垂体。

2. 激素水平测定　在停用雌孕激素药物至少2周后行FSH、LH、PRL、促甲状腺激素（TSH）等激素测定。

（1）血甾体激素测定：包括雌二醇、孕酮及睾酮的放射免疫测定。血孕酮水平高，提示排卵；雌激素水平低，提示卵巢功能不正常或衰竭；睾酮水平高，提示可能为多囊卵巢综合征或卵巢性索－间质细胞瘤等。

（2）催乳素及垂体促性腺激素测定：PRL＞25μg/L时称高催乳激素血症，应进一步做头颅X线摄片或CT检查，以排除垂体肿瘤；FSH＞40u/L升高提示卵巢功能衰竭；LH/FSH≥2～3，有助于诊断多囊卵巢综合征。FSH、LH均＜5U/L，提示垂体功能减退，病变可能在垂体或下丘脑。

3. 影像学检查

（1）盆腔B超检查：观察盆腔有无子宫，子宫形态、大小及内膜厚度，卵巢大小、形态、卵泡数目等。

（2）子宫输卵管造影：了解有无宫腔病变和宫腔黏连。

(3) CT或MRI：用于盆腔及头部蝶鞍区检查，了解盆腔肿块和中枢神经系统病变性质，诊断卵巢肿瘤、下丘脑病变、垂体微腺瘤、空蝶鞍等。

4. 其他检查

(1) 子宫镜检查：在子宫镜直视下观察子宫腔及内膜有无宫腔黏连、可疑结核病变。

(2) 腹腔镜检查：直视下观察卵巢形态、子宫大小，对诊断多囊卵巢综合征等有价值。

(3) 染色体检查：用于鉴别性腺发育不全病因及指导临床处理。

(4) 基础体温测定：确定是否有排卵。

【护理诊断/问题】

1. 长期性低自尊　与不能有周期性月经来潮而对女性性别否定有关。

2. 焦虑　与担心疾病对健康、性生活、生育的影响有关。

3. 知识缺乏：缺乏疾病检查及治疗的相关知识。

【护理目标】

1. 患者能够接受闭经的事实，客观地评价自己。

2. 患者能够主动诉说病情及担心。

3. 患者能够主动、积极地配合诊治方案。

【护理措施】

1. 一般护理　给予足够的营养，鼓励患者加强锻炼，保持标准体重，增强体质。

2. 检查配合　做功能试验的检查，要保证患者在正确的时间用正确的药物并随访用药后的反应，如是否有撤药性出血；做激素水平测定，要保证患者在正确的时间收集检查的样本；做影像学检查，要做好检查前的准备工作和检查后的护理，做宫腔镜和腹腔镜检查，要做好手术前后的护理。

3. 治疗配合　纠正全身健康情况，进行全身和病因治疗，因某种疾病或因素引起的下丘脑－垂体－卵巢轴功能紊乱者，可用性激素替代治疗。

(1) 全身治疗：由于闭经的发生多与神经内分泌的调控有关，因此全身体质性治疗在闭经治疗中占有重要地位。急性或慢性疾病引起的闭经首先考虑全身性治疗；单纯性营养不良则需要增加营养保持标准体重；体重过重的肥胖妇女的闭经，大部分并发内分泌失调，需用低热量、富含维生素和矿物质饮食，此外要经常进行适当体力劳动和锻炼。

(2) 病因治疗：闭经若由器质性病变引起，应针对病因治疗。如宫颈－宫腔黏连者可行宫腔镜宫颈－宫腔黏连分离后放置避孕环；先天性畸形如处女膜闭锁、阴道横膈或阴道闭锁均可行切开或成形术，使经血畅流；结核性子宫内膜炎者应积极抗结核治疗；卵巢或垂体肿瘤者应制订相应治疗方案。

(3) 激素治疗：明确病变环节及病因后，给予相应激素治疗，以补充体内激素不足或拮抗其过多，达到治疗目的。

1) 性激素补充治疗：①雌激素补充治疗：适用于无子宫者。妊马雌酮 0.625mg/d，连用 21 日，停药 1 周后重复给药。②雌孕激素人工周期疗法：适用于有子宫者。妊马雌酮 0.625mg/d，连用 21 日，最后 10 日同时给予醋酸甲羟孕酮 6～10mg/d。③孕激素疗法：适用于体内有一定内源性雌激素水平的患者。于月经周期后半期或撤药性出血第 16～25 日，口服醋酸甲羟孕酮，每日 6～10mg，连用 10 日。性激素补充治疗时要严格遵医嘱正确给药，不擅自停服、漏服，也不随意更改药量。

2) 促排卵：适用于有生育要求的闭经者。对于低促性腺激素水平的患者，在采用雌激素治疗促进生殖器发育，子宫内膜已获得对雌孕激素的反应后，可用尿促性素（HMG）联合绒毛膜促性腺激素（hCG）促进卵泡发育及诱发排卵。但须由有经验的医生在有 B 型超声和激素水平监测的条件下用药；对于 FSH 和 PRL 正常的闭经患者，由于其体内有一定内源性雌激素，可选用氯米芬促排卵；对于 FSH 升高的闭经患者，由于其卵巢功能衰竭，不适合用促排卵药物治疗。

4. 心理护理　心理护理对闭经患者非常重要。要与患者建立良好的护患关系，鼓励患者表达自己的感受，鼓励患者对健康、治疗和预后提出问题。主动向患者提供诊疗信息，帮助患者正确认识闭经与女性特征、生育及健康的关系，帮助其澄清一些观念，减轻或解除疾病对患者的心理影响；促进患者的社交活动，鼓励患者与同伴、亲人交往，参与社会活动，达到减轻心理压力的目的；嘱患者保持心情舒畅，正确对待疾病。

5. 健康指导　指导患者合理用药，说明性激素的作用、副反应、剂量、具体用药方法、用药时间等；指导患者做好用药和治疗的随访和自我监测；指导患者进行自我心理调节，增强应激能力；指导患者采用有效减轻心理压力的方法。

【护理评价】

1. 患者能以客观的态度评价自我。
2. 患者主动与他人交流病情，与护士交流治疗心得。
3. 保持较好的心理状态，积极遵循正规治疗方案。

任务三　痛　经

痛经指患者行经前后或月经期出现下腹部疼痛、坠胀，伴有腰酸或其他不适，症状严重影响生活质量。痛经是常见的妇科症状之一。痛经分为原发性和继发性两类。原发性痛经指生殖器官无器质性病变的痛经；继发性痛经则指由盆腔器质性疾病导致的痛经。痛经的总发生率为 34% 左右，其中严重影响工作者约是 10%。90% 以上的痛经为原发性痛经。原发性痛经在青春期多见，常在初潮后的 1～2 年内发病。本节只叙述原发性痛经。

原发性痛经的发生与月经时子宫内膜前列腺素（PG）含量增高有关。痛经患者子宫内膜和月经血中 $PGF_{2\alpha}$ 和 PGE_2 含量较正常妇女明显升高。其中，$PGF_{2\alpha}$ 是造成痛经的主要原因。在月经周期中，分泌期子宫内膜的前列腺素浓度较增生期子宫内膜高，月经期因为溶酶体酶溶解了子宫内膜细胞使 $PGF_{2\alpha}$ 和 PGE_2 大量释放致其含量增高。$PGF_{2\alpha}$ 含量增高诱发子宫平滑肌过强收缩，血管挛缩，造成子宫呈缺血、缺氧状态而出现痛经。子宫平滑肌长时间过度收缩可使子宫腔压力升高，造成子宫供血不足，当子宫压力超过平均动脉压时即可引起子宫缺血，刺激子宫自主神经疼痛纤维而发生痛经。无排卵的子宫内膜因无分泌期反应，前列腺素浓度很低，通常不发生痛经。

此外，血管加压素、内源性缩宫素等物质的增加也与原发性痛经有关。原发性痛经还受精神、神经因素的影响，精神紧张、焦虑、恐惧、寒冷刺激、经期剧烈运动均可通过中枢神经系统刺激盆腔疼痛纤维。疼痛的主观感受与个体痛域的高低有关，应激状态下人体的疼痛阈值降低，易发生痛经。

【护理评估】

（一）健康史

了解年龄、婚姻状况、月经史与生育史；询问与诱发痛经相关的因素，疼痛与月经的关系，疼痛发生的时间、部位、性质及程度，是否服用止痛药缓解疼痛，用药量及持续时间，疼痛时伴随的症状以及自觉最能缓解疼痛的方法和体位。

（二）身体状况

1. 症状　下腹部疼痛是主要症状。疼痛多自月经来潮后开始，最早出现在行经前 12 小时，月经第 1 日疼痛最为严重，常呈痉挛性，持续 2～3 日后缓解；多数人的疼痛位于下腹中线或放射至腰骶部、外阴与肛门，少数的可放射至大腿内侧。可伴有恶心、呕吐、腹泻、头晕、乏力等症状，严重时面色发白、出冷汗。

2. 体征　妇科检查多无异常发现。

（三）心理－社会支持情况

痛经引起小腹胀痛或腰酸的感觉，影响正常的生活，往往会使患者有意识或无意识地怨恨自己是女性，认为来月经是“倒霉”“痛苦”的事，甚至出现神经质的性格。

（四）辅助检查

目的是排除继发性痛经和其他原因造成的疼痛。可做 B 超检查、腹腔镜检查、子宫输卵管造影、子宫镜检查，排除子宫内膜异位症、子宫肌瘤、盆腔黏连、炎症、充血等疾病。腹腔镜检查是最有价值的检查方法。

【护理诊断/问题】

1. 急性疼痛　与月经期子宫收缩，子宫肌组织缺血缺氧有关。

2. 焦虑　与反复疼痛有关。

【护理目标】

1. 患者的疼痛症状缓解。

2. 患者月经来潮前及经期无焦虑感。

【护理措施】

1. 一般护理　嘱患者做好经期卫生，注意休息，适度锻炼，避免剧烈运动和劳累；鼓励患者正常进食和睡眠；嘱患者保持外阴的清洁干燥；经期禁止性生活。

2. 治疗配合　对疼痛不能忍受者可进行药物的辅助治疗。青春期痛经临床多用前列腺素合成酶抑制剂，如布洛芬、酮洛芬、甲氯芬那酸。月经来潮即开始服用，连服2~3日。有效率约为80%。有避孕要求的痛经妇女可使用口服避孕药，通过抑制排卵减少月经血前列腺素含量减轻疼痛。有效率可达90%以上。每次经期习惯服用止痛剂的患者应防止药物成瘾；需用麻醉药物来减轻疼痛时要严格遵医嘱给药。

3. 心理护理　是痛经患者护理的重要环节。要向患者说明月经时轻度不适是生理反应，消除其紧张和顾虑。

4. 健康指导　进行月经期保健教育，指导患者使用合适的减轻疼痛的非药物方法，如适当运动、听音乐、腹部局部热敷和进食热的饮料如热汤或热茶方法。

【护理评价】

1. 患者诉说疼痛症状减轻，并能列举疼痛减轻的应对措施。

2. 患者焦虑行为表现减少，舒适感增加。

任务四　绝经综合征

绝经综合征指妇女绝经前后出现性激素波动或减少，引起的一系列躯体及精神心理症状。约1/3的绝经期妇女，能通过神经内分泌的自我调节，达到新的平衡，而无自觉症状；还有2/3妇女可出现一系列症状。

绝经分为自然绝经和人工绝经。自然绝经指卵巢内卵泡生理性耗竭所致的绝经；人工绝经指双侧卵巢经手术切除或放射线照射等所致的绝经。人工绝经者更易发生绝经综合征。

【护理评估】

（一）健康史

了解年龄、婚姻等信息；了解绝经综合征症状出现的时间、持续的时间及严重程度；了解有绝经综合征症状后是否就医，是否有治疗及疗效等信息；评估月经史、生育史；了解既往健康史，排除器质性病变及精神疾病，如肝病、高血压、糖尿病、冠心病。了解既往有无切除子宫和卵巢的手术和是否接受过盆腔放射治疗等。

（二）身体状况

绝经综合征的临床表现主要有近期症状和远期症状，没有特异性体征。妇科检查仅见内外生殖器萎缩样改变。

1. 近期症状

（1）月经紊乱：是绝经过渡期的常见症状。由于稀发排卵或无排卵，表现为月经周期不规则。如月经稀发（>35d）或月经频发（<21d），经期持续时间长，经量增多或减少。

（2）血管舒缩症状：主要表现为潮热，是血管舒缩功能不稳定所致，是雌激素水平降低的特征性症状。其特点是反复出现短暂性的面部颈部及胸部皮肤阵阵发红，伴有轰热，随后出汗，汗后畏寒。一般持续 1 ~ 3 分钟。症状轻者每日发作数次，严重者十余次或更多；多在凌晨乍醒时、黄昏或夜间发作，活动进食、穿衣、盖被过多等热量增加的情况下，或情绪激动时亦有发作。血管舒缩症状可历时 1 ~ 2 年，有时长达 5 年或更长。潮热严重时可影响情绪、生活、睡眠，是绝经后期需要性激素治疗的主要原因。

（3）自主神经失调症状：常出现心悸、眩晕、头痛、失眠、耳鸣等。

（4）精神神经症状：常表现为注意力不集中，情绪波动大，易激怒，焦虑不安或情绪低落，抑郁，不能自我控制等情绪症状，也常有记忆力减退现象。

2. 远期症状

（1）泌尿生殖道症状：主要表现为泌尿生殖道萎缩症状，出现阴道干燥、性交困难、反复阴道感染；排尿困难、尿痛、尿急等反复发生的尿路感染。

（2）骨质疏松：绝经后妇女雌激素缺乏使骨质吸收速度快于骨质生成，导致骨量快速丢失而出现骨质疏松。50 岁以上妇女超过 50% 会发生绝经后骨质疏松，一般发生在绝经后 5 ~ 10 年内，主要发生在椎体。

（3）阿尔茨海默病：绝经后期妇女比老年男性患病风险高，可能与绝经后内源性雌激素水平降低有关。

（4）心血管病变：绝经后妇女糖脂代谢异常增加，动脉硬化、冠心病的发病风险较绝经前明显增加，可能与雌激素水平低下有关。

（三）心理－社会支持情况

工作、家庭、社会环境变化可以加重身体与心理的负担，可能诱发和加重绝经综合征的症状。所以，要评估患者近期有关日常生活、工作、学习相关事件，以及对患者的影响。如是否存在子女长大离家、父母年老或去世、丈夫工作地位改变、自己健康与容貌变化、工作责任加重的生活事件，引起心情不愉快，忧虑、多疑、孤独。

（四）辅助检查

有相关症状时要进行相关的检查。需要了解卵巢功能时可测定血清 FSH 值及 E_2

值，绝经过渡期血清 FSH > 10U/L，提示卵巢储备功能下降；闭经、FSH > 40U/L 且 E_2 < 10 ~ 20pg/mL，提示卵巢功能衰竭。

【护理诊断/问题】

1. 舒适度减弱　与存在血管舒缩症状和自主神经失调症状有关。

2. 知识缺乏：缺乏正确的绝经期生理心理变化知识和积极应对知识。

【护理目标】

1. 患者能改善绝经期综合征的症状。

2. 患者能正确描述绝经期生理心理变化。

3. 患者能正确应对绝经期综合征症状。

【护理措施】

1. 一般护理　帮助患者选择既有营养又符合饮食习惯的食物，以保证足够的营养。可以多吃奶制品，补充钙质；多吃豆制品，因为大豆中含有类雌激素物质。帮助患者选用促进睡眠的方法，必要时选用镇静剂以保证充足的睡眠；加强体育锻炼，保持一定的运动量，可选择散步、太极拳、做操等，增强体质，促进正性心态。帮助患者建立适应绝经期生理心理变化新的生活形态，安全地度过绝经期。

2. 治疗配合　缓解近期症状，早期发现，有效预防骨质疏松症、动脉硬化等老年性疾病。

（1）一般治疗：心理疏导，使绝经过渡期妇女了解变化的生理过程，以乐观的心态去适应；可用适量镇静剂帮助睡眠；谷维素调节自主神经功能，可治疗潮热症状。为预防骨质疏松，应坚持身体锻炼，增加日晒时间，饮食注意摄取足量蛋白质及含钙丰富食物，遵医嘱补充钙剂。建立健康的生活方式，坚持锻炼，健康饮食，安全度过绝经过渡期。

（2）激素补充治疗：有适应证且无禁忌证时选用。激素补充治疗是针对绝经相关健康问题而采取的一种医疗措施，可有效缓解绝经相关症状，从而改善生活质量。

1）适应证：①绝经相关症状：潮热、盗汗、睡眠障碍、疲倦、情绪障碍，如易激动、烦躁、焦虑、紧张或情绪低落。②泌尿生殖道萎缩相关问题：阴道干燥、疼痛、排尿困难、性交痛、反复发作的阴道炎、反复泌尿系统感染、夜尿多、尿频和尿急。③低骨量及骨质疏松症：有骨质疏松症的危险因素及绝经后期骨质疏松症。

2）禁忌证：①已知或可疑妊娠；②原因不明的子宫出血；③已知或可疑雌激素依赖性肿瘤，如乳腺癌、子宫内膜癌；④近 6 个月内有活动性静脉或动脉血栓栓塞性疾病；⑤严重的肝、肾功能障碍，胆汁淤积性疾病；⑥血卟啉症。

3）慎用情况：子宫肌瘤、子宫内膜异位症、子宫内膜增生史、没有控制的糖尿病及严重高血压、血栓形成倾向、胆囊疾病、癫痫、偏头痛、哮喘、高催乳素血症、系统性红斑狼疮、乳腺良性疾病、乳腺癌家属史，以及已完全缓解的宫颈鳞癌、子宫内膜癌、卵巢上皮性癌等。

4）药物及方法：主要药物为雌激素，可辅以孕激素。剂量和用药方案要个性化，严格按照医嘱用药，以最小剂量且有效为最佳。①雌激素制剂：单纯雌激素治疗只用于子宫已切除者。原则上选用天然性激素制剂，如戊酸雌二醇、尼尔雌醇、17β-雌二醇。②孕激素制剂：单纯孕激素治疗适用于绝经过渡期功血。常用药物有醋酸甲羟孕酮及天然制剂微粒化孕酮。③雌孕激素联合：适用于有完整子宫的妇女，包括序贯用药和联合用药。序贯用药模拟生理周期，在用雌激素的基础上，后半月加用孕激素10～14日。

5）用药途径：性激素可因制剂不同而有不用的使用途径，常用的有口服、经阴道给药、经皮肤给药。

（3）非激素类药物：包括钙剂和维生素D。维生素D适用于绝经期妇女缺少户外活动者，与钙剂合用有利于钙的吸收。

3. 心理护理　与患者建立良好相互信任的关系，帮助患者了解绝经期的生理心理变化，减轻焦虑和恐惧心理；认真倾听患者的述说，让患者表达对疾病的困惑和忧虑；通过语言、表情、态度、行为等，正性影响患者的认知、情绪和行为，使护理人员和患者双方发挥积极性，相互配合，达到缓解症状的目的；帮助家人特别是身边的亲人，了解绝经期女性的生理和心理变化，了解可能有的症状，以消除家人的恐惧心理，取得家人的理解和配合。

4. 健康指导

（1）提供有关绝经期妇女生理心理变化的知识，使妇女对即将发生的变化有心理准备，使患者减轻由绝经综合征症状引发的焦虑情绪。

（2）介绍绝经前后减轻症状的方法，以及预防绝经期综合征的措施。如适当摄取钙质和维生素D，可能减少因雌激素降低引起的骨质疏松；规律的运动，如散步、骑自行车可以促进血液循环，维持肌肉良好张力，延缓老化速度，还可以刺激骨细胞的活动，延缓骨质疏松症的发生；关心和指导绝经期性生活；指导骨质疏松症患者预防跌倒。

（3）建议设立护理门诊，提供系统的绝经期护理咨询、指导和知识教育。如：帮助患者了解用药的适应证和禁忌证；帮助患者了解用药目的、药物剂量、用药方法和正确用药的重要性；帮助患者了解药物的副反应和应对方法：用药期间要注意观察子宫不规则出血的情况，及时就医排除子宫内膜病变；雌激素剂量过大时，可引起乳房胀痛、白带多、阴道出血、头痛、水肿或色素沉着等；孕激素副作用包括抑郁、易怒、乳腺痛和水肿。督促长期使用性激素者接受定期随访。

【护理评价】

1. 患者主诉绝经期综合征的症状改善。

2. 患者掌握绝经期生理心理变化的相关知识。

3. 患者示范应对绝经期综合征症状的方法。

知识链接

卵巢早衰

卵巢早衰（POF）是指卵巢功能衰竭所致的40岁之前闭经的现象。特点是原发或继发闭经伴血促性腺激素水平升高和雌激素水平降低，伴有不同程度的低雌激素症状，如：潮热多汗、面部潮红、性欲低下。Coulam等总结1858例妇女的自然闭经情况，小于40岁的POF发生率为1%，小于30岁的POF发生率为1‰。原发闭经中POF占10%～28%，继发闭经中POF占4%～18%。徐苓等发现北京地区妇女POF发生率为1.8%。由此可见，POF在临床上并不少见。

早期的研究提出血清FSH > 40IU/L就意味着始基卵泡缺失而致永久性不孕，POF被认为是不可逆的。但这种卵巢功能永久丧失的说法受到挑战。临床观察有约50%的“POF”患者会出现间歇性排卵，5%～10%的患者在确诊后有间断的月经恢复甚至自然妊娠。近年来，学者们认为“卵巢早衰”不能正确反映这个疾病，容易被错误理解为卵巢功能永久衰竭，而“原发性卵巢功能不全（POI）”是对这一疾病更科学准确的诠释，体现疾病的发展性和多样性，故建议用POI来代替POF的诊断。

目标检测题

1. 某妇女，49岁，近两三年来月经不调，表现为周期延长，经量增多且淋漓不尽，此次停经3个月，阴道出血10余天，量多，给予诊刮止血，刮出物组织学检查为子宫内膜不典型增生过长。

请　问：考虑可能的诊断是什么？对该患者最佳的治疗方案是什么？

2. 刘某，女性，52岁，半年来月经周期紊乱，月经量时多时少，工作时注意力不能集中，偶尔会向家属和同事无端发火，常因不能正确处理事情而感到焦虑、担忧，近日夜间常常阵阵出汗，睡眠障碍，就诊于妇科。妇科检查发现：阴道通畅，光滑，宫颈轻度糜烂，子宫前位，正常大小，双侧附件正常。

请　问：考虑可能的诊断？护理措施？

（陈少蕾）

项目二十

女性生殖系统其他疾病患者的护理

学习目标

1. 掌握生殖系统其他疾病的护理评估及护理措施。
2. 熟悉生殖系统其他疾病的病因及辅助生殖技术。
3. 能够为患者实施整体护理。
4. 能关心体贴患者。

案例导入

患者，女30岁，14岁初潮，月经周期规律，经期正常。21岁开始经期腹痛并进行性加重，25岁结婚，至今未孕。盆腔检查：直肠子宫陷凹有触痛性结节。

请思考： 1. 此案例可能的医疗诊断是什么？
2. 首选的辅助检查是什么？
3. 应采取哪些护理措施？

任务一 子宫内膜异位症

当具有生长功能的子宫内膜组织（腺体和间质）出现在子宫体以外的部位时，称为子宫内膜异位症（EMT）。异位子宫内膜可侵犯全身任何部位，如脐、膀胱、肾、输尿管、肺、胸膜、乳腺，甚至手臂、大腿处，但绝大多数出现在盆腔脏器和壁腹膜，以卵巢、宫骶韧带最常见，其次为子宫及其他脏腹膜、阴道直肠隔等部位，故有盆腔子宫内膜异位症之称。异位子宫内膜随卵巢激素变化，而发生周期性出血，导致周围纤维组织增生、囊肿和黏连形成，在病变区出现紫褐色斑点或小泡，最终发展为大小不等的紫褐色实质性结节或包块。

子宫内膜异位症是激素依赖性疾病，流行病学调查显示，育龄期是子宫内膜异位症的高发年龄，其中25～45岁占76%。在自然绝经或人工绝经后，异位内膜病灶可逐渐萎缩吸收；妊娠或使用性激素抑制卵巢功能，可暂时阻止疾病的发展。有报道绝经后用激素补充治疗的妇女也可能发病。生育少、生育晚的妇女，发病率明显高于生育多、生育早者。

【护理评估】

（一）健康史

1. 结合患者有无如下相关学说或因素，分析子宫内膜异位症的原因

（1）异位种植学说：认为经期时子宫内膜腺上皮和间质细胞可随经血逆流，经输卵管进入盆腔，种植于卵巢和邻近的盆腔腹膜，并在该处继续生长、蔓延，形成盆腔子宫内膜异位症。子宫内膜也可以通过淋巴及静脉向远处播散，发生异位种植。如肺、四肢皮肤、肌肉处发生子宫内膜异位症，可能就是通过血行和淋巴播散的结果。

（2）体腔上皮化生学说：认为由胚胎期具有高度化生潜能的体腔上皮分化而来组织，如卵巢表面上皮、盆腔腹膜可能在受到持续卵巢激素或经血及慢性炎症的反复刺激后，能被激活转化为子宫内膜样组织。

（3）诱导学说：认为未分化的腹膜组织在内源性生物化学因素诱导下可发展成子宫内膜组织，种植的内膜可以释放化学物质，诱导未分化的间充质形成子宫内膜异位组织。

（4）遗传因素：子宫内膜异位症具有一定的家族遗传性，某些患者的发病可能与遗传有关。

（5）免疫与炎症因素：免疫调节异常，在子宫内膜异位症的发生、发展过程中起重要的作用，表现为免疫监视功能、免疫杀伤细胞的细胞毒作用减弱，而不能有效清除异位内膜。

2. 结合以上学说和因素，了解患者有无剖宫产史、人工流产史、宫腔镜和腹腔镜操作史；询问患者的家族史、月经史、孕产史；有无子宫颈管狭窄或阴道闭锁经血排出不畅的病史；不孕症患者要特别注意询问有无多次输卵管通液、碘油造影、子宫镜及腹腔镜检查或手术史。

（二）身体状况

1. 症状　子宫内膜异位症的临床症状，因人和病变部位不同而多种多样。症状的特征与月经周期密切相关。有25%的患者没有症状。

（1）痛经和持续下腹痛：子宫内膜异位症的典型症状是继发性痛经，进行性加重。疼痛多位于下腹部、腰骶部及盆腔中部，可放射至会阴部、肛门或大腿，常于月经来潮时开始，持续至经期结束。疼痛的严重程度，与病灶大小并不一定呈正比。病变严重者如较大的卵巢子宫内膜异位囊肿，可能疼痛较轻；而散在的盆腔腹膜小结节病灶，却可引起难以忍受的疼痛。也有患者的周期性腹痛与月经不同步，表现为经期结束后出现腹痛。少数患者表现为持续性下腹痛，经期更剧。

（2）不孕：正常妇女不孕率约为15%，子宫内膜异位症患者可高达40%。不孕的原因包括盆腔内环境改变，影响精子和卵子的结合与运送，免疫功能异常导致抗子宫内膜抗体增加，破坏子宫内膜正常代谢及生理功能，卵巢功能异常导致排卵障碍和黄体形成不良等。

（3）性交不适：多见于直肠子宫陷凹有异位病灶，或因局部黏连导致子宫后倾固定的患者。性交时碰撞或子宫收缩上提而引起疼痛，一般表现为深部性交痛，月经来潮前最为明显。

（4）月经异常：15%～30%患者有经量增多、经期延长或经前点滴出血，可能与卵巢实质病变、无排卵、黄体功能不足，合并子宫腺肌病和子宫肌瘤有关。

（5）其他特殊症状：盆腔外任何部位有异位内膜种植生长时，均可在局部出现周期性疼痛、出血和肿块，并出现相应症状。肠道子宫内膜异位症患者可出现腹痛、腹泻或便秘，甚至有周期性少量便血，严重的肠道内膜异位症可因直肠或乙状结肠肠腔受压而出现肠梗阻症状；异位内膜侵犯膀胱肌壁可在经期引起尿痛和尿频，但多被痛经症状掩盖而被忽视；异位内膜侵犯和压迫输尿管时，可引起输尿管狭窄、阻塞，出现一侧腰痛和血尿，甚至形成肾盂积水和继发性肾萎缩，但极罕见；手术瘢痕异位症患者常在剖宫产或会阴侧切术后数月至数年出现周期性瘢痕处疼痛，可在瘢痕深部扪及剧痛包块，并呈进行性加剧。卵巢子宫内膜异位囊肿破裂时，因为囊内容物流入盆腔和腹腔引起突发性剧烈腹痛，伴恶心、呕吐和肛门坠胀。

2. 体征

（1）腹部检查：除巨大的卵巢子宫内膜异位囊肿可在腹部扪及囊块和囊肿破裂时可出现腹膜刺激征外，一般腹部检查均无明显异常。

（2）妇科检查：典型的盆腔子宫内膜异位症可发现子宫后倾固定，直肠子宫陷凹、宫骶韧带或子宫后壁下段扪及触痛性结节，在子宫的一侧或双侧附件处扪到与子宫相连的囊性偏实不活动包块，往往有轻压痛。若病变累及直肠阴道隔，可在阴道后穹隆部扪及隆起的小结节或包块，甚至可见紫蓝色斑点。

（三）心理－社会支持情况

了解患者月经前期和月经期的心理症状，包括紧张、焦虑，判断对疼痛恐惧的程度。有不孕、流产病史者，观察和询问相关心理反应。子宫内膜异位症给患者带来的心理压力，主要有对疼痛的恐惧和对不孕的担忧。周期性、规律性的下腹疼痛和腰骶部疼痛，使患者常常在月经来潮前几日就开始紧张，恐惧月经期的来临。不孕的诊断是心理压力源之一，在不孕症的治疗过程中，再次经受社会和经济的压力。患者常因为治疗无效、疼痛加剧，而有无望感。

（四）辅助检查

1. 腹腔镜检查　是目前诊断子宫内膜异位症最佳方法。腹腔镜可直接窥视盆腔子宫内膜异位症病灶的典型外观，对可疑病变进行活检以确诊疾病。

2. B 超检查　是辅助检查子宫内膜异位症的有效方法。主要观察卵巢内膜异位囊肿，可测定异位囊肿位置、大小和形状。囊肿呈圆形或椭圆形，与周围组织黏连，特别是与子宫黏连。囊壁厚而粗糙，囊内有细小的絮状光点。

【护理诊断/问题】

1. 慢性疼痛　与月经期出现痛经和持续下腹痛症状有关。

2. 恐惧　与周期性、进行性疼痛有关。

3. 无望感　与疾病的久治不愈有关。

【护理目标】

1. 患者能主动寻找应对疼痛的方法。

2. 患者能够表达对疼痛的恐惧并采取正向的应对措施。

3. 患者能接受患病的事实，积极面对。

【护理措施】

1. 一般护理　充足睡眠，规律生活，健康饮食，积极锻炼。疼痛严重者在经期卧床休息。对疼痛影响食欲者要鼓励其进食，保证足够的营养；经期避免酸、冷、辣等刺激性食物；避免经期的过度劳累；保持心情舒畅，会阴部清洁、干燥。

2. 检查配合　主要是腹腔镜检查和 B 超检查，做好检查前准备、检查后护理。

3. 治疗配合　治疗目的是缩减和去除病灶，减轻和控制疼痛，治疗和促进生育，预防和减少复发。根据患者年龄、症状、病变部位和范围以及对生育要求等不同情况全面考虑，强调个体化治疗。①症状轻微者采用期待疗法，治疗期间做好定期的随访，对症处理病变引起的腹痛。②有生育要求的轻度子宫内膜异位症患者行药物治疗，包括抑制疼痛的对症治疗、抑制雌激素合成使异位内膜萎缩、阻断下丘脑－垂体－卵巢轴的刺激和出血周期为目的的性激素治疗。性激素抑制治疗可导致假孕或假绝经，子宫内膜萎缩、退化、坏死，要遵医嘱给药，观察用药后效果和副作用，定期随访。③病变较重者行保留生育功能手术，即切除或破坏所有可见的异位内膜病灶、分离黏连、恢复正常的解剖结构，但保留子宫、一侧或双侧卵巢；年轻无生育要求的重度患者采用保留卵巢功能手术辅以激素治疗；症状及病变均严重的无生育要求患者考虑根治性手术。做好手术前后的护理。

4. 心理护理　倾听患者对疾病的认识和叙述，引导患者表达真实感受，对患者进行心理安慰与疏导，缓解和消除患者的焦虑与恐惧。

5. 健康指导

（1）指导患者参加个人感兴趣的娱乐活动，转移、分散对疼痛的注意力。

（2）指导期待疗法和药物治疗患者随访；告知若有急性腹痛，要及时就医，以排除异位囊肿破裂。

（3）指导疾病预防

1）防止经血逆流：月经期避免剧烈运动、性交。尽早治疗某些可能引起经血潴留或引流不畅的疾病，如无孔处女膜、阴道闭锁、宫颈管闭锁、宫颈黏连或后天性炎性阴道狭窄，以免潴留的经血倒流入腹腔。

2）适龄婚育和药物避孕：妊娠可延缓子宫内膜异位症的发生发展，所以有痛经症状的妇女应适龄结婚及孕育；已有子女者，可长期服用避孕片抑制排卵，促使子宫内膜萎缩和经量减少，以减少子宫内膜异位症的发生。

3）防止医源性异位内膜种植：月经期避免妇科检查和盆腔手术操作，若有必要，应避免重力挤压子宫。应尽量避免多次的子宫腔手术操作，手术操作要轻柔，如人工流产应避免造成宫颈损伤导致宫颈黏连；切开子宫的手术注意保护好腹壁切口，特别是中期妊娠剖宫取胎手术。

【护理评价】

1. 患者叙述或示范有效的应对疼痛的方法。

2. 患者减轻或消除对月经来潮的恐惧感，正确面对月经来潮。

3. 患者能积极治疗疾病，依从性好。

任务二 子宫脱垂

正常情况下，因韧带的牵拉，子宫位于骨盆的中央，宫颈外口位于坐骨棘水平以上。子宫从正常位置沿阴道下降，宫颈外口达坐骨棘水平以下，甚至子宫全部脱出阴道口以外，称为子宫脱垂（图 20－1）。子宫脱垂常伴有阴道前后壁膨出。

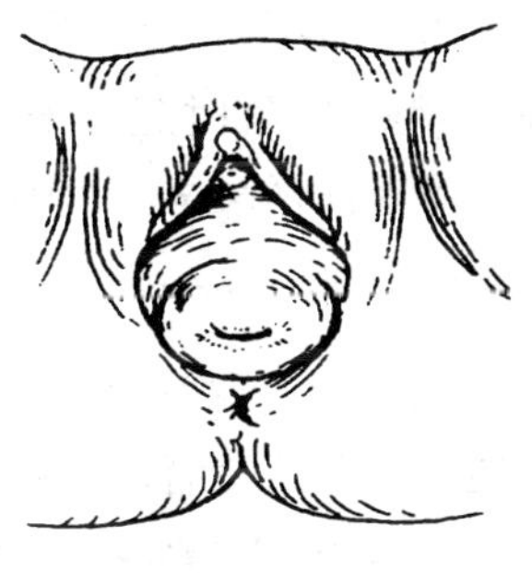

图 20－1　子宫脱垂

【护理评估】

（一）健康史

1. 询问患者生育史、分娩方式及经过，了解有无造成的宫颈、子宫韧带及盆底肌过度延伸，甚至出现撕裂等分娩损伤情况的第二产程延长、阴道手术助产及盆底组织裂伤等异常分娩过程。分娩损伤是子宫脱垂的主要原因。

2. 了解患者产褥期休息活动情况。有无过早参与重体力劳动或蹲式劳动等使腹压增高导致子宫推向阴道而发生脱垂的活动。

3. 评估患者全身健康状况。有无长期慢性咳嗽、习惯性便秘、长时间站立或蹲位、经常重体力劳动及巨大腹腔肿瘤等使腹压增高致子宫脱垂的情况。

4. 评估有无导致盆底组织发育不良或松弛的因素，如：先天性盆底组织发育不良或退行性变；营养不良引起的支持子宫的结缔组织发育不良；部分老年女性因雌激素水平下降，盆底组织萎缩，对子宫的承托能力下降。

（二）身体状况

1. 分度　子宫脱垂分为3度（图20－2）。

Ⅰ度：轻型为宫颈外口距处女膜缘的距离＜4cm，未达处女膜缘；重型为宫颈外口已达处女膜缘，在阴道口可见宫颈。

Ⅱ度：轻型为宫颈已脱出阴道口外，宫体仍在阴道内；重型为宫颈及部分宫体已脱出阴道口。

Ⅲ度：宫颈及宫体全部脱出至阴道口外。

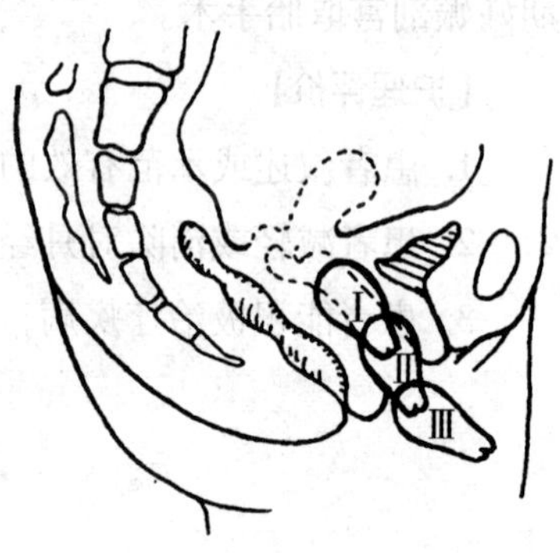

图20－2　子宫脱垂分度

2. 症状　患者自述有块状物自阴道口脱出，伴腹部下坠感及腰骶部酸痛，多于站立走路过久、蹲位后以及重体力劳动后加重。子宫下垂后，可因长期摩擦导致子宫表面溃疡和出血，继发感染导致阴道大量脓性分泌物。合并阴道前壁脱垂的患者，可出现排尿困难、尿潴留或尿失禁；合并直肠膨出的患者，可出现排便困难及便秘等。病变早期，经卧位休息后，脱出子宫可回纳，多不影响受孕，甚至妊娠后症状有所改善，但产后病情加重。I度轻型子宫脱垂患者常无症状。

3. 妇科检查　患者取平卧位，用力屏气时观察子宫下降程度，也可取下蹲位。合并膀胱膨出者可见张力性尿失禁。无法回纳的子宫可因长期暴露摩擦，导致宫颈及阴道壁溃疡或出血及大量脓性阴道分泌物。

（三）心理－社会支持情况

子宫脱出患者因长期行动不便和腰骶部酸痛，影响工作和生活，常出现焦虑和情绪低落。保守治疗效果不佳时，易悲观失望，可能出现不愿与他人交往的情况。

（四）辅助检查

行盆腔B超检查以了解生殖系统各器官情况，以排除其他妇科疾病。

【护理诊断/问题】

1. 焦虑　与子宫脱出影响正常的生活和工作以及担心手术效果有关。

2. 舒适感改变　与子宫下垂脱出及阴道分泌物增多有关。

3. 慢性疼痛　与子宫脱垂下拉子宫韧带以及宫颈阴道壁溃疡形成有关。

【护理目标】

1. 患者经治疗后焦虑减轻。

2. 患者舒适感增加，疼痛减轻。

【护理措施】

1. 一般护理　加强营养，鼓励患者采用高蛋白和高维生素饮食；保持大便通畅；注意休息，避免重体力劳动。指导患者加强盆底肌肉和肛门肌肉的锻炼，增强盆底肌肉及肛门括约肌的张力，每日 3 次，每次 5～10 分钟。同时积极治疗原发疾病，如慢性咳嗽、习惯性便秘。保持外阴清洁，保护脱出阴道口的组织，每日给予 1∶5000 高锰酸钾液坐浴，坐浴后，擦干溃疡面，给予己烯雌酚或鱼肝油软膏局部涂抹。

2. 子宫托护理　配合医生选择大小适宜的子宫托，指导患者正确取放子宫托。

（1）放置子宫托：放置前嘱患者排尽大小便，洗净双手，两腿分开蹲下，一手握子宫托柄使托盘呈倾斜状进入阴道口内，向阴道顶端旋转推进，直至托盘达子宫颈，放妥后，将托柄弯度朝前，正对耻骨弓（图 20－3）。

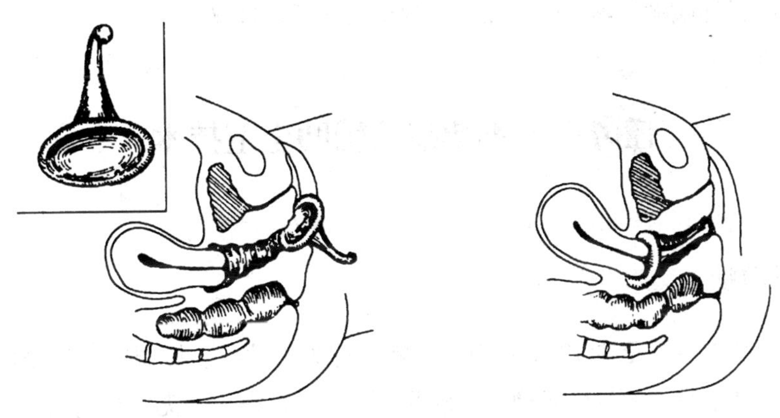

图 20－3　喇叭形子宫托及其放置

（2）取出子宫托：取子宫托时，洗净双手，手指捏住子宫托柄，上、下、左、右轻轻摇动，待子宫托松动后向后外方牵拉，子宫托即可自阴道滑出。用温水洗净子宫托，拭干后包好备用。

（3）注意事项：子宫托的大小应因人而异，以放置后不脱出且无不适感为宜。子宫托应在每日清晨起床后放入，每晚睡前取出，并洗净包好备用。久置不取可发生子宫托嵌顿，甚至引起压迫坏死性生殖道瘘。放托后 3 个月复查。

3. 手术患者的护理

（1）手术前准备：Ⅰ度子宫脱垂患者，用 41℃～43℃、1∶5000 高锰酸钾液或 0.2% 碘附阴道冲洗；Ⅱ、Ⅲ度子宫脱垂患者，阴道冲洗，每日两次，冲洗后局部涂 40% 紫草油或抗生素软膏，戴无菌手套还纳脱垂的子宫，嘱床上平卧半小时。

（2）术后护理：除按一般外阴和阴道手术术后患者的护理外，还应嘱患者卧床休息 7～10 日；留置尿管 10～14 日。每日行外阴冲洗。注意观察阴道分泌物的情况；避免增加腹压的动作，如下蹲或咳嗽，多进食富含纤维素的饮食预防便秘，必要时用缓泻剂。

4. 心理护理　子宫脱垂病程较长，长期影响患者正常的工作和生活，甚至影响性生活，患者出现焦虑，情绪低落，护士应理解患者，与患者及家属共同探讨解除焦虑的方法，告知患者子宫脱垂的手术及非手术方法，使患者对治疗充满信心。做好家属工作，多关心、体贴患者，促进患者的早日康复。

5. 健康指导

（1）加强休息：手术后一般休息 3 个月；出院后 1 个月复查伤口愈合情况；3 个月再次复查，医生确认完全恢复后方可恢复性生活；半年内避免重体力劳动。

（2）指导患者进行盆底肌及肛提肌收缩训练，加强其功能。

（3）宣传先进生育理念，防止分娩损伤：提倡晚婚晚育，防止生育过早、过多和过密；正确处理产程，避免产程延长；提高助产技术，避免产伤；避免产后过早体力劳动；积极治疗慢性咳嗽和习惯性便秘等；提倡做产后保健操。

任务三　不孕症及辅助生殖技术

一、不孕症

女性无避孕性生活至少 12 个月而未孕者，称为不孕症。按照曾否受孕可分为原发性不孕和继发性不孕。原发性不孕是指既往从未有过妊娠史，无避孕而从未妊娠者；继发性不孕是指既往有过妊娠史，而后无避孕连续 12 个月未孕者。按照不孕是否可以纠正又分为绝对不孕和相对不孕。绝对不孕即夫妇一方有先天或后天解剖生理方面的缺陷，无法纠正而不能妊娠者；相对不孕即夫妇一方因某种因素阻碍受孕，导致暂时不孕，一旦得到纠正仍能受孕者。不同国家、民族和地区发病率存在差别，我国不孕症发病率为 7%～10%，近年有上升趋势。流行病学调查显示，不孕妇女中女方因素占 40%～55%，男方因素占 25%～40%，男女共同因素占 20%～30%，不明原因的约占 10%。

【护理评估】

（一）健康史

1. 从家庭、社会、性生殖等方面评估男女双方的一般资料，包括年龄、生长发育史、生育史、结婚年龄、婚育史、同居时间、是否两地分居、性生活情况（性交频次、采用过的避孕措施、有无性交困难）、个人嗜好、生活习惯，以及工作、生活环境等。评估男女双方有无如下不孕因素。

（1）缺乏性生活的基本知识：夫妇双方因不了解生殖系统的解剖和生理结构，而导致不正确的性生活。

（2）精神因素：夫妇双方过分盼望妊娠，性生活紧张而出现心理压力。此外，工作压力、经济负担、家人患病、抑郁、疲乏等，都可以导致不孕。

（3）免疫因素：有两种免疫情况影响受孕：①同种免疫：精子、精浆或受精卵是抗原物质，被阴道或子宫内膜吸收后，通过免疫反应产生抗体物质，使精子与卵子不能结合或受精卵不能着床；②自身免疫：不孕妇女血清中存在透明带自身抗体，与透明带起反应后可阻止精子穿透卵子，因而影响受精。

（4）不明原因不孕：指经过详细检查，依靠目前的检测手段尚未发现明确病因的不孕症，属于男女双方均可能存在的因素。约占总不孕人群的10%。

2. 重点询问女方不孕年限、月经史（初潮、经期周期、经量、痛经等），是否有如下导致女性不孕的因素。

（1）输卵管因素：最常见，约占女性不孕因素的40%。各种原因引起输卵管炎使输卵管阻塞导致不孕；输卵管发育不良、盆腔炎性疾病、子宫内膜异位症也可导致不孕。任何影响输卵管功能的病变都可导致不孕，如衣原体、淋菌、结核菌、阑尾炎，或产后、术后所引起的感染，导致的输卵管黏连、堵塞，子宫内膜异位症（异位内膜种植于输卵管），先天性发育不良（如输卵管肌层菲薄、纤细、先天性输卵管纤毛运动及管壁蠕动功能丧失）。

（2）卵巢因素：包括排卵因素和内分泌因素。约占女性不孕因素的25%～35%。无排卵是最严重的一种导致不孕的原因。引起卵巢功能紊乱导致持续不排卵的因素包括：①卵巢病变，如先天性卵巢发育不全、多囊卵巢综合征、卵巢功能早衰、功能性卵巢肿瘤、卵巢子宫内膜异位囊肿；②下丘脑－垂体－卵巢轴功能紊乱，包括下丘脑性无排卵、垂体功能障碍、希恩综合征引起无排卵；③全身性因素，如营养不良、压力、肥胖、甲状腺功能亢进、肾上腺功能异常、药物副作用，影响卵巢功能导致不排卵。

（3）子宫因素：子宫先天性畸形及子宫黏膜下肌瘤，可造成不孕或流产；子宫内膜分泌反应不良（病因可能在卵巢）、子宫内膜炎等影响精子通过，也可造成不孕。

（4）宫颈因素：宫颈狭窄或先天性宫颈发育异常，可以影响精子进入宫腔。宫颈感染可以改变宫颈黏液量和性状，影响精子活力和进入宫腔的数量。慢性宫颈炎时宫颈黏液变稠，含有大量白细胞，不利于精子的活动和穿透，可影响受孕。

（5）阴道因素：先天性无阴道和阴道损伤后可影响性交，并阻碍精子进入。严重阴道炎时，阴道pH值发生改变，降低了精子的活力，缩短其存活时间，甚至吞噬精子而影响受孕。有些妇女不孕的原因，在于体内的免疫因素破坏进入阴道的精子细胞。

(6) 对继发不孕者，应了解以往流产或分娩情况，有无感染史等。

3. 询问男方既往有无如下影响生育的疾病史、生殖器官外伤史或手术史。

(1) 导致男性精液异常的诱因：精液异常表现为少精、弱精、无精、畸精症等。许多因素可以影响精子的数量、结构和功能，包括：①急性或慢性疾病：如腮腺炎并发睾丸炎导致睾丸萎缩，睾丸结核破坏睾丸组织，精索静脉曲张有时影响精子质量，肾功能衰竭；②外生殖器感染：如淋菌感染；③先天发育异常：如先天性睾丸发育不全不能产生精子，双侧隐睾导致曲细精管萎缩妨碍精子产生；④过多接触化学物质：杀虫剂、铅、砷等；⑤治疗性因素：如化疗药物和放射治疗导致不孕；⑥酗酒过度；⑦吸毒：包括大麻和可卡因；⑧局部阴囊温度过高：如长期进行桑拿浴。

(2) 导致输精管道阻塞及精子运送受阻的因素：主要有生殖管道感染和生殖管道创伤。导致生殖管道感染的主要病原体有淋菌、梅毒、滴虫、结核病菌和白色念珠菌。睾丸炎和附睾炎可使输精管阻塞，阻碍精子通过。输精管感染，如淋病、上尿道感染，可以导致管道黏连。前列腺感染改变了精液的组成和活力而导致不孕。创伤包括外伤和手术损伤。尿道球部、尿道腹部损伤，造成尿道狭窄和梗阻，精液不能排出；盆腔及腹股沟、会阴部手术容易误伤输精管或精索，导致输精管道阻塞。此外，尿道畸形如尿道下裂、尿道上裂，可以阻碍精子进入宫颈口，过度肥胖同样可以导致精子输送障碍。

(3) 免疫因素：在男性生殖道免疫屏障被破坏的情况下，精子、精浆在体内产生对抗自身精子的抗体，可造成男性不育。射出的精子发生自身凝集，而不能穿过女性宫颈黏液。

(4) 内分泌因素：男性内分泌受下丘脑－垂体－睾丸轴调节。内分泌因素可能影响精子的产生，而引起不育。

(5) 勃起异常：勃起异常使精子不能进入女性阴道。勃起受生理和心理因素的影响，生理因素常见的有先天性外生殖器畸形、生殖器炎症、内分泌疾病、慢性肾功能衰竭等；心理因素常见有精神和情绪异常，以及家庭关系不协调等。

(二) 身体状况

1. 症状　不孕是患者就诊的主要原因。不同病因导致的不孕症，可伴有相应疾病的临床症状。

2. 体征　夫妇双方均应进行全身检查。男方重点应检查外生殖器有无畸形或病变，包括阴茎、阴囊、睾丸及前列腺的大小、形状等。女方检查内外生殖器官和第二性征的发育，身高、体重、生长发育，注意有无多毛、溢乳等，尤其注意有无处女膜过厚或较坚韧，有无阴道痉挛或横隔、纵隔瘢痕或狭窄，子宫颈或子宫有无异常，子宫附件有无压痛、增厚或包快。

(三) 心理－社会支持情况

不孕的诊治过程是长期且令人心力交瘁的过程，患者在生理、心理、社会和经济方面都可能遭受压力。相比而言，女性较男性更容易出现心理问题，严重者可致自我形象紊乱和自尊紊乱。需要酌情对夫妇双方或分别评估其心理反应。

1. 心理影响　一旦妇女被确认患有不孕症之后，立刻出现一种“不孕危机”的情绪状态。曼宁（Menning）曾将不孕妇女的心理反应描述为震惊、否认、愤怒、内疚、孤独、悲伤和解脱。

（1）震惊：因为生育能力被认为是女性的自然职能，所以对不孕症诊断的第一反应是震惊。以前使用过避孕措施的女性会对此诊断感到惊讶，对自己的生活向来具有控制感的女性，也明显会表示出她们的震惊。

（2）否认：这也是不孕妇女经常出现的一种心理反应，特别是被确诊为绝对不孕之后妇女的强烈反应。如果否认持续时间过久，将会影响到妇女的心理健康，因此，尽量帮助妇女缩短此期反应时间。

（3）愤怒：在得到可疑的临床和实验结果时，愤怒可能直接向配偶发泄。尤其在经历过一连串的不孕症检查而未得出异常的诊断结果之后，出现的一种心理反应，检查过程中的挫折感、失望和困窘会同时爆发。

（4）内疚和孤独：缺少社会支持者常常出现的一种心理反应。有时内疚感也可能来源于既往的婚前性行为、婚外性行为，使用过避孕措施或流产。为避免让自己陷入不孕的痛苦心理状态中，不孕妇女往往不再和有孩子的朋友、亲戚交往，比男性更多一个人忍受内疚和孤独。这种心理可能导致夫妇缺乏交流，降低性生活的快乐，造成婚姻压力和紧张。

（5）悲伤：诊断确定之后妇女的一种明显反应。悲伤源于生活中的丧失，丧失孩子、丧失生育能力等。

（6）解脱：解脱并不代表对不孕的接受，而是在检查和治疗过程当中反复忙碌以求结果。此阶段会出现一些负性的心理状态，如挫败、愤怒、自我概念低下、紧张、疲乏、强迫行为、焦虑、歇斯底里、恐惧、抑郁、失望和绝望。

2. 生理的影响　多来源于激素治疗和辅助生殖技术的治疗过程。即使不孕原因在男方，但多数的治疗方案仍由女性承担，女性不断经历着检查、治疗、手术等既费时又痛苦的过程。

3. 社会和宗教的影响　社会和宗教把不孕的责任更多归结为女性因素，即使最后确诊不孕的因素是在于男方。更有一些宗教文化因素，使人们认为婚姻的目的就是在于传宗接代。不孕夫妇往往承担来自家族、社会的压力。

4. 经济影响　漫长而繁杂的诊疗过程需要花费许多时间和金钱，也常常带来很多不适，影响不孕夫妇的工作和生活。如果诊疗结果不理想，则更易出现抑郁、丧失自尊、丧失性快感、丧失自信、丧失希望等心理问题。

（四）辅助检查

1. 男方精液常规检测　是不孕症首选的检查方法，初诊时，男方要进行 2～3 次精液检查，以获取基线数据。正常情况下精液量≥1.5mL，pH≥7.2，精子数≥39×10^6/mL，精子浓度≥15×10^6/mL，前向运动精子率≥32%，精子总活力≥40%，正常形态的精子≥50%，在室温放置 30 分钟内完全液化。精子数目或活动度低于以上指标为异常。

2. 女方检查

（1）卵巢功能检查：方法包括基础体温测定、宫颈黏液结晶检查、阴道脱落细胞涂片检查、B 型超声监测卵泡发育、月经来潮前子宫内膜活组织检查、女性激素测定等，了解卵巢有无排卵及黄体功能状态。

（2）输卵管功能检查：常用的方法有子宫输卵管通液术、子宫输卵管碘油造影、B 型超声下输卵管过氧化氢溶液通液术、腹腔镜直视下行输卵管通液（美蓝液）等，有条件者也可采用输卵管镜，了解输卵管通畅情况。输卵管通液术是一种简便价廉的方法，但准确性不高。新型的光纤显微输卵管镜能直视整条输卵管是否有解剖结构的改变，黏膜是否有黏连和损坏，并可进行活检及分离黏连等，能显著改善输卵管性不孕的诊治。

（3）宫腔镜检查：了解子宫内膜情况，能发现宫腔黏连、黏膜下肌瘤、内膜息肉、子宫畸形等。

（4）腹腔镜检查：可以进一步了解盆腔情况，直接观察子宫、输卵管、卵巢有无病变或黏连，并可结合输卵管通液术，直视下确定输卵管是否通畅，必要时在病变处取活检。

（5）性交后精子穿透力试验：上述检查未见异常时，进行性交后试验。根据基础体温表选择在预测的排卵期进行。在试验前 3 日禁止性交，避免阴道用药或冲洗。在性交后 2～8 小时内就诊，取阴道后穹隆液检查有无活动精子，验证性交是否成功，再取宫颈黏液观察，每高倍视野有 20 个活动精子为正常。

（6）免疫检查：判断免疫性不孕的因素，是男方的自身抗体因素还是女方的抗精子抗体因素。包括精子抗原、抗精子抗体、抗子宫内膜抗体的检查，有条件者可进一步做体液免疫学检查，包括 IgG、IgA、IgM 等。

【护理诊断/问题】

1. 知识缺乏：缺乏生殖与不孕的相关知识。

2. 自尊紊乱　与繁杂的检查及疗效不佳有关。

3. 社交孤立　与缺乏家人的支持，不愿与人交流有关。

【护理目标】

1. 患者能了解受孕过程及不孕的相关知识。

2. 患者能客观评价自我能力。

3. 患者能与家庭成员和朋友进行有效沟通。

【护理措施】

1. 一般护理　改善生活方式，注意休息，保持心情轻松愉快，避免过度紧张和劳累。均衡饮食，对体重超重者减轻体重至少5% ~10%；对体质瘦弱者纠正营养不良和贫血。戒除不良嗜好，如烟、酒、毒品。

2. 检查配合　向妇女解释诊断性检查可能引起的不适：子宫输卵管碘油造影可能引起腹部痉挛感，在术后持续 1 ~2 小时，随后可以在当天或第 2 天返回工作岗位而不留后遗症；腹腔镜手术后 1 ~2 小时可能感到一侧或双侧肩部疼痛，可遵医嘱给予可待因或可待因类的药物以止痛；子宫内膜活检后可能引起下腹部的不适感，如痉挛、阴道流血。若宫颈管有炎症，黏液黏稠并有白细胞时，会影响性交后试验的效果。

3. 治疗配合

（1）针对不孕症的病因进行处理，常用的方法有：①积极治疗生殖器器质性病变；②诱发排卵；③免疫治疗；④辅助生殖技术等。

（2）指导正确用药：①教会妇女在月经周期遵医嘱正确按时服药。②说明药物的作用及副作用。③提醒妇女及时报告药物的不良反应，如果妇女服用克罗米酚类促排卵药物，护理人员应告之此类药物的不良反应。较多见的不良反应，如经间期下腹一侧疼痛、卵巢囊肿、血管收缩征兆（如潮热）；少见的不良反应，如乏力、头昏、抑郁、恶心、呕吐、食欲增加、体重增加、风疹、皮疹、过敏性皮炎、复视、畏光、视力下降、多胎妊娠、自然流产、乳房不适，及可逆性的脱发。④指导妇女在发生妊娠后立即停药。

（3）协助选择人工辅助生殖技术：医护人员要解释各种辅助生殖技术的优缺点及其适应证，以帮助不孕夫妇进行知情选择。例如，配子输卵管内移植（CIFT）、体外受精与胚胎移植（1VF - ET）等，都具有较高的妊娠率，但 GIFT 可以导致异位妊娠的发生率升高，并且几乎所有的辅助生殖技术都可能引起多胎妊娠，成为高危妊娠，引起早产、胎盘功能低下等不良妊娠结局。了解影响不孕夫妻的决定的因素，如：①社会、文化、宗教信仰因素；②治疗的困难程度，包括危险性、不适感等，可涉及生理、心理、地理、时间等方面；③妇女的年龄可以影响成功率；④经济问题：繁多的诊疗项目，昂贵的费用，使不孕家庭将面临经济困窘，而影响辅助生殖技术选择。

4. 促进沟通

（1）帮助夫妇进行交流：可以使用一些沟通交流的技巧，如倾听、鼓励方法，帮助妇女表达自己的心理感受。即使有时她们的感受可能和护士想象的完全不同，护士也应予以接受，不要用简单的对或错来评价妇女的情感。同时，鼓励男方讨论他们和女性不同的心理感受，向男方解释妇女面对不孕可能比男性承受更多的压力，如果沟通不畅可能导致误解。

（2）降低妇女的孤独感：和有孩子的女性交往，常常唤起不孕妇女的痛苦，因而，不孕妇女常常远离朋友和家人，缺乏社会及家庭的支持。护理人员应鼓励和帮助不孕妇女和她们的重要亲友进行沟通，提高自我评价。

（3）提高妇女的自我形象：鼓励妇女维持良性的社会活动，如运动、义工。如果妇女存在影响治疗效果的行为也应及时提醒，如节食。每一个人对生育的重要性评价都不同，男性和女性比较也有差异。女性可以公开谈论她们的挫折，而男性往往把情感隐藏起来。

5. 心理护理

（1）减轻患者的心理压力：护理人员应与患者建立良好的护患关系，用通俗的语言、恰当的方法，向夫妇双方讲解有关生殖方面的解剖生理知识；纠正夫妇关于受孕的一些错误观念和认识，关心、理解、尊重患者，保护患者的隐私；做好家属的解释指导工作，减轻患者的心理压力。

（2）提高妇女的自我控制感：不孕症对于不孕夫妇来说是一个生活危机，将经历一系列的心理反应，不孕的时间越长，夫妇对生活的控制感越差。因此，应采取心理护理措施，帮助他们尽快度过悲伤期。不孕的压力可以引起一些不良心理反应，如焦虑和抑郁，又将进一步影响成功妊娠的概率，因此，护理人员必须教会妇女进行放松，如练习瑜伽、调整认知、改进表达情绪的方式方法。

（3）正视不孕症治疗的结局：不孕症治疗可能的 3 个结局。①治疗失败，妊娠丧失。如异位妊娠患者往往感到失去了一侧输卵管，进一步影响生育能力，而产生更多的悲伤痛苦和担忧。②治疗成功，发生妊娠。此时期她们的焦虑并没有减少，常常担心在分娩前出现不测，即使娩出健康的新生儿，她们仍需要他人帮助自己确认事实的真实性。③治疗失败，停止治疗。一些不孕夫妇因为经济、年龄、心理压力等因素放弃治疗，可能会领养一个孩子。当多种治疗措施的效果不佳时，护理人员需帮助夫妇正视诊疗结果，帮助他们选择停止治疗或选择继续治疗，无论不孕夫妇作出何种选择，护理人员都应给予尊重并提供支持。

6. 健康指导　教会患者提高妊娠率的技巧。①保持健康生活方式：规律生活，劳逸结合，保持良好心态，合理营养，适当体育锻炼，戒除烟、酒等不良嗜好；②与伴侣交流自己的感受和希望，保持愉悦心情；③选择最佳的受孕时机，在排卵期前后增加性交次数，隔日一次为宜，采用性交后抬高臀部 20 ~ 30 分钟，利于精子进入宫颈管；④性交前后避免阴道灌洗、用药和使用润滑剂。

【护理评价】

1. 患者对自己不孕原因了解清楚，能够选择适合的治疗措施。
2. 患者能客观认识此种疾病，寻求解决问题的途径，保持良好心态。
3. 患者能表达出自己对不孕的感受，包括正性和负性方面。

知识链接

多囊卵巢综合征

多囊卵巢综合征（PCOS）是育龄妇女较常见的内分泌症候群。患者双侧卵巢肿大伴不孕、多毛、肥胖、月经异常等表现。可使子宫内膜癌、乳腺癌、冠心病、高血压、糖尿病发病率增加。一般认为 PCOS 与下丘脑－垂体－卵巢轴功能失常、肾上腺功能紊乱、遗传、代谢等因素有关。近来发现某些基因（如 CYP11A、胰岛素基因的 VNTR）与 PCOS 发生有关。

中医认为多囊卵巢综合征食疗方如下：①当归 30 克，黄芪 30 克，生姜 65 克，羊肉 250 克。将羊肉切块，生姜切丝，当归、黄芪用纱布包好，同放瓦锅内加入水适量，炖至烂熟，去药渣，调味服食。每天 1 次，每月连服 3～5 天。②北黄芪 30g，枸杞子 30g，乳鸽 1 只。将乳鸽洗净，黄芪布包，同放炖盅内加水适量，隔水炖熟，调味后饮汤食肉。隔天炖服 1 次，每月连服 4～5 次。

二、辅助生殖技术

辅助生殖技术（ART）也称为医学助孕。是指在体外对配子和胚胎采用显微操作技术，帮助不孕夫妇受孕的一组方法。

【分类】

包括人工授精和体外受精－胚胎移植及衍生技术。

1. 人工授精（AI）　是将精子通过非性交方式注入女性生殖道，使其受孕的一种技术。按精液的来源可分为两类：①丈夫精液人工授精（AIH）；②供精者精液人工授精（AID）。按国家法规，目前 AID 精子来源一律由卫生部认定的人类精子库提供和管理。

可实施人工授精治疗的情况如下：具备正常发育的卵泡，正常范围的活动精子数目，健全的女性生殖道结构，至少有一条正常输卵管的不孕（育）症夫妇。目前临床上较常用的方法为宫腔内人工授精：将精液洗涤处理后，去除精浆。取 0.3～0.5mL 精子悬浮液，在女方排卵期间，通过导管经宫颈管注入宫腔受精。人工授精可在自然周期和促排卵周期进行，在促排卵周期中应控制卵泡数目，但多于 2 个以上卵母细胞排出时，可能增加多胎妊娠发生率，应为本周期受孕计划。

2. 体外受精－胚胎移植（IVF－ET）　是从妇女卵巢内取出卵子，在体外与精子发生受精并培养 3～5 日，再将发育到卵裂期或囊胚期阶段的胚胎，移植到宫腔内，使其着床发育成胎儿的整个过程，即“试管婴儿”。

（1）适应证

1）输卵管堵塞性不孕症（原发性和继发性）：为最主要的适应证。如患有输卵管炎、盆腔炎，致使输卵管堵塞、积水。

2）原因不明的不孕症。

3）子宫内膜异位症经治疗长期不孕者。

4）输卵管结扎术后子女发生意外者，或输卵管吻合术失败者。

5）多囊卵巢综合征经保守治疗长期不孕者。

6）其他，如免疫因素不孕者、男性因素不孕者。

（2）术前准备：详细了解和记载，月经史及近期月经情况、妇科常规检查，进行B超检查、诊断性刮宫、输卵管造影、基础体温测定、女性内分泌激素测定；自身抗体检查及抗精子抗体检查、男方精液检查、男女双方染色体检查以及肝脏功能检查、血液及尿常规检查等。

（3）体外受精与胚胎移植的主要步骤

1）控制性超促排卵：应用促排卵药物诱发排卵以获取多个卵子。

2）检测卵泡发育：采用B超检测卵泡直径，及测血 E_2、LH水平监测卵泡发育情况。

3）取卵：在卵泡发育成熟而未破裂时，在B超引导下经后穹隆或腹腔穿刺取卵。

4）体外受精：将取出的卵母细胞在试管内与优化处理的精子混合受精，体外培养受精卵。

5）胚胎移植：将分裂为2～8个细胞的早期囊胚用特殊移植管，经阴道送入宫腔内。

6）移植后处理：移植后卧床休息24小时，限制活动3～4日，用黄体酮或hCG支持黄体功能。移植后14日测血或尿HCG，若为阳性，2～3周后行B超检查，确定妊娠。妊娠成功后按高危妊娠加强监测管理。

3. 卵细胞浆内单精子注射（ICSI） 是在显微操作系统帮助下，在体外直接将精子注入卵母细胞质内，获得正常卵子受精和卵裂过程，其他技术环节同常规IVF－ET。主要用于治疗严重少、弱、畸形精子症的男性不育患者，IVF－ET周期受精失败也是ICSI的适应证。

4. 胚胎植入前遗传学诊断（PGD） 此方法是从体外受精第3日的胚胎或第5日的囊胚，取1～2个卵裂球或部分滋养细胞，进行细胞和分子遗传学检测，检出带致病基因和异常核型的胚胎，将正常基因和核型的胚胎移植，得到健康后代。主要解决有严重遗传性疾病风险和染色体异常夫妇的生育问题。

【常见并发症】

1. 卵巢过度刺激综合征（OHSS） 指诱导排卵药物刺激卵巢后，导致多个卵泡发育、雌激素水平过高，及颗粒细胞的黄素化，引起全身血流动力学改变的病理情况。在接受促排卵药物的患者中，约20%发生卵巢过度刺激综合征。卵巢过度刺激综合征的发生，与超排卵药物的种类、剂量、治疗方案、不孕症妇女的内分泌状态、体质以及妊娠等诸多因素有关。其机制可能为多个卵泡发育，血清雌二醇过高，使毛细血管通透性增加，引起腹水、胸水，进而导致低蛋白血症，体液移向组织间隙，使循环血容量减少、血压下降、血液浓缩、肾血流量减少而导致少尿，电解质紊乱。OHSS 分为轻、中、重三度：①轻度：症状及体征通常发生于注射 hCG 后 7～10 天，主要表现为下腹不适、腹胀或轻微腹痛，伴纳差、乏力，血 E_2 水平≥1500pg/mL，卵巢直径可达 5cm；②中度：有明显下腹胀痛、恶心、呕吐或腹泻，伴有腹围增大，体重增加≥3kg，明显腹水，少量胸腔积液，血 E_2 水平≥3000pg/mL，双侧卵巢明显增大，直径达 5～10cm；③重度：腹胀痛加剧，患者口渴多饮但尿少，恶心、呕吐甚至无法进食，疲乏、虚弱、腹水明显增多，可因腹水而使膈肌上升或胸水致呼吸困难，不能平卧，卵巢直径≥12cm，体重增加 >4.5kg，严重者可出现急性肾功能衰竭、血栓形成及成人呼吸窘迫综合征甚至死亡。若未妊娠，月经来潮前临床表现可停止发展或减轻，此后上述表现迅速缓解并逐渐消失。一旦妊娠，OHSS 将趋于严重，病程延长。

2. 多胎妊娠　IVF－ET 后多胎发生率高达 30% 以上。多胎可增加母体孕产期并发症和早产的发生，导致围产儿死亡率增加。若三胎或三胎以上妊娠可早期实施选择性胚胎减灭术。

3. 流产和异位妊娠　IVF－ET 妊娠后流产率约为 25%～30%，明显高于自然妊娠流产率，多发生在年龄较大患者中，可能与胚胎质量有关。异位妊娠的发生率约为 3%。

4. 卵巢或乳腺肿瘤　由于使用大剂量的促性腺激素，使不孕症妇女反复大量排卵及较长时间处于高雌激素和孕激素的内分泌环境，有可能导致卵巢和乳腺肿瘤的机会增多。

5. 疾病传染　辅助生殖技术采用一系列培养液，在制作、运输和操作过程中都有可能造成污染，从而引起疾病传染。污染的血清或培养液有可能造成胚胎、母体以及实验室和临床人员间交叉污染。在人工授精与胚胎移植过程中，有可能将男方所患传染病或携带病原传染给女方，如肝炎病毒、人类免疫缺陷性病毒、梅毒螺旋体。

【护理要点】

1. 详细询问健康史　包括年龄、既往不孕症治疗时的并发症病史、超排卵治疗情况（促性腺激素的剂量、卵泡数量、一次助孕治疗中卵子数量、血清雌二醇峰值、使用 hCG 的日期、取卵的日期、胚胎移植中胚胎的数量）、OHSS 的发生、发展以及严重程度。

2. 观察病情　中重度 OHSS 住院患者每 4 小时测量生命体征，记录出入量，每天测量体重和腹围，遵医嘱完善各项检查，留取血、尿标本，监测血细胞比容、白细胞计数、血电解质、肾功能，酌情行 B 超，胸片检查等。防止继发于 OHSS 的严重并发症，卵巢破裂或蒂扭转、肝功能损害、肾功能损害甚至衰竭、血栓形成、成人呼吸窘迫综合征。加强多胎妊娠产前检查的监护，要求提前住院观察，足月后尽早终止妊娠。

3. 治疗配合　注意超排卵药物应用的个体化原则，严密监测卵泡的发育，根据卵泡数量适时减少或终止使用hMG及hCG，提前取卵，有OHSS倾向者，遵医嘱对中重度OHSS住院患者静脉滴注白蛋白、低分子右旋糖酐、前列腺素拮抗剂。必要时可以放弃该周期，取卵后行体外受精，但不行胚胎移植而是将所获早期胚胎进行冷冻保存，待自然周期再行胚胎移植。多胎妊娠者进行选择性胚胎减灭术。

4. 心理护理　向患者介绍该技术的适应证、治疗的基本过程，可能出现的并发症以及应对措施，使患者有一定的思想准备，消除焦虑、紧张情绪。

5. 健康指导　不能平卧者取半卧位，嘱患者减少活动，避免增加腹压的动作，保持大便通畅，以免腹压增高导致卵巢破裂；进低盐饮食，以免加重水肿。

目标检测题

1. 患者，女性，20岁，未婚，主因“渐进性痛经5年，B超发现右卵巢肿物1月”入院，初潮15岁，月经5/30天，月经第1天腹痛显著，需服止痛药，月经结束后缓解。1月前B超发现右卵巢肿物，直径7cm，入院手术。妇科检查：外阴正常。肛查：子宫前位，子宫右后方可及7cm×6cm×5cm囊性肿物，与子宫后壁黏连，活动差，无压痛，左附件未及。辅助检查：妇科彩超：子宫前位，右卵巢非纯囊性肿物7.5cm×6.0cm×5cm，提示：右卵巢非纯囊肿。

请　问：可能的医疗诊断是什么？应如何护理？

2. 张女士，28岁。已婚未避孕5年，月经4～5天/30天，量中等，无痛经史。患者3年前行药物流产后阴道出血淋漓不断，下腹痛1个月就诊，诊断为盆腔炎，经抗感染治疗后好转，但经期、劳累后疼痛加重，流产后未再怀孕。B超检查提示有排卵，男性精液检查正常。

请　问：（1）患者初步临床诊断是什么？

（2）为进一步明确诊断需做哪些辅助检查？

（3）该患者不孕原因可能有哪些？

（4）比较各种辅助生殖技术的适应证和优缺点。

（陈少蕾）

项目二十一

计划生育妇女的护理

学习目标

1. 掌握避孕的方法、适应证、禁忌证及注意事项。
2. 熟悉终止妊娠的方法、适应证、注意事项，计划生育方法的选择。
3. 了解绝育的方法及护理。
4. 能够指导育龄妇女选择合适的避孕方法。
5. 关心体贴选择避孕、终止妊娠、绝育的妇女。

案例导入

赵女士，35 岁，顺产 1 女婴，产后 8 个月，哺乳期停经。近 1 周出现恶心、呕吐、厌油腻等消化道反应，尿 HCG 阳性，妇科检查：子宫孕 9 周大小。赵女士本人想终止本次妊娠。

请思考： 1. 赵女士应采取哪种方式终止妊娠？

2. 如何对赵女士进行健康指导？

任务一 避 孕

避孕是指用科学的方法，在不影响正常性生活和身心健康的前提下，通过药物、器具以及利用妇女的生殖生理自然规律，使妇女暂时不受孕。目前常用的避孕方法：①药物避孕；②工具避孕；③其他避孕方法：紧急避孕、自然避孕法等。

一、药物避孕

药物避孕是指应用甾体激素达到避孕的目的，是一种高效避孕方法，大多由人工合成的雌孕激素配伍组成。

【避孕原理】

1. 抑制排卵　通过影响下丘脑－垂体－卵巢轴的内分泌功能，抑制下丘脑释放 GnRH，从而使垂体分泌的 FSH 和 LH 减少；同时影响垂体对 GnRH 的反应，使 LH 不出现高峰，因此不能排卵。

2. 干扰受精　通过改变宫颈黏液的黏稠度，不利于精子的穿透，阻止受精。

3. 干扰受精卵着床　通过改变子宫内膜的功能和形态，使子宫内膜分泌不典型，不利于孕卵着床。

4. 干扰输卵管的功能　通过影响输卵管的分泌和蠕动功能，干扰受精卵的输送及着床。

【适应证】

有避孕要求的健康育龄妇女。

【禁忌证】

1. 严重的心血管疾病、血栓性疾病，如高血压病、冠心病、静脉栓塞。

2. 急慢性肝炎、肾炎。

3. 内分泌疾病，如糖尿病、甲亢。

4. 恶性肿瘤、癌前病变、子宫或乳房肿块。

5. 严重精神病，生活不能自理者。

6. 月经稀少、频发、闭经或年龄大于 45 岁的妇女。

7. 年龄大于 35 岁的吸烟妇女。

8. 哺乳期妇女。

【药物的种类与用法】

1. 短效口服避孕药　是雌孕激素复合制剂，应用最广。药物剂型有糖衣片、纸型片及滴丸。主要作用为抑制排卵。正确使用有效率接近 100%。

（1）药物类型：①单相片：整个周期中雌孕激素剂量固定，常用制剂有复方炔诺酮片（避孕片 1 号）、复方甲地孕酮片（避孕片 2 号）、复方去氧孕烯片（妈富隆）、复方孕二烯酮片、屈螺酮炔雌醇片、炔雌醇环丙孕酮片。月经周期第 5 日开始，每晚 1 片，连服 21 日。②三相片：将 1 个周期用药日数按雌孕激素剂量不同分为第一相（第 1～6 片）、第二相（第 7～11 片）、第三相（第 12～21 片），自月经周期第 1 日开始，按顺序服用，每日 1 片，连服 21 日。

（2）注意事项：①若漏服必须于次晨（12 小时内）补服，以免发生突破性出血或避孕失败；②停药后 7 日内发生撤药性出血即月经，若停药 7 日尚无出血，开始第 2 周期服药（表 21－1）。

2. 长效口服避孕药　主要由长效雌激素和人工合成的孕激素配伍制成。首次最好在月经周期第 5 日服 1 片，月经周期第 10 日服第二片；以后按第一次服药日每月 1 片。

因副反应较多，应用较少。

3. 长效避孕针　目前有雌孕激素复合制剂和单纯孕激素类两种。

（1）雌孕激素复合制剂：首次于月经周期第5日和第12日各肌内注射1支，第2个月起于每次月经周期第10～12日肌内注射1支。一般于注射后12～16日行经。每月肌注一次，避孕1个月。前3个月内可出现月经周期不规则或经量增多，可用止血药或短效口服避孕药调整。因剂量较大，副作用大，很少用。

（2）单纯孕激素制剂：醋酸甲羟孕酮避孕针，每隔3个月肌内注射1支，避孕效果好；庚炔诺酮避孕针，每隔2个月肌内注射1支。单纯孕激素制剂对乳汁的质和量影响小，较适用于哺乳期妇女避孕，有效率达98%。

4. 速效避孕药（探亲避孕药）　有非孕激素制剂、孕激素制剂和雌孕激素复合制剂。除非孕激素制剂双炔失碳酯外，其余均为孕激素制剂和雌孕激素复合制剂。服药不受月经周期时间的限制，在探亲前1日或当日中午服用1片，以后每晚服1片，连续服用10～14日，若已服14日而探亲期未结束，可改服短效口服避孕药至探亲结束。避孕有效率达98%以上。但由于避孕药种类的增加，剂量又大，现使用较少。

5. 缓释系统避孕药　将避孕药（主要是孕激素）与具备缓释性能的高分子化合物制成多种剂型，使避孕药缓慢释放，以维持恒定的血药浓度，达到长效避孕效果。类型有皮下埋置剂、微球和微囊避孕针、缓释避孕药阴道环。

（1）皮下埋置剂：是缓释系统的避孕药，有效率达99%以上。国外研制的皮下埋置剂左炔诺孕酮，商品名Noplant。第一代Noplant Ⅰ型，含6根硅胶棒，每根硅胶棒含左炔诺孕酮36mg，有效期5～7年。第二代Noplant Ⅱ型，含2根硅胶棒，每根硅胶棒含左炔诺孕酮75mg，有效期5年。我国1987年开始引入。国产皮下埋置剂左炔诺孕酮硅胶棒Ⅰ、Ⅱ型和Noplant基本相似。近年生产单根埋置剂依托孕烯剂量为68mg，有效期3年。其放置简单，副作用更小，有效率达99%以上。

皮下埋置剂的用法：在月经来潮7天内，严格消毒后，用10号套管针将硅胶棒埋入上臂内侧皮下，呈扇形。埋植24小时后发挥避孕作用，每日释放左炔诺孕酮30μg。由于不含孕激素，可用于哺乳期妇女。主要副反应为阴道不规则出血，少数闭经。一般3～6个月后能逐渐减轻或消失，可用止血剂或激素止血，常用炔雌醇，每日1～2片（0.05～0.1mg），连续数日，不超过两周，止血后停药。

（2）微球和微囊避孕针：是近年发展的一种新型缓释系统的避孕针。采用具有生物降解作用的高分子化合物与甾体激素混合或包裹制成的微球或微囊，微球直径100μm，通过针头注入皮下，缓慢释放避孕药。高分子化合物自然在体内降解、吸收，不必取出。使用方法：每3个月皮下注射一次，可避孕3个月。

（3）缓释阴道避孕环：以硅胶为载体含甲地孕酮的阴道环，称甲硅环。硅胶圆形环外径为40mm，环管断面直径为4mm，每环管内含甲地孕酮200mg或250mg。能持续、恒定、低量释放甲地孕酮（每天约150μg），经阴道黏膜吸收，发挥长效避孕作用。一次放入阴道可连续使用1年，月经期一般不必取出。避孕有效率97.3%。副反应和其他单孕激素制剂相似。

（4）透皮贴片：药物由3块有效期为7日的贴剂构成。含人工合成雌激素和孕激素，效果同口服避孕药，用药3周，停药1周，每月共用3片。

常用甾体激素药种类，见表21－1。

表21－1　常用甾体激素药种类

类别		名称	成分		剂型	给药途径
			雌激素含量（mg）	孕激素含量（mg）		
口服短效避孕药	单相片	复方炔诺酮片（避孕1号）	炔雌醇0.035	炔诺酮0.6	22片/板	口服
		复方甲地孕酮片（避孕2号）	炔雌醇0.035	甲地孕酮1.0	22片/板	口服
		复方左炔诺孕酮片	炔雌醇0.03	左炔诺孕酮0.15	22片/板	口服
		复方去氧孕烯片（妈富隆）	炔雌醇0.03	去氧孕烯0.15	21片/板	口服
		复方孕二烯酮片	炔雌醇0.03	孕二烯酮0.075	21片/板	口服
		屈螺酮炔雌醇片	炔雌醇0.03	屈螺酮3.0	21片/板	口服
		炔雌醇环丙孕酮	炔雌醇0.035	环丙孕酮2.0	21片/板	口服
	三相片	左炔诺孕酮/炔雌醇三相片				
		第一相（1～6片）	炔雌醇0.03	左炔诺孕酮0.05	21片/板	口服
		第二相（7～11片）	炔雌醇0.04	左炔诺孕酮0.075		
		第三相（12～21片）	炔雌醇0.03	左炔诺孕酮0.0125		
口服长效避孕药		复方炔雌醚片	炔雌醚3.0	氯地孕酮12.0	片	口服
		复方炔诺孕酮二号片（复甲2号）	炔雌醚2.0	炔诺孕酮10.0	片	口服
		三合一炔雌醇片	炔雌醚2.0	氯地孕酮6.0 炔诺孕酮6.0	片	口服
探亲避孕药		甲地孕酮探亲避孕片1号		甲地孕酮2.0	片	口服
		炔诺孕酮探亲避孕片		炔诺孕酮3.0	片	口服
		炔诺酮探亲片		炔诺酮5.0	片	口服
		53号避孕片		双炔失碳酯7.5	片	口服
长效避孕针	复方	复方己酸孕酮注射液（避孕针1号）	戊酸雌二醇5.0	己酸羟孕酮250.0	针	肌内注射
		复方甲地孕酮避孕针	17β－雌二醇5.0	甲地孕酮25.0	针	肌内注射
		复方甲羟孕酮避孕针	环戊丙酸雌二醇5.0	醋酸甲羟孕酮25.0	针	肌内注射
	单方	庚炔诺酮避孕针		庚炔诺酮200.0	针	肌内注射
		醋酸甲羟孕酮避孕针		甲羟孕酮150.0	针	肌内注射

续表

类别		名称	成分		剂型	给药途径
			雌激素含量（mg）	孕激素含量（mg）		
缓释避孕药	皮下埋置剂	左炔诺孕酮硅胶棒Ⅰ		左炔诺孕酮 36 ×6	根	皮下埋置
		左炔诺孕酮硅胶棒Ⅱ		左炔诺孕酮 75 ×2	根	皮下埋置
	微囊避孕针	庚炔诺酮微球针		庚炔诺酮 65.0 或 100.0	针	皮下注射
		左炔诺孕酮微球针		左炔诺孕酮 50.0	针	皮下注射
	阴道避孕环	甲地孕酮硅胶环		甲地孕酮 200.0 或 25.0	只	阴道放置
		左炔诺孕酮阴道环		左炔诺孕酮 5.0	只	阴道放置

【药物副反应】

1. 类早孕反应　避孕药中的雌激素，可刺激胃黏膜，服药早期约 10% 妇女出现恶心、食欲下降、困倦、头晕等副反应。轻者无须处理，坚持服药 1 ~ 3 周期后常自行减轻或消失；症状严重者遵医嘱口服维生素 B_6、甲氧氯普胺等。

2. 不规则阴道流血　服药期间多因漏服、迟服引起突破性不规则阴道出血，少数未漏服也可发生。点滴出血不需处理。出血偏多者，可每晚增服炔雌醇 0.005 ~ 0.015mg 与避孕药同服至 22 日停。出血量多，应立即停药，待出血第 5 天再开始用下一周期药物或更换其他避孕药。

3. 月经过少或停经　服药后因体内雌激素减少，子宫内膜变薄引起月经量减少或停经。连续用药两个周期无月经来潮，应考虑更换避孕药种类。更换药物后仍无月经来潮者，遵医嘱停止服用避孕药。

4. 体重增加　部分妇女长时间服用避孕药，出现体重增加，但不致引起肥胖，也不影响健康，一般不需要处理。

5. 色素沉着　少数妇女服药后颜面部皮肤出现蝶形淡褐色色素沉着，停药后可自行消退或减轻。

6. 其他　个别妇女可能出现皮疹、头疼、复视、乳房胀痛等症状，可对症处理，严重者停药。

【护理要点】

1. 耐心告知避孕药物的避孕效果、用法、副反应和对策，让有避孕要求的妇女自主选择适宜的避孕药并确定其已掌握用法为止。

2. 进行全面身心评估，排除禁忌证。

3. 妥善保管药物，防止儿童误服；存放于阴凉干燥处，药物受潮后可能影响避孕效果，不宜使用。

4. 注射避孕针时，应将药液吸尽，并做深部肌内注射。若停用时叮嘱患者要在停药后服用短效口服避孕药2~3个月，以免引起月经紊乱。

5. 使用长效避孕药停药6个月后再考虑妊娠。

6. 做好登记随访工作。长期用药者每年随访1次，遇有异常情况随时就诊。

二、宫内节育器

宫内节育器（IUD）是一种相对安全、有效、简便、经济、可逆的避孕工具，为我国育龄妇女避孕的主要措施。

【种类】

一般将宫内节育器分为惰性及活性两类（图21-1）。

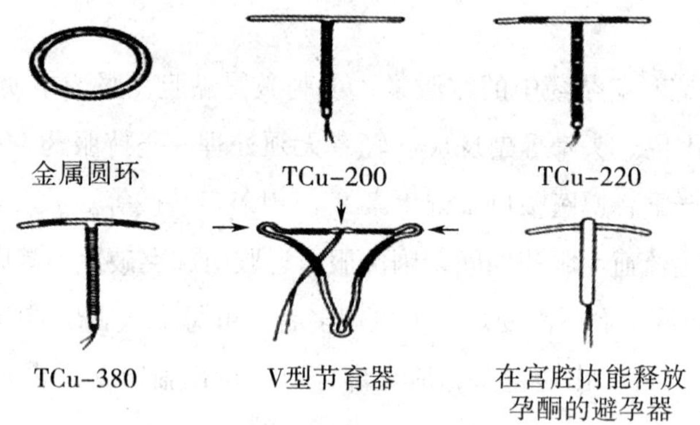

图21-1 国内常用的宫内节育器

1. 惰性宫内节育器 第一代IUD，由惰性材料，如金属、硅胶、尼龙制成，我国主要为不锈钢圆环及改良制品，因带器妊娠率和脱落率高，目前较少使用。

2. 活性宫内节育器 第二代IUD，支架材料为塑料、聚乙烯、记忆合金等，其内含有活性物质如金属铜、激素、药物及磁性物质，可提高避孕效果，减少副反应。我国主要有：①带铜宫内节育器：有T形、V形等。T形放置时间可达10~15年；伞形（母体乐）可放置5~8年；V形可放置5~8年；宫形可放置20年左右；含铜无支架IUD有尾丝，可放置5~8年。②药物缓释宫内节育器：如含孕激素T形节育器（曼月乐），含锌、前列腺素合成酶抑制剂及抗纤溶药物的节育器，有效期大约5年。

【避孕原理】

1. IUD改变宫腔内生化环境，使子宫内膜与胚泡成熟不同步，因而影响受精卵着床。

2. 在宫腔内带铜IUD释放铜离子，铜离子对精子和胚泡有毒性作用。

3. 释放孕激素的IUD使子宫内膜腺体萎缩间质发生蜕膜反应，干扰并破坏受精和着床的同步化；孕激素抑制排卵可使宫颈黏液变黏稠，影响精子进入宫腔，阻碍受精卵着床。

【宫内节育器放置术】

1. 适应证　凡育龄妇女要求放置宫内节育器而无禁忌证者均可放置。

2. 禁忌证　①生殖道急、慢性炎症；②严重全身性疾患；③生殖器官肿瘤；④人工流产、分娩或剖宫产后有组织物残留或感染可能者；⑤生殖器官畸形，如双子宫、纵隔子宫；⑥宫颈内口松弛、重度宫颈裂伤、子宫脱垂；⑦宫腔 < 5.5cm 或 > 9.0cm；⑧妊娠或可疑妊娠者；⑨月经过多过频或不规则阴道流血；⑩对铜过敏者。

3. 放置时间　①月经干净3～7日无性交者；②人工流产手术后、宫腔深度 < 10cm者；③正常分娩42日后，生殖系统恢复正常者；④剖宫产6个月后；⑤哺乳期闭经排除早孕者；⑥含孕激素IUD在月经第3日放置；⑦自然流产转经后，药物流产2次正常月经后放置；⑧性交后5日内放置为紧急避孕方法之一。

4. 放置方法　受术者排空膀胱后，取膀胱截石位。双合诊检查子宫及附件。外阴、阴道常规消毒铺巾，充分暴露宫颈并消毒。宫颈钳夹持宫颈前唇，将子宫探针顺子宫位置向宫腔深部探测，宫颈管较紧者可用宫颈扩张器依次扩至6号。用放环叉或放置器将节育器推送入宫腔，其上缘必须抵达宫底部。带尾丝者在距宫口2cm处剪断。

5. 护理要点

（1）术前准备：①物品准备：阴道窥器1个，消毒钳2把，宫颈钳1把，子宫探针1个，纱布钳1把，弯盘1个，放环器（取环钩）1把，剪刀1把，节育器1个，方包布1块，洞巾一块，纱布棉球若干，无菌手套一双；②受术者：排空膀胱，取膀胱截石位，消毒外阴与阴道；③节育器的选择：T形节育器按其横臂宽度（mm）分为26、28、30号3种，宫腔深度 > 7cm用28号，≤7cm用26号。

（2）术后注意事项：①术后可能有少量阴道出血及腹部轻微不适，常发生在放置宫内节育器最初3个月内，轻者无需处理，症状严重者应及时就诊；②放置术后休息3日，1周内禁重体力劳动，2周内禁性生活和盆浴；③放置术后3个月内每次月经来潮或排便时注意有无节育器脱落；④节育器放置术后1、3、6、12个月进行随访，以后每年1次，直至取出。复查一般于月经干净后进行。

【宫内节育器取出术】

1. 适应证　①放环后副反应严重、出现并发症经治疗无效者；②带器妊娠者；③需改用其他避孕措施或绝育者；④放置期限已满或绝经1年者；⑤计划再生育者或不需要再避孕者。

2. 禁忌证　有生殖器官急慢性炎症或严重的全身性疾病者。

3. 取器时间　①月经干净3～7日；②带器妊娠者行人工流产手术同时取环；③带器异位妊娠者术前诊刮或术后出院前取出；④子宫不规则出血者随时取出。

4. 取器方法　受术者排空膀胱后，取膀胱截石位。双合诊检查后，常规外阴、阴道消毒铺巾，充分暴露宫颈并消毒。有尾丝者，用血管钳夹住后轻轻牵拉取出。无尾丝者，先用子宫探针探查IUD位置，再用取环钩或长钳取出。取器困难可在B型超声、X线监视下或借助宫腔镜取器。

5. 护理要点　术前准备同放置术。术后休息1日，禁止性生活和盆浴2周，保持外阴清洁，预防感染。

【副反应及护理】

1. 阴道流血　常发生于放置IUD后6个月左右，特别是3个月内较为常见，一般表现为月经过多、经期延长或月经周期中不规则出血。可按医嘱给予前列腺素合成酶抑制剂吲哚美辛片，并抗感染止血、纠正贫血。经上述处理无效，应考虑更改其他避孕方法。

2. 腰酸腹胀　IUD与宫腔大小形态不符时，可引起子宫频繁收缩出现腰腹酸胀感。症状轻者无需处理，症状重者应考虑更换其他适合的节育器或选择避孕方法。

【并发症及护理】

1. 感染　主要由放置节育环时不按无菌操作规程操作或因T形环尾丝上行感染所致。明确宫腔感染者，在积极抗感染同时取出IUD。

2. 节育器异位　常因子宫位置、大小未查清楚，操作过于粗暴损伤宫壁引起子宫穿孔所致，IUD可移位于宫壁间或盆腔内。术中穿孔时受术者感觉腹痛，应停止操作。损伤小者，住院观察；损伤较大者，立即剖腹探查。在复查或取环时发现IUD异位，应设法从阴道取出或剖腹探查取出。

3. 节育器下移或脱落　原因有：①操作不规范，放环时未将环送至宫底部；②节育器与宫腔大小、形态不适宜；③宫颈内口松弛；④月经量过多；⑤劳动强度过大、子宫畸形。一般发生在放置IUD一年内。

4. 带器妊娠　多见于IUD下移、脱落或异位。一经确诊，应行人工流产同时取出IUD。

5. 节育器嵌顿或断裂　由于放置时损伤子宫壁或放置时间过长，致部分节育器嵌入子宫肌壁或断裂。发现后及时取出，取出困难者应在B超、X线下或宫腔镜下取出。

三、其他避孕方法

（一）阴茎套

阴茎套是男性避孕工具，为筒状优质薄乳胶制品，顶端呈小囊状，筒径有29mm、31mm、33mm、35mm四种。每次性交时应更换新的阴茎套，选择合适阴茎套型号，吹气检验证实其无漏孔，排去小囊内空气后可立即使用。性生活时将其套在阴茎上，射精时精液排在阴茎套小囊内，阻碍精子与卵子结合，达到避孕目的。排精后在阴茎尚未软缩时，应捏住套口随阴茎一并取出。阴茎套还可以防止性病的传播，故应用广泛。

（二）女用避孕套

女用避孕套由聚氨酯（或乳胶）特殊材料制成，柔软透明且坚固耐磨的鞘状套，它的长度为15～17cm，厚度为0.42～0.53mm，最大直径为7.8cm。避孕套的两端各有一个易弯曲的环，套底完全封闭，使用时紧贴阴道的末端，外端的环较大且较薄，使用时始终置于阴道口外部，以阻隔男性阴茎根部与女性外阴的直接接触，较男用阴茎套更有效地防止了病菌的传播。

（三）紧急避孕

1. 定义　紧急避孕是指在无防护性生活后或避孕失败后5日内，妇女为防止非意愿性妊娠的发生而采取的避孕方法。其避孕机制是阻止或延迟排卵，干扰受精或阻止受精卵着床。包括口服紧急避孕药和放置宫内节育器。

2. 适应证

（1）避孕失败，包括避孕套破裂、滑脱；体外射精失败；漏服避孕药；宫内节育器脱落；安全期计算错误。

（2）性生活未采取任何避孕措施。

（3）遭受性暴力。

3. 禁忌证　已确诊妊娠的妇女。

4. 方法

（1）紧急避孕药：①非激素类：米非司酮在无保护性性生活后5日（120小时）之内单次服用10mg或25mg，有效率达85%以上，妊娠率2%。②激素类：左炔诺孕酮片：无保护性性生活后3日（72小时）内，首剂服1片，12小时再服1片；53号避孕药：性交后立即服1片，次晨加服1片。

（2）宫内节育器：带铜IUD在无保护性性生活后5日（120小时）之内放入，有效率达95%以上。适合希望长期避孕而且无禁忌证者及对激素应用有禁忌证者。

5. 注意事项

（1）紧急避孕为临时性措施，仅用于偶尔避孕失败者。

（2）紧急避孕药由于剂量大，容易造成女性内分泌紊乱，月经周期改变。紧急避孕药每年使用不要超过三次，每月最多使用一次为宜。

（3）无保护措施的性生活后，服药越早，防止非意愿妊娠的效果越好。

（4）若紧急避孕失败，应终止妊娠。

（四）安全期避孕法

安全期避孕又称自然避孕法（NFP），是根据女性自然生理规律，不用任何避孕方法，在易孕期禁欲而达到避孕目的。多数育龄妇女具有正常月经周期，排卵多在下次月经前14日，排卵前后4～5日内为易受孕期，其余时间不易受孕为安全期。安全期避孕需要根据本人的月经周期，结合基础体温测量和宫颈黏液变化特点来推算，排卵因受情绪、健康状况、外界环境等多种因素的影响，此法并不十分可靠，失败率高达 20%，不宜推广。

（五）外用避孕药

通过阴道给药杀精或改变精子的功能，达到避孕效果。常用的有外用避孕膜、药片、栓、膏和凝胶等，由有活性的壬苯醇醚为主药加不同的基质组成。避孕药膜、片、栓，于性交前 5～10 分钟放入阴道深处，待其溶解后即可性交。若超过 30 分钟未性交必须再次放入。正确使用，避孕率达 95% 以上。使用失误失败率高达 20% 以上，不作为避孕首选方法。

（六）免疫避孕法

免疫避孕法的导向药物避孕和抗生育疫苗，是近年来有发展前景的避孕药物，均在研究中。

任务二 终止妊娠的方法及护理

因意外妊娠、疾病等原因不能继续妊娠，需采用人工方法终止妊娠，是避孕失败的补救措施。终止妊娠的方法有药物流产、手术流产。

一、药物流产

药物流产是用药物终止早期妊娠的方法。目前临床常用药物是米非司酮配伍米索前列醇。米非司酮是一种合成类固醇，具有抗孕激素、抗糖皮质激素的作用。其对子宫内膜孕激素受体的亲和力比孕酮高 5 倍，能和孕酮竞争受体，取代孕酮而与蜕膜的孕激素受体结合，阻断孕酮活性而使妊娠终止。米索前列醇是前列腺素衍生物，能促使宫颈软化及子宫收缩而排除妊娠物。

【适应证】

1. 确诊为正常宫内妊娠 7 周以内，年龄 <40 岁健康妇女，本人自愿要求使用药物终止妊娠。

2. 有人工流产术高危因素者，如瘢痕子宫、哺乳期、多次人工流产、子宫发育异常或骨盆严重畸形。

3. 对手术流产有恐惧和顾虑者。

【禁忌证】

1. 使用米非司酮的禁忌证，如肾上腺及其他内分泌疾病，肝肾功能异常，妊娠期皮肤瘙痒史，血液病，血管栓塞病史。

2. 使用前列腺素类药物的禁忌证，如心血管疾病、哮喘、青光眼、癫痫、结肠炎。

3. 带器妊娠、宫外孕、葡萄胎。

4. 过敏体质、妊娠剧吐、长期服用抗结核药、抗癫痫药、抗抑郁药、抗前列腺素药等。

【用药方法】

米非司酮25mg，12 小时口服一次，共 3 日，于第 4 日上午用米索前列醇 0.6mg，一次顿服。

【护理要点】

1. 用药前详细评估孕妇的健康史及身心状况，核实适应证，排除禁忌证。

2. 帮助孕妇掌握用药方法，并详细说明注意事项及可能发生的不良反应。如：服药在空腹或进食 2 小时后，温水服药；用药过程中会出现早孕反应加重，轻度腹痛、腹泻。

3. 药物流产必须在有紧急措施和急诊刮宫设备的医疗单位，在医务人员监护下有选择地应用。使用药物流产失败或出现大量流血者，必须行清宫术及时终止妊娠。

二、手术流产

手术流产是采用手术方法终止妊娠，包括负压吸引术和钳刮术。

【类型】

（一）负压吸引术

1. 适应证

（1）妊娠 10 周以内要求终止妊娠而无禁忌证者。

（2）因患某种疾病不能继续妊娠者。

2. 禁忌证

（1）各种病症的急性期。

（2）急性生殖器官炎症。

（3）全身情况不良，不能承受手术者。

（4）术前当日两次体温在 37.5℃以上。

3. 用物准备　阴道窥器 1 个，消毒钳 1 把，弯盘 1 个，宫颈钳 1 把，探针 1 个，宫颈扩张器 1 套，吸管 5 ~ 8 号各 1 根，刮匙 1 个，有齿卵圆钳 2 把，长镊子 2 把，硬质橡皮管、洞巾各 1 块，无菌手套 1 副，干棉球数个，纱布若干。

4. 手术流产的镇痛与麻醉　人工流产操作时间很短，仅数分钟，一般不需要麻醉，但为了减轻受术者疼痛，可在麻醉下行人工流产术。常用的麻醉方法有：①依托咪酯静注法：是目前较常用的方法。术前禁食，将依托咪酯溶液 10mL（20mg），于 15 ~ 60 秒内静脉推注完毕，药物起效后开始手术。该麻醉方法需有麻醉师负责麻醉管理；②宫旁神经阻滞麻醉：取 1% 利多卡因于宫颈 4、8 点钟处各注射 2.5mL，5 分钟后开始手术。

5. 手术步骤 术前排空膀胱，取膀胱截石位，常规外阴消毒，铺巾。做双合诊检查，查清子宫大小，位置及附件情况。

（1）消毒宫颈：用窥阴器暴露宫颈，重新消毒。

（2）探宫腔、扩宫颈：用宫颈钳钳夹前唇（或后唇），用探针顺子宫位置方向探测子宫腔深度。以执笔式手法持宫颈扩张器扩张宫颈，顶端超过宫颈管内口，自 4 号起逐步扩张至大于所用吸管半个号或 1 个号。

（3）吸刮：连接好吸管试吸无误后，将吸管插入宫腔，按顺时针方向吸宫腔 1 ~ 2 圈，一般控制在 400 ~ 500mmHg，当感觉宫壁粗糙、宫腔缩小出现少量血性泡沫时，表示已吸干净。捏紧吸引管并退出，用小刮匙轻绕宫腔刮 1 圈，特别注意两侧宫角及宫底部，将吸刮物清洗过滤，仔细检查有无绒毛及胚胎组织，肉眼观有异常者送检。

（二）钳刮术

适用于妊娠 11 ~ 14 周者。适应证、禁忌证同负压吸引术。子宫颈充分扩张后，用卵圆钳夹取妊娠组织，再行刮宫、吸宫的手术。术前 24 小时常规消毒后用橡胶导尿管扩张宫颈管，也可在手术前 3 ~ 4 小时在阴道后穹隆部放置前列腺素制剂。现常用药流让胎儿娩出，胎盘用卵圆钳钳夹，减少因胎儿较大，骨骼形成，造成的损伤和出血。

【手术流产并发症及防治】

1. 出血 妊娠月份较大时，子宫收缩欠佳，出血量多。可在宫颈扩张后尽快取出绒毛及胎儿组织，并注射缩宫素。

2. 子宫穿孔 是手术流产严重并发症，常见于术者操作技术不熟练，哺乳期子宫或子宫壁有瘢痕。疑有穿孔者应立即停止手术，用缩宫素和抗生素。密切观察受术者的生命体征，有无腹痛及内出血情况。必要时可行剖腹探查处理。

3. 人工流产综合征 受术者在术中或术后出现心动过缓、血压下降、面色苍白、冷汗、头晕甚至晕厥等迷走神经兴奋症状。这与受术者的情绪、身体状况、手术操作有关。发现症状后立即停止手术，给予吸氧，大多数可在手术后逐渐恢复。严重者阿托品 0. 5mg ~ 1mg 静脉注射。术前重视精神安慰，缓慢扩张宫颈，适当降低吸宫的压力，各种操作要轻柔，术前肌内注射阿托品 0. 5mg，均可避免发生人工流产综合征。

4. 吸宫不全 为人工流产术常见并发症，多见于术者技术不熟练或子宫过度前屈或后屈。常表现为人工流产后 10 日流血量仍多，或者止血后又有多量流血者。流血多者，立即刮宫；流血不多时可先用抗生素，然后再刮宫。

5. 感染 多因不全流产，用物消毒不严，手术者无菌观念不强或受术者不执行医嘱，提前房事引起。表现为子宫内膜炎，盆腔炎甚至腹膜炎。受术者应卧床休息，给予支持疗法，提高机体抵抗力，及时抗感染治疗。宫腔内有残留物合并感染者，按感染性流产处理。

6. 漏吸 手术未吸出胚胎及绒毛组织。常见于子宫畸形、位置异常或操作不熟练。

应复查子宫位置、大小、形态，重新探查宫腔，再次行负压吸引术。

7. 远期并发症　宫颈黏连、宫腔黏连、月经不调、慢性盆腔炎、继发性不孕等。

【护理要点】

1. 术前护士要热情接待，关心患者，主动介绍手术简单经过，注意事项。详细询问病史，测量生命体征，做相关的术前检查。

2. 手术过程中责任护士及家属尽可能床旁陪护，使患者有被关心和安全感。

3. 术后休息 1 小时，观察宫缩及阴道流血等情况。

4. 遵医嘱给予药物治疗。

5. 嘱受术者保持外阴清洁，禁止盆浴及性生活 1 个月。有异常情况随诊。

6. 指导采取安全可靠的避孕措施。

三、中期妊娠引产术

中期妊娠引产术常用乳酸依沙吖啶（利凡诺）注入羊膜腔内引产和水囊引产。乳酸依沙吖啶引产：乳酸依沙吖啶能刺激子宫平滑肌兴奋、使内源性前列腺素升高导致宫缩，也能使胎儿中毒死亡。水囊引产：将水囊置于子宫壁与胎膜之间，水囊内注入适量无菌生理盐水，借膨胀的水囊增加宫内压力，刺激子宫引起宫缩，促使胎儿及附属物排出。由于水囊引产须经阴道操作，感染率较药物引产高，故目前临床应用较少。

【适应证】

妊娠在 13 ~28 周，因疾病或胎儿异常不宜继续妊娠者。

【禁忌证】

1. 严重的心脏病、高血压及血液病等。

2. 有急、慢性肾疾病或肝、肾功能不全者。

3. 各种疾病急性期，如急性传染病、生殖器官炎症。

【用药剂量】

乳酸依沙吖啶安全用药量 100mg/次。

【用物准备】

利凡诺引产包：双层包布 1 块，孔巾 1 块，小药杯 1 个，5mL 及 10mL 注射器各 1 具，9 号长穿刺针头 1 个，纱布 3 块，无菌手套 1 副。

【手术步骤】

1. 孕妇体位　排空膀胱，取膀胱截石位。

2. 穿刺　点在宫底与耻骨联合中点、腹中线偏一侧 1cm 处或在胎儿肢体侧、囊性感最明显处作为穿刺点。必要时可在 B 超下定位。

3. 消毒　以穿刺点为中心，常规消毒铺巾。

4. 羊膜腔穿刺　用 20 ~21 号腰椎穿刺针，经腹壁垂直刺入至羊膜腔。

5. 注入药液　换上吸有乳酸依沙吖啶100mg的注射器，回抽有羊水后缓慢注入药物。注毕，拔出穿刺针，覆盖无菌纱布，压迫2~3分钟，胶布固定。

【并发症及防治】

1. 全身反应　偶有在24~48小时内体温升高者，可在短时间内恢复。

2. 产后出血　大约80%的患者有出血，但不超过100mL，否则要清宫。

3. 胎盘胎膜残留　疑有胎盘、胎膜残留者，可行清宫术。防止出血及感染。目前多主张胎盘排出后即行清宫术。

4. 感染　发生率较低，一旦发现感染征象，应立即处理。

【护理要点】

1. 术前护士要热情接待，主动介绍病房环境，手术经过和注意事项。详细询问病史，测量生命体征，做相关的术前检查。

2. 严密观察手术过程，及时识别呼吸困难、发绀等羊水栓塞症状。对引产者应无菌接生，仔细检查胎盘胎膜完整性，使用抗生素。

3. 术后或产后应及时观察宫缩及阴道流血等情况，发现宫缩不好立即按摩子宫，并报告医生及时处理。

4. 嘱受术者保持外阴清洁，禁止盆浴及性生活1个月。

5. 有腹痛和阴道流血增多等异常情况应随时就诊。

6. 指导采取安全可靠的避孕措施。

任务三　输卵管绝育术及护理

通过手术或药物的方法，阻止精子和卵子相遇，达到永久不生育的目的，称为输卵管绝育术。常用的方法有经腹输卵管结扎术、腹腔镜绝育术。

一、经腹输卵管结扎术

【适应证】

1. 自愿接受绝育手术而无禁忌证者。

2. 患严重的全身性疾病不宜生育者。

3. 患遗传性疾病不宜生育者。

【禁忌证】

1. 24小时内有2次体温≥37.5℃者。

2. 各种疾病的急性期，如急性传染病。

3. 全身状况不良，如心力衰竭、血液病，不能胜任手术者。

4. 腹部皮肤有感染者或患有急、慢性盆腔炎。

5. 有严重的神经官能症者。

【手术时间】

1. 非妊娠妇女绝育最好选择月经干净后3~4日内。

2. 剖宫产同时；人工流产术后、中期妊娠引产术后、宫内节育器取出后，可立即施行手术；足月分娩产后48小时内。

3. 哺乳期妇女、闭经者应排除妊娠后，再行绝育术。

【手术步骤】

1. 麻醉 采用局部浸润麻醉或硬膜外麻醉。

2. 体位 受术者排空膀胱，取仰卧位，常规消毒、铺巾。

3. 选择腹部切口 取下腹正中耻骨联合上方2横指（3~4cm）作约2cm长纵切口或横切口，产妇则在宫底下方2cm处作切口，逐层进入腹腔。

4. 寻找提取输卵管 术者左手示指伸入腹腔，沿宫底后方滑向一侧，到达卵巢或输卵管后，右手持卵圆钳将输卵管夹住，轻轻提至切口，并以两把无齿镊交替依次夹取输卵管直至伞端，并检查卵巢情况。亦可用指板或吊钩法提取输卵管。

5. 结扎输卵管 结扎方法有抽心包埋法、输卵管银夹法和输卵管折叠结扎切除法。抽心包埋法因损伤小、并发症少、成功率高等优点，目前广泛应用。手术方法：在输卵管峡部浆膜下注入0.5%~1%利多卡因1mL，用尖刀切开膨胀的浆膜层，再用弯蚊钳轻轻游离该段输卵管，相距1.5cm处以4号丝线各作一道结扎，剪除其间输卵管，最后用1号丝线连续缝合浆膜层，将近端包埋于输卵管系膜内，远端留在系膜外，查无出血、渗血后，送回腹腔。同法处理对侧。

【术后并发症及处理】

经腹输卵管结扎术一般不易发生术后并发症。

1. 出血、血肿 因过度牵拉，损伤输卵管或其系膜所致。也可见于血管漏扎或结扎不紧引起出血。一旦发现须立即止血后再缝合。

2. 感染 多因手术指征掌握不严，术中不执行无菌操作规程所致。要严格掌握手术适应证及禁忌证，加强无菌观念，规范操作程序。术后预防性用抗生素。

3. 损伤 多为操作不熟练，解剖关系辨认不清楚，损伤膀胱或肠管。术中严格执行操作规程，一旦发现误伤要及时处理。

4. 绝育失败 偶有发生，多由于绝育方法本身缺陷或手术技术误差引起。操作时手术者思想高度集中，严防误扎，漏扎输卵管，引起输卵管再通。

【护理要点】

1. 术前护理

（1）心理护理：主动与受术者交流，使其消除对手术的恐惧心理。介绍手术过程，使患者轻松愉快地接受手术，并主动配合。

（2）做好术前准备：如器械、敷料，按一般妇科腹部手术备皮；做普鲁卡因、青霉素皮肤过敏试验。

2. 术后护理

（1）术后需卧床数小时，密切观察体温、脉搏变化，有无腹痛及内出血征象。鼓励受术者及早排尿。

（2）鼓励及早下床活动，以免腹腔黏连。

（3）协助医生观察切口，保持敷料保持干燥、整洁，以利切口愈合。

（4）做好健康指导，指导出院后的休息和注意事项。术后休息3～4周，禁止性生活1个月。

二、经腹腔镜输卵管绝育术

【适应证】

同经腹输卵管结扎术。

【禁忌证】

患有腹腔黏连、心肺功能不全、膈疝等禁用，其他同经腹输卵管结扎术。

【手术步骤】

局部麻醉、硬膜外或全身麻醉。手术时取头低仰卧位，于脐孔下缘作约1～1.5cm的横弧形切口，把气腹针插进腹腔，充CO_2气体约2～3L，然后插入套管针放置腹腔镜。在腹腔镜直视下将弹簧夹或硅胶环置于输卵管峡部。也可用双极电凝烧灼输卵管峡部1～2cm。经统计上述方法失败率，以电凝术再通率最低1.9‰，硅胶环3.3‰，弹簧夹27.1‰。但机械性绝育术与电凝术相比，组织损伤小，为以后输卵管复通提供更高成功率。

【护理要点】

同经腹输卵管结扎术。

目标检测题

患者，女，32岁，已婚，孕3产2，停经45天，要求终止妊娠。查：一般情况好，T37.0℃，P86次/分，血压120/75mmHg。双合诊检查：子宫增大呈球形，约孕6周大小，双附件区未触及包块，无压痛。尿HCG（+），B超示：宫内妊娠。

请　问：应该采用何种方法给患者终止妊娠？如何护理？

（武丽丽）

项目二十二

妇女保健

学习目标

1. 掌握妇女各期保健工作内容。
2. 熟悉妇女保健的意义、目的和服务范围。
3. 了解妇女保健统计指标。

案例导入

社会实践活动时，组织护理专业学生到附近的中小学开展保健知识的宣传。

请思考：如何给中小学女学生讲解儿童期及青春期相关保健知识。

一、意　义

妇女保健是以维护和促进妇女健康为目的，以预防为主，以保健为中心，以社区妇女为对象，面向群体，面向基层，防治结合，开展以生殖健康为核心的保健工作。保护妇女健康，可提高人口素质，维护家庭幸福和后代健康。

二、目　的

妇女保健通过积极的健康教育、普查、预防保健、监护及治疗，达到降低孕产妇及围生儿死亡率，减少患病率和伤残率，控制某些疾病发生及性传播疾病的传播的目的，从而促进妇女身心健康。

三、服务范围

从年龄上考虑，妇女保健的服务范围是女性的一生；从服务性质考虑，随着旧的医学模式（纯生物医学型）向新医学模式（生物 - 心理 - 社会医学模式）的转换，除身体保健外，还包括妇女的劳动保护及心理社会方面的保健，帮助她们保持躯体和心理的平衡和健康。

四、任　务

（一）各期妇女保健

1. 儿童期保健　儿童期保健是妇女一生生殖健康的基础。除了加强营养指导，合理安排膳食，培养良好的生活习惯，监测其生长发育，定期进行预防接种外，还应根据女童的生理、心理和社会特点，做好以下保健指导：①培养良好的卫生习惯；②保护女童安全；③尽早发现并治疗发育成熟障碍，注意营养的合理与均衡，避免女童体格发育偏离及性早熟；④慎重对待女童生殖器官的发育畸形或缺陷；⑤女童生殖道肿瘤恶性程度高，应引起足够的重视；⑥重视女童心理卫生。

2. 青春期保健　应以维护身体正常发育、培养良好的健康行为为主，通过青春期卫生宣教、医疗保健早期发现青春期常见疾病及行为偏差，减少危险因素，预防和处理少女妊娠及性传播疾病。

3. 围婚期保健　围绕结婚前后，为婚配双方提供的以生殖健康为主，与结婚和生育有关的保健服务。主要包括婚前医学检查、围婚期健康教育和婚前卫生咨询。

4. 生育期保健　针对生育年龄女性提供关于避孕、节育技术服务以及与生殖有关的医疗保健服务，以维护正常生殖功能。

5. 围产期保健　包括妊娠前、妊娠期、分娩期、产褥期、哺乳期和新生儿期在内，为保障孕产妇和胎儿、婴儿的健康和安全所采取的一系列保健措施。以保护母亲安全，提高出生人口素质，降低围生儿和孕产妇死亡率及远期伤残率为目标。

6. 围绝经期保健　主要围绕围绝经期女性因卵巢功能衰退，性激素水平下降而引发的一系列躯体和精神心理症状而进行的健康宣教和医疗保健活动，以提高妇女的自我健康保护意识和生活质量。

7. 老年期保健　包括定期体检、早期发现老年期（国际老年协会规定65岁以上为老年期）妇女常见的各种身心疾病，如萎缩性阴道炎，子宫、阴道脱垂，妇科肿瘤、老年痴呆；合理使用性激素类药物；保持生活规律，提高生命质量。

（二）妇科常见病和恶性肿瘤的普查普治

定期进行妇女妇科常见病及恶性肿瘤的普查普治工作。时间：城市一般应对35岁以上的妇女每一年普查一次，农村也应2～3年一次。内容：妇科检查（外阴、阴道、宫颈、双合诊甚至三合诊）、白带检查、宫颈刮片检查、超声检查。当普查发现异常时，应进一步进行阴道镜、宫颈活检、分段诊刮术、CT、MRI等特殊检查。

（三）妇女劳动保护

1. 月经期　调干不调湿，调轻不调重。

2. 妊娠期　怀孕7个月以上（含7个月）的女职工，一般不得安排其从事夜班劳动；在劳动时间内应当安排一定的休息时间。怀孕的女职工可在劳动时间内进行产前检查，不得在女职工怀孕期、产期、哺乳期降低基本工资，或者解除劳动合同。

3. 产褥期　女职工顺产假为98天，其中产前休假15天。难产增加产假15天。多胞胎者，每多生育一个婴儿，增加产假15天。女职工怀孕未满4个月流产者，产假15天；满4个月流产者，产假42天。

4. 哺乳期　调近不调远，时间为1年，每日劳动时间内给予其两次哺乳（含人工喂养）时间，每次30分钟。多胞胎生育者，每多哺乳一个婴儿，每次哺乳时间增加30分钟。

知识链接

月经期的中医保健

《妇人大全良方．调经门》指出："若遇经脉行时，最宜谨于将理，将理失宜，似产后一般受病，轻为宿疾，重可死矣。"故行经期间应注意以下方面：

1. 防御外邪　经行之际，血脉易为寒湿凝滞，而致月经不调、痛经等疾。故要注意保暖，避免贪风受凉，不宜洗冷水浴，避免涉水、雨淋、坐卧湿地。月经期血室正开，易感外邪，须保持外阴清洁，以防病邪侵入。同时要禁止房事、盆浴、游泳及阴道灌洗。

2. 调和情志　月经期阴血偏虚而肝气容易偏旺，若伤于七情，可加重经期的不适或导致月经不调。故应保持心情舒畅，消除紧张、烦闷、抑郁或恐惧心理。

3. 劳逸结合　劳倦过度，则耗气动血，可致月经过多或经期延长。故行经期应避免剧烈运动和重体力劳动。

4. 饮食有节　经期过食辛热香燥之品，每易耗损阴津，致血分蕴热，迫血妄行，致月经过多；若过食寒凉生冷，可致经脉凝涩，血行受阻，经行不畅或紊乱。过量饮酒亦可影响冲任而致妇科疾病。

目标检测题

社会实践活动时，组织学生到附近的社区，开展中老年女性保健知识的宣传。

请　问： 1. 如何开展围绝经期和老年期的保健知识宣传。

2. 如何开展妇女常见病和恶性肿瘤的普查普治宣传。

（武丽丽）

参考文献

[1]夏海鸥．妇产科护理学[M]．第2版．北京:人民卫生出版社,2006.
[2]夏海鸥．妇产科护理学[M]．第3版．北京:人民卫生出版社,2014.
[3]初钰华,陈路,唐玲芳．妇产科护理学[M]．第1版．北京:科学技术文献出版社,2015.
[4]谢幸,苟文丽．妇产科学[M]．第8版．北京:人民卫生出版社,2013.
[5]郑修霞．妇产科护理学[M]．第5版．北京:人民卫生出版社,2012.
[6]潘清．母婴护理[M]．第1版．南京:江苏教育出版社,2012.
[7]谭文绮．妇产科护理技术[M]．武汉:华中科技大学出版社,2012.
[8]魏碧蓉,盘晓娟．助产技术[M]．北京:人民卫生出版社,2012.
[9]丁焱．妇产科护理学[M]．第1版．北京:高等教育出版社,2011.
[10]黄美凌．妇产科护理学笔记[M]．第2版．北京:科学出版社,2011.
[11]简雅娟,杨峥．妇科护理[M]．北京:人民卫生出版社,2011.
[12]谢幸．妇产科学[M]．第2版．北京:人民卫生出版社,2009.
[13]张新宇．妇产科护理学[M]．第1版．北京:人民卫生出版社,2009.
[14]尤黎明,吴瑛．内科护理学[M]．第4版．北京:人民卫生出版社,2008.
[15]刘桂香,王玉蓉．妇产科护理学[M]．第2版．西安:第四军医大学出版社,2011.
[16]黄群．围产期护理[M]．第1版．北京:人民卫生出版社,2012.
[17]胡晓玲．妇产科护理学[M]．第1版．上海:同济大学出版社,2008.
[18]卞燕,张建红．妇产科护理学习指导[M]．第1版．北京:中国协和大学出版社,2013.
[19]高峰,郇翠明,姜红梅．妇产科护理学考点习题集[M]．第1版．上海:第二军医大学大学出版社,2013.
[20]李丽琼,初钰华.妇产科护理学[M].第2版.北京:中国医药科技出版社,2012.

图书在版编目（CIP）数据

妇产科护理 / 初钰华，徐振彦主编. -- 济南 ：山东人民出版社，2016.1

ISBN 978-7-209-09545-7

Ⅰ. ①妇… Ⅱ. ①初… ②徐… Ⅲ. ①妇产科学－护理学－教材 Ⅳ. ①R473.71

中国版本图书馆CIP数据核字(2016)第028393号

妇产科护理

初钰华　徐振彦　主编

主管部门　山东出版传媒股份有限公司
出版发行　山东人民出版社
社　　址　济南市胜利大街39号
邮　　编　250001
电　　话　总编室（0531）82098914
　　　　　市场部（0531）82098027
网　　址　http://www.sd-book.com.cn
印　　装　日照市恒丰印务有限公司
经　　销　新华书店

规　　格　16开（184mm×260mm）
印　　张　22.5
字　　数　500千字
版　　次　2016年1月第1版
印　　次　2016年1月第1次
ISBN　978-7-209-09545-7
定　　价　45.00元